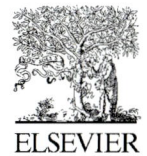

第 5 版
5TH EDITION

超声诊断学
DIAGNOSTIC ULTRASOUND

泌尿系和腹膜后分册

主　编 ◎ [美] 卡罗尔·M. 鲁马克（Carol M. Rumack）
　　　　[美] 黛博拉·莱文（Deborah Levine）
总主译 ◎ 梁　萍　张　运　姜玉新　李建初
主　译 ◎ 郑元义　徐辉雄　罗　燕　陈亚青　程志刚

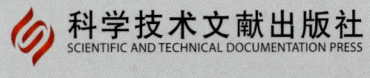

·北京·

图书在版编目（CIP）数据

超声诊断学：第5版.泌尿系和腹膜后分册/（美）卡罗尔·M.鲁马克（Carol M. Rumack），（美）黛博拉·莱文（Deborah Levine）主编；郑元义等主译.—北京：科学技术文献出版社，2023.4

书名原文：DIAGNOSTIC ULTRASOUND（5TH EDITION）

ISBN 978-7-5235-0156-6

Ⅰ.①超… Ⅱ.①卡… ②黛… ③郑… Ⅲ.①泌尿系统疾病—超声波诊断 ②腹腔疾病—超声波诊断 Ⅳ.① R445.1

中国国家版本馆 CIP 数据核字（2023）第 061368 号

著作权合同登记号 图字：01-2023-1681

中文简体字版权专有权归科学技术文献出版社所有

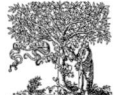

Elsevier (Singapore) Pte Ltd.
3 Killiney Road,
#08-01 Winsland House I,
Singapore 239519
Tel: (65) 6349-0200; Fax: (65) 6733-1817

DIAGNOSTIC ULTRASOUND (5TH EDITION)
Copyright © 2018 by Elsevier, Inc. All rights reserved.
Chapter 32: Mary C. Frates retains copyright for the original figures appearing in the chapter.
Chapter 42: Carol B. Benson and Peter M. Doubilet retain copyright for their original figures appearing in the chapter.
Previous editions copyrighted 2011, 2005, 1998, and 1993.
ISBN-13: 9780323401715

This translation of DIAGNOSTIC ULTRASOUND (5TH EDITION) by Carol M. Rumack and Deborah Levine was undertaken by Scientific and Technical Documentation Press Co., Ltd. and is published by arrangement with Elsevier (Singapore) Pte Ltd.

DIAGNOSTIC ULTRASOUND (5TH EDITION) by Carol M. Rumack and Deborah Levine 由科学技术文献出版社进行翻译，并根据科学技术文献出版社与爱思唯尔（新加坡）私人有限公司的协议约定出版。

《超声诊断学（第5版）：泌尿系和腹膜后分册》（郑元义等主译）
ISBN: 9787523501566

Copyright © 2023 by Elsevier (Singapore) Pte Ltd. and Scientific and Technical Documentation Press Co., Ltd.

All rights reserved. No part of this publication may be reproduced or transmitted in any form or by any means, electronic or mechanical, including photocopying, recording, or any information storage and retrieval system, without permission in writing from Elsevier (Singapore) Pte Ltd and Scientific and Technical Documentation Press Co., Ltd.

声明

本译本由Elsevier (Singapore) Pte Ltd. 和科学技术文献出版社完成。相关从业及研究人员必须凭借其自身经验和知识对文中描述的信息数据、方法策略、搭配组合、实验操作进行评估和使用。由于医学科学发展迅速，临床诊断和给药剂量尤其需要经过独立验证。在法律允许的最大范围内，爱思唯尔、译文的原文作者、原文编辑及原文内容提供者均不对译文或因产品责任、疏忽或其他操作造成的人身及/或财产伤害及/或损失承担责任，亦不对由于使用文中提到的方法、产品、说明或思想而导致的人身及/或财产伤害及/或损失承担责任。

Printed in China by Scientific and Technical Documentation Press Co., Ltd. under special arrangement with Elsevier (Singapore) Pte Ltd. This edition is authorized for sale in the People's Republic of China only, excluding Hong Kong SAR, Macau SAR and Taiwan. Unauthorized export of this edition is a violation of the contract.

超声诊断学（第5版）：泌尿系和腹膜后分册

| 策划编辑：张 蓉 | 责任编辑：帅莎莎 郑 鹏 | 责任校对：张永霞 | 责任出版：张志平 |

出 版 者	科学技术文献出版社
地　　址	北京市复兴路15号　邮编 100038
编 务 部	（010）58882938，58882087（传真）
发 行 部	（010）58882868，58882870（传真）
邮 购 部	（010）58882873
官方网址	www.stdp.com.cn
发 行 者	科学技术文献出版社发行　全国各地新华书店经销
印 刷 者	北京地大彩印有限公司
版　　次	2023年4月第1版　2023年4月第1次印刷
开　　本	889×1194　1/16
字　　数	407千
印　　张	15.75
书　　号	ISBN 978-7-5235-0156-6
定　　价	135.00元

版权所有　违法必究

购买本社图书，凡字迹不清、缺页、倒页、脱页者，本社发行部负责调换

原书主编简介

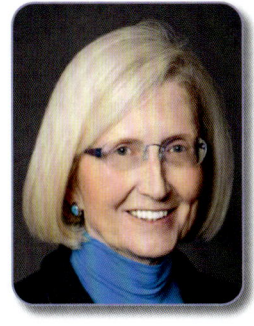

Carol M. Rumack
（MD, FACR）

Carol M. Rumack，医学博士，American College of Radiology 委员，科罗拉多州丹佛市科罗拉多大学医学院放射学和儿科学教授，在科罗拉多大学医院从事临床工作。主要研究领域为高危新生儿超声检查，尤其是在新生儿颅脑方面，发表大量论文并进行广泛宣讲。曾任Ultrasound Commission、American College of Radiology及American Association for Women Radiologists主席；现任American Institute of Ultrasound in Medicine和Society of Radiologists in Ultrasound委员。和丈夫Barry有两个孩子，分别是Becky和Marc，还有五个孙辈。

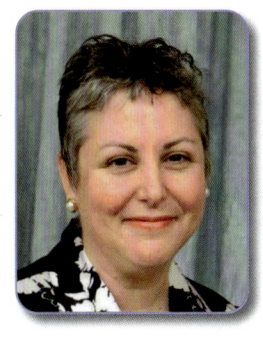

Deborah Levine
（MD, FACR）

Deborah Levine，医学博士，American College of Radiology 委员，波士顿贝斯以色列女执事医疗中心及哈佛医学院影像学教授。主要临床工作内容及研究领域为产科和妇科影像学。曾任American College of Radiology副主席；现任Society of Radiologists in Ultrasound委员（2016—2017年任主席），波士顿贝斯以色列女执事医疗中心放射科学术事务副主席，超声联合主任和妇产超声主任。和丈夫Alex有两个孩子，分别是Becky和Julie。

译者简介

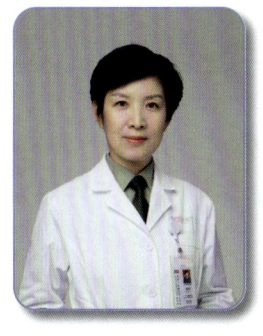

梁 萍

教授，主任医师，博士研究生导师，中国人民解放军总医院第五医学中心超声及介入超声科主任，国家自然科学基金杰出青年科学基金获得者。

【社会任职】

现任中华医学会超声医学分会主任委员，中国研究型医院学会肿瘤介入委员会主任委员，亚洲超声医学及生物学联合会理事。

【专业特长】

擅长腹部、浅表脏器疑难疾病的超声诊断，尤其是多脏器实体肿瘤的微创介入诊疗和热消融治疗；开创了微波消融治疗多脏器实体肿瘤和多模影像导航机器人穿刺等新方法。

【工作经历】

1986年毕业于第二军医大学，至今一直在中国人民解放军总医院从事超声及介入超声诊疗工作。

【学术成果】

作为主编编写中英文专著6部；以第一/通讯作者发表SCI收录论文204篇；制定国内外指南18部；承担"十四五"国家重点研发计划、"十三五"国家重点研发计划、"十二五"国家科技支撑计划，国家自然科学基金重大研究计划、重点项目、重大仪器项目等国家级课题20余项；获国内外发明专利11项；获国家技术发明奖二等奖、国家科学技术进步奖二等奖等国家和省部级二等奖以上奖励8项；培养硕士研究生、博士研究生共80余名。

译者简介

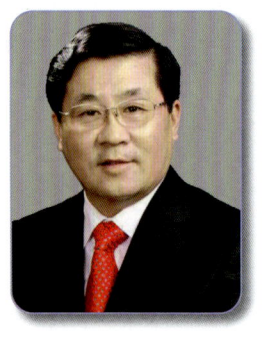

张 运

中国工程院院士，中国医学科学院学部委员，山东大学终身教授，现任山东大学校务委员会副主任、山东大学学位评定委员会副主任、山东大学络病理论创新转化全国重点实验室副主任、教育部和国家卫生健康委心血管重构与功能研究重点实验室主任、山东省心血管病临床医学中心主任。

【社会任职】

现任亚太超声心动图协会副主席，中国超声心动图学会主席，国家心血管病专家委员会副主任委员，中国心脏学会名誉会长等；担任 *Frontiers in Pharmacology* 副总编辑，*Nature Reviews Cardiology*、*Journal of the American College of Cardiology* 等SCI收录杂志国际编委；担任《中华心血管病杂志》《中国循环杂志》等国内10余个杂志的副总编辑或编委。

【专业特长】

超声多普勒和心血管疾病的基础和临床研究。

【工作经历】

1976年本科毕业于山东医学院（现山东大学齐鲁医学院），1981年硕士毕业于山东医学院，1985年博士毕业于挪威奥斯陆大学（University of Oslo）。1981年至今，在山东大学齐鲁医院心内科工作。

【学术成果】

作为主编编写专著13部，参编专著33部。迄今发表SCI收录论文500余篇，被引用12 200余次，H指数61，8次入选"中国高被引学者"。承担国家高技术研究发展计划（863计划）重大项目课题、国家重点基础研究发展计划（973计划）项目课题、"十一五"国家科技支撑计划、"十二五"国家科技支撑计划等40余项国家和省部级科研课题。获国家自然科学奖二等奖1项，国家科学技术进步奖二等奖1项、三等奖3项，何梁何利基金科学与技术进步奖1项，山东省科学技术最高奖1项，省部级自然科学奖和科学技术进步奖一等奖7项、二等奖和三等奖40项。获国家级有突出贡献的中青年专家，"国家百千万人才工程"首批第一、第二层次入选者、全国有突出贡献的回国留学人员、全国卫生系统先进工作者、中华医学会"终身成就奖"、首届中国医师奖、全国首届中青年医学科技之星等荣誉奖励20余项。

译者简介

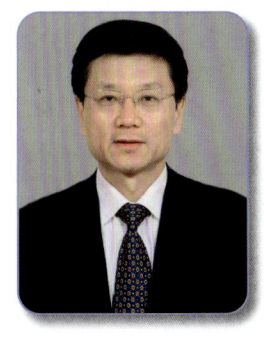

姜玉新

教授，主任医师，博士研究生导师，北京协和医院超声医学科。

【社会任职】

第十二、第十三届全国政协委员，全国政协教科卫体委员会委员，中国医师协会副会长，北京医学会副会长，中华医学会超声医学分会第五、第六、第九届主任委员，国际妇产超声学会中国分会主任委员，《中华医学超声杂志（电子版）》总编辑。

【专业特长】

擅长乳腺超声、甲状腺超声、血管与妇产科超声、超声造影等。

【工作经历】

1983—1991年，任职于北京协和医院；1991—1993年，任职于美国杰斐逊医院；1994年至今，任职于北京协和医院。

【学术成果】

主编多部超声医学专著及教材。承担国家"九五"计划、国家高技术研究发展计划（863计划）、"十一五"国家科技支撑计划、"十二五"国家科技支撑计划、国家自然科学基金、高等学校博士学科点专项科研基金等多项课题。获中华医学科技奖4项、教育部科学技术进步奖3项、华夏医学科技奖2项；获卫生部有突出贡献中青年专家、北京市优秀教师、全国医德标兵、中国医师奖等荣誉。

译者简介

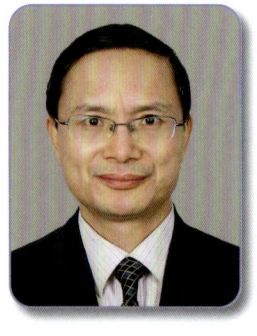

李建初

教授,北京协和医院超声医学科主任。

【社会任职】

现任中华医学会超声医学分会候任主任委员,中国医师协会超声医师分会常务委员,北京医学会超声医学分会候任主任委员,北京医师协会超声医学科医师分会会长,北京市超声医学质量控制和改进中心主任等。

【专业特长】

从事腹部、血管、浅表器官和妇产科超声工作近30年,尤其擅长腹部血管、颈部血管和周围血管领域的疑难杂症超声诊断工作;长期致力于肾动脉狭窄的超声研究,始终工作在临床第一线。

【工作经历】

自1993年开始,历任北京协和医院超声医学科住院医师、主治医师、副主任医师和主任医师。

【学术成果】

主持国家级和北京市基金课题7项;获省部级科学技术进步奖5项;发表专业学术论文百余篇;主编专著6部,作为副主编出版专著8部;牵头5项多中心临床研究。

译者简介

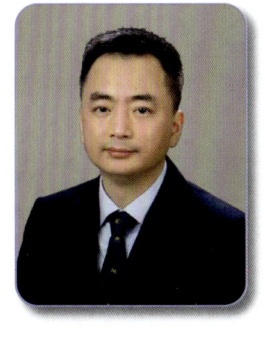

郑元义

特聘教授，主任医师，上海交通大学医学院附属第六人民医院副院长，上海超声医学研究所副所长。

【社会任职】

现任中华医学会超声医学分会副主任委员兼腹部学组组长，中国医师协会超声医师分会肌骨委员会副主任委员，中国超声医学工程学会超声分子影像专业委员会副主任委员，以及上海市医学会超声医学分会副主任委员。

【专业特长】

肌骨超声诊断，脑及周围神经超声诊断与治疗。

【工作经历】

1998年7月至2016年2月在重庆医科大学附属第二医院工作，历任住院医师、主治医师、副主任医师、主任医师、超声科副主任；2016年3月至今在上海交通大学医学院附属第六人民医院工作，历任超声医学科副主任、上海超声医学研究所副所长、医院副院长。

【学术成果】

承担国家杰出青年科学基金、国家重点研发计划项目、国家自然科学基金重点国际（地区）合作研究项目、国家自然科学基金重点项目等基金项目14项；发表SCI收录论文110余篇，成果转化5项；获重庆市自然科学奖一等奖、树兰医学奖青年奖、华夏医学科技奖一等奖、中国医学科学院第三届"中国健康长寿创新大赛"优秀奖等奖项17项；担任"神经的物理调控与影像监控技术研究"上海市教委重点创新团队负责人，入选"国家高层次人才特殊支持计划""国家百千万人才工程""中国科学院神经科学研究所卓越创新中心骨干"等人才支持计划。

译者简介

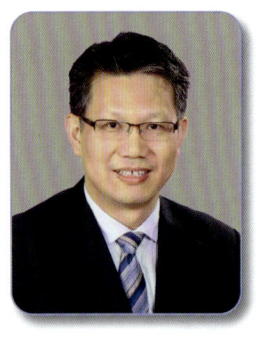

徐辉雄

教授，主任医师，复旦大学附属中山医院超声科主任，上海超声诊疗工程技术研究中心主任，复旦大学超声医学与工程研究所所长。

【社会任职】

现任中华医学会超声医学分会委员兼浅表组织和血管超声学组副组长，中国医师协会介入医师分会常务委员，上海市医学会超声医学分会候任主任委员。

【专业特长】

擅长腹部及浅表器官超声诊断与介入治疗。

【工作经历】

2022年1月至今在复旦大学附属中山医院超声医学科工作。

【学术成果】

标志性成果发表在 Journal of Clinical Oncology、Nature Communications、Advanced Materials、Radiology、Advanced Science、EBiomedicine、JCEM、Thyroid 等权威期刊；获高等学校科技成果奖一等奖1项，获上海市科技进步奖一等奖1项，获广东省科技进步奖一等奖1项，获中华医学会科技奖二等奖2项，获高等学校科技成果奖二等奖2项；在2020年至2022年间，连续入选Elsevier中国高被引学者。

译者简介

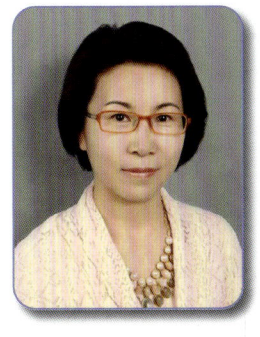

罗 燕

主任医师，博士研究生导师，四川大学华西医院超声医学科主任，华西－托马斯杰弗逊超声教育分中心主任。

【社会任职】

现任四川省医学会超声医学分会主任委员，四川省超声医学工程学会会长，四川省医师学会超声医师分会候任会长，中华医学会超声医学分会常委及腹部学组副组长，中国医师协会超声医师分会常务委员及腹部学组副组长，中国超声医学工程学会常务委员、理事及腹部专委会副主任委员。现任多个杂志编委。

【专业特长】

主要从事腹部疾病的超声诊断和治疗。

【工作经历】

1990年毕业于华西医科大学，1990年至今在四川大学华西医院超声科工作，历任住院医师、主治医师、副主任医师、主任医师。

【学术成果】

四川省学术和技术带头人；主持各级课题10余项，包括国家自然科学基金面上项目5项；以第一作者及通讯作者发表学术论文200余篇，其中SCI收录论文70余篇；主编及主译专著3部，作为副主编出版专著3部，参与编写指南4部；获中华医学会科技进步奖二等奖、三等奖各1项，获四川省科技进步奖三等奖1项。

译者简介

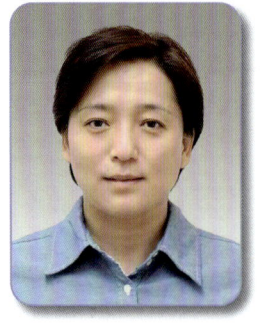

陈亚青

教授，主任医师，上海交通大学医学院附属新华医院。

【社会任职】

现任中华医学会超声医学分会委员，上海市医学会超声医学分会副主任委员，上海市医师协会超声医师分会副会长。

【专业特长】

擅长超声诊断及介入治疗，前列腺疾病多影像诊断、超声和（或）MRI融合导航的前列腺癌诊治，儿科非心脏疾病的超声诊治。

【工作经历】

1985年8月至2007年12月在上海市第六人民医院超声科工作，历任住院医师、主治医师、副主任医师和主任医师；2008年至今在上海交通大学医学院附属新华医院超声科工作。

【学术成果】

主持科研课题15项，其中国家自然科学基金重大科研仪器研制项目1项，面上项目2项，省部级重点项目4项；以第一作者或通讯作者发表论文82篇，SCI收录论文21篇，其中JCR 1区6篇，JCR 2区11篇；主编专著3部，作为副主编参编"十三五"规划教材1部；获专利4项，获软件著作权1项。

译者简介

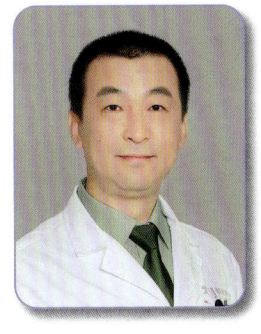

程志刚

主任医师，解放军总医院第五医学中心肿瘤医学部介入超声科副主任。

【社会任职】

现任中华医学会超声医学分会介入诊疗学组副组长，中国研究型医院学会肿瘤介入学专业委员会常委兼秘书长。

【专业特长】

擅长介入超声诊断与治疗，超声引导消融治疗肝、肾、胰腺、肾上腺、甲状腺、骨等全身多脏器实体肿瘤，放射性粒子植入治疗恶性肿瘤，超声引导穿刺活检及置管引流等。

【工作经历】

1997年7月至2009年8月在解放军总医院超声科工作，2009年9月至2020年6月在解放军总医院介入超声科工作，2020年7月至今，在解放军总医院第五医学中心肿瘤医学部介入超声科工作。

【学术成果】

分别在2019年和2022年，以第一完成人承担国家自然科学基金面上项目2项；在2014年，以第三完成人获国家技术发明二等奖1项；以第一作者或通讯作者发表多篇论文，其中SCI收录论文9篇；2020年获首届解放军总医院优秀医师称号。

原书编者名单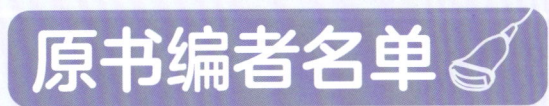

Jacques S. Abramowicz, MD, FACOG, FAIUM
Professor and Director
Ultrasound Services Department of Obstetrics and
Gynecology University of Chicago
Chicago, Illinois
United States

Ronald S. Adler, MD, PhD
Professor of Radiology
New York University School of Medicine
Department of Radiology
NYU Langone Medical Center
New York, New York
United States

Allison Aguado, MD
Assistant Professor
Department of Radiology
Cincinnati Children's Hospital Medical Center
Cincinnati, Ohio
United States

Rochelle Filker Andreotti, MD
Professor of Clinical Radiology
Associate Professor of Clinical Obstetrics and Gynecology
Department of Radiology and Radiological Sciences
Vanderbilt University
Nashville, Tennessee
United States

Elizabeth Asch, MD
Instructor in Radiology
Harvard Medical School
Brigham and Women's Hospital
Boston, Massachusetts
United States

Thomas D. Atwell, MD
Professor of Radiology
Department of Radiology
Mayo Clinic
Rochester, Minnesota
United States

Amanda K. Auckland, BS, RT(R), RDMS, RVT, RDCS
Diagnostic Medical Sonographer
Division of Ultrasound/Prenatal Diagnosis and Genetics
University of Colorado Hospital
Aurora, Colorado
United States

Diane S. Babcock, MD
Professor Emerita of Radiology and Pediatrics
University of Cincinnati College of Medicine
Cincinnati Children's Hospital Medical Center
Cincinnati, Ohio
United States

Beryl Benacerraf, MD
Clinical Professor of Obstetrics and Gynecology and
Radiology
Brigham and Women's Hospital
Clinical Professor of Obstetrics and Gynecology
Massachusetts General Hospital
Harvard Medical School
Boston, Massachusetts
United States

Carol B. Benson, MD
Professor of Radiology
Harvard Medical School
Director of Ultrasound and Co-Director of High Risk
Obstetrical Ultrasound
Department of Radiology
Brigham and Women's Hospital
Boston, Massachusetts
United States

Raymond E. Bertino, MD, FACR, FSRU
Medical Director of Vascular and General Ultrasound
OSF Saint Francis Medical Center
Clinical Professor of Radiology and Surgery
University of Illinois College of Medicine
Peoria, Illinois
United States

Edward I. Bluth, MD, FACR, FSRU
Chairman Emeritus
Ochsner Clinic Foundation
Professor
Ochsner Clinical School
University of Queensland, School of Medicine
New Orleans, Louisiana
United States

Bryann Bromley, MD
Professor of Obstetrics, Gynecology and Reproductive
Biology, part time
Harvard Medical School
Department of Obstetrics and Gynecology
Massachusetts General Hospital
Brigham and Women's Hospital
Boston, Massachusetts
United States

Olga R. Brook, MD
Assistant Professor
Harvard Medical School
Associate Director of CT
Department of Radiology
Beth Israel Deaconess Medical Center
Boston, Massachusetts
United States

Douglas Brown, MD
Professor of Radiology
Department of Radiology
Mayo Clinic College of Medicine and Science
Rochester, Minnesota
United States

Dorothy Bulas, MD
Professor of Pediatrics and Radiology
George Washington University Medical Center
Pediatric Radiologist
Children's National Health Systems
Washington DC
United States

Peter N. Burns, PhD
Professor and Chairman
Department of Medical Biophysics
University of Toronto
Senior Scientist, Imaging Research
Sunnybrook Research Institute
Toronto, Ontario
Canada

Vito Cantisani, MD, PhD
Department of Radiologic, Oncologic and Pathologic Sciences
Policlinic Umberto I
Sapienza University
Rome
Italy

Ilse Castro-Aragon, MD
Assistant Professor of Radiology
Boston University School of Medicine
Section Head, Pediatric Radiology
Boston Medical Center
Boston, Massachusetts
United States

J. William Charboneau, MD
Emeritus Professor of Radiology
Department of Radiology
Mayo Clinic
Rochester, Minnesota
United States

Humaira Chaudhry, MD
Section Chief, Abdominal Imaging
Assistant Professor
Department of Radiology
Rutgers-New Jersey Medical School
Newark, NJ
United States

Tanya Punita Chawla, MBBS, FRCR, MRCP, FRCPC
Assistant Professor and Staff Radiologist
Joint Department of Medical Imaging
University of Toronto
Toronto, Ontario
Canada

Christina Marie Chingkoe, MD
Department of Radiology
Beth Israel Deaconess Medical Center
Boston, Massachusetts
United States

David Chitayat, MD
Professor
Department of Pediatrics, Obstetrics and Gynecology,
Molecular Genetics and Laboratory Medicine and
Pathobiology
Medical Director
The MSc program in Genetic Counselling, Department of
Molecular Genetics
University of Toronto
Head
The Prenatal Diagnosis and Medical Genetics Program
Mount Sinai Hospital
Staff
Pediatrics, Division of Clinical and Metabolic Genetics
Hospital for Sickkids
Toronto, Ontario
Canada

Peter L. Cooperberg, OBC, MDCM, FRCP(C), FACR
Professor Emeritus
Department of Radiology
University of British Columbia
Vancouver, British Columbia
Canada

Lori A. Deitte, MD, FACR
Vice Chair of Education and Professor
Department of Radiology and Radiological Sciences
Vanderbilt University
Nashville, Tennessee
United States

Peter M. Doubilet, MD, PhD
Professor of Radiology
Harvard Medical School
Senior Vice Chair
Department of Radiology
Brigham and Women's Hospital
Boston, Massachusetts
United States

Julia A. Drose, RDMS, RDCS, RVT
Associate Professor
Department of Radiology
University of Colorado Hospital
Aurora, Colorado
United States

Alexia Egloff, MD
Diagnostic Imaging and Radiology
Children's National Health Systems
Washington DC
United States

Judy A. Estroff, MD
Instructor
Boston University School of Medicine
Department of Radiology
Boston Children's Hospital
Boston, Massachusetts
United States

Katherine W. Fong, MBBS, FRCPC
Associate Professor
Medical Imaging and Obstetrics and Gynecology
University of Toronto
Co-director, Centre of Excellence in Obstetric Ultrasound
Mount Sinai Hospital
Toronto, Ontario
Canada

J. Brian Fowlkes, PhD
Professor
Department of Radiology
University of Michigan
Ann Arbor, Michigan
United States

Mary C. Frates, MD
Associate Professor of Radiology
Department of Radiology
Harvard Medical School
Brigham and Women's Hospital
Boston, Massachusetts
United States

Hournaz Ghandehari, MD, FRCPC
Department of Medical Imaging
Abdominal Division
University of Toronto
Sunnybrook Health Sciences Centre
Toronto, Ontario
Canada

Phyllis Glanc, MDCM
Associate Professor
University of Toronto
Department Medical Imaging, Obstetric & Gynecology
Sunnybrook Health Sciences Centre
Toronto, Ontario
Canada

S. Bruce Greenberg, MD
Professor of Radiology and Pediatrics
Department of Radiology
University of Arkansas for Medical Sciences
Little Rock, Arkansas
United States

Leslie E. Grissom, MD
Clinical Professor of Radiology and Pediatrics
Department of Radiology
Sidney Kimmel Medical College at Thomas Jefferson University
Philadelphia, Pennsylvania
Attending Radiologist
Department of Medical Imaging
Nemours Alfred I. duPont Hospital for Children
Wilmington, Delaware
United States

Anthony E. Hanbidge, MB, BCh, FRCPC
Associate Professor
Department of Medical Imaging
University of Toronto
Site Director, Abdominal Imaging
Toronto Western Hospital
Joint Department of Medical Imaging
University Health Network, Mount Sinai Hospital and Women's College Hospital
Toronto, Ontario
Canada

H. Theodore Harcke, MD, FACR, FAIUM
Sidney Kimmel Medical College at Thomas Jefferson University
Chairman, Emeritus
Department of Medical Imaging
Nemours/A I duPont Hospital for Children
Wilmington, Delaware
United States

Christy K. Holland, PhD
Scientific Director of the Heart, Lung, and Vascular Institute
Professor
Department of Internal Medicine
Division of Cardiovascular Health and Disease
University of Cincinnati
Cincinnati, Ohio
United States

Thierry A.G.M. Huisman, MD
Professor of Radiology, Pediatrics, Neurology, and Neurosurgery
Director Pediatric Radiology and Pediatric Neuroradiology
Russell H. Morgan Department of Radiology and Radiological Science
The Johns Hopkins University School of Medicine
Baltimore, Maryland
United States

Bonnie J. Huppert, MD
Assistant Professor of Radiology
Consultant in Radiology
Department of Radiology
Mayo Clinic
Rochester, Minnesota
United States

Alexander Jesurum, PhD
Weston, Massachusetts
United States

Susan D. John, MD
Professor and Chair
Department of Diagnostic and Interventional Imaging
University of Texas Medical School Houston
Houston, Texas
United States

Neil Johnson, MBBS, FRANZCR, MMed
Professor
Department of Radiology and Pediatrics
Cincinnati Children's Hospital Medical Center
Cincinnati, Ohio
United States

Stephen I. Johnson, MD
Staff Radiologist
Department of Radiology
Ochsner Clinic Foundation
New Orleans, Louisiana
United States

Anne Kennedy, MB, BCh
Vice Chair Clinical Operations
Department of Radiology
University of Utah
Salt Lake City, Utah
United States

Julia Eva Kfouri, BSc, MD, FRCSC-MFM
Clinical Associate
Division of Maternal Fetal Medicine
Department of Obstetrics and Gynecology
Mount Sinai Hospital
Toronto, Ontario
Canada

Korosh Khalili, MD, FRCPC
Associate Professor
Department of Medical Imaging
University of Toronto
University Health Network
Princess Margaret Hospital
Toronto, Ontario
Canada

Beth M. Kline-Fath, MD
Professor of Radiology
Department of Radiology
Cincinnati Children's Hospital Medical Center
Cincinnati, Ohio
United States

Elizabeth Lazarus, MD
Associate Professor
Department of Diagnostic Imaging
Warren Alpert Medical School of Brown University
Providence, Rhode Island
United States

Deborah Levine, MD, FACR
Co-Chief of Ultrasound
Director of OB/Gyn Ultrasound
Vice Chair of Academic Affairs
Department of Radiology
Beth Israel Deaconess Medical Center
Professor of Radiology
Harvard Medical School
Boston, Massachusetts
United States

Mark E. Lockhart, MD, MPH
Professor of Radiology and Chief, Body Imaging
Department of Radiology
University of Alabama at Birmingham
Birmingham, Alabama
United States

Ana P. Lourenco, MD
Associate Professor of Diagnostic Imaging
Diagnostic Imaging
Alpert Medical School of Brown University
Providence, Rhode Island
United States

Martha Mappus Munden, MD
Associate Professor of Radiology
Department of Pediatric Radiology
Texas Children's Hospital
Houston, Texas
United States

John R. Mathieson, MD
Clinical Associate Professor
University of British Columbia
Vancouver, British Columbia
Medical Director and Department Head
Vancouver Island Health Authority
Victoria, British Columbia
Canada

Giovanni Mauri, MD
Division of Interventional Radiology
European Institute of Oncology
Milan
Italy

Colm McMahon, MB, BAO, BCh, MRCPI, FFR(RCSI)
Assistant Professor
Department of Radiology
Harvard Medical School
Beth Israel Deaconess Medical Center
Brookline, Massachusetts
United States

Rashmi J. Mehta, MD, MBA
Clinical Radiology Fellow
Department of Radiology
Beth Israel Deaconess Medical Center
Boston, Massachusetts
United States

Nir Melamed, MD, MSc
Associate Professor
Department of Obstetrics and Gynecology
University of Toronto
Sunnybrook Health Sciences Center
Toronto, Ontario
Canada

Christopher R.B. Merritt, MD
New Orleans, Louisiana
United States

Derek Muradali, MD, FRCPC
Associate Professor and Staff Radiologist
Department of Medical Imaging
St Michaels Hospital
University of Toronto
Toronto, Ontario
Canada

Elton Mustafaraj, DO
Resident, Department of Radiology
University of Illinois College of Medicine
Peoria, Illinois
United States

Lisa Napolitano, RDMS
Department of Radiology
Beth Israel Deaconess Medical Center
Boston, Massachusetts
United States

Sara M. O'Hara, MD
Professor of Radiology & Pediatrics
Department of Radiology
Cincinnati Children's Hospital
Cincinnati, Ohio
United States

Harriet J. Paltiel, MDCM
Associate Professor of Radiology
Harvard Medical School
Department of Radiology
Boston Children's Hospital
Boston, Massachusetts
United States

Jordana Phillips, MD
Department of Radiology
Beth Israel Deaconess Medical Center
Boston, Massachusetts
United States

Andrea Poretti, MD
Assistant Professor of Radiology
Section of Pediatric Neuroradiology
Division of Pediatric Radiology
Russell H. Morgan Department of Radiology and Radiological Science
The Johns Hopkins University School of Medicine
Baltimore, Maryland
United States

Theodora A. Potretzke, MD
Assistant Professor
Department of Radiology
Mayo Clinic
Rochester, Minnesota
United States

Rupa Radhakrishnan, MBBS
Assistant Professor
Department of Radiology
Cincinnati Children's Hospital Medical Center
Cincinnati, Ohio
United States

Carl Reading, MD
Professor of Radiology
Department of Radiology
Mayo Clinic
Rochester, Minnesota
United States

Michelle L. Robbin, MD, MS
Professor of Radiology and Biomedical Engineering
Department of Radiology
University of Alabama at Birmingham
Birmingham, Alabama
United States

Henrietta Kotlus Rosenberg, MD
Radiologist-in-Chief
Kravis Children's Hospital at Mount Sinai
Director of Pediatric Radiology
Department of Radiology
Mount Sinai Hospital
Professor of Radiology and Pediatrics
Icahn School of Medicine at Mount Sinai
New York, New York
United States

Carol M. Rumack, MD, FACR
Vice Chair of Education and Professional Development
Professor of Radiology and Pediatrics
Associate Dean for GME
University of Colorado School of Medicine
Denver, Colorado
United States

Eric Sauerbrei, BSc, MSc, MD, FRCPC
Professor of Radiology
Diagnostic Imaging
Queens University
Kingston, Ontario
Canada

Chetan Chandulal Shah, MD, MBA
Faculty, Department of Radiology
Mayo Clinic
Pediatric Radiologist
Department of Pediatric Radiology
Nemours
Wolfson Children's Hospital
Jacksonville, Florida
United States

Thomas D. Shipp, MD
Associate Professor of Obstetrics, Gynecology & Reproductive Biology
Harvard Medical School
Department of Obstetrics & Gynecology
Brigham & Women's Hospital
Boston, Massachusetts
United States

William L. Simpson, Jr., MD
Associate Professor
Department of Radiology
Icahn School of Medicine at Mount Sinai
New York, New York
United States

Luigi Solbiati, MD
Professor of Radiology
Department of Radiology
Humanitas University and Research Hospital
Rozzano (Milan)
Italy

Daniel Sommers, MD
Associate Professor
Department of Radiology
University of Utah
Salt Lake City, Utah
United States

Elizabeth R. Stamm, MD
Associate Professor
Department of Radiology
University of Colorado Hospital
Aurora, Colorado
United States

A. Thomas Stavros, MD, FACR
Medical Director
Ultrasound Invision
Sally Jobe Breast Center
Englewood, Colorado
United States

Maryellen R.M. Sun, MD
Department of Radiology
Lowell General Hospital
Lowell, Massachusetts
United States

Wendy Thurston, MD
Assistant Professor
Department of Medical Imaging
University of Toronto
Chief, Diagnostic Imaging
Department of Diagnostic Imaging
St. Joseph's Health Centre
Courtesy Staff
Department of Medical Imaging
University Health Network
Toronto, Ontario
Canada

Ants Toi, MD, FRCPC, FAIUM
Professor of Radiology and of Obstetrics and Gynecology
University of Toronto
Radiologist
Medical Imaging
Mt. Sinai Hospital
Toronto, Ontario
Canada

Laurie Troxclair, BS, RDMS, RVT
Ochsner Clinic Foundation
New Orleans, Louisiana
United States

Mitchell Tublin, MD
Professor and Vice Chair
Department of Radiology
University of Pittsburgh School of Medicine
Pittsburgh, Pennsylvania
United States

Heidi R. Umphrey, MD, MS
Associate Professor of Radiology
Department of Radiology
University of Alabama at Birmingham
Birmingham, Alabama
United States

Sheila Unger, MD
University of Lausanne
Lausanne
Switzerland

Patrick M. Vos, MD
Clinical Assistant Professor
Department of Radiology
University of British Columbia
Vancouver, British Columbia
Canada

Therese M. Weber, MD, MS
Professor of Radiology
Department of Radiology
University of Alabama at Birmingham
Birmingham, Alabama
United States

Kirsten L. Weind Matthews, PhD, MBBS, FRCPC
Lecturer, Medical Imaging
University of Toronto
Department of Medical Imaging
Mount Sinai Hospital
Toronto, Ontario
Canada

Stephanie R. Wilson, MD
Clinical Professor
Department of Radiology
Department of Medicine, Division of Gastroenterology
University of Calgary
Calgary, Alberta
Canada

Thomas Winter, MD
Professor and Chief of Abdominal Imaging
Department of Radiology
University of Utah
Salt Lake City, Utah
United States

Cynthia E. Withers, MD
Radiologist (retired)
Sansum Clinic and Santa Barbara Cottage Hospital
Santa Barbara, California
United States

Corrie Yablon, MD
Assistant Professor
Department of Radiology
University of Michigan
Ann Arbor, Michigan
United States

Hojun Yu, MD
Radiologist
Department of Diagnostic Imaging
Queen Elizabeth II Hospital
Grande Prairie, Alberta
Canada

译者名单

总主译
梁　萍　张　运　姜玉新　李建初

主　译
郑元义　徐辉雄　罗　燕　陈亚青　程志刚

副主译
徐　栋　吴　蓉　李俊来　郭瑞军　应　涛　董　怡

编写秘书
白文坤　张一峰　武　翀

译　者
（按姓氏笔画排序）

马新欣	王　韧	王　希	王立平	王颢静	包歆悦	曲　鹏
朱云开	刘　昕	衣晓蕾	孙　迪	红　华	严华林	严雨霖
李　艺	李　丽	李　奥	李文宝	李春晓	李秋燕	何　璇
何碧媛	伯小皖	宋　梅	张华斌	张群霞	张璐妮	陈亚青
陈凯玲	陈梓桐	范培丽	林轶群	欧　笛	周世崇	周建桥
周玲燕	赵勤显	胡　滨	胡渭斌	姜立新	姚明华	贾彩霞
高　天	高彬洋	曹　文	曹佳颖	曹晓林	董彩虹	韩丽娜
靳福全	熊　屏					

原书前言

Diagnostic Ultrasound 作为教科书供全世界医学影像学和相关专业使用，并在应用过程中得到了广泛认可与好评。*Diagnostic Ultrasound*（5TH EDITION）在第 4 版的基础上进行了重大修订，内容及参考文献均已更新。本书包含 5800 幅图片（2500 幅为新增/修订图片）和 480 个动态视频（380 余个为新增），侧重于对实时临床决策的阐释，大幅提升了疑似病变动态扫描的临床诊断准确性。

第 5 版在编写过程中发生了重大变故，在此我们向主编胃肠道超声相关章节的 Stephanie Wilson 和甲状腺介入超声相关章节的 Bill Charboneau 致以衷心的感谢和深切的缅怀。

在编写过程中我们邀请了近百位在超声医学领域具有丰富临床实践经验及较高技术水平的知名专家参与，并借鉴之前版本经验，以图片的形式细致讲解解剖学和病理学案例，直观展现病变部位的超声图像变化。

本书对内容格式进行了重新设计，章节开篇的章节大纲以特殊设计加以突出显示，并增加章节关键点总结。为引导读者扩展阅读相关领域文献，本书还提供了全部参考文献列表。

本书依旧分为两卷。第一卷由第一至第三部分组成。第一部分包含超声物理和生物学效应介绍及对弹性成像和造影剂的描述；第二部分涉及腹部超声检查，包括关于盆腔超声检查的两个新修订章节，以及介入治疗程序（包括胸部手术）和器官移植的章节；第三部分介绍了小部件成像，包括甲状腺、乳房、阴囊、颈动脉、一个新修订的颅外血管成像章节、两个新修订的肌肉骨骼成像章节，以及肌肉骨骼干预的更新章节。

第二卷从第四部分开始。第四部分包括产科超声检查、孕早期扫描和非侵入性胎儿染色体检测（包括无细胞胎儿DNA）的最新进展；第五部分全面介绍小儿超声检查，包括小儿介入超声检查，并在小儿椎管、小儿泌尿系统和肾上腺的新修订章节展示了大量新图和扫描技术。

本书适用于执业医师、住院医师、医学生、超声医师和其他有兴趣了解诊断超声检查在患者护理中广泛应用的专业人士。我们的目标是使 *Diagnostic Ultrasound* 一书继续成为超声文献中最权威的参考书，并为实现这一目标持续提升图书可读性和图像精准性。

Carol M. Rumack, MD, FACR
Deborah Levine, MD, FACR

原书致谢

我们对以下专家表示崇高的敬意和真诚的感谢：

致敬所有的编者，感谢他们结合多年临床经验，辛勤笔耕，为我们提供丰富、翔实的文字和图片。

感谢Alexander Jesurum博士，他的杰出努力使所有编者的参考文献不断更新，并协助进行作者间的联系与沟通。

感谢诊断学超声医师Lisa Napolitano，她花费数小时整理和剪辑视频。

感谢Elsevier执行内容策略师Robin Carter，他从*Diagnostic Ultrasound*（5*TH* EDITION）开始就参与我们的合作。

感谢Elsevier的Taylor Ball和Dan Fitzgerald，协助修订编辑全书文字、图片。

过去的一年对我们每个人来说都是紧张的一年，我们为延续*Diagnostic Ultrasound*一书的精湛感到自豪。

原书献词

以此纪念我的父母，Ruth医生和Raymond Masters医生，是他们鼓励我享受医学的智力挑战，并对改善患者的生命质量保持热忱。

Carol M. Rumack

致Alex、Becky和Julie，是你们的关爱和支持让这部著作得以完成。

Deborah Levine

中文版序言

近闻由中国人民解放军总医院梁萍教授主持，郑元义、徐辉雄、罗燕、陈亚青、程志刚教授担任主译的爱思唯尔出版社出版的《超声诊断学（第5版）：泌尿系与腹膜后分册》即将问世。本分册涵盖了常见泌尿系：前列腺、睾丸、肾上腺、腹膜后、疝等的解剖学，常见良恶性疾病临床分型，超声诊断特点，并配以解剖图像、超声静态及动态图等来进行进一步说明，内容比较丰富，既有相关疾病的超声诊断知识，也有超声介入内容。

本分册的主译、副主译、编写秘书及译者，主要来自于全国临床一线的中青年专家。充分体现了超声医学人才辈出，超声医学事业蓬勃发展的动力。这批专家既有着良好的临床基础与实践能力，又有较高的外语水平，能够忠实于原著，将其内容进行准确表达。

希望《超声诊断学（第5版）：泌尿系与腹膜后分册》译著的出版，能够为国内超声医学工作者或者相关学科的同道提供学习的途径和参考。

胡兵

2022年12月8日

中文版前言

超声影像以实时、便捷、无创、高效等优点成为临床广泛应用的影像学方法之一。近年来超声成像技术得到了飞速的发展，取得了许多创新性的成果。超声成像从A-模式扫描、M-模式扫描、B-模式扫描发展为现今的多维、多模式、高信息量和超高分辨率的动态成像。彩色多普勒超声、三维超声、四维超声、声学造影、弹性超声、介入超声、高强度聚焦超声等多种技术的不断研发，扩展了超声影像学的临床应用范围，在临床诊疗中发挥着重要作用。

Elsevier出版的 *Diagnostic Ultrasound*（5TH EDITION）在第四版基础上做了重大修订，纳入了超声成像最新的进展，同时更新了基础内容，为不同背景和经验的读者提供了重要的参考。本书既可以作为入门的专业书籍，也可以作为专业的参考书。

泌尿系和腹膜后分册主要包括了泌尿系统、前列腺、睾丸、腹膜后、肾上腺等系统和器官，既有基础解剖学，又有常见疾病临床表现、分型及超声诊断特点，同时兼顾超声新技术诸如声学造影、弹性超声等在疾病诊断中的应用。除了诊断超声外，本分册也详细介绍了介入超声有关内容。相信此分册能够为广大超声从业者及相关学科同人提供帮助。

本分册是在中国人民解放军总医院梁萍教授主持下，由来自全国多家医院的中青年超声专家翻译而成。译者们长期从事临床工作，具备一流的超声诊断教学能力、丰富的临床实践经验及缜密的科研思路。经过译者的反复斟酌修改，交互式互审成稿，并邀请多名超声专业研究生及超声医师参与校对及修改，力求与临床工作需求紧密结合。期待本书出版后，能成为广大超声专业研究生、超声诊断医师及各专科医师和进修生广泛使用的参考书，能够陪伴他们的职业成长，高质量地完成学业，为将来更好地开展实践打下牢固的专业基础，最终让社会与民众从中受益！

本书的编译得到了多方支持和帮助，各位译者对本书倾注了极大的心血，在此表示衷心的感谢！

当今超声技术发展迅速，内容繁多，本书内容难免尚有一些争议或未达成共识的部分。同时，由于译者知识水平和能力有限，加之编写时间紧张，本书可能存在不足之处，欢迎超声界专家和读者批评指正，以便后续进一步完善。

2022年12月6日

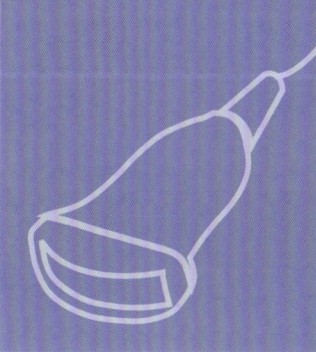

Contents 目录

第一章
肾脏和尿路 | 1

第二章
前列腺和经直肠超声 | 59

第三章
肾上腺 | 93

第四章
腹膜后 | 107

第五章
腹股沟及前腹壁疝
动态超声检查 | 139

第六章
腹膜 | 171

第七章
阴囊 | 191

动图目录

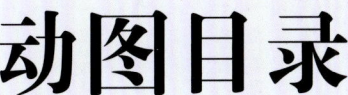

注：由于版权限制，书中动图需通过网址观看，具体操作步骤请见封二。

动图1.1　输尿管喷射的彩色多普勒超声图像
动图1.2　肾细胞癌
动图1.3　膀胱移行细胞癌
动图1.4　膀胱憩室
动图3.1　正常肾上腺
动图3.2　肾上腺皮质腺瘤（1）
动图3.3　肾上腺皮质腺瘤（2）
动图3.4　肾上腺钙化
动图4.1　2型内漏（1）
动图4.2　2型内漏（2）
动图4.3　3型内漏（1）
动图4.4　3型内漏（2）
动图4.5　主动脉假性动脉瘤（包含破裂），纵切面声像图
动图4.6　支架置入后左肾动脉再狭窄
动图4.7　支架置入后左侧肾动脉血管造影
动图4.8　左侧支架肾动脉再狭窄再次置入支架后的血管造影
动图4.9　正常左肾动脉（LRA）
动图4.10　左肾动脉（LRA）狭窄伴彩色杂音伪像和整个心动周期混叠
动图4.11　胡桃夹综合征
动图4.12　胡桃夹综合征支架置入术后
动图4.13　扩张的弓形静脉
动图4.14　轻度扩张的弓形静脉
动图4.15　线圈置入左侧卵巢静脉血管造影
动图5.1　含脂肪腹股沟斜疝
动图5.2　腹膜内和腹膜前脂肪腹股沟直疝
动图5.3　注意腹股沟疝的内肠蠕动
动图5.4　含脂肪，大的腹股沟直疝
动图5.5　瓦尔萨尔瓦动作中疝内容物的变化
动图5.6　含脂肪，大、宽疝颈，可完全还纳的腹壁疝
动图5.7　含肠及脂肪，可部分还纳的斜疝
动图5.8　含脂肪，不可还纳的上腹白线疝
动图5.9　含肠管，大且延伸至阴囊的腹股沟斜疝
动图5.10　含脂肪的股疝
动图5.11　含脂肪，中等大小的半月线疝
动图5.12　含脂肪和肠管，大的不可完全还纳的半月线疝
动图5.13　腹直肌分离
动图5.14　含脂肪的腹壁疝
动图5.15　含脂肪、不可还纳的小上腹白线疝
动图5.16　含脂肪，2个相邻，不完全还纳，中等大小的上腹白线疝
动图5.17　补片的后方声影影响评估复发
动图5.18　横行腹直肌肌皮瓣乳腺重建术后患者的2个相邻、中等大小、含脂肪的切口疝
动图5.19　含脂肪的切口疝
动图5.20　含脂肪，中等大小的可还纳切口疝
动图5.21　位于补片边缘，含脂肪，中等大小的可还纳复发性腹股沟疝
动图5.22　"马裤"疝
动图5.23　绞窄性右侧股疝
动图5.24　女性子宫圆韧带鞘膜积液和腹股沟管（Nuck管）

动图6.1　网膜的肿瘤浸润
动图6.2　子宫直肠陷凹中的肿瘤种植结节1
动图6.3　子宫直肠陷凹中的肿瘤种植结节2
动图6.4　壁腹膜弥漫性转移癌
动图6.5　脏腹膜弥漫性转移癌1
动图6.6　脏腹膜弥漫性转移癌2
动图6.7　腹膜间皮瘤
动图6.8　子宫直肠陷凹中的子宫内膜异位瘤
动图6.9　子宫内膜异位病灶
动图6.10　子宫内膜异位病灶
动图7.1　睾丸萎缩伴精原细胞瘤
动图7.2　表皮样囊肿
动图7.3　精索静脉曲张患者进行瓦尔萨尔瓦动作，在灰阶超声和彩色多普勒血流成像下的变化
动图7.4　输精管切除术后附睾和输精管的外观
动图7.5　阴囊输精管切除术后"跳舞的巨精子"图像
动图7.6　急性睾丸炎
动图7.7　外伤性白膜破裂、睾丸血肿和曲细精管挤压

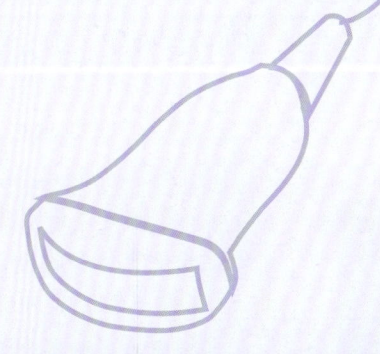

第一章 肾脏和尿路

Mitchell Tublin, Deborah Levine,
Wendy Thurston, and Stephanie R. Wilson

章节大纲

一、胚胎学
 (一) 肾脏和输尿管的发育
 (二) 膀胱的发育
 (三) 尿道的发育
二、解剖学
 (一) 肾脏
 (二) 输尿管
 (三) 膀胱
三、超声检查技术
 (一) 肾脏
 (二) 输尿管
 (三) 膀胱和尿道
四、肾积水
五、尿路梗阻评估中的陷阱
六、先天性异常
 (一) 与肾脏发育相关的异常
 (二) 与肾脏上升有关的异常
 (三) 与输尿管芽相关的异常
 (四) 与血管发育相关的异常
 (五) 与膀胱发育相关的异常
 (六) 与尿道发育有关的异常：憩室
七、泌尿生殖道感染
 (一) 肾盂肾炎
 (二) 肾乳头坏死
 (三) 结核
 (四) 真菌感染
 (五) 寄生虫感染
 (六) 获得性免疫缺陷综合征
 (七) 膀胱炎
八、瘘管、结石和钙化
 (一) 膀胱瘘
 (二) 肾结石
 (三) 输尿管结石
 (四) 膀胱结石
 (五) 肾钙质沉着症
九、泌尿生殖系肿瘤
 (一) 肾细胞癌
 (二) 移行细胞癌
 (三) 鳞状细胞癌
 (四) 腺癌
 (五) 嗜酸细胞瘤
 (六) 血管平滑肌脂肪瘤
 (七) 淋巴瘤
 (八) 白血病
 (九) 转移性肿瘤
 (十) 脐尿管腺癌
 (十一) 罕见肿瘤
十、肾囊性病变
 (一) 皮质囊肿
 (二) 肾盂旁囊肿
 (三) 髓质囊肿
 (四) 多囊肾
 (五) 多囊性发育不良肾
 (六) 锂肾病
 (七) 多房性囊性肾瘤
 (八) 肾局灶囊性病
 (九) 肿瘤相关性肾囊性病变
十一、创伤
 (一) 肾损伤
 (二) 输尿管损伤
 (三) 膀胱损伤
十二、血管异常
 (一) 肾脏血管多普勒超声
 (二) 肾动脉闭塞和梗死
 (三) 动静脉瘘和畸形
 (四) 肾动脉狭窄
 (五) 肾动脉瘤
 (六) 肾静脉血栓形成
 (七) 卵巢静脉血栓形成
十三、内科泌尿生殖系统疾病
 (一) 急性肾小管坏死
 (二) 急性肾皮质坏死
 (三) 肾小球性肾炎
 (四) 急性间质性肾炎
 (五) 糖尿病
 (六) 淀粉样变
 (七) 子宫内膜异位症
 (八) 间质性膀胱炎
十四、神经源性膀胱
十五、膀胱憩室
十六、术后评估
 (一) 肾切除术
 (二) 尿流改道术
十七、结论

关键点总结

- 肾脏超声是肾功能不全初步评估的首选筛查方式。相关的超声标志性改变包括肾实质回声变化、肾脏长度变化和集合系统扩张。
- 超声在肾脏肿块评估中的主要作用是区别囊性和实性，但是基于临床病史和囊肿的复杂性，超声也可给出恰当的鉴别诊断。
- 尽管有一些可供鉴别诊断的超声特征，但是超声对于内部有回声的肾脏肿块诊断还是较为困难的。对于较大的肾脏病变，常用CT或MRI来鉴别肾细胞癌与肾血管平滑肌脂肪瘤。
- 超声在血尿评估中的作用得到进一步提升。对于寻找年轻患者典型的"泌尿系统"血尿原因（肾结石），超声是一种有效的筛查方法。
- 超声诊断局灶性和弥漫性膀胱壁增厚是非特异性的，这可能由多种原因引起，比如感染、炎症反应或肿瘤。在超声检查确认有膀胱壁增厚的情况后，应进一步行尿液分析、临床病史询问或膀胱镜检查。

肾脏的主要功能是排泄机体代谢所产生的废物。肾脏每天通过将1700L左右血液转化为1L高浓度尿液来实现这一功能。肾脏也是内分泌器官，分泌许多激素，包括红细胞生成素、肾素和前列腺素。肾脏还具有通过调节水盐代谢和酸碱平衡来维持人体内环境稳态的功能。肾脏集合系统、输尿管和尿道发挥了尿液输送的作用，而膀胱起到了尿液排泄前的存储功能。

一、胚胎学

（一）肾脏和输尿管的发育

人类胚胎期有3组肾脏发育：前肾、中肾和后肾，其中后肾将发育成最终或永久性肾脏。前肾出现在胚胎第4周的早期，是不成熟且无功能的。中肾在第4周后期形成，起到临时性肾脏的作用，直到发育中的后肾开始发挥功能（第9周）。后肾的发育有2个来源：输尿管芽和生后肾原基。输尿管芽形成输尿管、肾盂、肾盏和集合管，与生后肾原基紧密关联并相互衔接。这种相互作用对于启动输尿管芽分支和肾小球在生后肾原基的分化十分必要（图1.1）。最初，永久性肾脏出现在骨盆中。随着胎儿生长，肾脏逐渐移向后腹膜上段。在上升的过程中，肾脏向内侧旋转90°，使肾盂朝向前内侧。在妊娠第9周时，肾脏已处于成年人肾脏所在位置。肾脏在上升时从邻近的血管获得血供，成年人肾脏的血供来自腹主动脉。

（二）膀胱的发育

在妊娠第7周，尿直肠隔与泄殖腔膜融合，将其分为腹侧的泌尿生殖窦和背侧的直肠。膀胱自泌尿生殖窦发育而来。最初，膀胱与尿囊相连，最终成为一条纤维索，称为脐尿管，即成年人的脐正中韧带。随着膀胱的增大，中肾管的远端部分成为结缔组织延续至膀胱三角区。与此同时，输尿管开始分别进入膀胱。在婴儿和儿童期，膀胱是1个腹腔脏器，直至青春期后才真正成为1个盆腔脏器（图1.2）。

（三）尿道的发育

男性尿道上皮的大部分和整个女性尿道上皮的全部都来自于泌尿生殖窦的内胚层。尿道结缔组织和平滑肌由邻近内脏间叶组织形成。

二、解剖学

（一）肾脏

成年人的每个肾脏长约11 cm，厚约2.5 cm，宽约5 cm，重120～170 g。Emamian等研究表明，右肾体积比左肾小，可能由于左肾生长的潜在空间相对较大（右肾的生长受到肝脏的限制）或左肾血流量相对更多（左肾动脉通常比右肾动脉短）。肾脏的长度与身高密切相关，而肾脏的大小随着年龄的增长所致肾实质的减少而变小。

左肾通常比右肾高1～2 cm。肾脏具有一定活动性，会根据体位的变化而改变位置。仰卧位时，肾

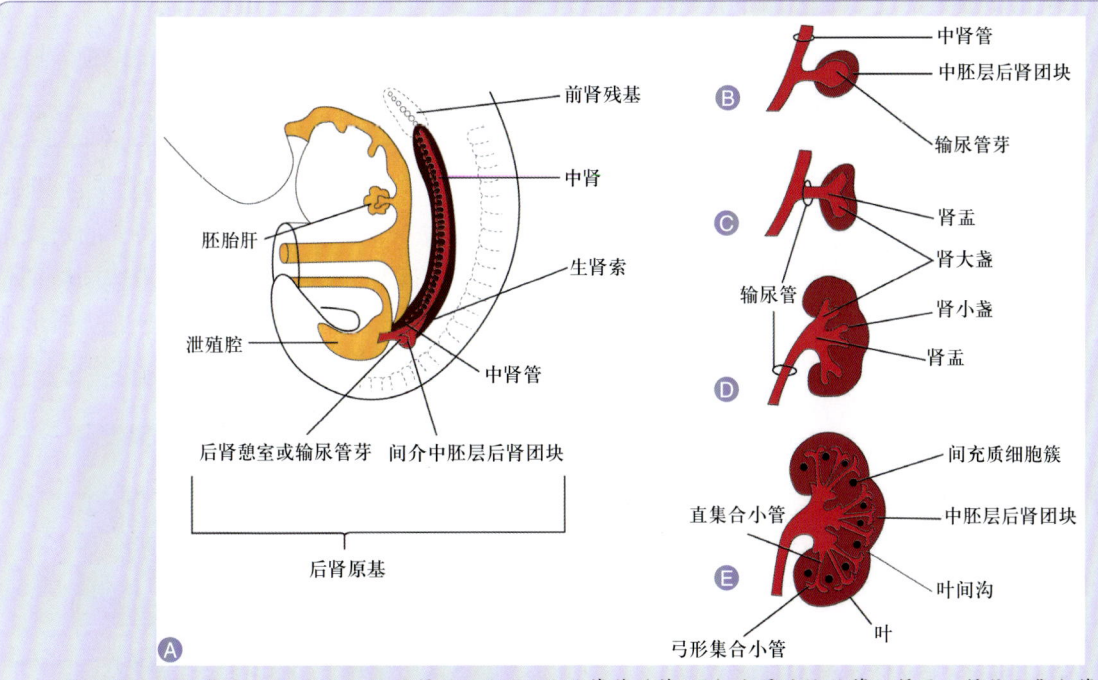

A.5周胚胎的侧视图显示了3个胚胎性的肾脏；B~E.输尿管芽（第8周）发展为输尿管、肾盂、肾盏和集合管的各阶段。

图1.1 肾脏和输尿管的胚胎学

（With permission from The urogenital system. In: Moore KL, Persaud TVN, editors. The developing human: clinically oriented embryology. 5th ed. Philadelphia: Saunders; 1993. pp. 265-303.）

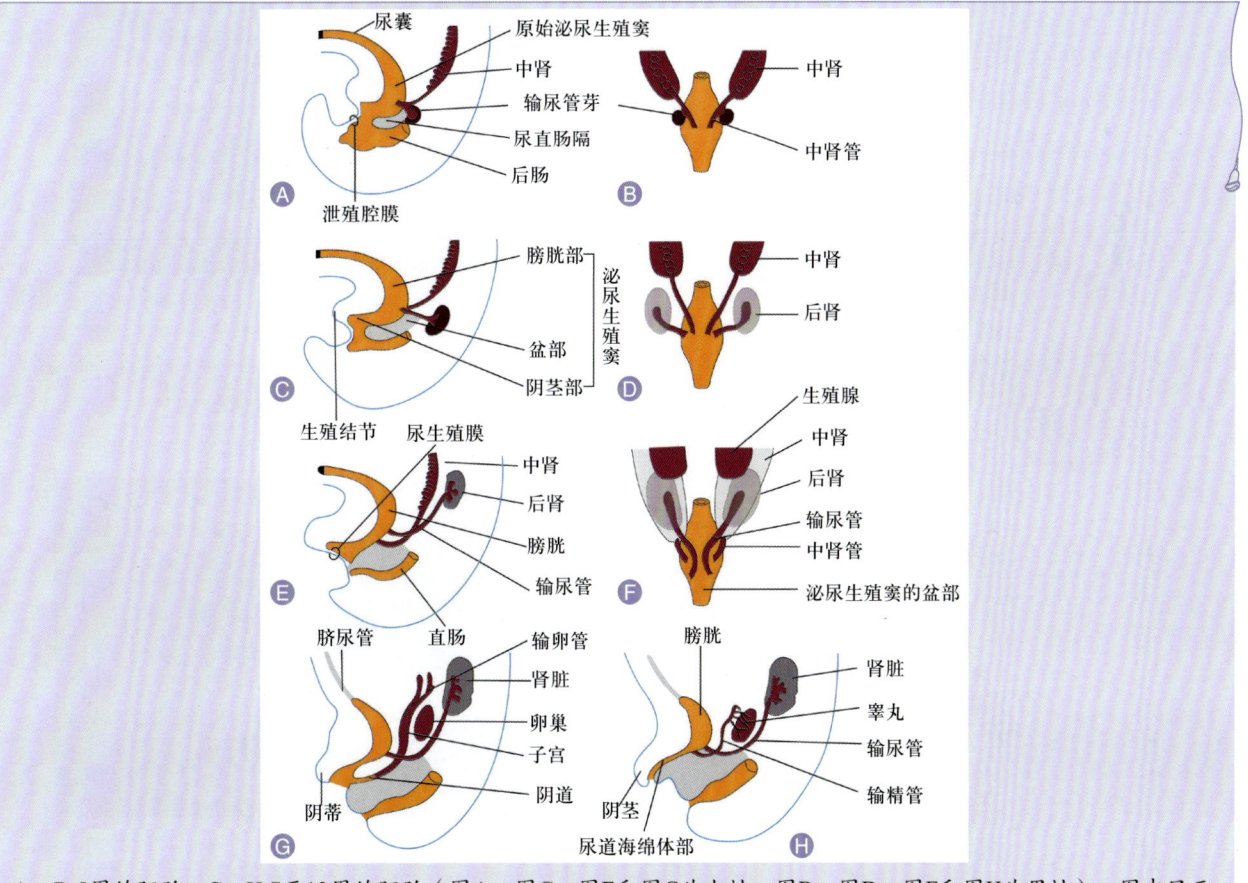

A、B.5周的胚胎；C~H.7至12周的胚胎（图A、图C、图E和图G为女性，图B、图D、图F和图H为男性）。图中显示泄殖腔分为泌尿生殖窦和直肠，中肾管的吸收，膀胱、尿道和脐尿管的发育，以及输尿管的位置变化。

图1.2 膀胱和尿道的胚胎学

的上极位于第12胸椎水平，下极位于第3腰椎水平。

正常成年人肾脏呈豆状，前后及外侧面都具有光滑饱满的轮廓。肾脏的内侧表面凹陷，为肾门结构。肾门与中空的肾窦相连续。肾窦内有肾动脉的主要分支、肾静脉的主要属支，以及集合系统。肾窦的其余空间由脂肪组织所填充。集合系统（肾盂）位于肾门处肾脏血管的后方（图1.3）。

肾实质是由皮质和髓质肾锥体组成。肾锥体相对于肾皮质回声偏低，在大多数正常成年人中可以通过超声加以识别（图1.4）。正常肾皮质的回声通常低于邻近的肝脏和脾脏的回声。Platt等发现，在153例肾皮质回声与肝脏回声相似的患者中，有72%肾功能正常。以肾脏回声高于肝脏回声来判断肾功能异常的特异度和阳性预测值分别为96%和67%。但这一超声判别标准的敏感度很差（20%）。

在正常肾发育的过程中，两部分肾实质结构，即亚肾部分融合。肾脏连接部皮质缺损发生在亚肾融合的部位，需与病理性结构（如肾脏疤痕、血管平滑肌脂肪瘤）相鉴别。肾实质交界处缺损大多位于肾脏的前上方，典型的位于上1/3和中1/3的交界处，并可向内向下延续至肾窦。通常，它的方向是水平位的，而非垂直位的，因此在矢状面扫查中显示效果最佳（图1.5）。肾脏连接部皮质缺损多在右肾的扫查中发现，但在良好的声窗下也可发现左肾的连接部皮质缺损。

肾柱肥大（hypertrophied column of bertin，HCB）是一种正常的变异，是由2个亚肾的1个或2个在融合形成正常肾脏时未能完全融合的边缘部分实质构成。有助于诊断肾柱肥大的声像图特征包括肾窦外侧缘的压痕和肾脏连接部皮质缺损形成的边界。肾柱肥大通常位于肾脏的上1/3和中1/3的

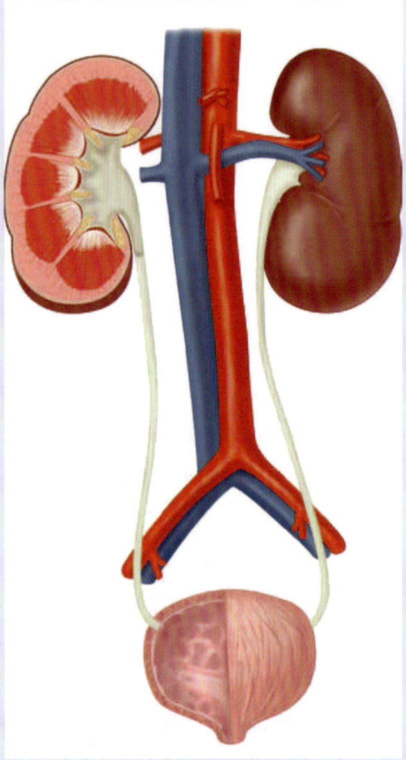

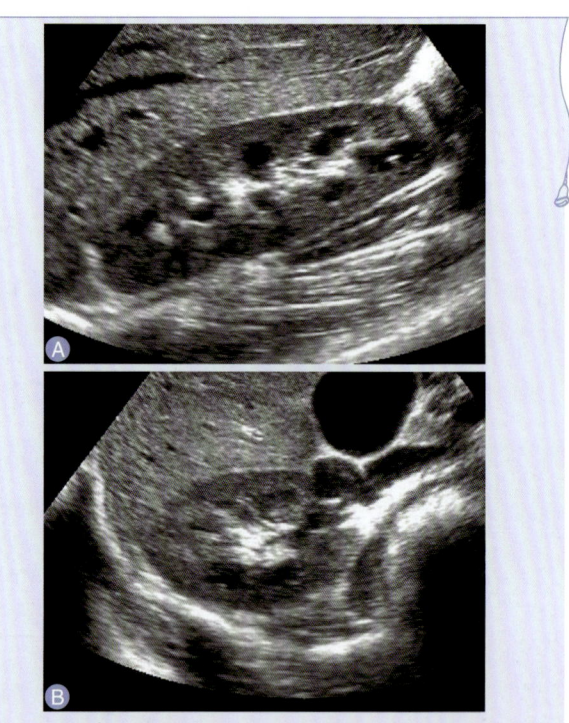

A、B.矢状面和横切面声像图，正常解剖情况皮髓质分化显示相对低回声的肾锥体，肾皮质回声比肝脏及脾脏略低。

图1.4 正常肾脏

图1.3 肾脏、输尿管及膀胱的解剖结构

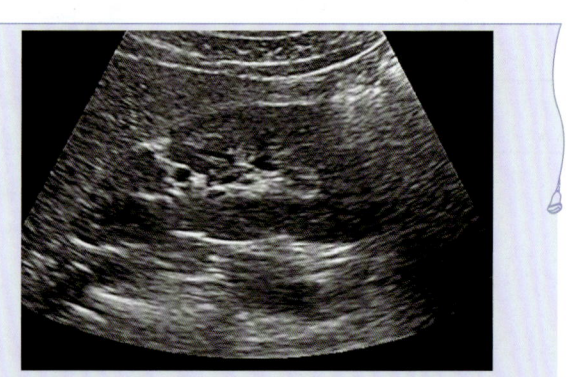

矢状位超声显示从肾窦延伸到肾周脂肪的高回声线，缺损通常位于肾脏的位于上1/3和中1/3的交界处，如本例所示。

图1.5 前部连接线

第一章 肾脏和尿路

肾柱肥大的超声表现

- 肾窦侧方出现凹陷
- 以肾脏连接部皮质缺损为边界
- 位于肾脏中上1/3交界处
- 与相邻的肾皮质相延续
- 具有与周围肾实质类似的彩色血流
- 含有肾锥体
- <3 cm

交界处,该区域含有与同一亚肾相邻肾皮质所连续的皮质组织。肾柱包含肾锥体,通常长径<3 cm(图1.6)。肾柱肥大和邻近肾皮质的回声强度比较取决于扫查平面。组织切面角度的改变会产生不同的声学反射。当正面观察时,肾柱肥大的回声比邻近肾皮质的回声更亮(图1.6)。要区分肾柱肥大和体积小的乏血供肿瘤有时较困难,但彩色多普勒血流成像显示的弓形动脉结构更支持肾柱肥大的诊断而不是肿瘤。少数情况下,需要采用增强CT来鉴别肾柱肥大和其他无明确边界且未引起肾脏形变的肾脏疾病。

肾脏有1个薄薄的纤维囊,被肾周脂肪所包围。肾周脂肪前方被肾周筋膜(Gerota筋膜)包裹,后方被肾后筋膜(Zuckerkandl筋膜)包裹。右肾周间隙在肝脏裸露处向上打开,双侧肾周间隙都与盆腔腹膜间隙相通。左右肾周间隙在第3~5腰椎的水平上跨越中线相互连通。

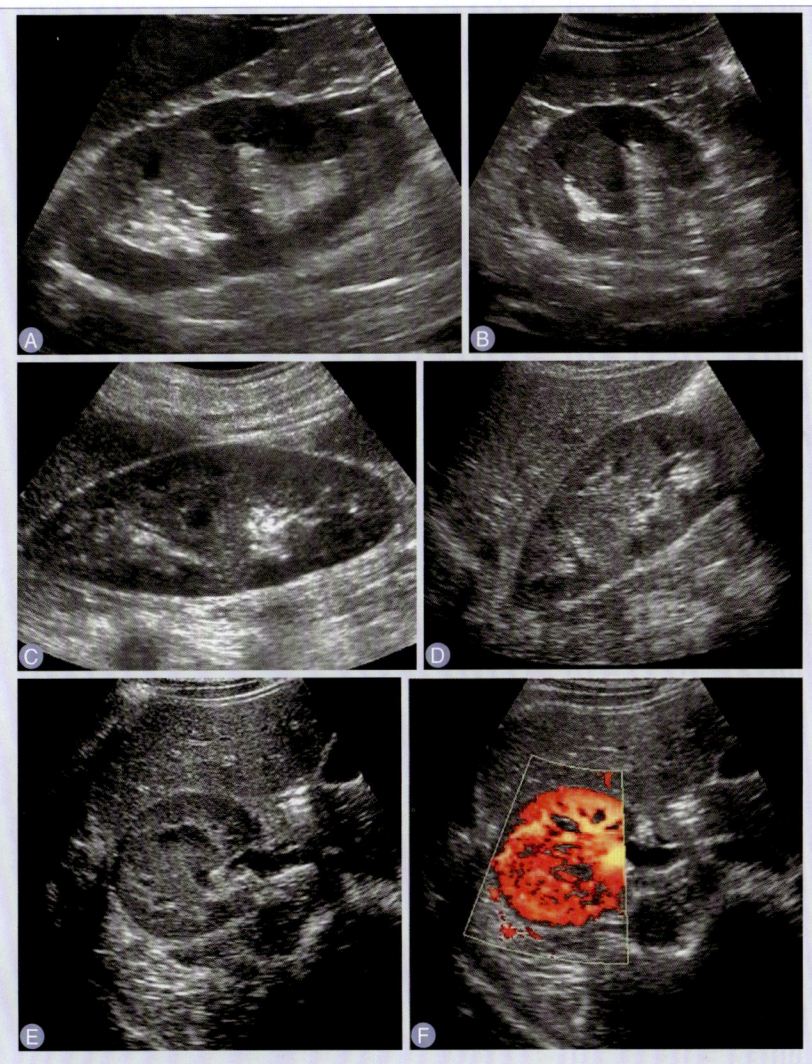

A、B.矢状面和横切面声像图显示肾柱肥大的典型表现;C.在肥大的肾柱内能观察到肾锥体;D.肾柱的回声可能因扫查断面方向而异;E、F.横切面超声和相应的能量多普勒声像图证实了肥大的肾柱。

图1.6 肾柱肥大

（二）输尿管

输尿管是1条长30～34 cm、有黏膜的管道，将尿液从肾盂输送到膀胱。每条输尿管的直径从2～8 mm不等。当输尿管进入盆腔时，在髂总动脉和（或）髂外动脉的前方通过。输尿管呈倾斜角度开口于膀胱壁（图1.3）。

（三）膀胱

膀胱位于盆腔内，位于腹腔的前下方，耻骨的后方。位置靠上的腹膜在膀胱的前上方折转。两侧输尿管开口和尿道内口之间的区域称为膀胱三角区；尿道内口也是膀胱颈的标志。膀胱颈和三角区的形状和位置固定不变；然而，膀胱的其余部分会根据其内的尿量改变形状和位置。覆盖膀胱的深部腹膜是由疏松结缔组织构成的浆膜下层，形成膀胱壁的外膜层。毗邻外膜层的是3层肌肉层：外层（纵切面）、中层（环形）和内层纵切面层。与肌肉层相邻的膀胱壁最内层由黏膜构成。正常膀胱壁光滑且厚度均匀，其厚度取决于膀胱膨胀的程度。

三、超声检查技术

超声观察泌尿生殖系统的效果取决于患者的体型、操作者的经验和扫查所用的仪器。高频探头可用于体型消瘦的患者。谐波成像技术有助于扫查对超声检查有困难的患者（如肥胖患者）。复合成像和斑点抑制技术可以突出显示病变和减少伪像。

（一）肾脏

超声扫查时应从横切面和冠状面来观察肾脏。患者的最佳体位各不相同，一般而言，仰卧和侧卧位能够较理想地显示肾脏，但斜卧位或偶尔俯卧位对于部分患者可能也是必要的（如肥胖患者）。通常情况下，需要结合肋下和肋间扫查的方法来全面评估肾脏；如果不结合以上各种方法，左肾的上极很可能特别难以显示。当集合系统扩张时，应同时获取其他断面的图像以评估阻塞的程度、阻塞的病因及排尿后肾脏的表现（见本章"肾积水"）。

（二）输尿管

近端输尿管最好使用冠状斜切面扫查，以肾脏为声窗进行观察。应采用相同的方法追踪扫查输尿管至膀胱。未扩张的输尿管由于肠道内气体干扰，可能无法清晰显示。腹膜后的横切面扫查常常能显示出扩张的输尿管，然后可以用横切面和矢状面扫查向下追踪。在女性患者中，经阴道超声扫查可以很好地观察到扩张的远端输尿管。

（三）膀胱和尿道

超声评估膀胱时最好适度充盈；而过度充盈膀胱则会引起患者的不适。膀胱应在横切面和矢状面进行扫查。为了更好地观察女性患者的膀胱壁，经阴道扫查可能有所帮助。如果盆腔内巨大的、充满液体的肿块性质不确定，排尿或插入Foley导尿管有助于明确膀胱相对于液性肿块的位置和形态。

膀胱排空不完全可能是由于前列腺增生、神经源性膀胱或盆底肌无力造成。膀胱结石和感染是重要的并发症。初步的评估包括肾脏和输尿管的扩张情况，以及计算排尿前和排尿后的残余尿量。通常可通过取3个径线测量值并乘以0.6来计算膀胱容积（这与大多数脏器不同，后者乘以0.52）。这个稍大的系数是因为膀胱的形状更像是立方体，而不是椭球体。

女性的尿道可以通过经阴道、经会阴或经肛门超声进行扫查（图1.7）。男性的后尿道或前列腺部尿道建议用经直肠探头来观察（图1.8）。

四、肾积水

肾积水是指肾集合系统的扩张。引起肾集合系统扩张的原因有很多，其中梗阻最为常见。超声检查可以初步评估大部分肾积水原因（除外前面讨论的，可以使用平扫CT初步评估急性肾绞痛）。初步的超声评估包括其扩张程度、周围肾实质表现、梗阻水平及任何梗阻性病变的评估。在Ellenbogen及

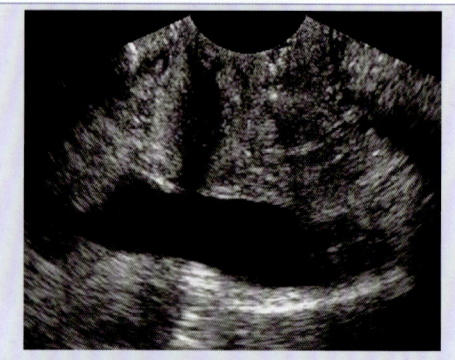

经会阴超声扫查女性尿道矢状面，显示管状低回声的尿道从膀胱延伸到皮肤表面。

图1.7　经会阴超声显示女性尿道

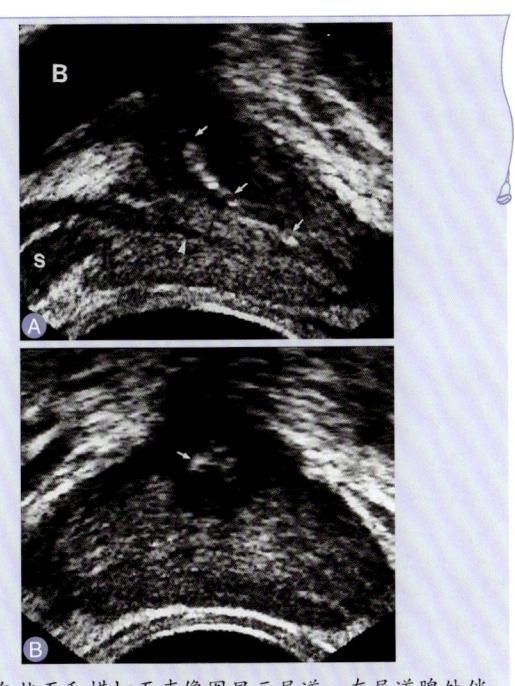

A、B.矢状面和横切面声像图显示尿道，在尿道腺处伴有钙化（箭头），周围为弱回声的尿道内括约肌；B：膀胱；三角箭头：射精管；S：精囊。

图 1.8　经直肠超声显示男性尿道

（Courtesy of Ants Toi, MD, Toronto Hospital.）

其同事就该主题发表论文后，有大量评估肾积水程度的分级系统被提出。但至今没有任何1个分级系统被广泛采纳，大多数超声影像医师依然继续使用描述性术语如轻度、中度和重度。

超声评估肾积水的优势在于可以分别评估膀胱排空前后肾集合系统的扩张程度。若膀胱排空后肾积水持续存在，则提示解剖性梗阻；若膀胱排空后肾积水程度减小，则可以考虑为非梗阻性肾盂扩张（即膀胱输尿管反流）。当引起梗阻的大部分病变位于盆腔内（子宫肌瘤、前列腺肥大、卵巢肿瘤、膀胱肿瘤），超声可以清晰显示。当盆腔检查正常时，应该检查输尿管全程以确定其是否有扩张和（或）梗阻性病变。在妊娠期，嘱孕妇采取侧卧位（有症状的一侧向上）有助于将子宫的重量从输尿管上移除。

随着时间的推移，梗阻肾起初会增大，后期将出现伴有肾实质萎缩和肾盏变钝的肾损伤。

妊娠期的激素水平增高将导致平滑肌松弛，因此怀孕期间泌尿道经常处于扩张状态。增大的子宫可压迫输尿管，引起类"输尿管肿块"效应。因输尿管解剖结构差异，右侧输尿管通常较左侧扩张更明显。若远端输尿管在骶骨岬处逐渐狭窄，则提示为妊娠期尿道的生理性扩张。由于孕妇患尿路感染风险高，因此评估更加复杂。另外，妊娠期尿路结石需与妊娠相关的生理性扩张相鉴别。

在妊娠期急性肾积水中，患者可因输尿管梗阻而出现严重的腰痛或下腹痛，并放射至腹股沟。梗阻通常发生在骨盆边缘水平。患者采用侧卧位（有症状的一侧向上）可使症状得到改善。在极端情况下，可能需要输尿管支架植入术。当出现严重的过度扩张时，可能会发生尿路破裂，如果在肾脏周围出现液体聚集则可以通过超声检查来明确。

肾积水原因

泌尿生殖道梗阻	备注	泌尿生殖道梗阻	备注
肾和（或）输尿管结石	在梗阻的常见部位寻找结石：输尿管膀胱连接处和肾盂输尿管连接处	肾盂输尿管连接处梗阻	肾外肾盂可出现与肾盏不成比例的扩张
移行细胞癌	血尿	输尿管狭窄（既往感染、手术、放疗）	病史有助于诊断
脱落的肾乳头		神经源性膀胱	测量残余尿
血凝块	血尿	动脉瘤	使用血管多普勒评估可清晰显示
后尿道瓣膜	双侧，儿科诊断	子宫内膜异位	肿块通常在盆腔内
输尿管囊肿	可以是原位的或异位的；如果是异位的，寻找重复肾畸形	妊娠	骨盆以上输尿管扩张

肾积水原因			
非梗阻性	备注	外部梗阻	备注
膀胱输尿管反流	形成肾皮质瘢痕，通常位于上极	下腔静脉后输尿管	需要CT进行诊断
先天性巨肾盏	可单侧或双侧；如伴有先天性巨输尿管，可同时出现扩张的输尿管和肾盏；需要增强CT来诊断	前列腺肥大	增大的前列腺压迫膀胱
先前梗阻病史	先前严重的扩张可能无法恢复到正常	肿瘤（子宫肌瘤、卵巢癌、淋巴瘤）	盆腔内可见异常肿块
感染	感染的体征和症状	淋巴结病	盆腔内可见异常肿块
高流量状态（尿崩症、心因性多饮）	通常轻度扩张	腹膜后纤维化	肿块包裹主动脉，诊断可能需要CT
		膨胀的膀胱	膀胱排空后恢复正常

五、尿路梗阻评估中的陷阱

虽然梗阻通常会引起肾集合系统扩张，但在早期阶段也可能不扩张。其次，在肾功能衰竭的情况下，功能不良的肾脏可能无法产生足够的尿液来形成肾盂扩张。此外，在严重梗阻的情况下，肾盂肾盏的破裂可导致集合系统压力减小，伴有肾周血肿和（或）尿道囊肿，而肾盂不出现扩张。最后，肾盂积水（肾盏扩张并与中央集合系统相通）应与多发的肾盂旁囊肿（与中央集合系统不相通）相鉴别。

六、先天性异常

（一）与肾脏发育相关的异常

1. 肾发育不全

肾发育不全是一种以肾单位过少为特征的肾实质异常。肾功能依赖于肾脏的质量。真正的发育不全是一种罕见的异常。许多单侧肾发育不全因其无症状通常偶然被发现。双侧肾发育不全的患者通常伴有肾功能不全。肾发育不全被认为是输尿管芽与生后肾原基的最尾侧部分接触而导致的。它可以因为输尿管芽延迟发育或由于输尿管芽与向颅侧迁移的原基延迟接触而发生。如果肾小叶较少但在组织学上表现正常，则可诊断为肾发育不全。在超声上，显示为肾脏体积小，但其他方面表现正常。

2. 胚胎性分叶肾

胚胎性分叶肾通常持续到4岁或5岁，但有51%的成年人肾脏可出现持续的分叶状态，表现为肾皮质向内折叠，但肾实质正常。在超声上表现为狭窄的裂缝覆盖在肾柱（贝坦柱）上。

3. 肾代偿性肥大

肾代偿性肥大可以是弥漫性或局灶性的。当现有的健康肾单位增大以满足健康的肾实质承担更多的工作时，就会发生这种情况。弥漫性肾代偿性肥大可发生在对侧肾切除术、肾缺如、肾发育不全、肾萎缩和肾发育不良时，在超声上除了肾脏增大，其他表现均正常。在有其他病变的肾脏中，如果肾脏中正常组织的残留部分已扩大，即可出现肾局灶性肥大；局灶性肾代偿性肥大在反流性肾病中可能特别突出。在瘢痕之间出现的大面积结节状的正常肾组织与实性肾肿块表现相似。

（二）与肾脏上升有关的异常

1. 异位肾

在胚胎发育过程中，肾脏上升失败导致盆腔肾的发生，在儿童尸检中的患病率为1/724。这些肾脏通常很小，且有旋转异常。50%的盆腔肾可出现肾功能下降。输尿管短、引流不良和集合系统扩张使盆腔肾容易发生感染和结石。肾脏的血液供应较复杂，有多条动脉起源自区域动脉（通常为髂内动脉或髂总动脉）。如果肾脏上升得太高，可能会越过Bochdalek孔（胸腹裂孔），成为真正的胸腔异位肾，但其通常没有临床意义。因此，如果在肾窝内没有发现肾脏，则应仔细寻找，以明确是否有盆腔肾（图1.9）。如果肾脏上升得过高，超声检查有助于明确横膈是否完整。

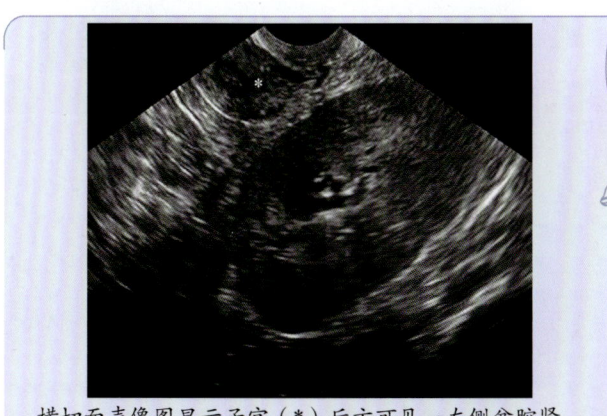

横切面声像图显示子宫（*）后方可见一左侧盆腔肾。

图1.9　盆腔肾

2. 交叉异位肾

在交叉异位肾中，双肾位于同一侧。在85%～90%的病例中，异位肾将与另1个肾脏融合（交叉融合异位）。异位肾的上极通常与另1个肾的下极融合，当然融合也可能发生在其他任何位置。在尸检中，其发病率为1/1500～1/1000。生后肾原基的融合阻止了肾脏适当的旋转或上升；因此2个肾脏的位置都更靠近人体足侧，但输尿管膀胱连接处位置正常。超声检查时，可见2个肾脏位于同侧，通常发生融合（图1.10）。对于肾绞痛患者，因为需要对双侧输尿管进行评估，明确输尿管膀胱连接处位于正常位置尤为重要。

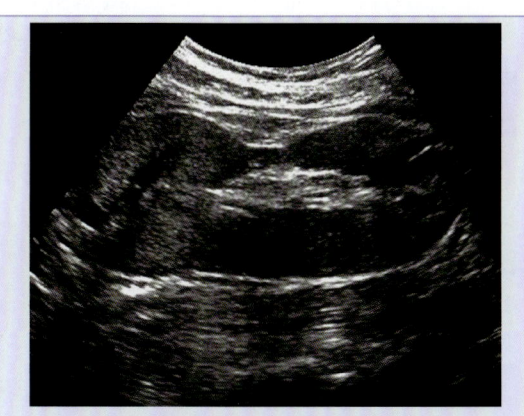

矢状面声像图显示2个肾脏相互融合。

图1.10　交叉融合异位肾

3. 马蹄肾

在整体人群中，马蹄肾的发生率为0.01%～0.25%。当生后肾原基在上升前发生融合时，形成马蹄肾。融合通常发生在下极（95%）。一般而言，马蹄肾的峡部由功能正常的肾组织组成，罕见的情况下可由纤维组织组成。马蹄肾位于腹部大血管的前方，其血供来自主动脉和其他区域血管，如肠系膜下动脉、髂总动脉、髂内动脉和髂外动脉。肾盂异常旋转经常会导致输尿管肾盂连接处（pelviureteric junction，UPJ）梗阻；马蹄肾容易发生感染和形成结石。其他相关畸形还包括膀胱输尿管反流、重复肾、肾脏发育不良、下腔静脉后输尿管、额外肾、肛门直肠畸形、食管闭锁、直肠阴道瘘、脐膨出、心血管和骨骼异常。

在超声检查时，马蹄肾通常低于正常肾的位置，且下极向内侧突出。腹膜后横切面显示肾峡部穿过腹部大血管前中线（图1.11）。肾积水（肾盂肾盏扩张）和集合系统内结石可清晰显示。

（三）与输尿管芽相关的异常

1. 肾缺如

肾缺如可单侧或双侧发生。双侧肾缺如是一

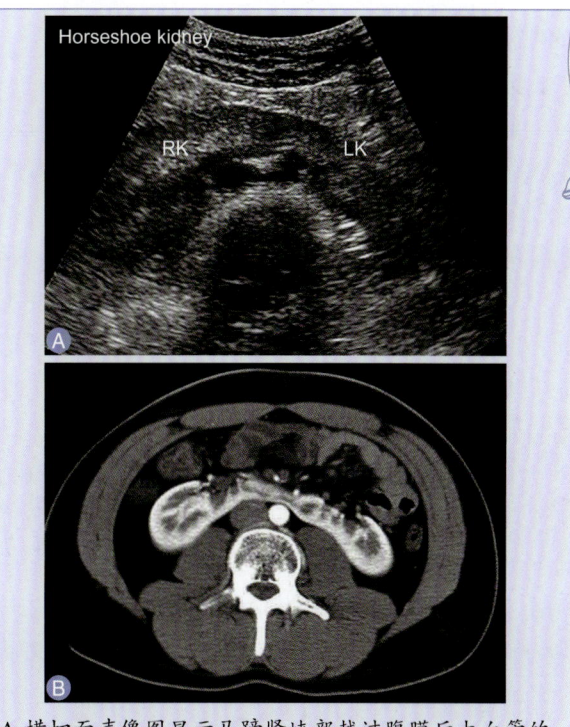

A.横切面声像图显示马蹄肾峡部越过腹膜后大血管的前方，马蹄肾双侧肾体覆盖在脊柱上；B.增强CT检查予以证实。RK：右肾；LK：左肾；Horseshoe kidney：马蹄肾。

图1.11　马蹄肾

种罕见的、威胁生命的异常。在尸检中，双侧肾缺如的患病率为0.04%。该病具有明显的男性性别优势，男女比例为3：1。单侧肾缺如通常在偶然情况下被发现，患者对侧肾可继发代偿性肥大，体积往往较大。肾缺如可发生于：①生后肾原基缺失；②输尿管芽发育缺失；③或输尿管芽与生后肾原基缺乏相互作用和穿透。肾缺如与生殖道异常有关，在男性和女性中通常表现为囊性盆腔肿块。其他相关的异常包括骨骼异常、肛门直肠畸形和隐睾症。

在超声检查中，尽管肾脏是缺如的，但通常会发现正常的肾上腺。8%～17%的肾缺如患者，其肾上腺也会缺如。肾缺如很难与发育不全或发育不良的小肾鉴别。这些情况下均会出现对侧肾脏的代偿性增大。通常，结肠会落入空虚的肾床上，注意不要将肠襻和正常的肾脏混淆。

2. 额外肾

额外肾是一种极其罕见的异常。额外肾通常比正常肾脏小，可在正常肾脏的上方、下方、前方或后方找到。额外肾只有几个肾盏和1个单一的漏斗部。额外肾的形成很可能与重复肾的形成机制相同。2个输尿管芽到达生后肾原基后再分裂，或者最初就有2个生后肾原基，在超声上，可以发现1个额外的肾脏。

3. 重复肾和输尿管膨出

重复肾（又称重复集合系统）是最常见的先天性尿路异常，在活产儿中发病率为0.5%～10%，重复程度可有不同。有2个独立集合系统和2个独立输尿管的重复是完全重复，2个均有独立的输尿管开口。当2条输尿管汇合后通过单个输尿管开口进入膀胱，这样的重复是不完全重复。输尿管肾盂重复发生于当2个输尿管芽形成并与生后肾原基会合，或在胚胎发生早期发生单个输尿管芽分裂时。通常，在胚胎发育过程中输尿管开口（孔）通过向上和向外侧迁移成为膀胱三角区的一部分。在完全重复的情况下，引流肾下极的输尿管迁移到正常输尿管开口位置，而引流肾上极的输尿管则异常迁移到位于更内侧和更下方的输尿管开口位置。患者出现输尿管肾盂连接处梗阻和双子宫畸形的发生率增加。

在完全重复时，引流下极的输尿管进入膀胱壁的路径更垂直，因此更容易发生反流；而源自上极的异位输尿管则容易发生梗阻和（或）反流（图1.12）。梗阻可导致输尿管壁内段的囊性扩张，

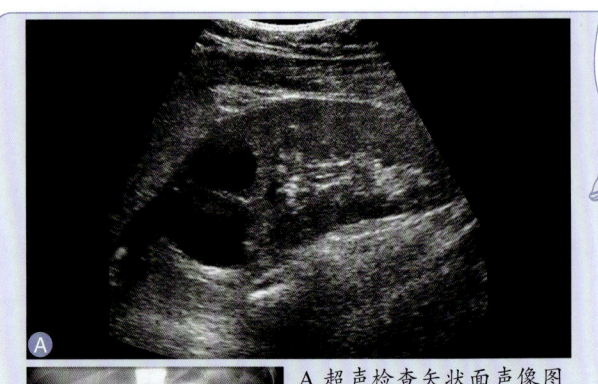

A.超声检查矢状面声像图显示，肾脏上极有1个囊性肿块，注意，其为扩张的集合系统和变薄的肾皮质；B.延迟静脉尿路造影显示左侧重复肾，其上极部分有积水。

图1.12 重复肾

形成输尿管膨出。输尿管膨出（又称输尿管囊肿）可以是单侧或双侧的，可发生于正常输尿管、重复输尿管或异位输尿管。输尿管膨出可导致输尿管梗阻，引起反复或持续的尿路感染。如果体积较大，可能会阻塞对侧输尿管开口和膀胱颈处的尿道开口。有症状的输尿管囊肿应采取手术治疗。然而，大多数输尿管膨出是短暂的、偶然的、无临床意义。

在超声图像上，重复肾内可见2个肾窦回声，中间有桥样的肾实质穿入，但这一征象的敏感度不高，仅在17%的重复肾中可见。如果肾上极部分出现肾积水，并见到2个不同的集合系统和输尿管，即可诊断重复肾。应始终仔细评估膀胱以确定是否存在输尿管膨出。输尿管膨出表现为膀胱内的圆形、囊状结构（图1.13）。偶然情况下，输尿管膨出可能会大到足以占据整个膀胱，并会导致膀胱颈阻塞。对于女性患者，经阴道超声可帮助识别小的输尿管膨出（图1.14）。这些输尿管膨出可能是一过性的。Madeb等证实，经阴道超声结合彩色多普勒和频谱分析可以提供额外的血流动力学信息，从而避免侵袭性操作。

4. 肾盂输尿管连接部梗阻

肾盂输尿管连接部梗阻是一种常见的先天性疾病，以男性为主，男女比例2：1。左肾受累发生率是右肾的2倍，10%～30%的病例为双侧肾盂输尿管连接部梗阻。大多数成年患者表现为慢性、隐

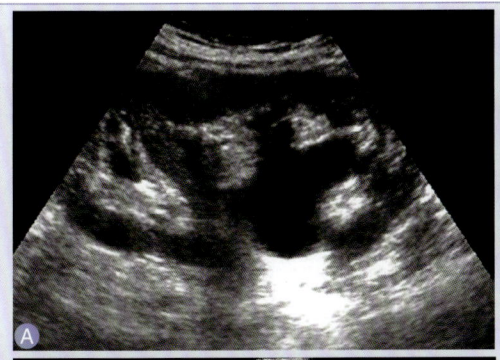
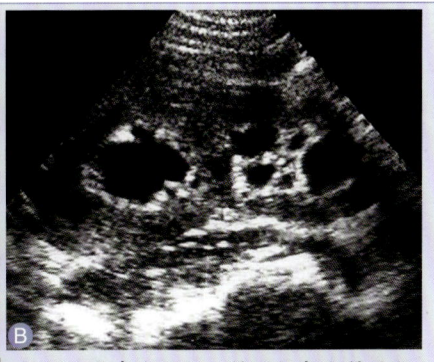
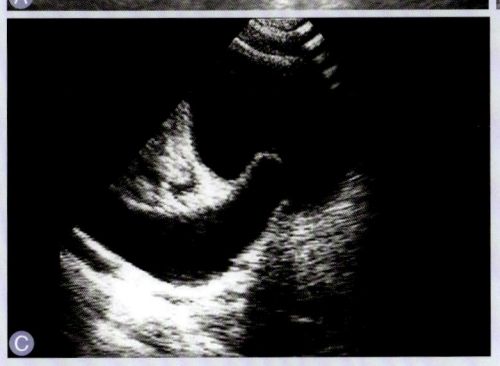

A. 矢状面声像图显示肾下极部分肾盂扩张，可能与反流有关；B. 矢状面声像图显示中央肾实质将上极和下极部分分离，上下2个部分都有轻度扩张；C. 声像图显示与图B同一患者的膀胱和输尿管远端矢状面，可见上方输尿管扩张和1个大的输尿管膨出。

图1.13　重复肾

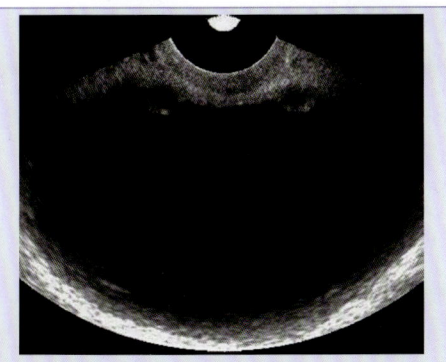

经阴道超声显示2个与膀胱壁有关的小囊性结构。探头在阴道内，膀胱三角区和输尿管口显示在探头的近场。

图1.14　小双边输尿管疝

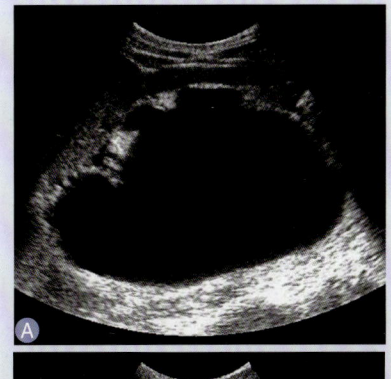
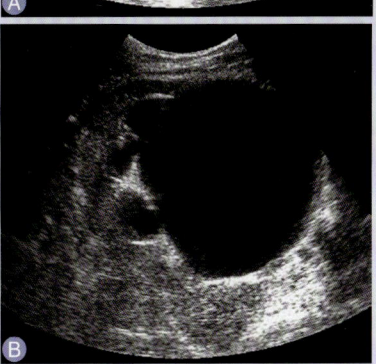

A、B. 矢状面和横切面声像图显示肾盂明显扩张伴近端肾小管扩张。

图1.15　肾盂输尿管连接部梗阻

匿性、背部或腰部疼痛。有临床症状、合并感染、结石或肾功能受损等并发症的患者，应予以治疗。患者对侧多囊肾和肾发育不全的概率增加，大多数特发性肾盂输尿管连接部梗阻是功能性而非解剖性的。对受累部位进行组织学评估可见肌束间胶原蛋白过多、肌肉缺乏或缺失，以及纵形肌过多。固有瓣膜、真腔狭窄和动脉变异是少见的梗阻原因。超声检查显示肾盂输尿管连接部肾积水（图1.15）。通常可见肾盂明显扩张，如果积水长期存在，也会伴有肾实质萎缩。另一方面，输尿管内径是正常的。应仔细评估对侧肾脏以排除相关异常。

5. 先天性巨大肾盏

先天性巨大肾盏是指典型的单侧非梗阻性肾盏增大，而不是渐进性的，被覆的实质和肾功能维持正常。由于肾盏增大，感染和结石形成概率增加。先天性巨肾盏的确切发病机制尚不明确，最常见的并发症是原发性巨输尿管。超声显示大量增大的棒状肾盏，乳头状印迹消失，皮质厚度保持不变。

6. 先天性巨输尿管

先天性巨输尿管可引起功能性输尿管梗阻。大多数输尿管远端缓慢运动，局灶性输尿管运动缺失可引起从轻微的远端输尿管扩张到进行性肾、输尿管积水的各种表现。与肾盂输尿管连接部梗阻类似，该病多见于男性患者，常见左侧输尿管受累。8%~50%的患者表现为双侧受累。超声的典型征象是输尿管远端1/3处呈梭形扩张（图1.16）。根据严重程度，可伴有相关肾盂扩张。结石可能仅在非动力节段附近形成。

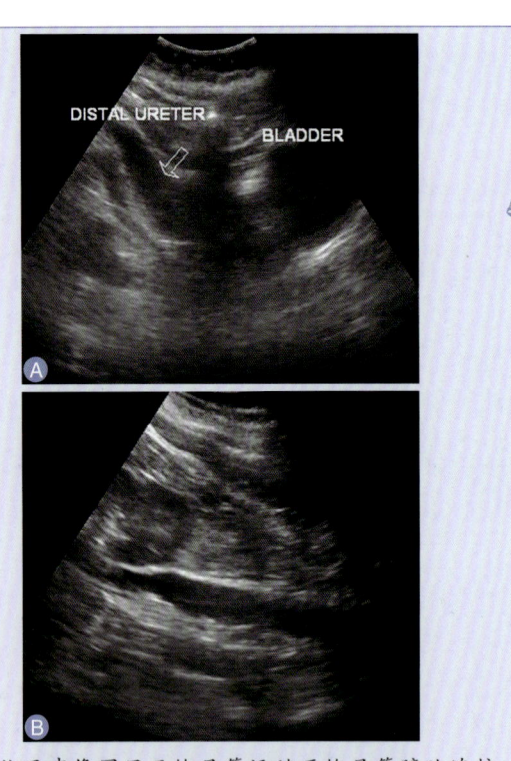

A.矢状面声像图显示输尿管远端至输尿管膀胱连接处明显扩张；B.矢状面声像图显示输尿管中段中度扩张。DISTAL URETER：输尿管远端（箭头）；BLADDER：膀胱。

图1.16 先天性巨输尿管

（四）与血管发育相关的异常

1. 迷走血管

肾脏在胚胎发育过程中上升时，其血液供应来自较高水平的主动脉。如果来自主动脉较低水平的血管供应持续存在，就会出现异常的肾动脉。异常的血管可以压迫输尿管的任何位置。彩色多普勒超声可用于鉴别肾盂输尿管连接部的阻塞血管。

2. 下腔静脉后输尿管

下腔静脉后输尿管是一种罕见但很容易识别的先天性畸形，多见于男性，男女比例为3∶1。大多数患者在20~40岁出现腰腹部疼痛。正常情况下，肾下段下腔静脉（inferior vena cava，IVC）由上主静脉发展而来；如果从下主静脉发展而来，输尿管将从下腔静脉后方通过。输尿管从主动脉和下腔静脉之间的内侧和前方穿过右侧髂血管，然后以正常方式进入骨盆和膀胱。超声显示集合系统和输尿管近端扩张。在易于扫查的患者中，超声可识别下腔静脉后输尿管受压。

（五）与膀胱发育相关的异常

1. 膀胱发育不全

膀胱发育不全是一种罕见的疾病。大多数患有膀胱发育不全的婴儿都是死胎，几乎所有幸存的婴儿都是女性，经常出现许多相关异常。超声检查显示膀胱缺失。

2. 重复膀胱

膀胱重复分为以下3种类型。

- 1型：完全或不完全的腹膜皱襞分隔为2个膀胱。
- 2型：膀胱腔内分隔。分隔可以是完整的或不完整的，可沿矢状面或冠状面方向。也可能有多个隔膜。
- 3型：1条横向的肌肉带将膀胱分成两个不等的腔。

3. 膀胱外翻

30 000例活产儿中有1例发生膀胱外翻，男女发病比例为2∶1。脐以下的中胚层发育不全导致下腹部和膀胱前壁缺失。相关肌肉骨骼、胃肠道和生殖道异常的发病率很高。这些患者膀胱癌（腺癌占90%）的发病率也会增加（200倍）。

4. 脐尿管异常

正常情况下，脐尿管在胎儿孕晚期闭合。先天性脐尿管异常的4种类型，按发生率分为（图1.17）：

- 脐尿管未闭（50%）。
- 脐尿管囊肿（30%）。
- 脐尿管窦（15%）。
- 脐尿管憩室（5%）。

男女脐尿管畸形发病比例为2∶1。脐尿管未闭通常与尿道梗阻有关，可作为保护机制，使胎儿正常发育。如果脐尿管在脐带和膀胱两端闭合，但在两者之间保持通畅，则形成脐尿管囊肿。囊肿通常位于脐尿管的下1/3处，导致腺癌发病率升高。超声检查可见中线上膀胱上方有或无内部回声的囊肿。

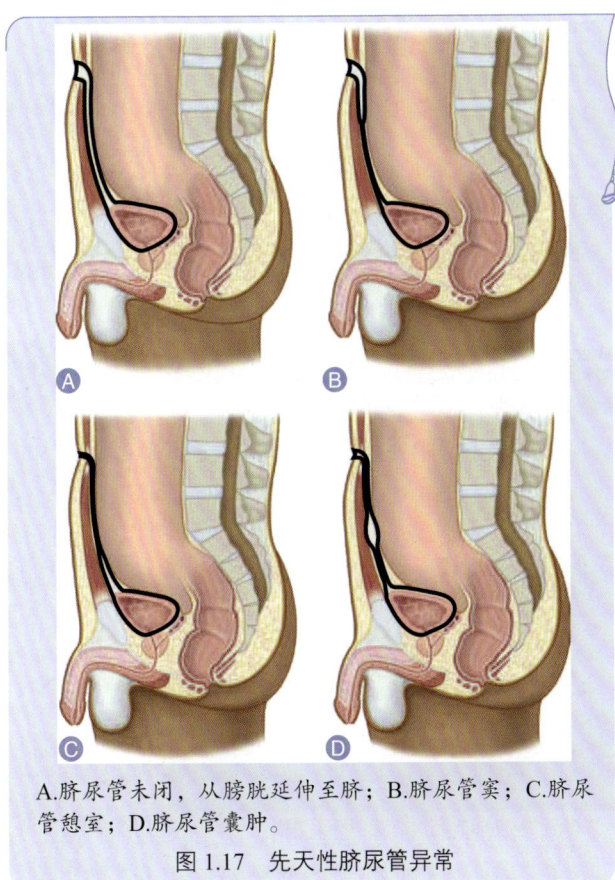

A.脐尿管未闭,从膀胱延伸至脐;B.脐尿管窦;C.脐尿管憩室;D.脐尿管囊肿。

图 1.17 先天性脐尿管异常

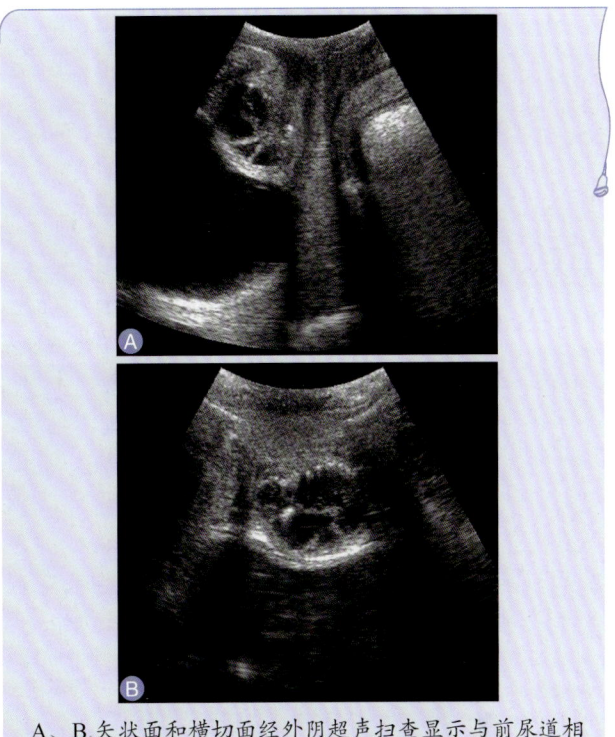

A、B.矢状面和横切面经外阴超声扫查显示与前尿道相邻的复杂囊肿。

图 1.18 尿路憩室,年轻女性,可触及阴道肿块

当尿管在膀胱末端闭合但在脐部保持通畅时,就形成脐尿管窦。如果脐尿管在脐带末端闭合,但在膀胱处保持通畅,则形成脐尿管憩室。脐尿管憩室通常是偶然发现的,可导致癌症和结石发病率增加。

(六)与尿道发育有关的异常:憩室

大多数尿道憩室继发于损伤或感染,而先天性憩室很少发生。大多数女性尿道憩室是由尿道周围腺体感染所致,部分可能与分娩有关。大多数憩室位于中尿道,且为双侧憩室。阴道前部常有肿块。尿潴留可导致结石。经阴道或经外阴扫查可显示出简单或复杂的囊性结构通过细颈与尿道相通(图1.18)。

七、泌尿生殖道感染

(一)肾盂肾炎

1. 急性肾盂肾炎

急性肾盂肾炎是一种肾小管间质炎症。2种途径可导致感染:上行感染(85%;例如大肠杆菌)和血行播散(15%;例如金黄色葡萄球菌)。15～35岁的女性最易发病;2%的孕妇会发展为急性肾盂肾炎。多数成年人表现为腰疼和发热,可通过实验室检查(菌尿、脓尿和白细胞增多)进行临床诊断。使用合适的抗生素后,临床和实验室指标均可迅速改善。只有当症状和实验室异常持续存在时,影像学检查才是必要的;影像学检查有助于确定感染治疗无效的潜在原因,包括肾和肾周脓肿、结石和尿路梗阻。美国泌尿放射学会建议使用急性肾盂肾炎来描述急性感染的肾脏,而无须使用细菌性肾炎、肾蜂窝组织炎、大叶肾炎、肾黏液炎和肾痈等术语。

在超声检查中,大多数急性肾盂肾炎的肾脏显示正常。然而,肾盂肾炎的超声征象包括(图1.19)肾肿大、肾窦受压、回声减低(继发于水肿)或回声增强(可能源于出血)、皮髓质分界消失、边缘不清的肿块、肾实质内气体,以及与肿胀的炎性区域相对应的局灶性或弥漫性彩色多普勒血流灌注缺失。

当肾盂肾炎是局灶性的时候,肾内可见边缘不清的肿块,可以表现为高回声、低回声或混合回声。多发高回声肿块可能是局灶性肾盂肾炎最常见的表现。

在显示急性肾盂肾炎的变化方面,超声检查

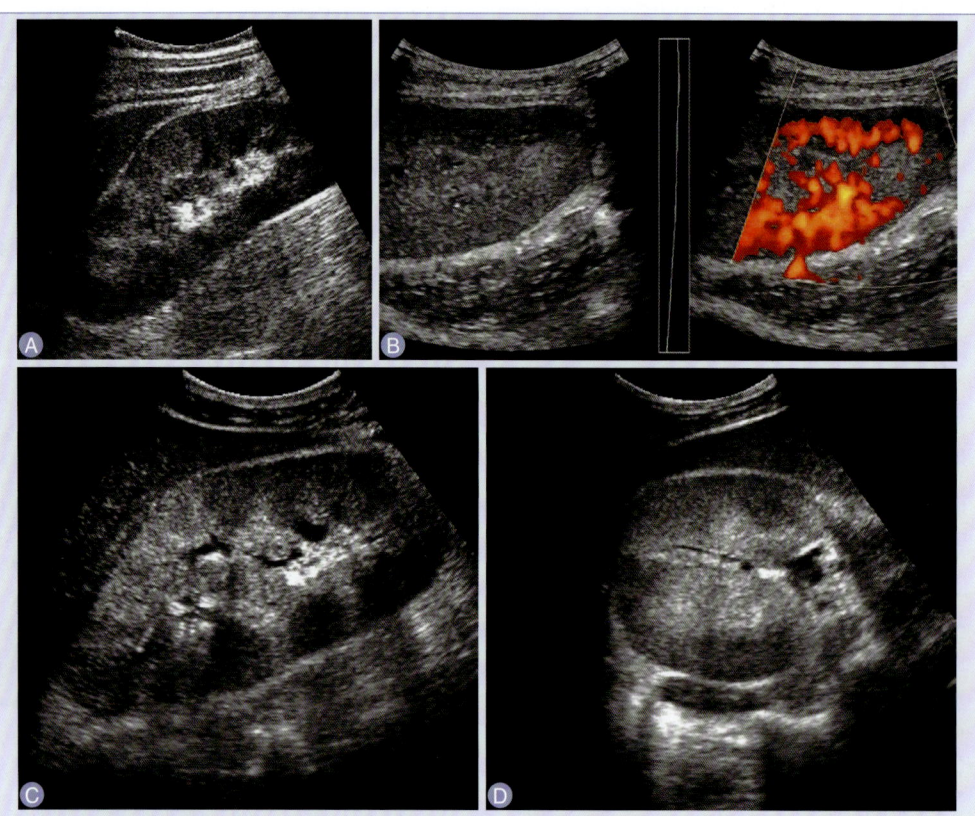

A.右肾脏前皮质可见细微的局灶性回声增强区；B.大肠杆菌肾盂肾炎患者肾下极能量多普勒可见血流灌注缺损。注意对应的正常灰阶图像；C、D.第3例患者的矢状面和横切面声像图显示肾脏肿大和水肿，局灶性回声改变，皮质和脊髓分界消失。肾窦脂肪因实质肿大而变薄。

图1.19　3例急性肾盂肾炎

（包括能量多普勒）不如CT、MRI或$^{99}Tc^m$单光子发射计算机断层扫描（$^{99}Tc^m$-DMSA SPECT）肾皮质闪烁扫描敏感。然而，由于超声检查简便易行且成本较低，且因无电离辐射可用于评估合并急性肾盂肾炎的妊娠患者，超声是监测和随访相关并发症的一种极好筛查方式。

碱性结痂性肾盂肾炎是一种独特的肾感染，已在肾移植、肾功能衰竭和免疫缺陷患者的肾脏中被发现。最常见的是由解脲棒杆菌引起的，解脲棒杆菌是一种溶脲微生物。尿路上皮结石在肾脏和膀胱内形成。如果肾脏受累，患者可能出现血尿、结石排出或尿中有氨味。如果膀胱受累，排尿困难和耻骨上疼痛是最常见的临床症状。治疗方法包括抗生素和局部酸化尿液。超声检查发现尿路上皮增厚、钙化，提示碱性结痂性肾盂肾炎。钙质可以薄而光滑，也可以厚而不规则。应注意区分尿路上皮钙化和集合系统结石。

2. 肾及肾周脓肿

未经治疗或治疗不当的急性肾盂肾炎可能导致实质坏死和脓肿形成。患者伴有糖尿病、免疫力低下、慢性衰弱性疾病、尿路梗阻、感染性肾结石和静脉药物滥用等情况时，肾脓肿风险增加。肾脓肿往往是孤立性的，可自发减压进入集合系统或肾周间隙。肾周脓肿也是肾盂肾炎的一种并发症，可由腹膜或腹膜后感染直接扩散或侵及引起。小的肾脓肿多采用抗生素治疗保守治疗，而大脓肿则需要经皮引流，如果引流不成功，则需要手术。

在超声检查中，肾脓肿表现为圆形、厚壁、低回声的复杂肿块，具有穿透性（图1.20）。可见内部移动碎片和分隔。脓肿内气体后方偶尔可观察到"脏影"。鉴别诊断包括：①出血性或感染性囊肿；②寄生性囊肿；③多房性囊肿；④囊性肿瘤。虽然超声在确定肾周脓肿是否有扩散和范围方面不如CT准确，但是运用超声随访保守治疗的脓肿患者、记录其消退情况是一种非常好的方法。

3. 脓肾

脓肾是指集合系统阻塞时出现脓性物质。根据梗阻程度不同，集合系统的任何部分，包括输尿

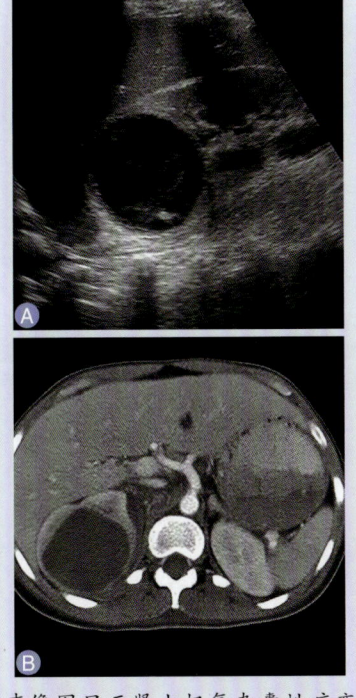

A.矢状面声像图显示肾上极复杂囊性病变,内部分层、包含低回声;B.相应CT增强扫描示右肾上极巨大囊性病变,囊壁厚。患者在超声引导下放置引流管并使用抗生素成功治愈。

图1.20 肾脓肿

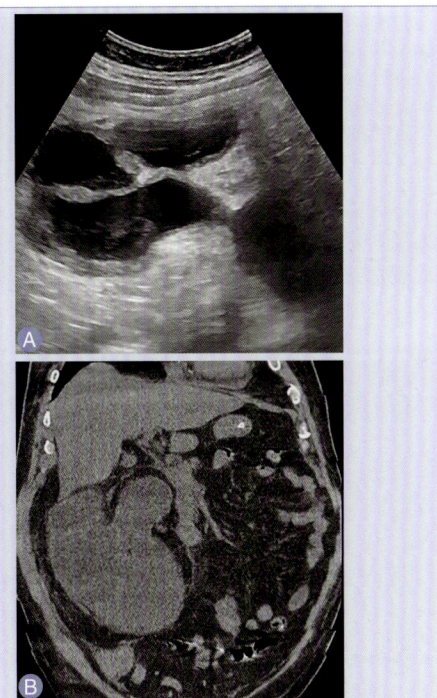

A.一位患有奇异变形杆菌败血症的老年男性患者的矢状面声像图显示肾脏变形,慢性肾积水,并伴有集合系统分层回声;B.相应的平扫CT显示右侧重度肾积水及肾周渗出。

图1.21 脓肾

管,都可能受到影响。早期诊断和治疗是预防菌血症和危及生命感染性休克的关键。菌血症和感染性休克的死亡率分别为25%和50%;15%的患者表现为无症状。在青年患者中,肾输尿管连接处梗阻和结石是最常见的脓肾病因,而恶性肿瘤引起输尿管梗阻通常多见于老年患者。

当超声显示可移动的集合系统碎片(有或没有液体碎片水平)、集合系统气体和结石时,提示患脓肾(图1.21)。

4. 气肿性肾盂肾炎

气肿性肾盂肾炎(emphysema pyelonephritis,EPN)是一种罕见的危及生命的肾实质感染,以气体形成为特征。大多数患者为女性(男女发病率比例1:2)和糖尿病患者(90%),平均年龄55岁。在糖尿病患者中,气肿性肾盂肾炎往往发生在非梗阻的集合系统;非糖尿病患者的情况正好相反。5%~10%的气肿性肾盂肾炎患者出现双侧病变。62%~70%的病例中,大肠杆菌是最常见的致病微生物;其他致病微生物包括克雷伯菌(9%)、假单胞菌(2%)、变形杆菌、气杆菌和念珠菌。大多数患者就诊时病情严重,伴有发热、乏力疼痛、高血糖、酸中毒、脱水、电解质失衡;18%患者仅有不明原因的发热。

Wan等对38例气肿性肾盂肾炎患者进行了回顾性分析,将气肿性肾盂肾炎分为2种类型:1型气肿性肾盂肾炎,以实质破坏和条状或斑驳气体为特征;2型气肿性肾盂肾炎,以肾或肾周积液为特征,有气泡状或局部滞留气体或在集合系统中有气体。1型和2型气肿性肾盂肾炎的死亡率分别为69%和18%。作者推测1型和2型气肿性肾盂肾炎的不同临床结果与患者的免疫状态和受累肾脏的血流供应有关。急诊肾切除术是1型气肿性肾盂肾炎的首选治疗方法,而经皮引流是2型气肿性肾盂肾炎的推荐治疗方法。CT是气肿性肾盂肾炎患者首选影像学检查方法,以确定肾及肾周气体的位置和范围。因为来自实质气体的阴影将遮蔽深部结构,超声评估1型或2型气肿性肾盂肾炎可能比较困难;阴影还可能被误诊为肾结石或肠气体(图1.22)。

5. 气肿性肾盂炎

气肿性肾盂炎是指肾集合系统内伴有气体的炎症,多见于患有糖尿病或梗阻性结石的女性患者,据报道,死亡率为20%。确诊该疾病前应先排除医

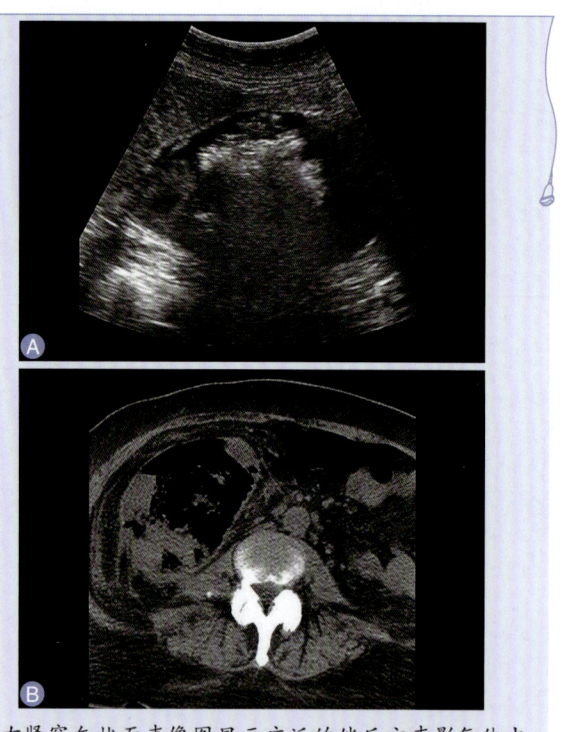

A.右肾窝矢状面声像图显示广泛的伴后方声影气体占据大部分右肾；B.相应的CT平扫显示右肾弥漫性实质性破坏，伴有广泛的斑驳气体。这例脓毒性糖尿病患者最终接受了肾切除术。因此必须仔细检查，避免在超声检查中漏诊1型气肿性肾盂肾炎。败血症患者若未能发现肾脏，应立即进行其他替代性断层影像检查。

图1.22　1型气肿性肾盂肾炎

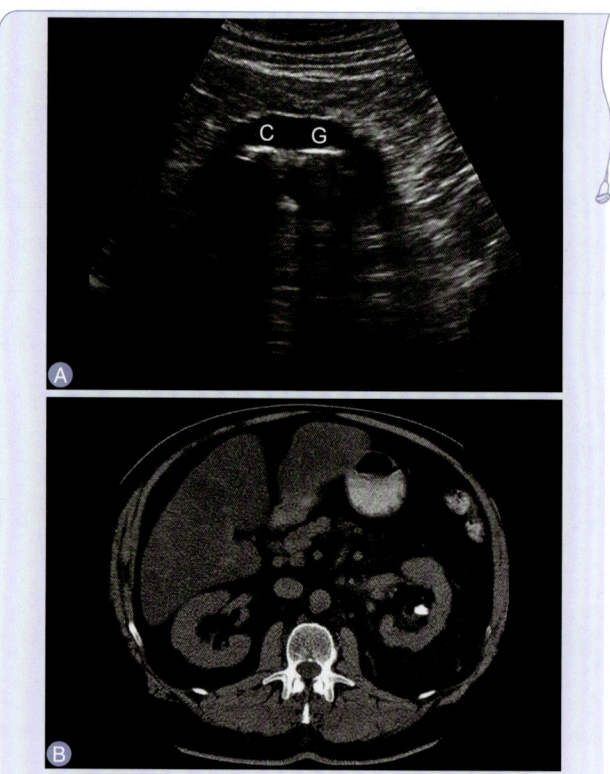

A.左肾横切面声像图显示肾结石后方的"干净"（译者注：均质）的声影（C）和集合系统内积气（G）后方"脏"的声影；B.CT平扫图像上确认左肾集合系统内结石和气体。

图1.23　气肿性肾盂肾炎

源性集合系统内积气。超声探及集合系统内线状强回声伴后方"杂乱声影"，表明集合系统内积气（图1.23）。与气肿性肾盂肾炎一样，通常需要进一步CT检查来识别气肿性肾盂炎，因为超声图像中气体后方的"杂乱声影"可能会遮挡肾脏和肾周组织，影响疾病确切范围的判断。

6. 慢性肾盂肾炎

慢性肾盂肾炎是一种间质性肾炎，常伴有膀胱输尿管反流。有10%~30%的终末期肾病（end-stage renal disease，ESRD）病例是由反流性肾病引起（图1.24）。慢性肾盂肾炎通常于童年时期发病，且多见于女性。肾脏改变可单侧或双侧，但通常不对称。当乳头管功能不全时，会发生集合管反流。这种反流多见于复合乳头，通常见于肾脏两极。因此，皮质瘢痕往往发生在肾两极，可见肾盏杵状变形伴有乳头回缩。超声上可见肾盏扩张、圆钝，其表面的肾皮质形成瘢痕或萎缩（图1.25），可多中心、双侧发病。如果疾病是单侧的，可能会出现对侧肾脏的代偿性肥大。若疾病是多中心的，则病变之间的正常肾实

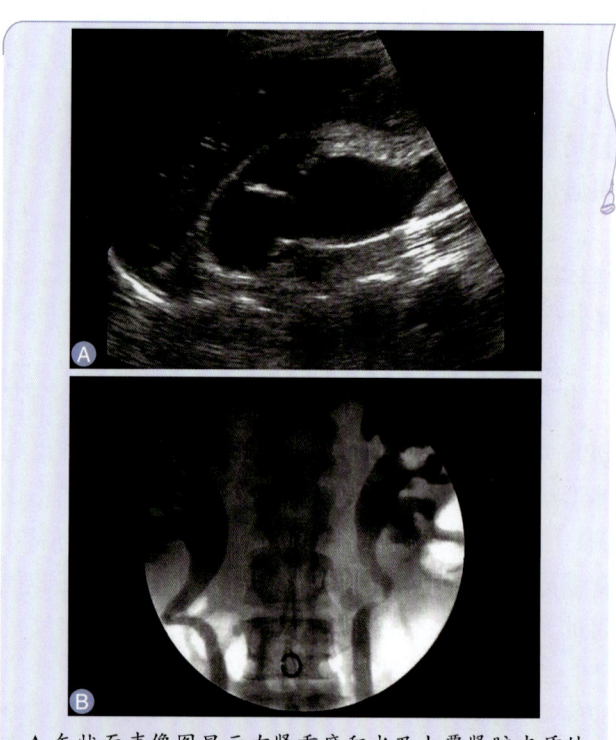

A.矢状面声像图显示右肾重度积水及上覆肾脏皮质缺失；B.膀胱造影证实双侧输尿管大量反流。

图1.24　反流性肾病：肾移植评估

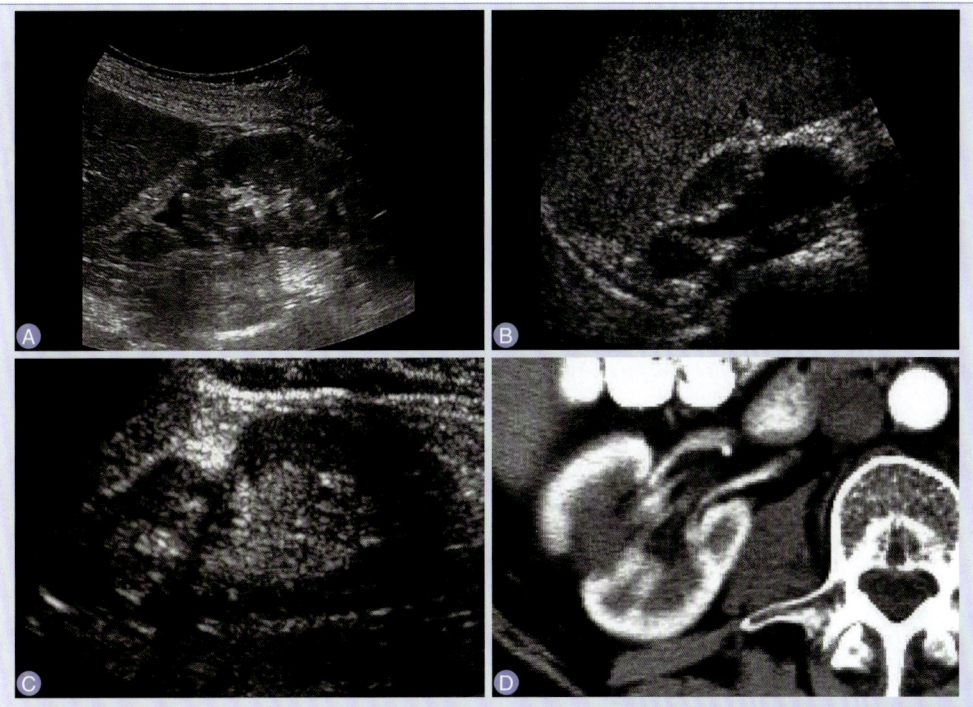

A.有膀胱输尿管反流病史的患者,矢状面声像图显示肾上极萎缩及覆盖在变形、扩张的肾盏上肾皮质严重缺损;B.矢状面声像图显示肾萎缩,伴有瘢痕形成和由反流引起的集合系统扩张;C.矢状面声像图显示肾中部有高回声楔形瘢痕;D.增强CT确认超声诊断。

图1.25 慢性肾盂肾炎

质可代偿性肥大,形成瘤样正常组织岛。

7. 黄色肉芽肿性肾盂肾炎

黄色肉芽肿性肾盂肾炎(xanthogranulomatous pyelonephritis, XGP)是一种慢性化脓性炎症,其中被破坏的肾实质被富含脂质的巨噬细胞所取代。黄色肉芽肿性肾盂肾炎通常是单侧的,也可弥漫性、节段性或局灶性发病。黄色肉芽肿性肾盂肾炎通常与肾结石(70%)和梗阻性肾病有关。该病多见于中年妇女和糖尿病患者,表现为疼痛、肿块、体重减轻和尿路感染(变形杆菌或大肠杆菌),不具有特异性。广泛受累的肾脏通常无功能。弥漫性黄色肉芽肿性肾盂肾炎超声上表现为肾脏肿大、皮髓质分界不清,但肾脏形态基本正常,肾实质内多发低回声区为扩张的肾盏或炎性肿块。这些炎性肿块之间可相通,取决于肿块的液化程度。大而复杂的囊性肿块有时较难与肾盂肾炎鉴别。"鹿角形"结石会导致肾窦内出现广泛声影(图1.26)。炎症可向肾周进展,但通常最好使用CT进行评估。弥漫性黄色肉芽肿性肾盂肾炎没有典型的声像图特征,但在超声上显示肾实质变薄、肾积水、肾结石、集合系统扩张和肾周积液时可予以提示。节段性黄色肉芽肿性肾盂肾炎表现为1个或多个低回声肿块,通常累及单侧肾盏。肾乳头周围可见结石梗阻。局灶性黄色肉芽肿性肾盂肾炎发生在肾皮质,不与肾盂

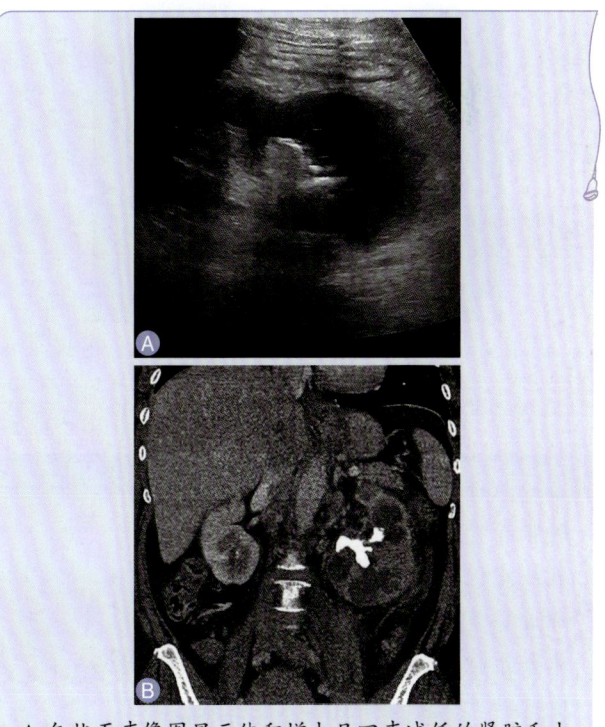

A.矢状面声像图显示体积增大且回声减低的肾脏和大的"鹿角形"结石;B.相应的增强CT显示左肾弥漫性肿大、肾内多发脓肿和大的中央阻塞性结石。

图1.26 黄色肉芽肿性肾盂肾炎

相通。在超声上无法将其与肿瘤或者脓肿区分开。

（二）肾乳头坏死

导致肾乳头缺血坏死的致病因素包括镇痛剂滥用、糖尿病、尿路感染、肾静脉血栓形成、长期低血压、尿路梗阻、脱水、镰状细胞性贫血和血友病。起初，肾乳头肿胀（图1.27），随后可与肾盏形成交通。肾乳头的中央部位出现空洞并可能脱落。肾乳头出现空洞时，超声上可显示肾髓质系统内的囊性结构。如果乳头脱落，受影响的相邻肾盏将成杵状。在集合系统可以看到脱落的乳头是一种高回声无声影的结构。如果脱落的乳头钙化，可见类似髓质肾钙质沉着的后方声影。如果脱落的乳头阻塞输尿管，可能会发生黄色肉芽肿性肾积水。

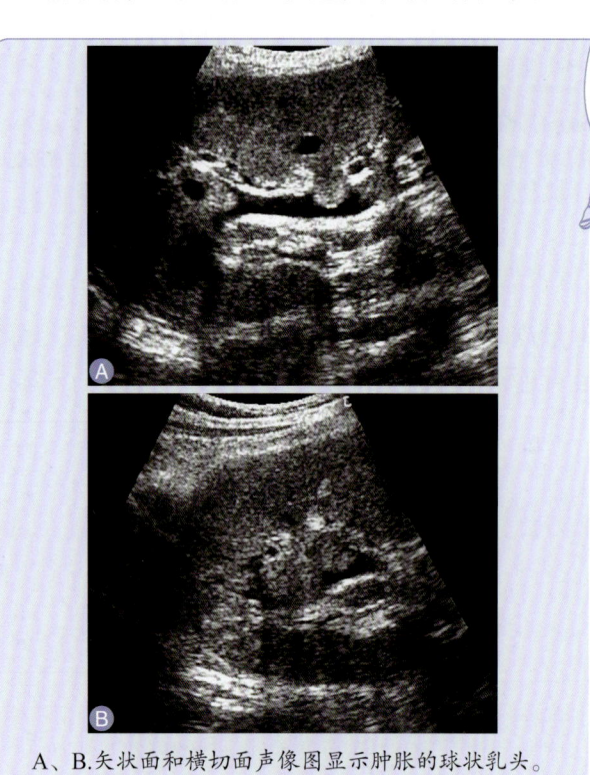

A、B.矢状面和横切面声像图显示肿胀的球状乳头。

图 1.27　肾乳头坏死

乳头坏死的超声表现

肿胀的肾乳头

乳头空化

邻近肾盏"杵状"变形

集合系统中脱落的乳头可钙化和类似结石

脱落的乳头可能导致输尿管阻塞

（三）结核

尿路结核是由泌尿系统外（通常是肺）的结核分枝杆菌通过血行播散至肾脏导致。尿路结核通常在肺部首次感染后5~10年出现。胸片可能是正常（35%~50%的患者）或活动性结核病（10%）或非活动性治愈的结核病表现（40%~55%）。大多数患者会出现下尿路感染的症状和体征，包括尿频、排尿困难、夜尿、尿急和肉眼或镜下血尿，10%~20%的患者无症状。尿液分析阳性指标包括无菌性脓尿、镜下血尿和酸性尿。尿培养检出抗酸杆菌可确诊为尿路结核，但培养需要6~8周时间。

虽然最初患者两侧肾脏均有累及，但尿路结核患者的临床表现通常以单侧为主。早期或急性期变化包括双侧肾脏多发小结核瘤。Das等发现尿路结核在超声上最常见的表现是肾脏局灶性病变（图1.28）。小的局灶性病变（5~15 mm）呈无回声或低回声，边缘有高回声。较大的混合回声病变（>15 mm）边界不清晰。30%的患者双侧发病。大多数结核瘤会自愈或经过抗结核治疗后愈合。在随后的某个时间（可能是几年后），单个或多个结节可能会扩大。随着结节的增大，结核瘤会形成空洞并与集合系统相通。其病理变化类似于肾乳头坏死，当管状无回声从肾盏延伸至肾乳头时，提示肾乳头受累。肾盏内软组织团块即为脱落的肾乳头。结核分枝杆菌进入集合系统后，感染将扩散到尿路的其他部位。输尿管膀胱连接处可能出现痉挛或水肿，导致肾和输尿管积水。也可发生输尿管线状溃疡，通常发生在输尿管远端。33%的泌尿生殖系统结核患者累及膀胱。早期，膀胱表现为黏膜水肿和溃疡，早期临床症状（排尿困难和尿频）也是

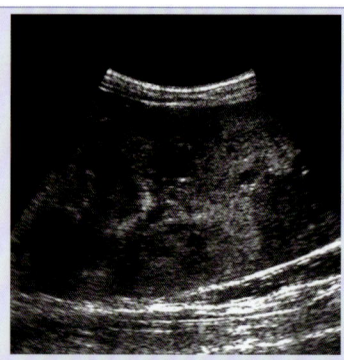

矢状面声像图显示髓质内小而不规则的低回声病变。空洞区域与集合系统相通。

图 1.28　进行性肾结核

(With permission from Wasnik AP. Tuberculosis, urinary tract. In: Kamaya A, Wong-You-Cheong J, editors. Diagnostic ultrasound: abdomen and pelvis. Philadelphia: Elsevier; 2016. pp. 490-493.)

非特异性的。如果膀胱三角区水肿，可发生输尿管梗阻。在超声图像上，病变早期膀胱受累表现为局灶性或弥漫性膀胱壁增厚，累及范围可能非常广泛（图1.29）。

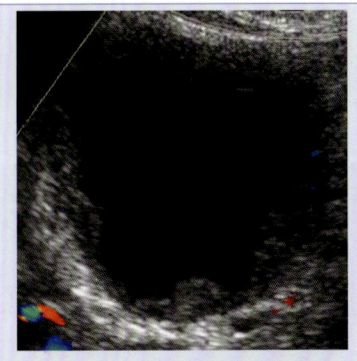

横切面声像图显示膀胱壁黏膜不规则增厚，尤其是在输尿管开口处——这是早期膀胱结核的特征性表现。

图1.29　膀胱结核

(With permission from Wasnik AP. Tuberculosis, urinary tract. In: Kamaya A, Wong-YouCheong J, editors. Diagnostic ultrasound: abdomen and pelvis. Philadelphia: Elsevier; 2016. pp. 490-493.)

泌尿生殖系统结核慢性期病变包括纤维性狭窄、广泛的空洞、钙化、肿块性病变、肾周脓肿和瘘管。这些慢性改变，特别是与纤维性狭窄相关的病变可导致肾功能损害。狭窄可能发生在肾集合系统和输尿管的任何地方。梗阻导致近端集合系统扩张和肾实质受压萎缩。随着时间的推移，干酪样坏死或乳头脱落区域可能会发生钙化。如果肾脏感染破裂至肾周间隙，可形成肾周脓肿。肾周脓肿最终可导致邻近脏器间瘘管形成。慢性上尿路肾结核的特征性表现是受累肾脏体积缩小、钙化、功能丧失，即"自截"肾。慢性感染和纤维化可导致膀胱壁增厚、容量减少。膀胱壁很少出现点状或线样钙化。

大多数泌尿生殖系统结核可以联合静脉和（或）逆行尿路造影、超声、CT平扫和CT尿路造影进行诊断。Premkumar等在14例晚期尿路结核中证实，CT和尿路造影是评估肾脏详细形态学改变和肾功能状态的最好方法。Das等报道，超声引导下针吸活检术可对以下患者进行确诊：①尿培养阴性的患者；②有可疑病灶且尿培养阳性的患者。

（四）真菌感染

有糖尿病、长期留置导尿管、恶性肿瘤、血液系统疾病、长期抗生素或类固醇治疗、移植和静脉注射药物滥用史的患者有发生泌尿道真菌感染的风险。

白色念珠菌

白色念珠菌是感染泌尿系统最常见的真菌。在弥漫性全身性受累的情况下，可同时合并肾实质受累，通常表现为肾实质小脓肿。脓肿可能会随着时间的推移而出现钙化。感染也可延伸至肾周。集合系统受累会形成真菌球。集合系统足分支菌病可根据临床病史和尿液培养与以下疾病鉴别：血凝块、透光性结石、移行细胞肿瘤、脱落乳头、纤维上皮息肉、胆脂瘤和白斑。在超声上，念珠菌性微脓肿通常呈皮质内小的低回声病变，与其他细菌性脓肿相似。真菌球表现为高回声、无声影的软组织肿块（图1.30），可移动，可引起梗阻和肾积水。

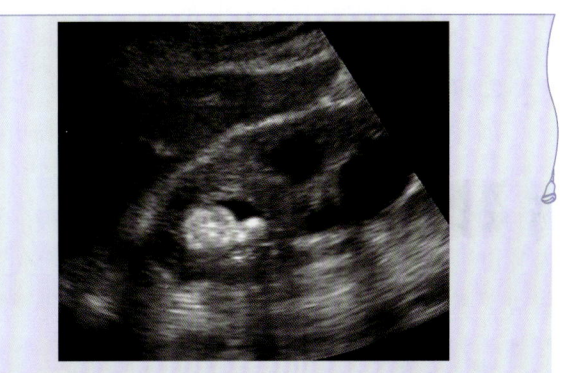

矢状面声像图显示扩张的肾上盏内有高回声软组织肿块。

图1.30　菌球

（五）寄生虫感染

各种寄生虫感染在发展中国家很常见，而最为常见的是血吸虫病和包虫病。

1. 血吸虫病

血吸虫是泌尿系感染最常见的病原体。蠕虫穿透皮肤后进入人体宿主，随后，通过门静脉系统进入肝脏，在肝脏发育为成虫。血吸虫还可能从痔静脉丛进入膀胱周围静脉丛。雌虫将虫卵沉积到膀胱壁和输尿管的小静脉中，诱发肉芽肿形成和闭塞性动脉内膜炎。血清学检查发现虫卵可确诊。血尿是患者最常见的主诉。

直至疾病晚期，肾脏的超声检查均为正常。输尿管和膀胱出现假性结节，伴有尿路上皮增厚（图1.31）。随着病程延长，假性结节可发生钙化，可表现为细线状、点状和线状，或粗而不规则状。如果反复感染，膀胱因纤维化而挛缩，体积变小。膀胱淤积使输尿管和膀胱结石的发生率增加。病程较长的患者膀胱鳞癌的发生率也会增加。

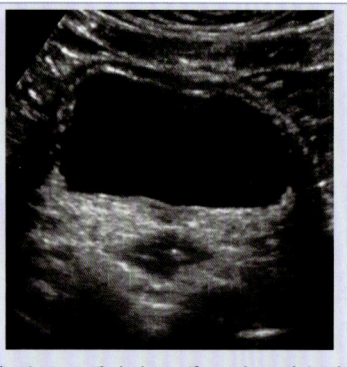

横切面声像图显示早期钙化导致膀胱壁轻度增厚，前壁呈线性回声。

图1.31 膀胱血吸虫病

（Schistosomiasis, bladder. In: Kamaya A, Wong-You-Cheong J, editors. Diagnostic ultrasound: abdomen and pelvis. Philadelphia: Elsevier; 2016. pp. 548-549.）

2. 棘球蚴（包虫）病

泌尿系包虫病主要是由多房棘球绦虫和更常见的细粒棘球绦虫引起的。肾包虫病占包虫病确诊病例的2%~5%，通常为单发，累及肾上下极。包虫囊肿可沿输尿管分布或位于膀胱内。包虫囊肿由3层组成：囊周、外囊和内囊。包虫病是一种隐匿性的疾病，直到包囊大到足以破裂或压迫邻近结构时才会出现症状。

早期包虫病的超声表现为无回声的囊肿，出现壁结节时提示有头节。当出现子囊时，可表现为多房性囊性肿块（图1.32）。内囊膜可能会分离并沉积到囊液底部，形成"包虫砂"。钙化的形式多样，主要包括"蛋壳样"钙化和致密的"网状"钙化。较大的钙化病变内的环状钙化提示钙化的子囊。如果没有相应的临床病史，超声很难明确诊断。然而，以下特征可提示包虫病：漂浮包膜、子囊和增厚的双囊壁。

（六）获得性免疫缺陷综合征

人类免疫缺陷病毒（human immunodeiciency virus，HIV）感染、获得性免疫缺陷综合征（acquired immunodeiciency syndrome，AIDS）和人类免疫缺陷病毒相关性肾病的病程及影像学上的表现迅速改观很大程度上因人类免疫缺陷病毒阳性患者护理水平的进步。高效抗逆转录病毒治疗（highly active anti-retroviral therapy，HAART）降低了机会性感染的发生率，提高了存活率。

早期文献认为免疫功能低下的患者机会性泌尿生殖系统感染［巨细胞病毒（cytomegalovirus，

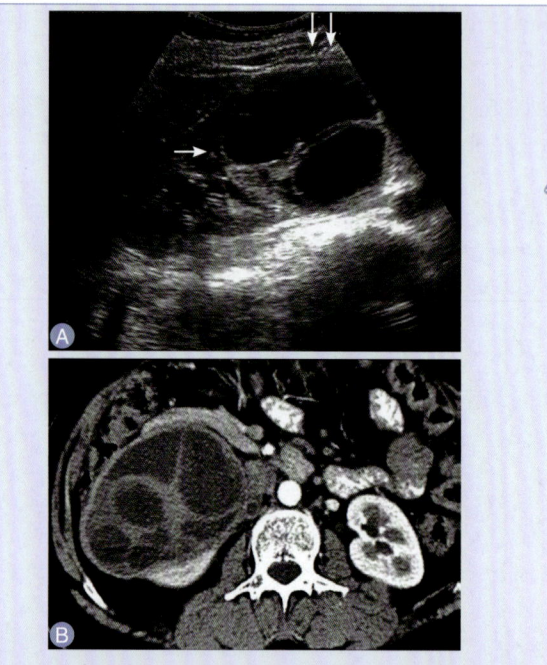

A.矢状面声像图显示肾下极复杂的多房囊性肿块（箭头）；B.增强CT显示多个融合性的子囊。

图1.32 肾包虫病

（Courtesy of Drs. Vikram Dogra and Suleman Merchant.）

CMV）、白色念珠菌、隐球菌、耶氏肺孢子菌（卡氏肺孢菌）、鸟-胞内分枝杆菌和肿瘤（淋巴瘤、卡波西肉瘤）］的发病率增高。这些感染的表现通常是非特异性的（现在也很少见），但弥漫性内脏和（或）肾脏钙化提示播散性耶氏肺孢子菌、巨细胞病毒或鸟-胞内分枝杆菌感染（图1.33）。现在研究认为人类免疫缺陷病毒患者的泌尿生殖系统感染类型与未感染人类免疫缺陷病毒的人相似，包括肾盂肾炎、肾脓肿和膀胱炎。

高效抗逆转录病毒疗法的使用也改变了人类免疫缺陷病毒阳性患者的慢性肾脏疾病谱。经高效抗逆转录病毒疗法治疗后，人类免疫缺陷病毒患者终末期肾病的发病率开始下降；然而，美国人口中人类免疫缺陷病毒流行率的增加导致了人类免疫缺陷病毒相关肾病（HIV-associated nephropathy，HIVAN）患者数量的增加。在人类免疫缺陷病毒阳性患者中，病毒相关肾病是慢性肾脏疾病最常见的原因；黑种人患者的风险尤其大。人类免疫缺陷病毒相关肾病的组织学特征是局灶性节段性肾小球硬化。人类免疫缺陷病毒阳性患者的肾病也可能是由人类免疫缺陷病毒免疫复合物和人类免疫缺陷病毒血栓性微血管病变引起的。各种药物的不良肾损害也使慢性肾功能衰竭的诊断复杂化。然而，与人类免疫缺陷病毒感染不直接相关的其他疾病（例如高血压、糖尿病肾病、间质性肾炎）可能会导致成功接受高效抗逆转录病毒疗法治疗的患者发生终末期肾病。通常需要肾活检才能对人类免疫缺陷病毒相关肾病患者确诊。在这些患者中，肾脏超声检查有助于排除泌尿系统梗阻并测量肾脏大小。早期有报道显示，肾回声显著增高是人类免疫缺陷病毒相关肾病（和海洛因肾病）的比较特殊的征象（图1.34）。人类免疫缺陷病毒阳性肾功能不全患者的其他超声特征包括球形肾脏、皮髓质分界不清，肾窦脂肪减少，实质回声不均匀。

（七）膀胱炎

1. 感染性膀胱炎

由于女性的尿道短，直肠菌群易定植，所以女性患膀胱炎的风险较高。而膀胱出口梗阻或前列腺炎会导致男性膀胱炎。最常见的病原体是大肠埃希菌。感染性膀胱炎常见的表现是黏膜水肿和膀胱容量减少，黏膜水肿三角区和膀胱颈较为显著。患者会出现膀胱刺激征和血尿。最常见超声表现是膀胱壁增厚。如果是局灶性膀胱炎，则可形成假息肉，很难与肿瘤相鉴别（图1.35A）。

2. 软斑症

软化斑是一种罕见的肉芽肿性感染，好发于膀胱。女性比男性常见（4：1），发病年龄高峰为60岁。目前，软化斑的发病机制尚不清楚；但研究认为与糖尿病、酒精性肝病、分枝杆菌感染、结节病和移植相关，提示与机体免疫应答发生改变有关。患者可出现血尿和膀胱刺激症状。超声检查可见单个或多个位于黏膜的肿块，大小从0.5～3.0 cm不等，通常位于膀胱底。部分软化斑具有局部侵袭性（图1.35B）。

3. 气性膀胱炎

气性膀胱炎多见于女性患者和糖尿病患者。患者表现为膀胱炎性症状，偶尔出现气尿。最常见的致病微生物是大肠杆菌。腔内气体和壁内气体均可存在。在重症患者中，尿路上皮发生溃烂、坏死，并可能完全脱落。当超声发现膀胱壁内的病灶伴有"环状"伪影或模糊声影时，提示为气性膀胱炎（图1.36A，图1.36B）。膀胱腔内也可以看到气体。膀胱壁通常增厚且回声增强。膀胱壁不增厚可能是鉴别气性膀胱炎气体和导管插入术引入气体的有用的超声特征（图1.36C）。

4. 慢性膀胱炎

慢性膀胱炎可由多种因素引起。虽然组织学改变可能不同，但影像学表现是非特异性的，表现为小的、壁增厚的膀胱。慢性膀胱炎可能引起尿路上皮实体"巢"内陷到固有层（布鲁恩上皮细胞巢），形态学变化可能类似肿瘤。如果布鲁恩上皮细胞巢的中央部分退化，就会形成囊肿（囊性膀胱炎）。如果慢性刺激持续存在，布鲁恩巢可能发展成腺体结构（腺性膀胱炎）。这些可能是腺癌的癌前病变。囊性膀胱炎和腺性膀胱炎在超声上表现为

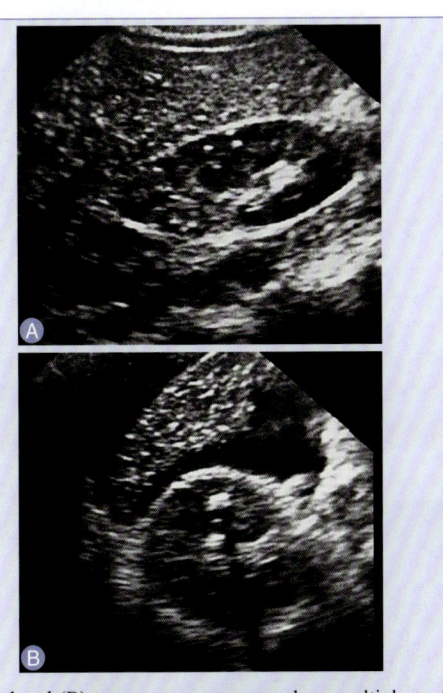

(A) Sagittal and (B) transverse sonograms show multiple scattered echogenic foci within the renal parenchyma. Some foci demonstrate the distal acoustic shadowing of calcification. Similar findings are seen in the liver.

FIG. 1.33 Proven Pneumocystis Nephropathy in a Patient With AIDS (With permission from Spouge AR, Wilson S, Gopinath N, et al. Extrapulmonary Pneumocystis carinii in a patient with AIDS: sonographic findings. AJR Am J Roentgenol. 1990;155:76-78. 注：版权方要求保留英文）

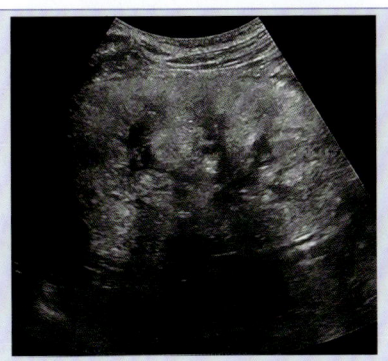

矢状面声像图显示肾脏增大，回声增强。活检证实为局灶节段性肾小球硬化。

图1.34 人类免疫缺陷病毒相关性肾病

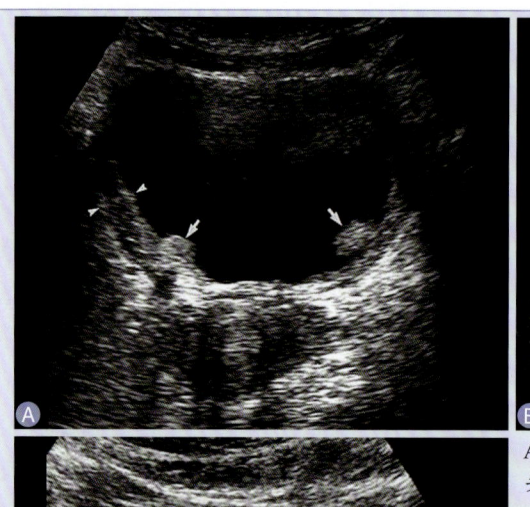
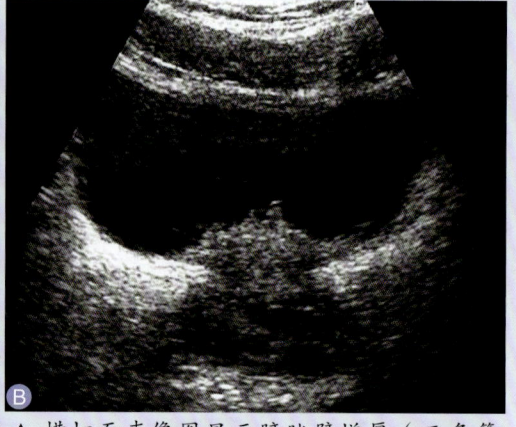

A.横切面声像图显示膀胱壁增厚（三角箭头），伴假性息肉形成（箭头）；B.膀胱软化斑，横切面声像图显示黏膜上肿块，伴前列腺局部侵犯；C.腺性膀胱炎，横切面声像图显示实性乳头状肿块。

图1.35 感染性膀胱炎

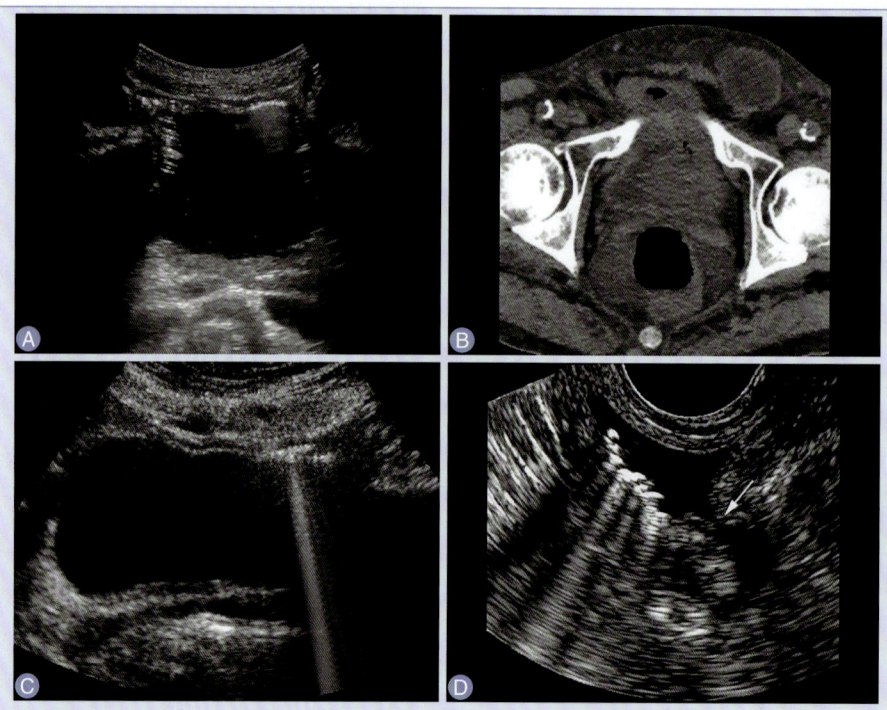

A.横切面声像图显示沿膀胱左前壁的腔内气体，注意后方模糊声影；B.合并气性膀胱炎患者的CT表现为膀胱壁轻度增厚和邻近气体；C.膀胱镜检查时引入的医源性空气表现为1个独立的明亮回声灶，有多重反射伪影；D.经阴道超声显示膀胱内气体为多个明亮的回声灶，提示肠道膀胱瘘（箭头）。

图1.36 膀胱内气体，气性膀胱炎

(Courtesy of Shweta Bhatt, MD.)

膀胱壁囊肿或实性乳头状肿块（图1.35C）。由于这些表现在影像学上可能被误诊为恶性肿瘤，因此有必要通过膀胱镜下活检来明确诊断。

膀胱壁增厚的原因分析

局灶性肿瘤
- 移行细胞癌
- 鳞状细胞癌
- 腺癌
- 淋巴瘤
- 转移

弥漫性肿瘤
- 移行细胞癌
- 鳞状细胞癌
- 腺癌

感染性/炎症性
- 结核病（急性）
- 血吸虫病（急性）
- 膀胱炎
- 软化斑
- 囊性膀胱炎
- 腺性膀胱炎
- 瘘管

感染性/炎症性
- 膀胱炎
- 结核病（慢性）
- 血吸虫病（慢性）

内科疾病
- 间质性膀胱炎
- 淀粉样变性

内科疾病
- 子宫内膜异位
- 淀粉样变性

神经源性膀胱
- 逼尿肌反射亢进

膀胱出口梗阻
- 肌肉肥大

创伤
- 血肿

八、瘘管、结石和钙化

（一）膀胱瘘

膀胱瘘可以是先天性或获得性的。获得性膀胱瘘的原因包括创伤、感染、辐射和肿瘤。瘘管可能从膀胱到阴道、肠道、皮肤、子宫和输尿管。膀胱阴道瘘通常与妇科或泌尿外科手术、膀胱癌和宫颈癌有关。膀胱肠瘘通常是憩室炎或克罗恩病的并发症。膀胱皮肤瘘是由手术或创伤引起的。膀胱子宫瘘是剖宫产少见的并发症。子宫输尿管瘘也很少见，通常发生在子宫切除术后。

因为瘘管都很细很短，很难通过超声直接识别。超声偶尔可见不同回声的线状条带。如果膀胱与肠道、阴道或皮肤相通，膀胱腔内可能会出现气体异常聚集。超声表现为非独立的线状回声灶，远端伴模糊声影。在超声扫描过程中，触诊腹部可能会导致气体通过瘘管，从而增强其检测能力（图1.36D）。为了显示通常短小的膀胱阴道瘘，可使用稀释的微泡造影剂，通过彩色多普勒超声显示膀胱内的低射流来反映。

（二）肾结石

肾结石很常见，据报道在普通人群中的患病率为12%。结石患病率随着年龄的增长而增加，白种人男性最常患病。60%~80%的结石主要成分是钙质。肾结石常见的诱因包括脱水、尿潴留、高尿酸血症、甲状旁腺功能亢进症和高钙尿症等，但大多数患者的病因尚不确定。肾盏结石不引起梗阻时，通常无症状。肾盏小结石缺乏梗阻的影像学表现，但患者可能有肉眼或镜下血尿，并可有绞痛症状。结石移行并导致漏斗部或肾盂输尿管连接部梗阻，通常会引起腰痛等临床症状和体征。如果结石进入输尿管，可能会停留在狭窄区域：肾盂输尿管连接部上方；输尿管穿过髂动脉的位置；输尿管膀胱连接部。输尿管膀胱连接处直径小（1~5 mm）是输尿管下段结石的主要原因。在<5 mm的结石中，约80%会自发通过输尿管膀胱连接处。

目前有多种成像方式来检测肾结石，包括X线片、CT、静脉尿路造影术、超声和CT平扫。据报道，超声检出结石的敏感度为12%~96%。这一巨大变异是由于结石的部位（肾或输尿管）、成分和大小不同造成的。超声诊断>5 mm结石的敏感度为100%。无论是否联合X线平片检查，超声对于输尿管绞痛患者结石的检出率，均优于CT平扫。超声检测急性腰痛患者尿路结石的敏感度为77%~93%。2016年欧洲泌尿外科协会指南将超声列为尿石症诊断和治疗的首选影像诊断工具。

然而，与超声相比，低剂量-CT平扫对尿石症的诊断具有更高的敏感度（95%）和特异度（97%）。因此许多医疗中心对怀疑输尿管结石的患者使用低剂量CT检查，特别是临床高度怀疑输尿管结石但经初步超声筛查阴性或诊断不明确的患者。

操作者的技术显著影响了超声显示肾结石的能力。声像图显示肾结石为后方伴声影的强回声灶（图1.37）。然而，即使在合适观察的位置，如果后方声影较弱，小的尿路结石依然很难发现。在选择探头频率时，应兼顾组织穿透力和分辨率之间的平衡，并应用适当的聚焦来最大限度地显示声影。组织谐波成像技术也应该常规使用，特别是在肥胖患者中。彩色多普勒的应用可以提高对无明显声影小结石的检测。Lee等发现大多数尿路结石（83%）在彩色和能量多普勒超声上显示快闪伪像，尽管这类伪影形成部分取决于结石的组成（图1.38）。然而，快闪伪像能否证明结石存在尚未明确。Dillman等在最近的一项回顾性研究中证实，当使用CT作为参考标准时，快闪伪像的假阳性率很高（51%）。

超声检查中与肾结石相似的图像特征可导致假阳性结果，包括肾内气体（图1.23）、肾动脉钙化（图1.39）、钙化的脱落肾乳头、钙化的移行细胞癌、碱性结痂性肾盂炎、结痂的输尿管支架。尽管超声评估梗阻性输尿管结石的继发表现（集合系统扩张）很明确，但有一些陷阱需要注意：①在肾积水发展之前进行评估会导致假阴性结果；②将肾盂旁囊肿和非梗阻性肾盂扩张误诊为肾积水。

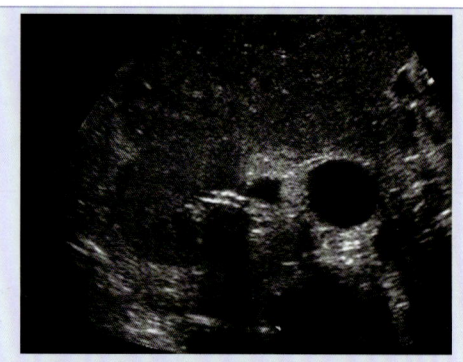

横切面声像图显示肾动脉远端呈线状钙化。

图1.39 类似肾结石的声像图

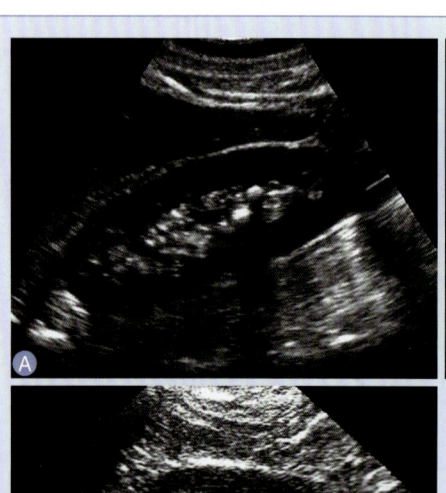

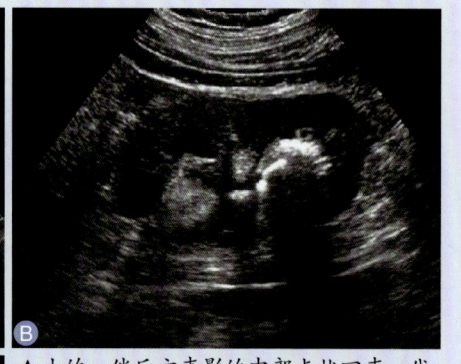

A.小的、伴后方声影的中部点状回声，代表非梗阻性小结石；B.多发肾下盏及肾盂结石伴轻度肾积水；C.鹿角形大结石伴有明显的肾上盏扩张（三角箭头）。

图1.37 肾结石的矢状面

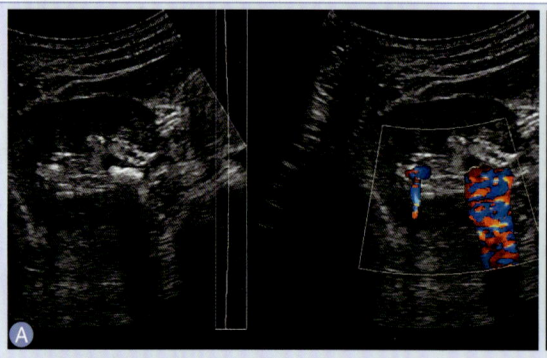

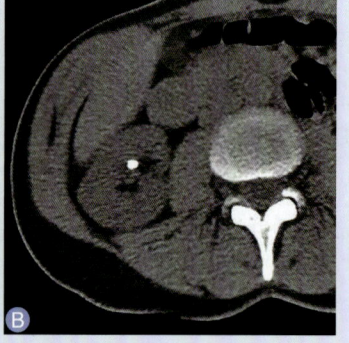

A.横切面声像图及同步多普勒图像显示结石、后方声影和彩色多普勒快闪伪像；B.随访CT显示较大结石。彩色多普勒快闪伪像有时有助于检出在平扫CT上往往不能检出的小结石，这种差异的原因尚不清楚，但可能是CT评估结石时通常采用相对较大的层厚（5mm）所致。

图1.38 快闪伪像提示肾结石

与肾结石超声表现类似的情况
肾内气体
肾动脉钙化
钙化的脱落肾乳头
钙化的移行细胞肿瘤
碱性结痂性肾盂炎
输尿管支架的结痂钙化

（三）输尿管结石

输尿管位于腹膜后较深位置，且受到肠内气体干扰，超声对输尿管结石的诊断尤其困难（图1.40）。经阴道或经会阴扫查有助于发现经耻骨联合上入路未见的输尿管远端结石，输尿管扩张时可见其远端3 cm处管状低回声结构斜入膀胱。输尿管腔内可见强回声的结石，后方伴有明显声影（图1.41），并可伴有膀胱三角区黏膜水肿。采用经腹部超声评估，输尿管口的喷射现象有助于找到输尿管梗阻（动图1.1）。通过灰阶超声可以看到一束低回声从输尿管口进入膀胱。超声显示的喷射现象可能是因为喷射物和膀胱内尿液的动力和密度不同。因此，检查前良好的水合作用可使输尿管和膀胱尿液的密度差异最大化，并有助于喷射现象显示。

除了灰阶超声，彩色多普勒超声提高了对输尿管喷射的检测能力。彩色多普勒超声可同时显示输尿管的2个入口（图1.42）。根据水合作用情况的不同，喷射频率可能从每分钟少于1次到持续喷射；然而，在健康个体中喷射应该是对称的。输尿管重度梗阻侧完全无喷射或显示持续低速喷射。轻度梗阻患者可能伴有或无不对称的喷射。半定量评估患侧相对喷射频率可以提高诊断的准确性，但这一技术尚未被广泛采用。可应用彩色多普勒超声观察输尿管喷射现象作为评估输尿管梗阻和输尿管结石自行排出可能性的辅助手段。

初步研究表明，在灰阶超声检查的基础上增加肾多普勒检查可以诊断急性和慢性尿路梗阻。多项研究表明，可通过测量肾内动脉阻力指数［阻力指数=（收缩峰值速度–舒张末期速度）/收缩峰值速度］来半定量评估梗阻未解除时复杂的血流动力学情况。

前期研究认为，梗阻初期，肾盂壁张力增加可导致前列腺素介导的短时血管舒张。随着梗阻时间

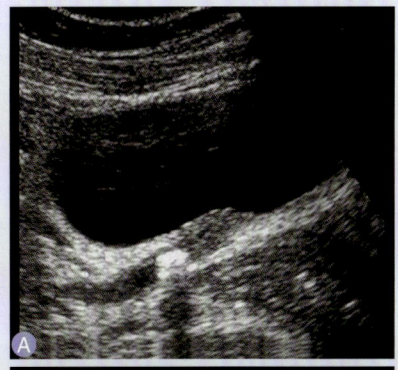
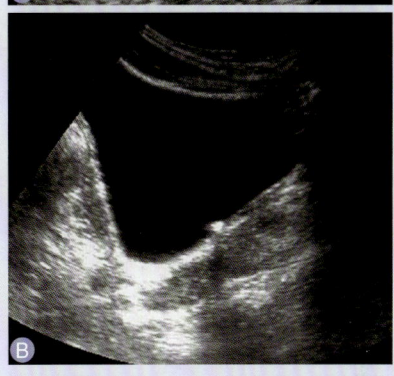

2例患者的远端输尿管纵切面声像图。A.结石距离输尿管膀胱连接处1 cm，伴有远端输尿管黏膜广泛水肿；B.输尿管膀胱连接处微小结石，黏膜无明显水肿。注意后方声影。

图1.40　远端输尿管结石

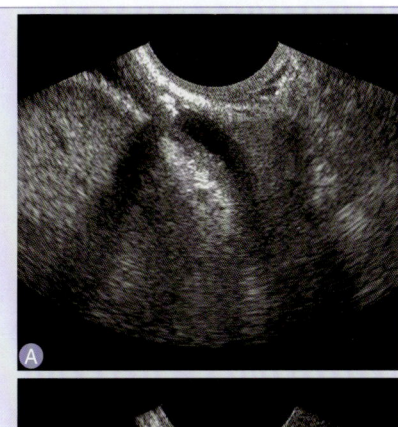
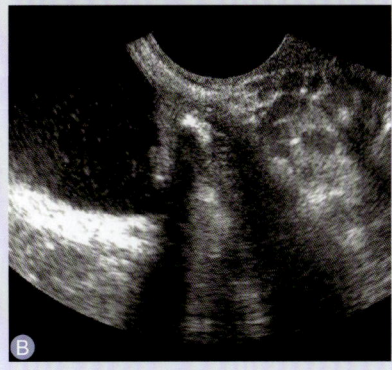

2例患者的经阴道超声显示了这项技术的价值。A.输尿管膀胱交界处小结石伴梗阻及输尿管轻度扩张；B.较大结石伴有输尿管周围广泛水肿。

图1.41　输尿管膀胱结石

性（顺应性降低导致阻力指数升高，反之亦然）和驱动脉压，因此并不是完全受梗阻的影响。

（四）膀胱结石

膀胱结石大多是结石从肾脏迁移或膀胱淤积所致。尿潴留通常与膀胱出口梗阻、膀胱膨出、神经源性膀胱或膀胱异物有关。膀胱结石临床表现为下腹疼痛或尿液恶臭，伴或不伴血尿；有时可能没有症状。在超声检查中，探查到1个或多个可移动的强回声团，伴有后方声影（图1.43）。如果结石很大，可以看到输尿管口水肿和膀胱壁增厚。有时，结石因邻近炎症而黏附于膀胱壁；这些结石被称为"悬吊"膀胱结石。

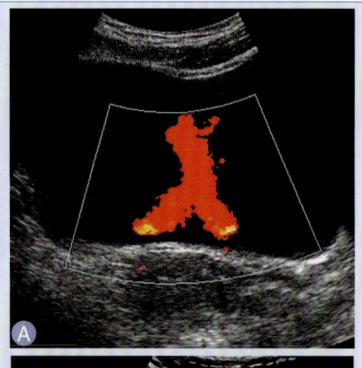
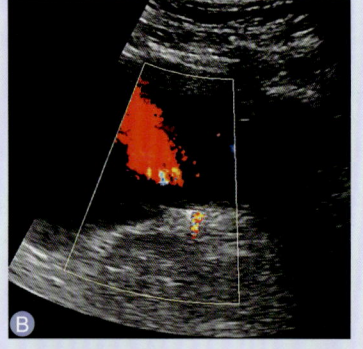

2例患者膀胱横切面声像图。A.正常双侧对称的输尿管喷射现象；B.左侧输尿管膀胱连接处的结石部分阻塞致左侧输尿管远端持续喷射现象，注意输尿管结石后方的快闪伪影。

图1.42 输尿管绞痛的彩色多普勒评估

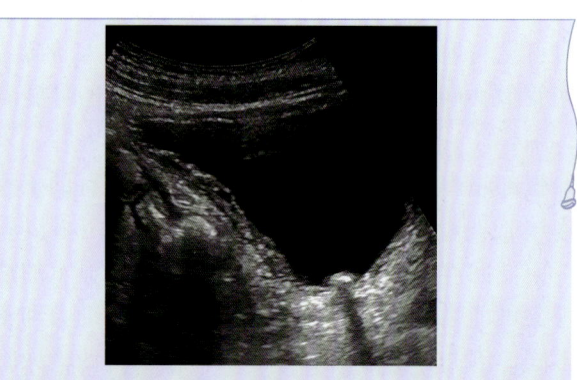

纵切面声像图显示1个小的孤立的高回声团，伴后方显著的声影，注意膀胱壁小梁形成。

图1.43 膀胱结石

（五）肾钙质沉着症

肾钙质沉着症是指肾实质钙化。钙化可能是营养不良或转移性的。营养不良型钙化是指钙在失活（缺血或坏死）组织中沉积。这种类型的实质钙化发生在肿瘤、脓肿和血肿中。转移性肾钙质沉着症最常发生于甲状旁腺功能亢进、肾小管性酸中毒和肾功能衰竭引起的高钙状态。转移性肾钙质沉着可进一步根据钙沉积的位置分为皮质和髓质性肾钙质沉着症。皮质性肾钙质沉着症的病因包括急性皮质坏死、慢性肾小球肾炎、慢性高钙状态、乙二醇中毒、镰状细胞贫血病和移植肾排斥反应。髓质性肾钙质沉着症的病因包括甲状旁腺功能亢进（40%）、肾小管性酸中毒（20%）、髓质海绵肾、骨转移、慢性肾盂肾炎、库欣综合征、甲状腺功能亢进、恶性肿瘤、肾乳头坏死、结节病、镰状细胞贫血病、维生素D过量和肝豆状核变性等。

Anderson-Carr-Randall结石进展理论假设肾小管

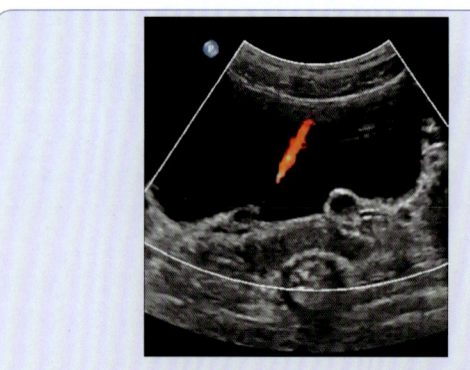

动图1.1 输尿管喷射的彩色多普勒超声图像

的延长，包括肾素-血管紧张素、激肽酶-激肽和前列腺素-血栓素等在内的多种激素，会抑制血管舒张并产生弥漫性血管收缩。Geavlete等发现如果肾绞痛侧存在膀胱内输尿管喷射、并伴有肾弓形动脉或叶间动脉阻力指数为0.70或更低、与肾动脉阻力指数之差为0.06或更低，则71%的病例的结石可自发排出。Platt等以阻力指数＞0.70来提示梗阻，特别注意患者梗阻和非梗阻肾脏阻力指数差值为0.08～0.10。应注意的是，一系列结果不理想的研究削弱了医师采用多普勒评估肾梗阻状态的信心。阻力指数在很大程度上依赖于组织和（或）血管顺应周围液体中的钙浓度很高。钙通过淋巴管转运，如果其数量超过淋巴系统转移能力，钙就会沉积在髓质的穹窿尖端和边缘。早期髓质钙化的超声表现为肾髓质锥体周围的无声影的强回声环。然而，髓质海绵肾也可引起髓质回声增强（图1.44），其在新生儿中可能是一种正常的短暂性表现。进一步的钙沉积会产生声影（图1.45）。钙化可穿透肾盏形成病灶，促进结石进一步生长。

虽然皮质性肾钙质沉着症的生理机制不同于髓质性肾钙质沉着症，但其超声表现是相似的；皮质回声增强可能提示早期皮质钙化。随着逐渐钙化，形成连续的、边缘钙化阴影。

九、泌尿生殖系肿瘤

（一）肾细胞癌

肾细胞癌（renal cell carcinoma，RCC）约占成年人恶性肿瘤的3%，肾原发恶性肿瘤的86%。男女比例是2∶1，高发年龄是50~70岁。病因尚不明确，其发病已证实与吸烟、化学物质接触、石棉肺、肥胖和高血压有一定联系。绝大多数肾细胞癌是散发性的，但约有4%发生在遗传性综合征的背景下。这些"遗传性"的肾细胞癌发病年龄较早，呈多发性和双侧的，并且男女发病率一致。冯希佩尔-林道（Von Hippel-Lindau，VHL）综合征是最常见的遗传性肾细胞癌综合征；24%~45%的冯希佩尔-林道综合征患者会发展为肾细胞癌。这些病变多为双侧和多发的透明细胞癌。其他遗传性肾癌综合征包括遗传性乳头状肾癌、伯特-霍格-迪贝综合征（Birt-Hogg-Dubé综合征）、遗传性平滑肌瘤病和肾细胞癌综合征、家族性肾嗜酸细胞瘤、遗传性非息肉病性结直肠癌和肾髓样细胞癌。有报道发现结节性硬化症患者肾细胞癌的发生率也有增加。另一个重要但非综合征性质的肾细胞癌危险因素是后天性肾囊肿，发生在长期接受血液透析或腹膜透析的患者。这些患者的肾细胞癌体积小，血供少，侵袭性相对较低。

肾细胞癌的组织学亚型包括肾透明细胞癌（70%~75%）、乳头状癌（15%）、肾嫌色细胞癌（5%）、嗜酸性细胞癌（2%~3%）和集合管癌或肾髓质癌（<1%）。乳头状癌、肾嫌色细胞癌和嗜酸性细胞癌的患者比透明细胞癌和集合管癌的患者预后好。有研究已经尝试在影像学上区分组织学亚型，主要基于增强CT，但相似的影像特征阻碍了在术前进行影像学分类。然而，超声检查可显示出潜在的相关特征。例如，缺乏坏死和存在钙化似乎与较好的预后相关（乳头状癌和嫌色细胞癌）。

在横切面成像技术出现之前，大多数肾细胞癌患者在晚期转移时才被发现。在1971年的病例系列研究中，4%~9%的患者表现出典型的诊断三联征：腰疼、肉眼血尿和可触及的肾脏肿块。全身性症状（如厌食、体重减轻）在疾病晚期很常见。激素诱导的继发表现包括红细胞增多（促红细胞生

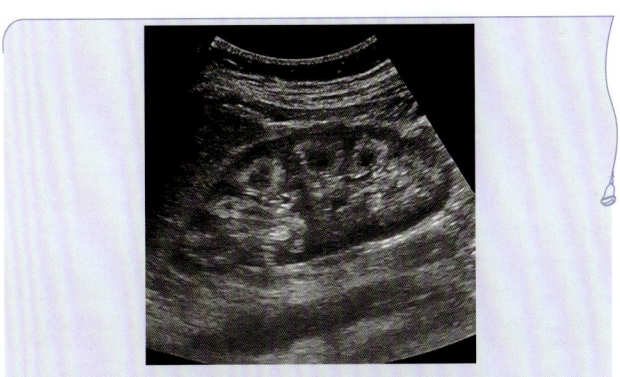

纵切面声像图显示肾髓质回声明显增强（"髓环"）。

图1.44　髓质海绵肾

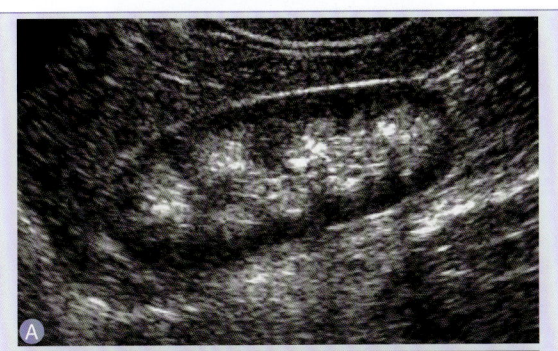

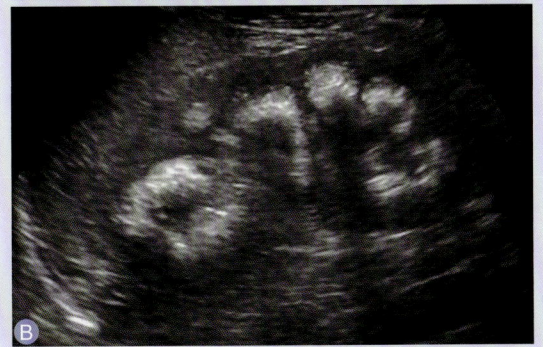

A.Anderson-Carr-Randall肾脏，纵切面声像图显示在所有髓质锥体周围呈环状回声增强，内见数个点状结石影；B.纵切面声像图显示肾小管性酸中毒患者广泛的髓质钙化。

图1.45　2例患者的肾髓质钙质沉着症

成素），高钙血症（甲状旁腺激素、维生素D代谢物、前列腺素），低钾血症［促肾上腺皮质激素（adrenocorticotropic hormone，ACTH）］、溢乳症（催乳素），高血压（肾素）和男性乳腺发育症（促性腺激素）。研究报道肾细胞癌可以转移到几乎体内所有器官。

1. 成像和治疗方法

在CT出现之前，影像学检查出的<3 cm的肾脏肿瘤占所有肾脏肿瘤的5%，而现在这些小肿瘤占比达9%~38%。Jamis-Dow等发现，超声和CT对>1 cm肿块的有相同的检出效能，但在小的肾脏肿块（<1.5 cm）检出上，CT比超声更敏感。该团队还证实了超声和CT相结合对>1 cm的病变的诊断率达95%。随着螺旋CT的出现，呼吸运动伪像和部分容积效应变得最小，因此，螺旋CT肾实质期增强扫描能够更好地发现和定性肾脏病变，通常能满足诊断需求。

肾脏肿块在MRI上呈特征性的高密度表现。然而，大多数医疗机构仍然将肾脏MRI只用于有以下情况的患者：①对碘造影剂过敏；②CT无法定性的肾脏肿块；③超声和CT不能充分确定血管受累程度。过去，肾脏MRI也被用来评估肾功能不全患者的病灶强化程度。然而，随着认识到钆在肾源型系统性纤维化疾病进展中的关键作用，其在肾功能不全患者中的潜在风险备受关注。因此，对于肾功能不全的患者，由于其在CT检查中接触碘造影剂后有肾病风险或在MRI检查中接触钆后有肾源性系统性纤维化风险，超声在对这些患者的定性诊断方面再次发挥重要作用。

超声造影（contrast-enhanced ultrasound，CEUS）也有望用于评估肾脏病变。Quaia等通过对40例肾复杂囊性肿块的超声检查、超声造影及CT表现的对比分析，发现超声造影的诊断准确率（80%~83%）优于超声（30%）和CT（63%~75%）。在欧洲另一项纳入143个病灶的研究中，超声造影预测恶性肿瘤的敏感度为97%，特异度为45%，准确度为90%。在肾癌的分期和定性以及肾囊性病变亚组分型中，超声造影优于CT。

随着体检对小体积病变的检出率提高以及对肿瘤自然发展的进一步了解，对肾细胞癌（renal cell carcinoma，RCC）的治疗方法不再激进。传统的手术方法，即根治性肾切除术，现在通常用于较大的中央型病变。老年患者出现小的良性实性病变的可能性更大，而小（<3 cm）病变的转移风险有限，所以对于老年或全身情况较差的患者，体检发现小的肾脏病灶后更多地采取"观察等待"的处理方式。保留肾单位的手术（开放/腹腔镜肾部分切除术、腹腔镜冷冻消融术、经皮射频消融术或冷冻消融术）可用于年轻患者及不愿或不能接受影像学监测的老年患者（图1.46）。这些手术的主要或次要疗效和远期生存率可能与传统肾切除术相当。Gervais等研究显示，可以成功地对直径达5 cm的外生性肾细胞癌进行射频消融。对于部分侵入肾窦的肿瘤，其治疗难度更大。回顾性研究表明，冷冻消融可能是这种情况下的首选消融方式，最近的一项大型荟萃分析表明不同治疗方式的并发症发生率几乎没有差异。

2. 超声表现

大多数肾细胞癌是实性的。肿瘤可以表现为低回声、等回声或高回声（图1.47，动图1.2）。早期的超声系列报道提示，大多数肾细胞癌呈等回声（86%），而少数是低回声（10%）或弱回声（4%）。随后的系列研究注意到通过超声断面成像

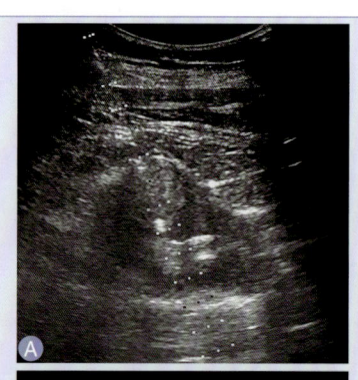

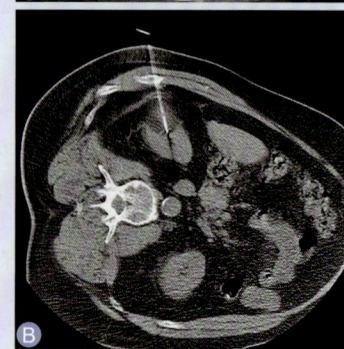

A.横切面声像图显示将冷冻消融针穿刺置入高回声小肾癌（<3 cm）后缘，之前的超声引导下活检已确诊为透明细胞癌；B.相应的CT平扫显示：消融区为低密度的"冰球"。尽管消融是在CT监视下进行，但超声可以有助于肾活检和消融针穿刺布针。

图1.46　超声引导下的肾细胞癌冷冻消融术

现常能显示较小的肾癌病灶，与周围肾实质相比，这些较小的肾细胞癌（<3 cm）通常为高回声；Forman等发现77%的较小肾细胞癌表现为高回声，Yamashita等报告61%表现为高回声。

体积较小的高回声肾细胞癌在声像图上可能与良性血管平滑肌脂肪瘤（angiomyolipoma，AML）难以鉴别。Yamashita等强调了肾细胞癌或血管平滑肌脂肪瘤超声表现存在交叉重叠。研究表明84%的肾细胞癌边缘有薄的低回声带，在组织学上认为是假包膜，而血管平滑肌脂肪瘤没有此表现。血管平滑肌脂肪瘤后方的弱声影和肾细胞癌中的低回声晕或囊性结构也被认为是特征性表现。尽管如此，肾实性病灶的回声增强在诊断血管平滑肌脂肪瘤中具有高敏感度（99%），但并非特异表现。如果因病变的大小导致治疗方式的改变，该高回声病灶需通过MRI或CT进一步评估。

肾细胞癌高回声表现的确切病理基础尚不清楚，但有报道，具有乳头状、管状或微囊性结构的肾细胞癌以及伴有微小钙化、坏死、囊性变或纤维化的肿瘤中，会出现回声增强。在8%～18%的肾细

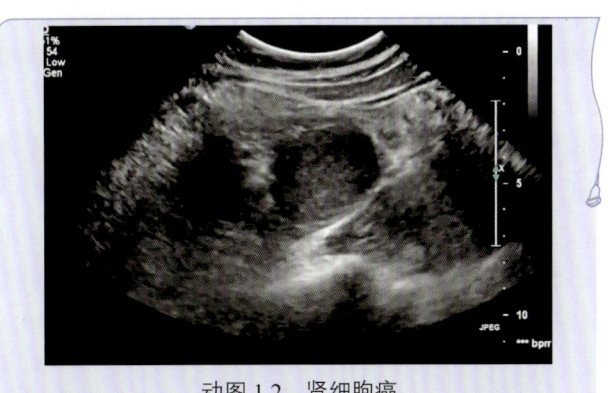

动图1.2　肾细胞癌

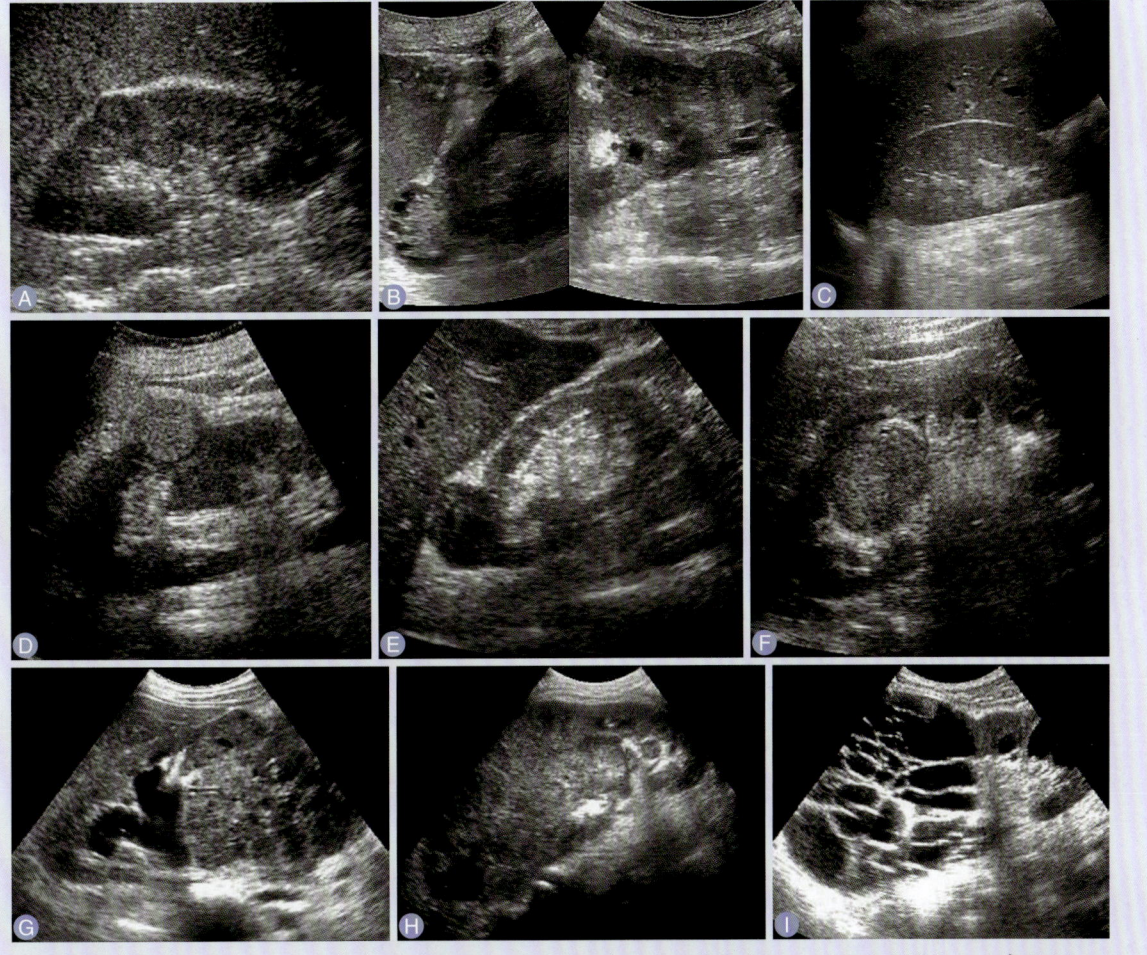

A.体检发现的微小低回声肿瘤；B.同一患者，上极外生性高回声肿瘤伴周边囊腔，下极肿瘤较大且回声均匀；C.似血管平滑肌脂肪瘤的小的高回声结节；D.肾脏中部外生性高回声肿块；E.肾脏上极外生性低回声肿块；F.肾实中央较大肿块不伴肾盏扩张；G.位于肾下极的巨大实性不均质肿块，压迫肾盂伴上盏扩张；H.巨大的肾脏浸润性肿块，维持肾形；I.巨大的上极囊性肿块显示内部许多稠密分隔。参见动图1.2。

图1.47　肾细胞癌矢状面超声表现

胞癌中发现肉眼可见的钙化，钙化可能是点状、弧形、弥漫性（罕见）、位于中央或外周。Daniel等研究表明，在87%的病例中，中央型钙化与恶性肿瘤有关。当出现后方声影或弥漫性钙化使超声无法确定肾脏病变时，需要CT来明确恶性肿瘤的其他特征（如相关软组织肿块强化）。

乳头状肿瘤占所有肾细胞癌的15%。乳头状肿瘤的特点是生长较慢、确诊时分期较低、预后较好。乳头状肿瘤回声不一，以低回声或等回声为主，但有些也可能呈高回声。

肾细胞癌中，有5%~7%为囊性肿瘤。囊性肾细胞癌有4种组织学生长模式：多房、单房、坏死（囊性坏死）和起源于单纯囊肿的肿瘤（图1.48，图1.49）。由于多房和单房型侵袭性较低，识别其亚型具有临床意义。在声像图上，多房囊性肾细胞癌表现为具有内部分隔的囊性肿块。这些分隔可能很厚（>2 mm）、呈结节状，并且可能含有钙化（图1.47）。单房囊性肾细胞癌的特征性超声表现为组织碎屑填充的囊性肿块，其壁厚且不规则，可能有钙化。坏死型肾细胞癌的表现取决于肿瘤坏死的程度。起源于单纯囊肿的肿瘤很少见

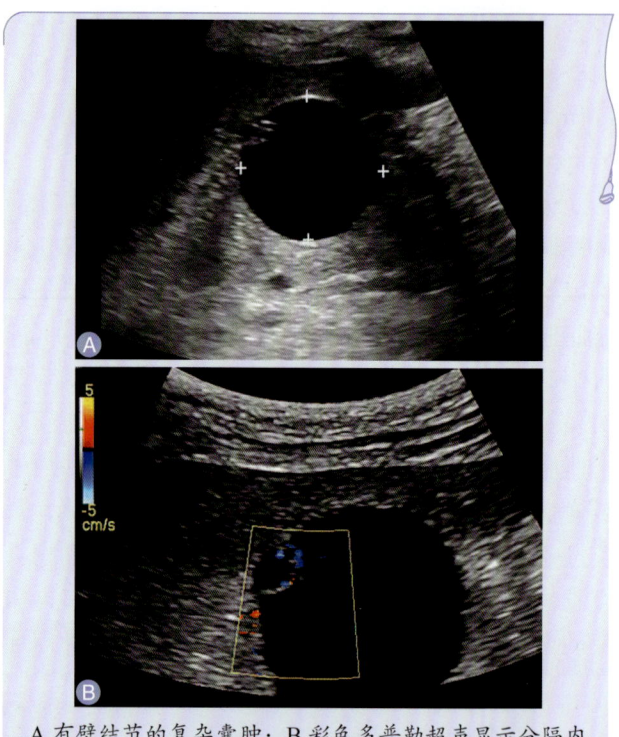

A.有壁结节的复杂囊肿；B.彩色多普勒超声显示分隔内有血流信号。

图1.49 囊性肾细胞癌

（Courtesy of Vikram Dogra, MD.）

（不包括希冯希佩尔-林道综合征患者），超声检查会在单纯囊肿底部发现1个附壁肿瘤结节。螺旋CT和超声相结合可以确定大多数囊性肾病变的内部性质。

使用多普勒超声检测肿瘤血管已有报道。大多数恶性肾肿瘤（70%~83%）的多普勒频移可达2.5 kHz。炎性肿块可能出现类似改变。然而，肾脏感染的患者应该有明显的临床症状。因此无高频多普勒频移也不能排除是恶性肿瘤。通过微泡造影剂和低机械指数反向脉冲谐波超声检查可显示恶性实性和囊性肾肿瘤内的低速血流。CT或MRI评估肾肿瘤新生血管的定性诊断标准（间隔和结节增强）也适用于超声造影（图1.50）。然而，由于缺乏美国食品药品监督管理局的批准、存在费用报销问题，以及对有关技术人员及医师的保障不到位，导致目前的超声造影开展模式阻碍了这项技术的广泛应用。

3. 活检和预后

最近一系列对小的（<3 cm）、高回声实质性肾脏肿块的病理和活检表明，这些病变中有数量惊人的良性病变（即血管平滑肌脂肪瘤、肾嗜酸细胞瘤、后肾腺瘤）。此外，影像引导下穿刺活检（抽

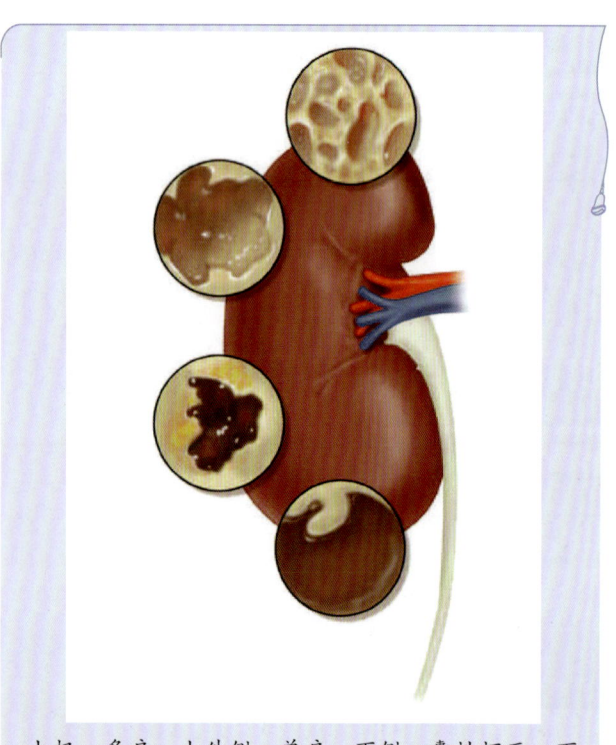

上极，多房；上外侧，单房；下侧，囊性坏死；下极，起源于单纯囊肿壁。

图1.48 肾细胞癌的囊性生长模式

（Yamashita Y, Watanabe O, Miyazaki H, et al. Cystic renal cell carcinoma. Acta Radiol. 1994; 35: 19-24.）

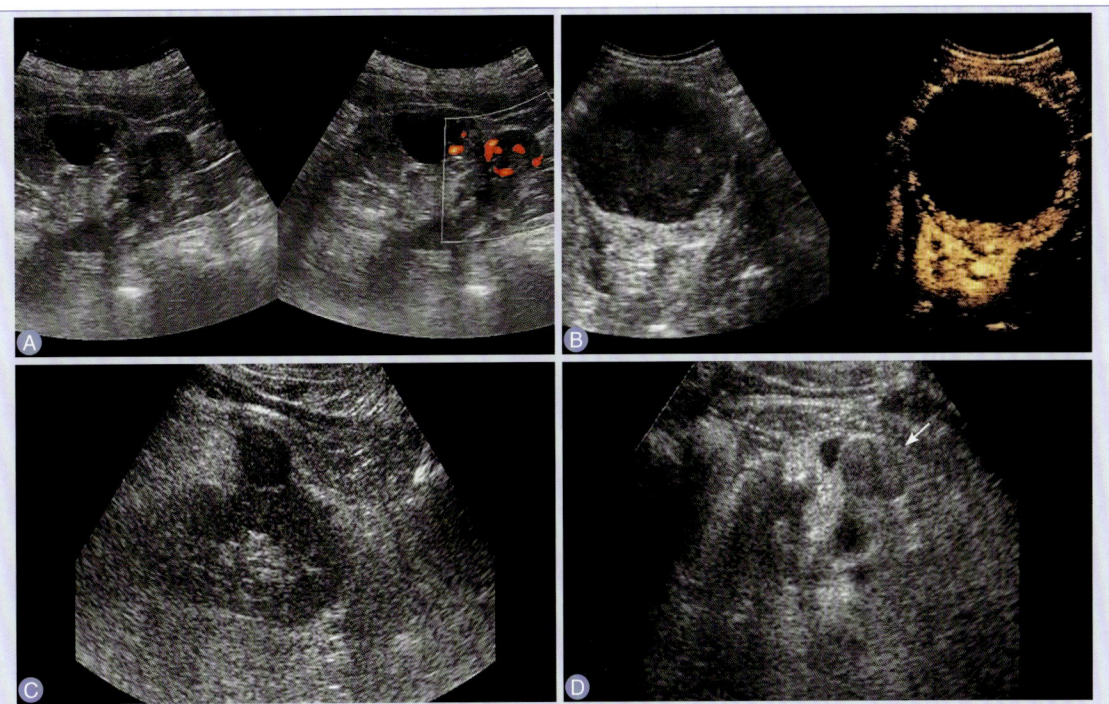

A.矢状面声像图显示肾下极1个等回声肿块及其邻近的囊肿,同时能量多普勒图像显示肿块内的血流信号(活检确诊的肾细胞癌);B.肾衰竭患者的声像图显示内呈低回声的较大复杂性囊肿。同时造影图像显示囊肿中央无增强,但其壁呈结节状厚壁增强的囊性肾细胞癌;C.灰阶横切面声像图显示肾脏中部外生性低回声肿块;D.超声造影肾实质期图像显示正常肾脏和相对乏血供的肾细胞癌(箭头)都有增强(C and D courtesy of Ed Grant,MD.)。

图1.50 彩色多普勒和超声造影对确定肾脏肿瘤血供的价值

吸或粗针)已被证明是一种相对安全且通常具有确诊价值的检查。免疫组化技术的进步和对经皮消融技术的广泛接受,使影像引导特别是超声引导肾脏肿块活检的作用得到了持续提升(图1.51)。

对于影像学(或活检)确诊为肾细胞癌的患者,肿瘤分期直接影响预后。肾细胞癌的Robson分期如下。

- Ⅰ期:肿瘤局限在肾包膜内。
- Ⅱ期:肿瘤侵犯肾周脂肪。
- Ⅲ期:肿瘤累及区域淋巴结或静脉。
- Ⅳ期:侵犯邻近器官或远处转移。

Robson Ⅰ、Ⅱ、Ⅲ和Ⅳ期患者的5年生存率分别为67%、51%、33.5%和13.5%。Ⅰ期和Ⅱ期患者通常采用手术治疗(部分或根治性肾切除术)。淋巴结广泛转移的Ⅲ期患者经常采用姑息治疗。Ⅲ期患者和有癌栓的接受根治性肾切除术联合癌栓取出术。尽管由于对肾细胞癌分子生物学的更深入研究开展了新型小分子靶向抑制剂和单克隆抗体的临床试验,但Ⅳ期患者通常只接受姑息治疗。

4. 关于超声诊断肾细胞癌需要注意的要点

超声对肾细胞癌分期的价值不如CT和MRI。肥

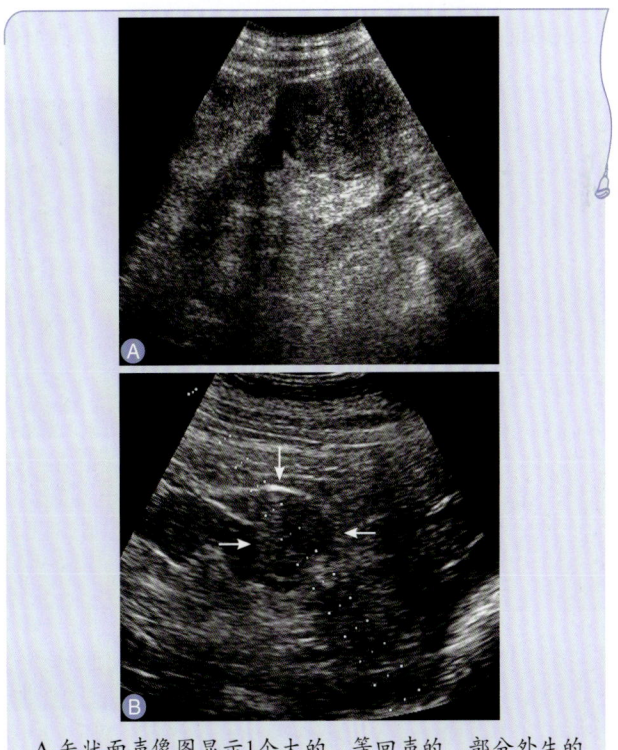

A.矢状面声像图显示1个大的、等回声的、部分外生的肾脏肿块,无法与肾细胞癌鉴别;B.对另一患者的等回声肾脏病变(箭头)在冷冻消融前采用超声引导下的活检,确诊为嗜酸细胞瘤。

图1.51 肾嗜酸细胞瘤

胖和过多肠道气体经常使超声评估淋巴结转移或血管受累变得困难。但在体形瘦小或肠道气体少的患者中，超声可以很好地评估肾静脉和腹膜后情况。超声评估肝内段下腔静脉和确定肾细胞癌静脉瘤栓的近心端侵犯范围非常有效（图1.52）。Habboub等发现超声检测肾静脉和下腔静脉受累的准确度分别为64%和93%。联合彩色多普勒超声可以提高诊断肾静脉和下腔静脉瘤栓的准确度至87%和100%。确定血管瘤栓的位置和范围对决定手术方案至关重要。

（二）移行细胞癌

肾盂移行细胞癌（transitional cell carcinoma，TCC）占所有原发性肾肿瘤的7%。肾移行细胞癌的发病率是输尿管移行细胞癌的2~3倍。膀胱因其表面积大，膀胱移行细胞癌的发病率是肾盂移行细胞癌的50倍。移行细胞癌存在多灶性和双侧性，需要对其进行准确的诊断和分期，以便选择合适的治疗计划。Yousem等回顾了645例膀胱、输尿管和肾脏移行细胞癌，发现3.9%的膀胱癌患者出现上尿路病变（平均在61个月内）；13%的输尿管移行细胞癌患者和11%的肾移行细胞癌患者发生异时性肿瘤（平均时间分别在28个月和22个月内）。2%的膀胱移行细胞癌患者、39%的输尿管移行细胞癌患者和24%的肾移行细胞癌患者为"同时性肿瘤"（同时出现存在多处的移行细胞癌）。这些上尿路疾病可以通过逆行肾盂造影、尿细胞学、CT尿路造影和（或）MIR尿路成像进行监测。

移行细胞癌可以分为乳头状和非乳头状。乳头状移行细胞癌是外生性息肉样病变，通过蒂与黏膜相连。这种类型的肿瘤倾向于低级别表现，息肉样移行细胞癌通常浸润缓慢，转移发生在疾病晚期。非乳头状、无蒂的移行细胞癌表现为结节状或扁平状的肿瘤；黏膜增厚是无蒂移行细胞癌的特征，即使在CT上也很难发现。非乳头状移行细胞癌通常是高级别和具有浸润性的。

1. 肾肿瘤

肾移行细胞癌男性发病率高，男女比例为4∶1。多见于老年患者，确诊时平均年龄为65岁。75%的肾盂肿瘤患者出现肉眼或镜下血尿；25%的患者合并腰疼。只有不到5%的患者是偶然发现肾移行细胞癌的。

然而，肾窦的超声检查有些特殊，因其表现多变，评估其病理来源过程很有挑战。肾窦内的脂肪组织可以表现为低回声肿块，类似于实性移行细胞

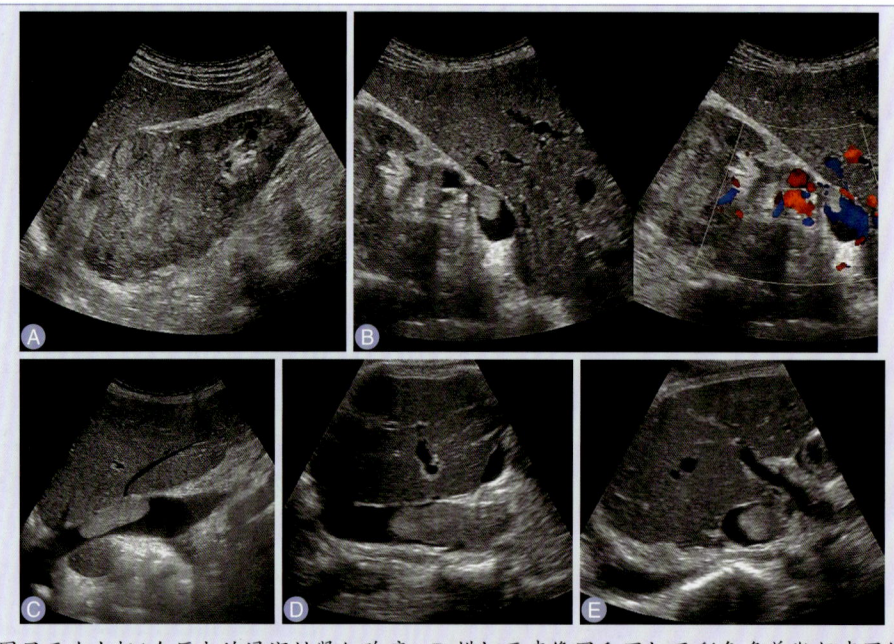

A.矢状面声像图显示右上极1个巨大的浸润性肾细胞癌；B.横切面声像图和同切面彩色多普勒超声图像显示右肾静脉和下腔静脉内有非闭塞性但呈膨胀性的癌栓；C.同一患者的矢状面声像图显示肾静脉水平以上的下腔静脉内高回声非闭塞性栓塞，癌栓延伸至肝静脉汇合处下方1 cm处；D.另一例患者的矢状面声像图显示肝后下腔静脉内膨胀性癌栓；E.图D中同一患者的横切面声像图显示下腔静脉中部分附壁的癌栓。

图1.52 肾细胞癌伴静脉癌栓

癌图像（图1.53）。对于不能确定、特别是伴有血尿的患者，推荐通过CT扫查进行确认，以排除肿瘤（图1.54）。

肾移行细胞癌的超声表现多种多样，取决于肿瘤的形态（乳头状、非乳头状或浸润性）、位置、大小以及是否有肾积水（图1.55）。小的、不合并

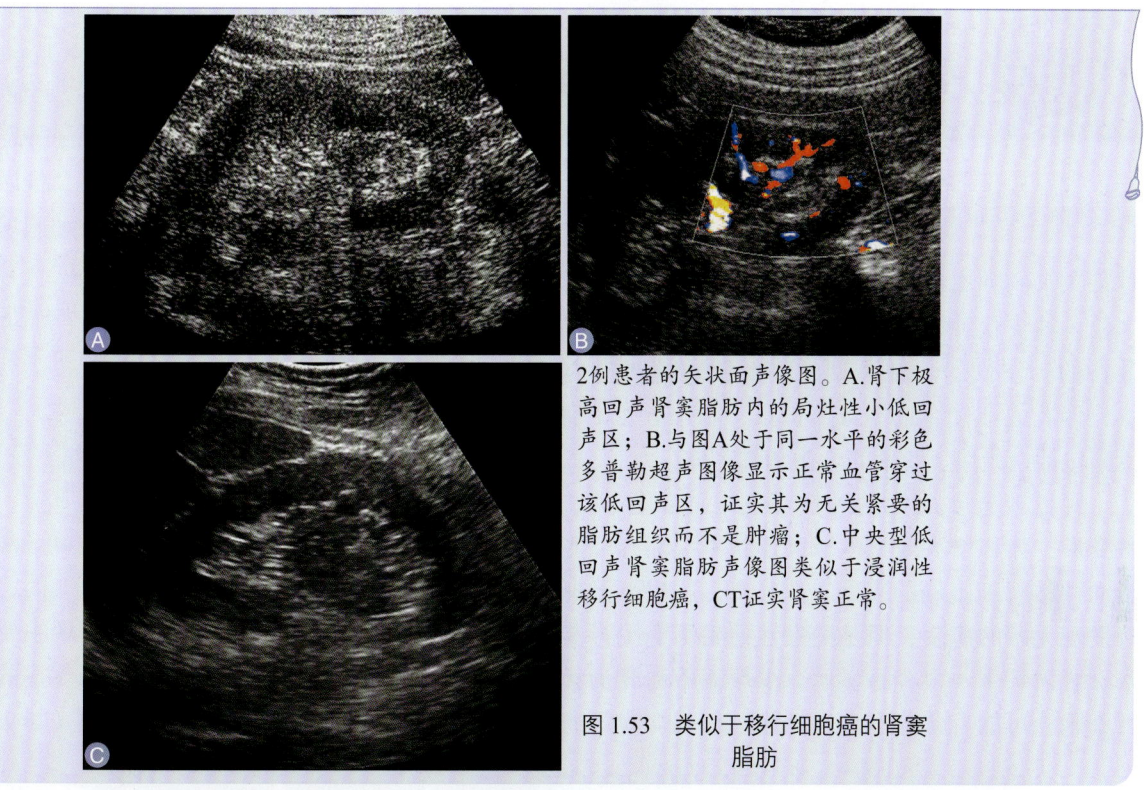

2例患者的矢状面声像图。A.肾下极高回声肾窦脂肪内的局灶性小低回声区；B.与图A处于同一水平的彩色多普勒超声图像显示正常血管穿过该低回声区，证实其为无关紧要的脂肪组织而不是肿瘤；C.中央型低回声肾窦脂肪声像图类似于浸润性移行细胞癌，CT证实肾窦正常。

图1.53 类似于移行细胞癌的肾窦脂肪

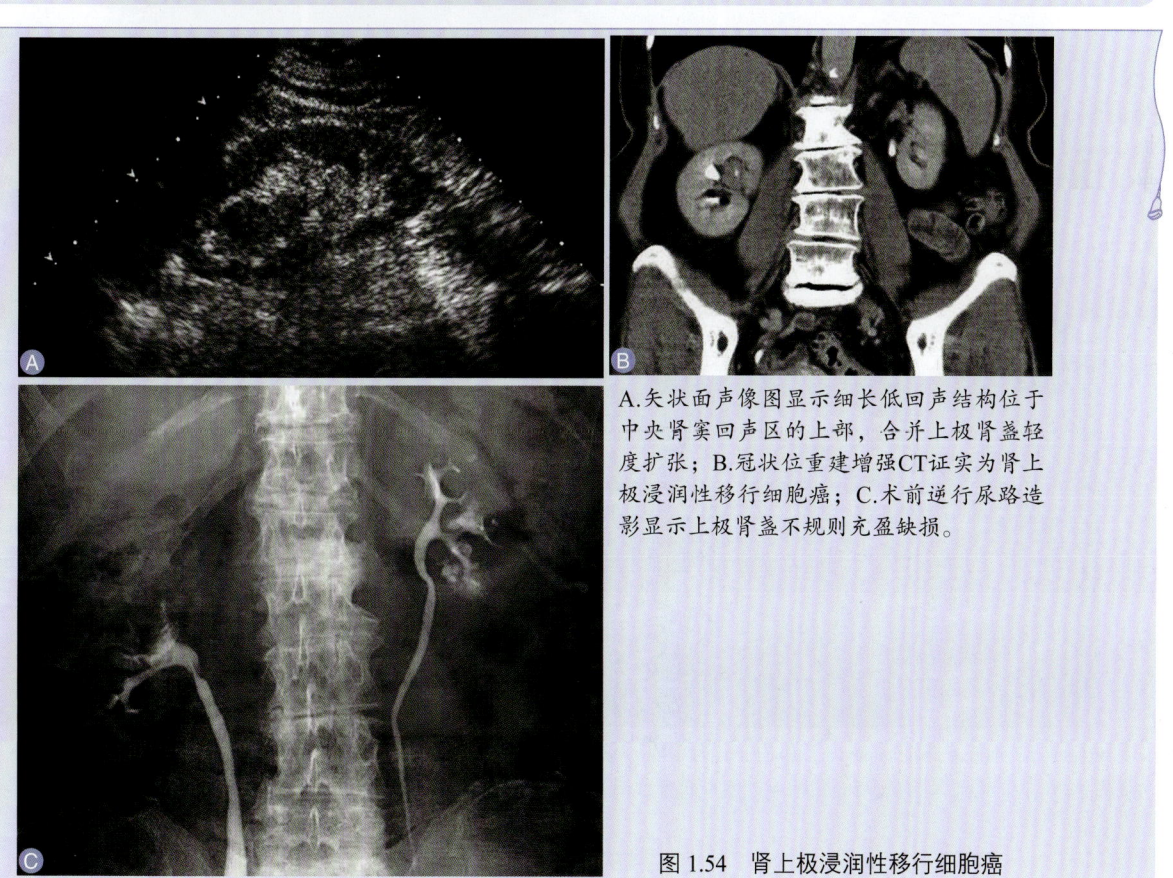

A.矢状面声像图显示细长低回声结构位于中央肾窦回声区的上部，合并上极肾盏轻度扩张；B.冠状位重建增强CT证实为肾上极浸润性移行细胞癌；C.术前逆行尿路造影显示上极肾盏不规则充盈缺损。

图1.54 肾上极浸润性移行细胞癌

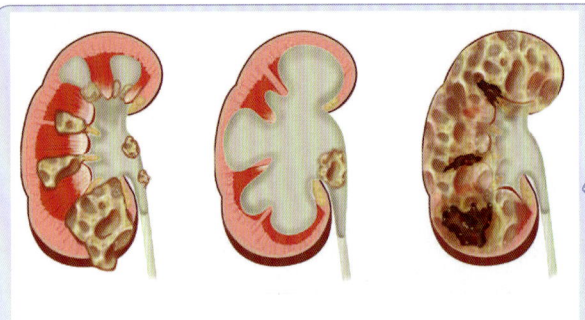

图1.55 肾移行细胞癌的生长模式

有肾积水的肿瘤很难被超声检查发现。随着肿瘤的生长，乳头状肿瘤得以在超声上显现，可以表现为散在的、实性的、中央型的、低回声的肾窦内肿块，伴有或不伴有近端肾盏扩张（图1.56）。鉴别诊断包括血凝块、脱落的乳头和真菌球。

肾盂或肾实质内的肿瘤浸润可能很轻微。肾脏变形、体积增大或整体肾脏形状不变都有可能是浸润性移行细胞癌的表现（图1.56）。超声很难直接发现无蒂的病变，但是继发性梗阻病变（肾盏扩张、肾盂扩张）很容易显示。少数无蒂和乳头状移行细胞癌可能有营养不良性钙化，很难与脱落的钙化乳头鉴别。移行细胞癌很少侵犯肾静脉。

2. 输尿管肿瘤

输尿管移行细胞癌占上尿道肿瘤的1%~6%。本病男性多于女性（3∶1）。与肾脏移行细胞癌类似，输尿管移行细胞癌也多见于老年人，多见于50~70岁人群。肿瘤多发生于输尿管下段（70%~75%）。乳头状移行细胞癌占60%，非乳头状移行细胞癌占40%。血尿、尿频、排尿困难和疼痛是常见的临床症状。输尿管移行细胞癌的传统影像学评估方法包括静脉尿路造影、逆行肾盂造影，但多排CT更具有优势（具有对较小尿路上皮病变的检出和分期能力）。超声可见肾积水和输尿管积水，偶尔可见输尿管实性团块。

3. 膀胱肿瘤

膀胱移行细胞癌是常见的恶性肿瘤。男性多于女性（3∶1），多见于60~70岁人群。最常见于膀胱三角区、膀胱侧壁和后壁。约70%的膀胱癌是表浅型，余下30%是浸润型。临床表现主要是血尿，也可出现尿频、排尿困难和耻骨上疼痛的症状。超声对息肉样膀胱肿瘤的检出率很高（≥95%）。声

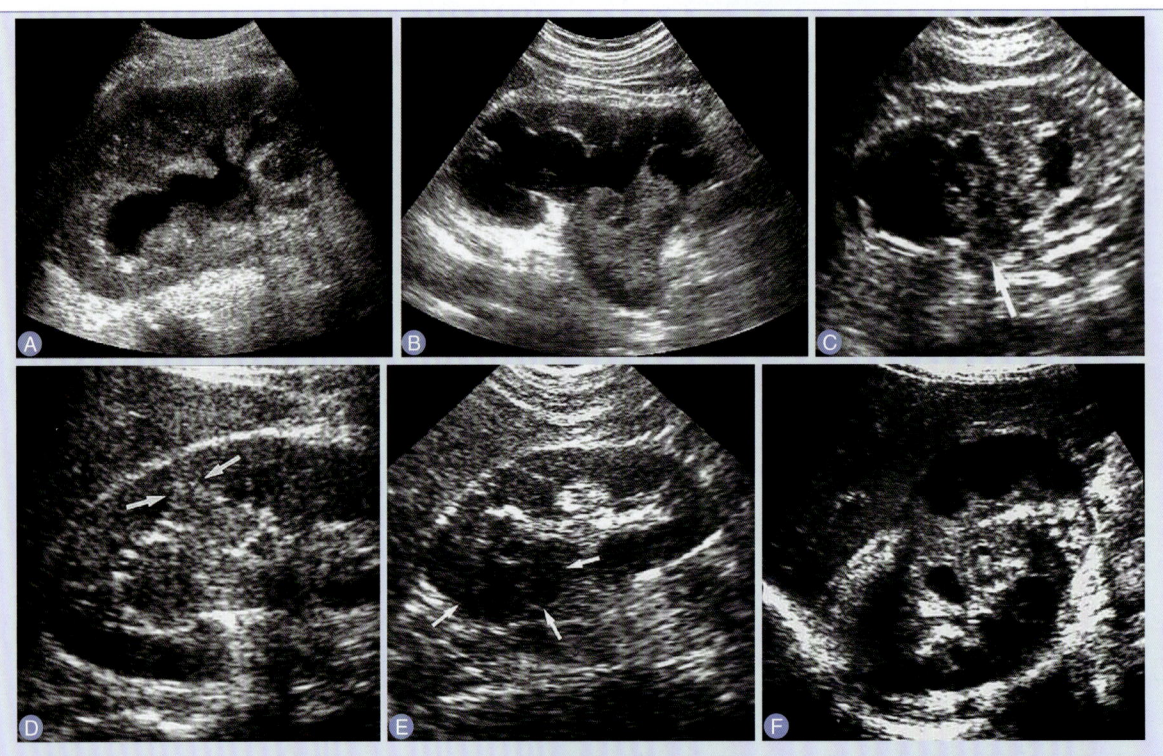

A~C.3例不同患者的矢状面声像图显示大的中央型实性肾盂肿瘤引起的肾积水（箭头）；D.肾上极浸润性肾盂移行细胞癌，从肾盏蔓延至肾实质（箭头）；E.大的分叶状实性肾实质浸润性肿块（箭头），没有相应的肾盏扩张；F.扩展到肾周的肿瘤。

图1.56 肾移行细胞癌

像图表现为膀胱壁不可移动的局灶性肿块或者膀胱上皮增厚（图1.57，动图1.3）。然而，超声图像不具有特异性，需要进行鉴别诊断的疾病范围广泛，包括膀胱炎、膀胱出口梗阻引起的管壁增厚、放疗后或术后变化、黏附性血凝块、浸润性前列腺癌、淋巴瘤、转移瘤、子宫内膜异位症和神经纤维瘤病。一些乳头状膀胱肿瘤也可能有钙化。膀胱镜检查和活检对于诊断是必要的。如果耻骨上经腹超声显示不佳，经阴道和经直肠超声也可用于评估膀胱壁肿块。

移行细胞（或鳞状细胞）癌也可出现在膀胱憩

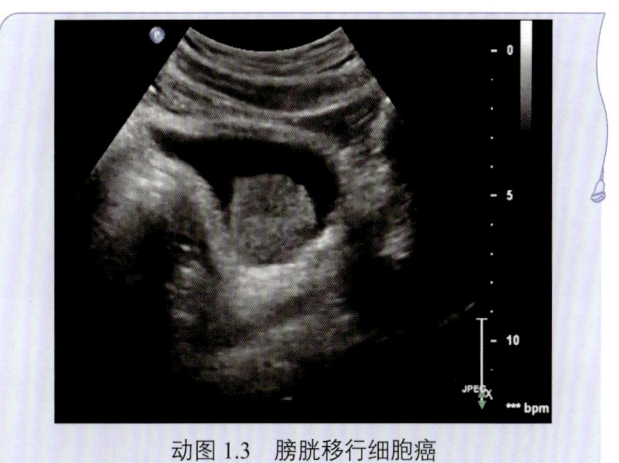

动图1.3 膀胱移行细胞癌

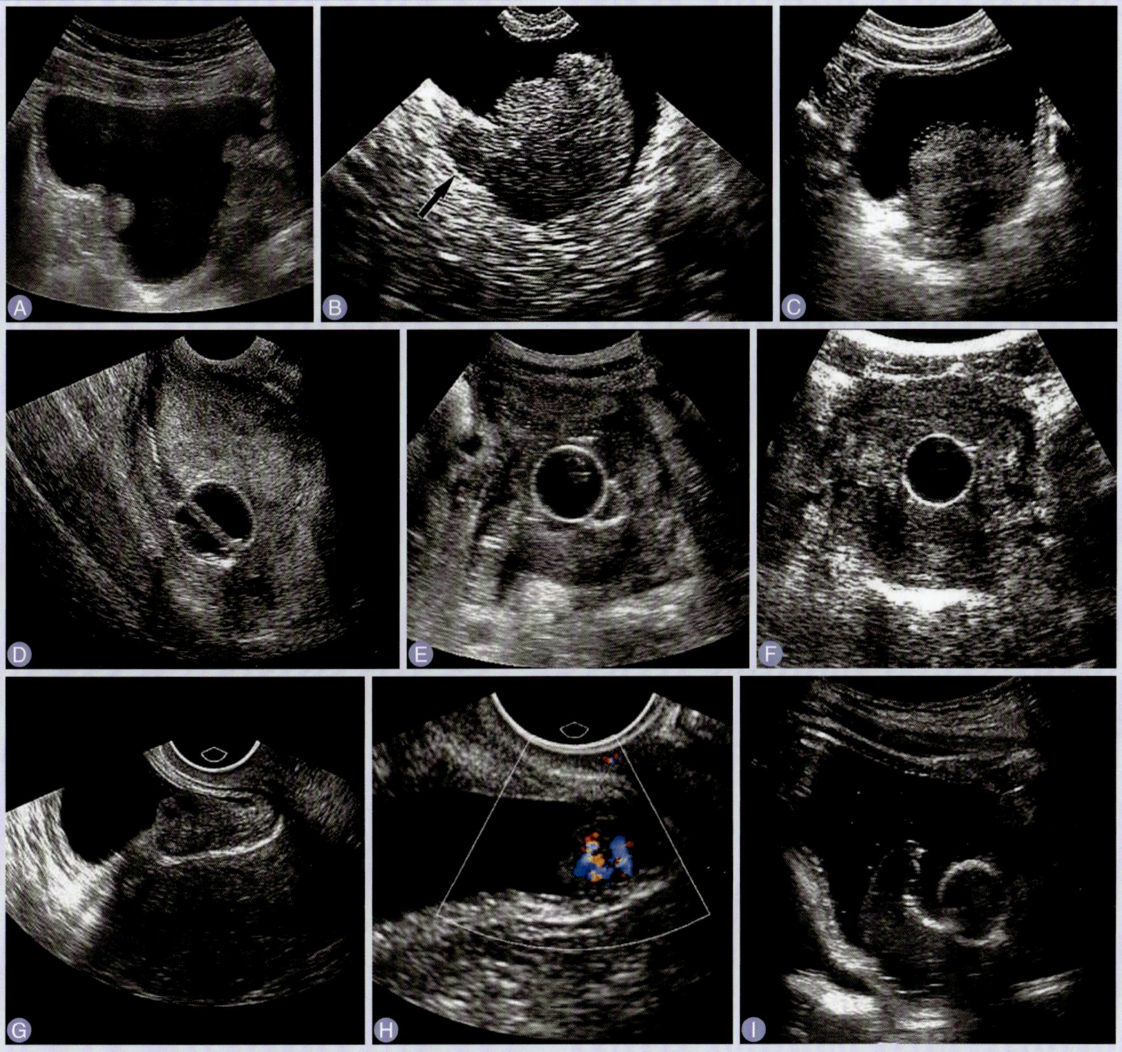

A.多灶性息肉样尿路上皮移行细胞癌（肾盂移行细胞癌）；B.累及膀胱周围脂肪的侵袭性肾盂移行细胞癌（箭头）；C.良性前列腺肥大，图像类似大的浸润性膀胱壁肿块；D.经阴道矢状面声像图中的弥漫性肾盂移行细胞癌，Foley导尿管留置；E.耻骨上扫查显示弥漫性浸润性肾盂移行细胞癌；F.间质性膀胱炎声像图与弥漫性膀胱肿瘤非常相似；G.经阴道矢状面声像图，子宫腺肌瘤类似于膀胱后壁实性肿块，需警惕"膀胱肿块"来源于后面的子宫；H.经阴道彩色多普勒超声显示嗜铬细胞瘤表现类似于富血供肉样膀胱肿块；I.Foley导管球囊后方悬吊的膀胱凝血块图像类似于膀胱肿块，倚傍在膀胱顶部的肠腔内气体形成"模糊声影"。参见动图1.3。

图1.57 多种来源的膀胱肿块：超声图谱

室内。多数憩室颈部狭窄，无法行膀胱镜检查，因此影像学检查在发现这些肿瘤中起着重要的作用。绝大多数膀胱憩室并不影响超声对管道周围和后外侧壁的充分显示。憩室肿瘤的声像图表现为等回声、无声影的团块。虽然超声对检出肿瘤有帮助，但临床分期最好结合CT或MRI。

（三）鳞状细胞癌

鳞状细胞癌（squamous cell carcinoma，SCC）虽然少见，但它是第二常见的恶性尿路上皮肿瘤，仅次于移行细胞癌。鳞状细胞癌占肾盂肿瘤的6%～15%，占所有膀胱肿瘤的5%～8%。慢性感染、刺激和结石可以导致尿路上皮的鳞状化生和白斑病。白斑病被认为是癌前病变。鳞状细胞癌往往是扁平的实性浸润性病变，伴有大量溃疡。确诊时通常已经出现远处转移。肾脏鳞状细胞癌的声像图与其他浸润性肾脏病变相似，表现为肾脏外形弥漫性增大，但肾脏形态基本正常。正常的肾脏回声被破坏，经常伴发结石（47%～58%）。因此，肾鳞状细胞癌与黄色肉芽肿性肾盂肾炎很难鉴别，但肿瘤常向肾周扩散和转移。输尿管鳞状细胞癌很少见，肿瘤近端肾盂输尿管扩张明显。有时，病变表现为边界不清、不规则的实性肿块，经常合并有结石。膀胱鳞状细胞癌通常为实性、体积较大、呈浸润状。鳞状细胞癌也可能出现在膀胱憩室中。超声是检查有蒂的膀胱鳞状细胞癌的有效方法，但CT或MRI更适合显示膀胱周围肿瘤浸润、区域淋巴结大和远处转移。

（四）腺癌

肾盂、输尿管和膀胱的腺癌很少见。几乎所有肾盂腺癌患者都有慢性尿路感染病史，其中2/3合并有结石，通常是"鹿角状"结石。临床医师必须仔细鉴别膀胱腺癌和侵犯膀胱的直肠、子宫或前列腺腺癌。腺癌的预后很差。超声检查可见肾盂、输尿管或膀胱肿块，偶尔伴有钙化。通常可见肿瘤相关结石。

（五）嗜酸细胞瘤

嗜酸细胞是大的上皮细胞，细胞中特征性的颗粒状嗜酸性细胞质源于广泛的细胞质线粒体。嗜酸细胞瘤可能发生在甲状旁腺、甲状腺、肾上腺、唾液腺和肾脏。肾嗜酸细胞瘤占全部肾肿瘤的3%～7%。男性多见（1.7:1），60～70岁为该病的高发年龄。本病大多数无临床症状。肿瘤大小不等，可能是多中心的（5%～10%）或双侧的（3%）。双侧肿瘤尤其见于遗传综合征（伯特-霍格-迪贝综合征及遗传性嗜酸细胞增生）。很少有出血和钙化。这些肿瘤在组织学上可以是良性的，也可以是恶性的。肾嗜酸细胞瘤和嫌色肾细胞癌很难鉴别，已有报道由嗜酸细胞和嫌色肾细胞癌成分组成的混合性病变（图1.51）。

嗜酸细胞瘤和肾细胞癌很难通过影像学进行鉴别。Davidson等发现CT检查显示的等密度和中央星状"瘢痕"不能很好地鉴别嗜酸细胞瘤和肾癌。早期的手术发现，在术前影像学诊断为肾癌的所有肿瘤中，嗜酸细胞瘤约占5%。在采用保留肾单元手术之前，良性嗜酸细胞瘤在一系列偶然发现的小病变中所占比例可能更高。

嗜酸细胞瘤没有特异的超声表现。病变呈等回声或不均匀回声，边界清晰，也可能边界不清。可以出现中央瘢痕、中央坏死或钙化，肾细胞癌也可具有这些特征（图1.51）。如前所述，由于免疫组化的发展，活检结果为良性嗜酸细胞瘤的患者可以进行影像学监测，但因为嗜酸细胞瘤的影像学缺乏特异性，通常会进行手术切除。

（六）血管平滑肌脂肪瘤

血管平滑肌脂肪瘤（angiomyolipoma，AML）是由不同比例的脂肪组织、平滑肌细胞和血管组成的良性肾脏肿瘤。血管平滑肌瘤可能是偶发的，也可能见于结节性硬化症患者。在非结节性硬化症患者中，血管平滑肌瘤通常是单侧的，且多见于中年女性。50%的血管平滑肌瘤患者会有结节性硬化症的临床特征（智力障碍、癫痫、面部皮脂腺瘤），80%的结节性硬化症患者会有1个或多个血管平滑肌瘤。与结节性硬化症相关的血管平滑肌瘤通常是体积小、多发、见于双侧肾脏，且无性别差异。散发的血管平滑肌瘤在组织学上与结节性硬化症相关。小肿瘤（<4 cm）很少有临床症状；然而，随着肿瘤生长，瘤体内可能会出血，出现血尿、腰痛和可触及的腰部包块等症状。

在超声检查中，血管平滑肌瘤的回声取决于脂肪、平滑肌、血管成分和出血的比例。肿瘤可局限于肾实质内，也可以外生性生长（图1.58）。如果以平滑肌、出血或血管成分为主，肿瘤可能呈低回声。Siegel等研究表明，在较为典型的血管平滑肌瘤中，有多个脂肪和非脂肪界面，这些界面处声阻抗

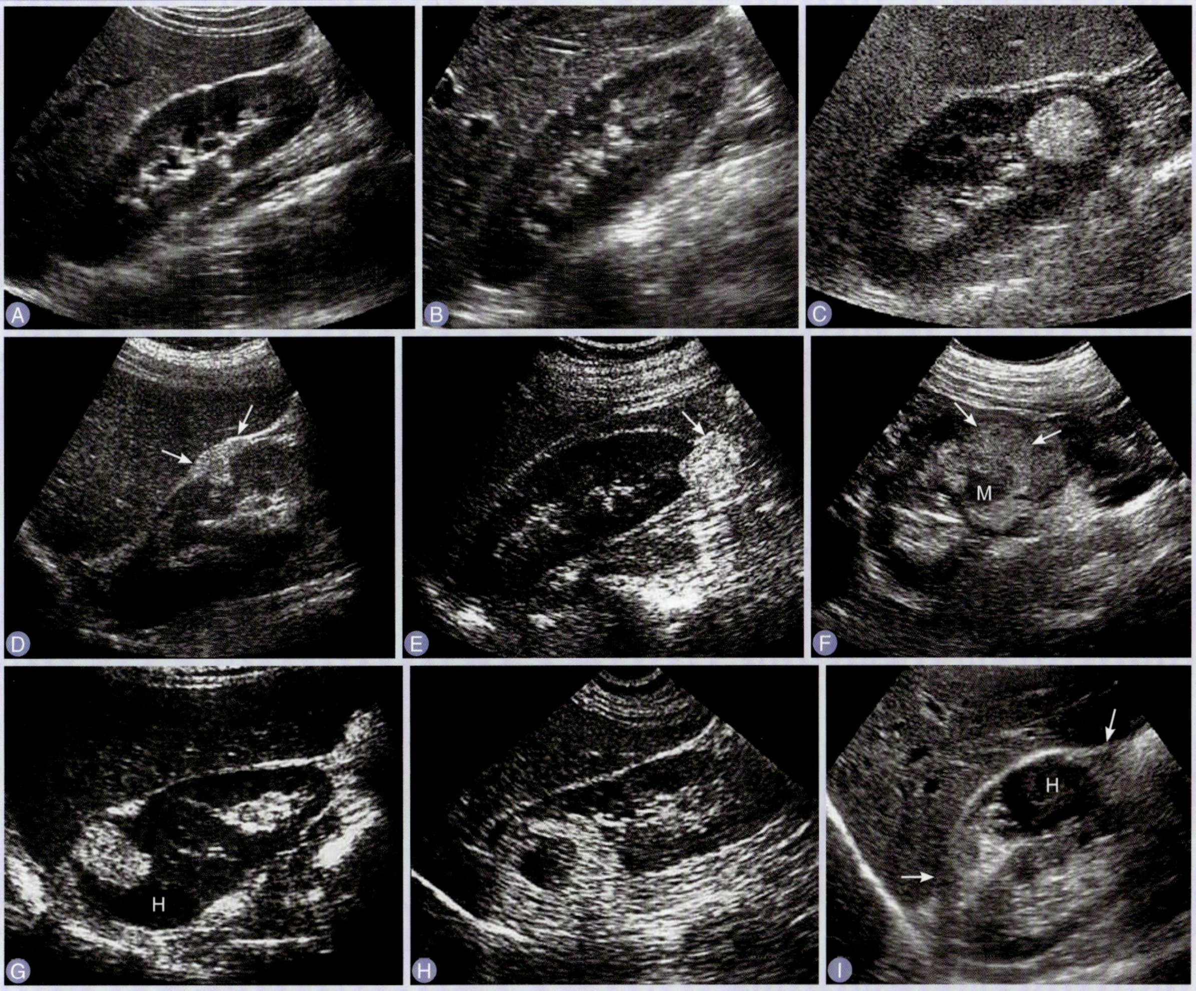

A.典型的位于肾实质内的高回声小肿瘤；B.肾脏中部前方肾皮质内多发小强回声灶；C.下极单发的、较大的高回声肿块；D.外生性高回声肿块累及肾皮质和肾周间隙（箭头），肿瘤为扁平形，提示其顺应性好、质软；E.肾下极外生性高回声大肿块（箭头），肿块的回声与肾周脂肪非常相似；F.体积大且回声杂乱的肾内肿块（箭头），回声稍高，内有代表肌瘤成分的低回声结构（M）；G～I.出血性血管平滑肌瘤：图G显示肾上极外生性血管平滑肌脂肪瘤破裂伴肾周血肿（H），图H显示高回声肿块合并内部低回声出血，图I显示外生性为主的大血管平滑肌脂肪瘤，肿块下方的肾脏外观基本正常，肿块（箭头）显示血管平滑肌脂肪瘤内回声增强的脂肪和大量低回声出血（H）。

图1.58 血管平滑肌脂肪瘤

差异大，导致声波的散射和衰减。这种组织学表现为经典的血管平滑肌瘤声像图：病灶回声的后方伴有声影。如前所述，尽管有一些特征性表现，但经典血管平滑肌瘤和小肾细胞癌的超声表现相似。有报道也会累及周围淋巴结，血管平滑肌瘤延伸至下腔静脉。此外，大的外生性血管平滑肌脂肪瘤和大的腹膜后脂肪肉瘤可能也难以区分（图1.59）。有助于与脂肪肉瘤鉴别的特征包括：①肿瘤起源处的肾实质缺损；②存在血管扩张和其他相关的血管平滑肌瘤。血管平滑肌脂肪瘤中的血管缺乏正常的弹性组织，容易形成动脉瘤和出血。彩色多普勒超声似乎是出血性血管平滑肌脂肪瘤内假性动脉瘤的最佳成像方式。

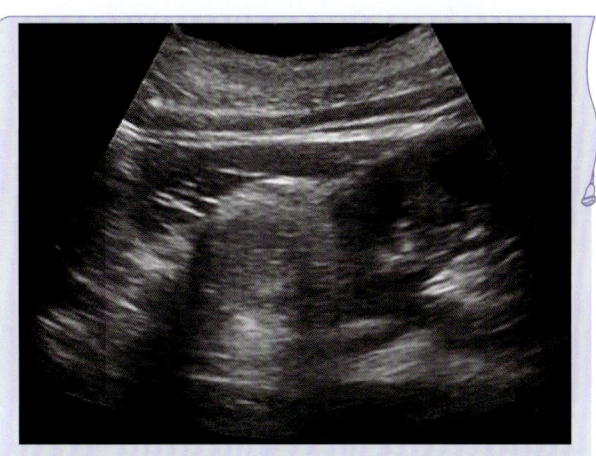

矢状面声像图显示1个巨大、外生性、稍高回声血管平滑肌脂肪瘤。

图1.59 外生性血管平滑肌脂肪瘤

小的、无症状的血管平滑肌瘤可以随访观察；如果体积大、有症状，或出血，通常会进行手术治疗。因为这些肿瘤通常是良性的，也可能是多发的，所以在条件允许的情况下，最好行保留肾脏的手术。栓塞也可用于治疗活动性出血性血管平滑肌瘤。

（七）淋巴瘤

1. 肾脏

由于肾实质缺乏淋巴组织，因此肾脏的淋巴瘤主要来源于血行播散或腹膜后疾病的相邻蔓延。非霍奇金淋巴瘤比霍奇金淋巴瘤更容易累及肾脏。当发现肾脏明显受累的时候，其他播散灶也往往较为明显。肾脏淋巴瘤的泌尿系症状并不明显，偶尔也会出现腰痛、腰部肿块或血尿。但是，尸检所见1/3的淋巴瘤患者有肾脏受累，并且双侧肾脏比单侧受累更常见。仅在肾脏受累的淋巴瘤可发生于正在接受治疗的患者中。

肾淋巴瘤的超声表现取决于受累的方式。局灶性实质受累可表现为单发或多发的结节。肿瘤表现为均匀的低回声或无回声（图1.60）。这样的病灶可与囊肿类似，然而，囊肿是不会通过转移而增加的。与肾脏其他浸润性肿瘤一样，浸润性淋巴瘤虽然会破坏肾脏结构，但仍可保持其正常形态，仅表现为肾脏体积增大（图1.61）。肾淋巴瘤可侵犯肾窦并破坏其回声表现，使得中央回声变得复杂。腹膜后淋巴结肿块可直接侵犯肾脏，可出现相应血管和输尿管的包绕。腹膜后大的、低回声的、团块状肿大淋巴结可侵犯肾盂，引起肾积水。淋巴瘤即使在广泛浸润腹膜后和肾脏的情况下，也不会出现肾静脉受累，这一点有助于鉴别肾淋巴瘤和肾细胞癌。偶尔周围型肾淋巴瘤在超声上表现为肾周低回声肿块，这类病灶可能会与血肿或髓外造血疾病相混淆（图1.62）。

肾脏淋巴瘤的超声表现
局灶性实质受累
弥漫性受累
腹膜后肿瘤浸润
肾周受累

2. 输尿管

输尿管可被周围腹膜后淋巴瘤包绕或移位，后者更常见；仅有1/3的病例发生输尿管壁浸润。通常表现为肾内集合系统和腹膜后肿块水平以上的输尿管扩张，这些在超声检查中很容易发现。

3. 膀胱

原发性膀胱淋巴瘤发生于膀胱黏膜下层的淋巴

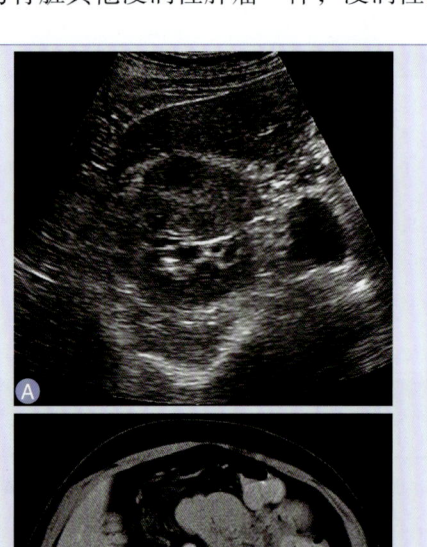

A.横切面声像图显示右肾中部边缘轻微形变和模糊的低回声病灶；B.增强CT证实了有轻度边缘不整的肾脏病灶，同时显示了对侧肾脏的病变。

图1.60 肾淋巴瘤

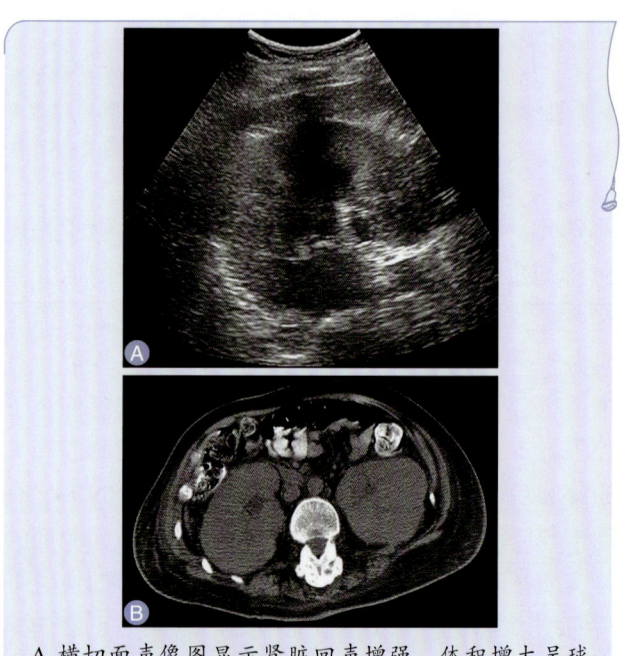

A.横切面声像图显示肾脏回声增强、体积增大呈球形；B.CT平扫显示双侧肾肿大。

图1.61 肾淋巴瘤

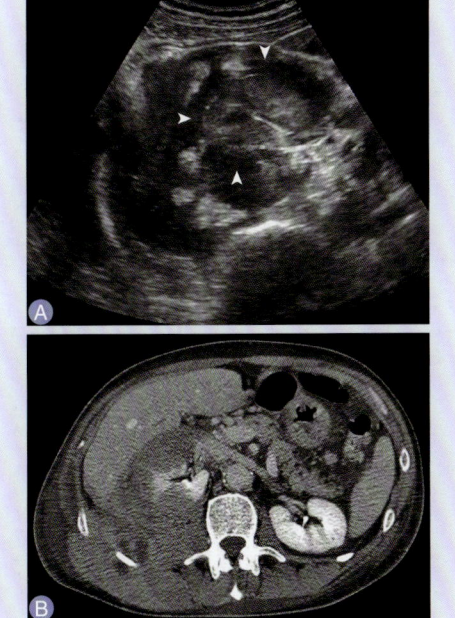

A.横切面声像图显示肾周广泛的、边界不清的肿瘤，肾脏（三角箭头）受到肿瘤压迫和浸润；B.增强CT显示肾周巨大肿瘤，肿瘤累及肾脏及其后外侧的扁平肌肉组织。

图1.62　肾周伯基特淋巴瘤

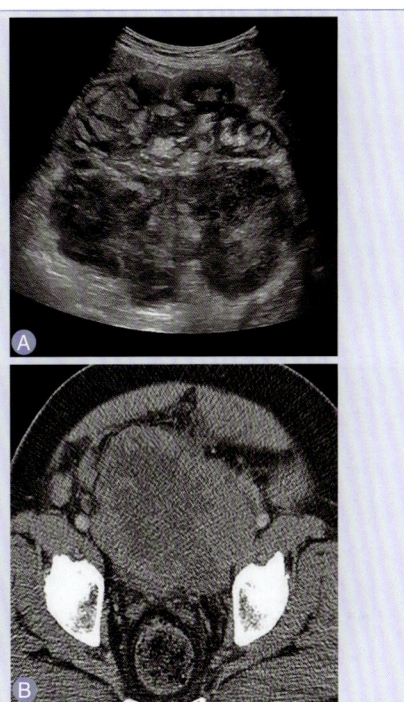

A.横切面声像图显示膀胱区巨大的不规则肿块；B.增强CT显示占据整个膀胱腔的巨大肿块。

图1.63　膀胱弥漫性大B细胞淋巴瘤

（Courtesy of R. Brooke Jeffrey, MD.）

滤泡。而黏膜下肿瘤往往会侵犯膀胱壁的其他层次结构。原发性膀胱淋巴瘤多发在40～60岁，女性患者多于男性。在超声检查中，可以看到膀胱壁的肿块。如果肿块很大，可能会出现溃疡（图1.63）。

（八）白血病

白血病肾脏受累可呈弥漫性或局灶性。尸检发现65%的白血病患者有肾脏受累。尽管如此，超声检查难以诊断肾白血病。肾白血病的典型超声表现是双侧肾肿大。然而，15%的白血病患者没有肾脏受累，也可能出现非特异性肾肿大。肾白血病超声上也可表现为肾实质回声增粗，伴有肾窦变形，或者呈弥漫性改变。局灶性病变可以是单个或者多个，这类患者容易出现肾内、肾被膜下及肾周出血。

（九）转移性肿瘤

1. 肾脏

肾转移癌在临床上往往是隐匿性的，在断面成像技术出现之前，尸检的肾转移癌发病率是2%～20%。断面成像技术出现后，肾转移癌的发病率尚不清楚，但亚临床的、影像学上表现明显的肾脏受累的发生率可能比尸检估计的要高。

原发肿瘤常通过血行播散到肾脏。引起肾转移性肿瘤的常见原发肿瘤有：①肺癌；②乳腺癌；③对侧肾细胞癌。结肠、胃、宫颈、卵巢、胰腺及前列腺的恶性肿瘤也可发生肾转移。肾转移瘤可表现为单发肿块、多发肿块或会使肾脏体积增大的弥漫性、浸润性肿块。Choyke等评估了27例患者的肾转移癌，发现转移灶通常为多灶性；然而，也可表现为与原发性肾细胞癌难以区分的大而孤立的肿瘤。晚期癌症患者的肾脏病变更倾向于转移瘤，而不是原发肿瘤。如果独立的肾脏病变同时发生在原发肿瘤明确的患者中，或是发生在肿瘤的恢复期且没有其他明确转移癌的患者中，则有必要进行肾活检，以鉴别是原发性肾细胞癌还是肾转移癌。

虽然超声与增强CT几乎同样敏感，增强CT仍是检测肾转移癌的最佳影像学方法。超声表现主要取决于肾转移癌的浸润方式。单发的转移灶表现为实性肿块，与肾细胞癌难以鉴别，这常见于结肠癌的转移，且会有明显的中央坏死、出血及钙化。多发的转移灶通常表现为小的、边缘不清晰的低回声肿块，可累及肾周间隙，尤其是恶性黑色素瘤和肺癌的转移。浸润性肾转移癌超声表现十分隐匿，与其他浸润性病变一样，其在声像图上可仅表现为肾脏体积增大，但轮廓正常（图1.64）。

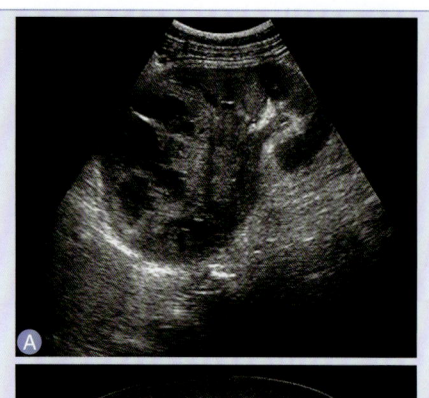

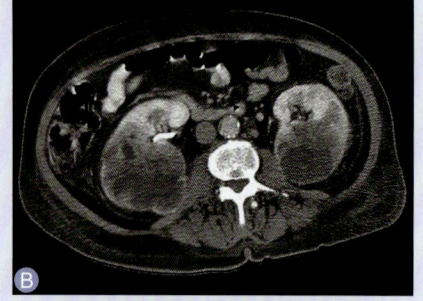

A.矢状面声像图显示肾脏上极浸润性混合回声肿瘤；
B.增强CT示双侧肾脏浸润性转移灶。

图1.64　肾转移瘤（肺原发）

2. 输尿管

输尿管转移癌很少见，90%的病例表现为弥漫性转移。病灶通常由血液或淋巴系统转移而来。黑色素瘤、膀胱、结肠、乳房、胃、肺、前列腺、肾及宫颈的肿瘤可继发性累及输尿管。输尿管受累有3种类型：①输尿管周围软组织浸润；②输尿管壁的全层浸润；③黏膜下结节。对于前2种类型，影像学可显示伴或不伴有肿块的输尿管狭窄。腔内病变可出现在第3种类型中，如果超声检查发现肿块，则可以明确肿瘤的受累部位。输尿管受累的唯一表现往往是继发性的肾积水。

3. 膀胱

膀胱转移癌很罕见，但恶性黑色素瘤、肺癌、胃癌或乳腺癌均可发生膀胱转移。膀胱转移癌在超声表现上没有特异性，膀胱壁上常可见一实性肿块（图1.65）。

（十）脐尿管腺癌

脐尿管是尿囊闭锁的遗迹，长3～10 cm，内衬移行上皮。脐尿管残体分为膀胱上部、壁内部和黏膜内部。脐尿管肿瘤罕见，通常发生在脐尿管残体壁内上部或者膀胱外侧下部。脐尿管癌在成年人恶性肿瘤中占0.01%，在膀胱癌中占0.17%～0.34%，在原发性膀胱腺癌中占20%～39%。约75%的脐尿管

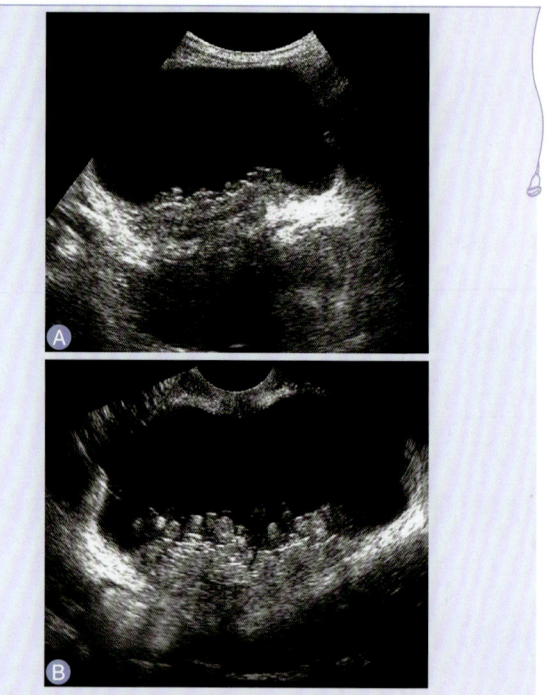

A.经腹耻骨上横切面声像图显示膀胱腔内乳头状实性肿块，明显侵犯膀胱壁；B.经阴道超声扫查可更清晰地显示肿瘤的乳头状特征。

图1.65　胃腺癌膀胱转移

癌发生于男性。肿瘤好发于膀胱尿路交界处的膀胱顶处。脐尿管肿瘤预后差，易侵犯前腹壁。患者的主要症状为血尿，其他症状有尿频、排尿困难和黏液样尿。在声像图上表现为膀胱顶部的肿块，常伴有钙化（50%～70%），肿块可呈实性、囊性或复杂的囊实性。肿瘤常侵犯至膀胱周围脂肪、Retzius间隙和腹壁。肿瘤切除后常出现局部复发。

（十一）罕见肿瘤

1. 肾脏

肾球旁细胞瘤是一种罕见的良性肿瘤，多发于女性。病灶分泌肾素可导致高血压。在声像图中，通常表现为小的实性高回声。病灶切除后，高血压的症状会缓解。肾平滑肌瘤是起源于肾包膜的良性肿瘤，通常是偶然发现的，但体积较大时也会出现明显临床症状，声像图上表现为实性、边界清晰、位于肾外周的肿块。类癌是一种罕见的肾肿瘤，一般为实性，周围或中央有钙化。其他肾良性肿瘤还有脂肪瘤和血管瘤。

肾肉瘤为侵袭性肿瘤，约占所有恶性肾肿瘤的1%。其中，平滑肌肉瘤最常见，占所有肾肉瘤的58%。血管外皮细胞瘤占20%。超声检查不能将这些肿瘤与肾细胞癌区分开来。脂肪肉瘤占所有肾肉

瘤的20%，由于含有大量的成熟脂肪组织，脂肪肉瘤会呈显著的高回声，与血管平滑肌脂肪瘤难以鉴别。罕见的肉瘤包括横纹肌肉瘤、纤维肉瘤和成骨肉瘤。肾母细胞瘤很少发生在成年人中，且在影像上不易与肾细胞癌相区分。

2. 膀胱

膀胱间叶性肿瘤也很少见，约占所有膀胱肿瘤的1%。平滑肌瘤是最常见的良性膀胱肿瘤。大多数平滑肌瘤起源于膀胱三角区附近的黏膜下层。肿瘤可出现在膀胱内（63%）、壁间（7%）或向膀胱外（30%）生长。在声像图上，表现为边界清晰、圆形或椭圆形的实性肿块，可发生囊性变。膀胱神经纤维瘤可单独发生，也可与全身性疾病一起发生，声像图上表现与平滑肌瘤相似。海绵状血管瘤多见于膀胱顶部和后外侧壁。在声像图上，有2种类型的表现：①边界清晰、圆形、实性、高回声腔内肿块，彩色多普勒超声显示有丰富血流信号；②弥漫性壁增厚，伴多发低回声间隙及钙化。膀胱嗜铬细胞瘤很罕见，仅占所有嗜铬细胞瘤的1%。患者的症状包括头痛、出汗，以及与膀胱充盈或排尿有关的心动过速。嗜铬细胞瘤来源于膀胱黏膜下层，并可在膀胱的任何部位发生，但常见于顶部。在声像图上，可表现为轮廓清晰的、实性膀胱壁内肿块（图1.66）。恶性膀胱间叶组织肿瘤很少见，最常见的是平滑肌肉瘤和横纹肌肉瘤。在声像图中，表现为巨大的浸润性肿块。

十、肾囊性病变

（一）皮质囊肿

单纯性肾囊肿为内部充满液体成分的良性病变。其确切的发病机制尚未明确，可能起源于远曲小管或集合管。单纯性肾囊肿的发病率随年龄增长而增加，至少有33%的患者年龄在60岁以上。多数肾囊肿患者无症状。但囊肿较大时，患者可出现腰痛或血尿。单纯性肾囊肿的典型声像图特征可表现为：①无回声；②囊壁薄而光滑；③圆形或椭圆形；④后方回声增强。

对于具备以上所有声像图特征的肾囊肿，无须进一步的评估或随访（图1.67）。当肾囊肿体积较大且患者出现临床症状时，可以对其进行穿刺、抽吸或使用多种不同药物进行硬化治疗。多发的单纯性肾囊肿通常同时累及双肾，极少数情况下只累及单侧肾脏或单侧肾脏的某一部分。

复杂性肾囊肿的声像图表现并不完全符合单纯性肾囊肿的所有标准，其声像图可出现囊肿内部回声、分隔、钙化、厚壁和壁结节（图1.68）。根据其异常程度的不同，大多数复杂性肾囊肿需要进一

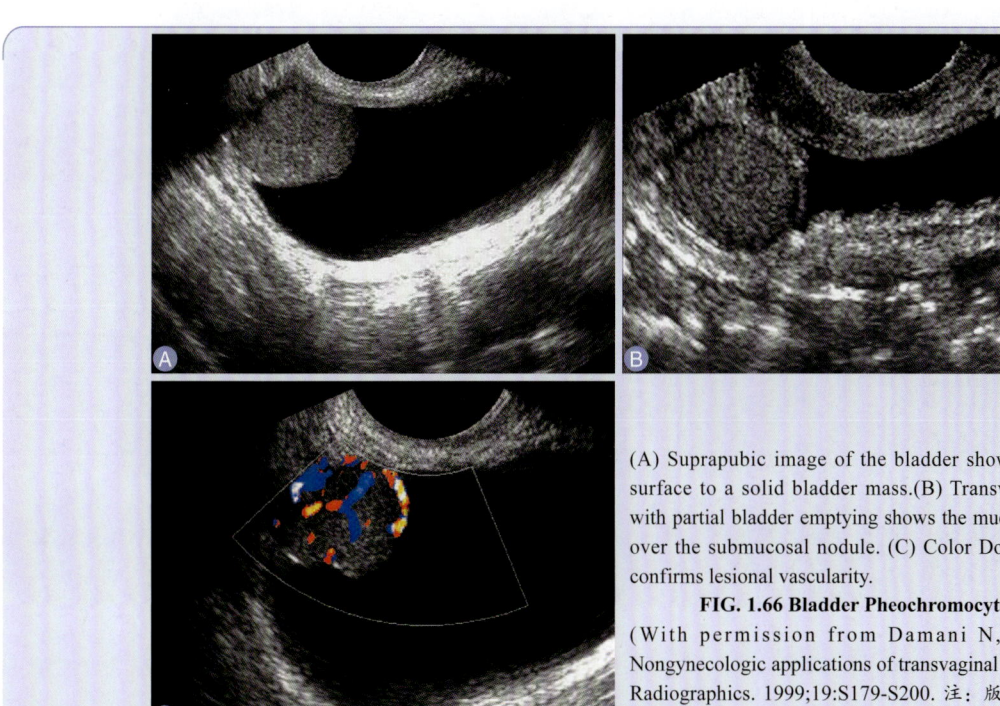

(A) Suprapubic image of the bladder shows a smooth surface to a solid bladder mass. (B) Transvaginal scan with partial bladder emptying shows the mucosa is intact over the submucosal nodule. (C) Color Doppler image confirms lesional vascularity.

FIG. 1.66 Bladder Pheochromocytoma
(With permission from Damani N, Wilson S. Nongynecologic applications of transvaginal ultrasound. Radiographics. 1999;19:S179-S200. 注：版权方要求保留英文)

步CT或MRI检查。

囊肿的内部回声通常是由于囊内出血或感染所致。约有6%的囊肿伴有囊内出血。囊肿的感染可能来源于血性传播、膀胱输尿管逆行感染或肾囊肿穿刺或手术治疗后的并发症。囊壁增厚、囊液内碎片状回声、气液平面的出现都提示囊肿感染。超声检查提示的出血性囊肿（即虽然囊肿内部为低回声，但符合良性囊肿其他所有特征）可以定期进行超声检查随访。并发感染的囊肿则需要抽吸和引流，以达到诊断和治疗的目的。

肾囊肿内出现分隔通常是出血、感染或经皮抽吸导致。有时，2个相邻的囊肿可能会表现为内有分

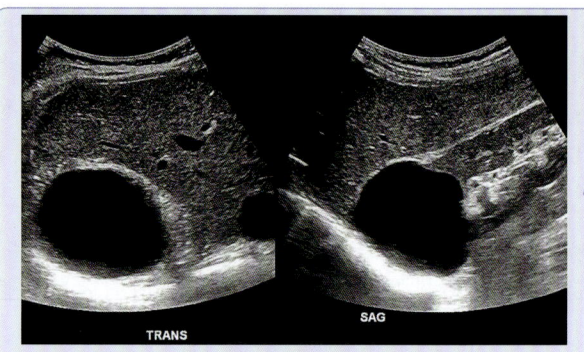

横切面和矢状面声像图显示肾囊肿的典型特征：边缘光滑，囊壁菲薄而难以显示，内部呈无回声，以及由于其透射增加而出现的后方回声增强。TRANS：横断面；SAG：矢状面。

图 1.67　肾囊肿

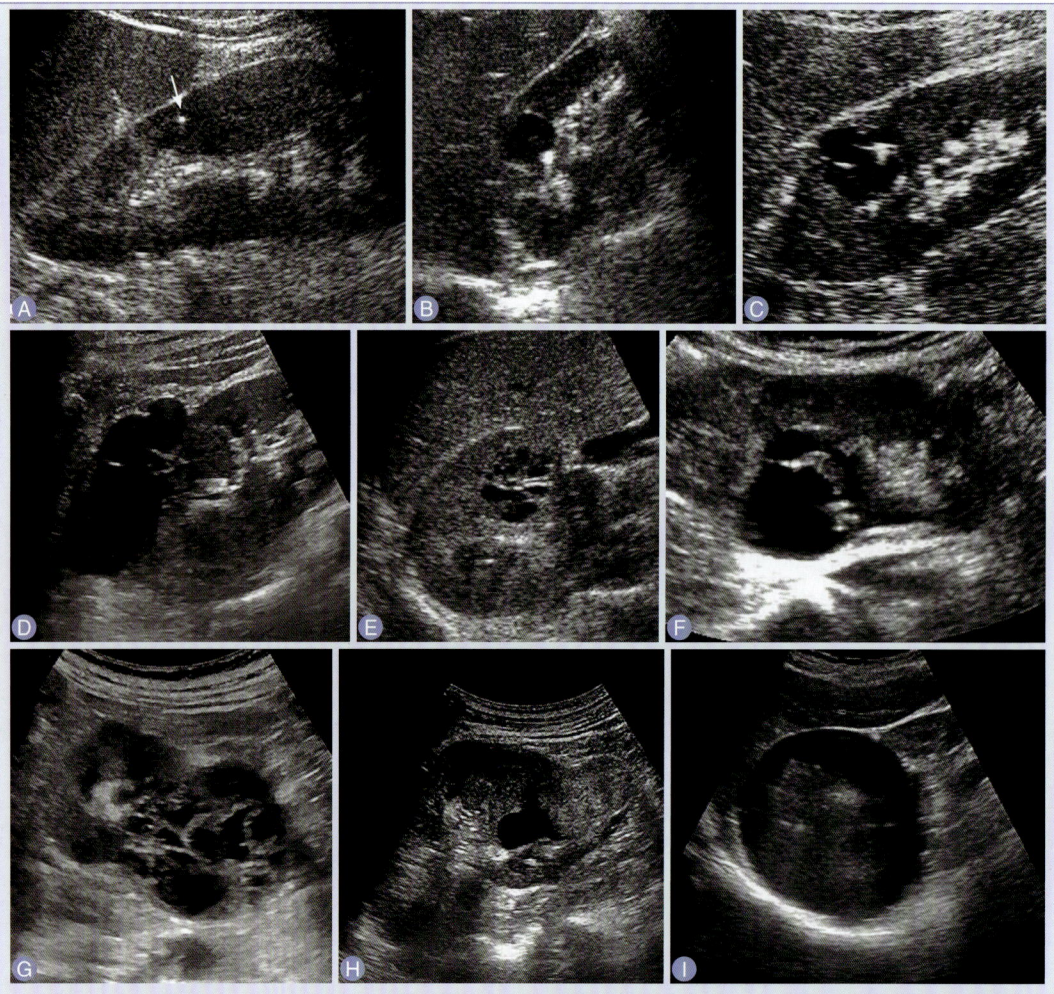

A.前方皮质的微小囊肿（箭头）难以观察，唯一可见的异常表现是伴有彗星尾征（振铃伪像）的强回声病灶；B.所示的囊肿可见一点状强回声伴彗星尾征（振铃伪像），这种回声并不是钙化引起的；C.内含菲薄分隔的复杂性良性囊肿，分隔和囊壁出现振铃伪像；D.声像图显示内含数个菲薄分隔的复杂囊肿，超声上可见的分隔，但MRI随访时未见分隔，最终还是基于MRI或CT图像特征进行Bosiak分类；E.囊肿内有众多厚薄不均的分隔；F.复杂性囊肿内有较厚的结节样分隔；G.声像图显示囊肿内有较厚的结节样分隔，但CT上分隔未见明显强化，提示为Bosiak 3类，随后在短期影像随访中发现囊肿缩小并证实为出血性囊肿；H.创伤后伴有大量实性成分的囊肿，实时彩色多普勒超声证实其实性部分是可移动的且无血流信号，超声随访显示囊内血块溶解；I.大的出血性囊肿表现为单纯囊肿内部含大量碎片回声。

图 1.68　复杂肾囊肿

隔的大囊肿。如果囊肿的分隔很薄或几乎看不见、光滑，并附着在囊壁上，没有局部增厚，则可以诊断为良性囊肿（图1.68B至图1.68D）。分隔不规则、增厚（>1 cm）或与囊壁连接处有实性成分的复杂囊肿应予以关注（图1.68E至图1.68G）。含有多个分隔的囊性病变不建议进行抽吸治疗。超声在显示囊性病变内部特点方面优于CT检查。

超声检查发现复杂肾囊肿的方法

内部回声

如果目前没有其他恶性肿瘤的特征，则行超声随访

如果存在恶性肿瘤的相关特征（可观察到的囊壁增厚、多发或较厚的间隔或广泛的分隔伴钙化），需行CT或MRI检查

分隔

如果分隔少且薄（≤1 mm），可以行超声随访

如果分隔不规则、呈结节状、多个杂乱的间隔或分隔上附着有实性成分，需行CT或MRI检查

钙化

如果仅有少量的钙化或钙乳沉积而无实性肿块，则行超声随访

如果发现粗大、不规则或无定形的钙化，需行CT检查

如果声像图中钙化的后方声影遮挡了要观察的组织，需行CT检查

清晰可见的囊壁或壁结节

如果可疑恶性，需行CT或MRI检查

肾囊肿的钙化可以是细小线状的或不规则粗大的。当肾囊肿囊壁菲薄或分隔伴钙化时，如果超声提示其包含良性囊肿的其他所有特征，且CT提示其内无软组织增强，则此为复杂性囊肿而非恶性肿瘤。然而粗大的、不规则的或无定型的钙化更需要引起重视，需行CT检查进一步评估。另外，囊肿内部钙乳沉积也是良性囊肿的特征之一。囊内分隔和囊壁在声像图上常呈现出明亮的强回声伴环状伪影（振铃伪像），类似于囊壁钙化（图1.68A至图1.68C）。而这些点状回声并不会产生任何影响，CT上也看不到相应的钙化。增厚的囊壁或壁结节的形成通常可排除良性病变的诊断（图1.68E至图1.68H），但此类囊肿最终治疗依据是CT或MRI出现的相应特征，以及在适当的临床背景下（如发热、白细胞增多或创伤）进行影像学随访。

基于肾囊肿影像学的复杂性，Bosniak于1991年提出复杂性囊肿恶性潜能的分类评估。许多超声医师都试图使用Bosniak术语对囊肿的复杂性进行分类。然而，应该强调的是，Bosniak的标准主要是基于对比增强的断层图像。所以，如果超声医师随意地使用复杂性囊肿的超声征象来做出Bosniak分级，恶性囊肿的风险评估将会出现偏差。例如，CT上恶性可能性很低的病变（Bosniak 2级）在超声上往往会被评估为恶性。

Bosniak 1级的囊肿具有单纯性囊肿的所有良性特征。Bosniak 2级的囊性病变表现更为复杂，可能有菲薄分隔和钙化。超声表现为单纯囊肿，在CT上可呈现高密度（蛋白质性或出血性，密度<60 HU，增强后密度<10 HU）。若囊液中蛋白质含量较高，则超声上会表现为低回声，易被误诊为实性病变。另外，CT判定的Bosniak 2级囊性病变中的菲薄分隔在超声上通常会提示恶性可能。CT最终判定为Bosniak 2F级的囊性病变恶性率约为5%。

Bosniak 3级的囊性病变在CT上的表现多种多样。厚且不规则的分隔、钙化、壁结节的出现都会增加恶性风险。正如前文所述，可在适当的临床背景下进行影像学随访，如伴有发热、白细胞增多、脓尿且怀疑有肾脓肿的患者，或存在并发症的老年患者。这种类型的其他病变包括高度复杂的出血性囊肿、多房性囊性肾瘤、局限性囊性肾病、囊性肾细胞癌。高度复杂性囊肿的分隔、壁结节及实性部分出现的CT强化，显著增加了Bosniak 4级囊性病变的恶性风险。

由于超声不易显示肾肿瘤的新生血管，所以其在判断更为复杂的囊性病变的风险分级中更多的是起到辅助作用。CT上明显增强的囊壁或分隔，在超声上却很少能探及局部彩色血流信号或能量多普勒信号增多（图1.49）。然而，微泡造影剂可能会增加超声在评价肾脏肿块特征中的价值（图1.50）。使用连续的、低机械指数的脉冲反转成像（或等效成像）对肾脏病变进行扫查可以媲美增强CT或增强MRI。超声造影显示新生血管的能力尤其适用于肾功能不全的患者，并且可以评估消融是否充分。

（二）肾盂旁囊肿

肾盂旁囊肿不与集合系统相通。肾盂旁囊肿可能起源于淋巴管或胚胎发育过程的停滞。大多数

患者无症状，极少数情况下会出现血尿、高血压、肾积水，或成为感染性或出血性囊肿。肾盂旁囊肿在超声上表现为边界清楚的无回声肾窦部肿块（图1.69）。如果肾盂旁囊肿并发囊内出血，超声表现为囊肿内可见偏高回声。多发的肾盂旁囊肿和肾积水有时难以鉴别（图1.69）。检查技术的优化和实时检查通常可以鉴别多发的、不连通的肾盂旁囊肿和连通的、扩张的肾盏和肾盂，后者是肾积水的标志。在极少数超声难以鉴别的情况下，MRI或CT可以起到帮助作用。

（三）髓质囊肿

1. 髓质海绵肾

髓质海绵肾的主要特征为集合管广泛的囊状扩张。髓质海绵肾可以是局灶性或弥漫性的。其发病原因尚未明确。髓质海绵肾在一般人群中的发病率尚不清楚，但肾结石患者中合并有髓质海绵肾的比例高达12%。有报道称髓质海绵肾与偏身肥大综合征、Ehlers-Danlos综合征、先天性肥厚性幽门梗阻、甲状旁腺功能亢进、Caroli病及常染色体隐形遗传性多囊性病存在相关性。单纯性髓质海绵肾通常无症状，当合并肾结石时，患者可能会出现肾绞痛、血尿、排尿困难或腰痛的症状。伴有临床症状的髓质海绵肾好发年龄通常为30~40岁。

超声通常难以识别单纯的肾小管扩张症（图1.44）。当肾小管内出现钙质沉着时，肾髓质锥体内可见有多个点状强回声伴有声影（图1.45）。如果钙化物沉积于集合系统将会导致梗阻。

2. 肾髓质囊性病

家族性青少年性肾消耗病和肾髓质囊性病均以发生在皮髓质交界处和髓质的小囊肿为主要特征。患者的肾脏体积偏小或正常。肾小管间质纤维化是两种疾病的共同特征。青少年性肾消耗病是一种常染色体隐性遗传病。患者会出现多尿、盐消耗并最终导致终末期肾病。而另一方面，肾髓质囊性病是一种常染色体显性遗传病。患者发病年龄多为30~40岁，肾脏相关症状与肾炎相似。声像图上可看到肾脏回声增加、体积减小伴髓质囊肿（0.1~1.0 cm）。

（四）多囊肾

常染色体隐性多囊肾病（autosomal recessive-

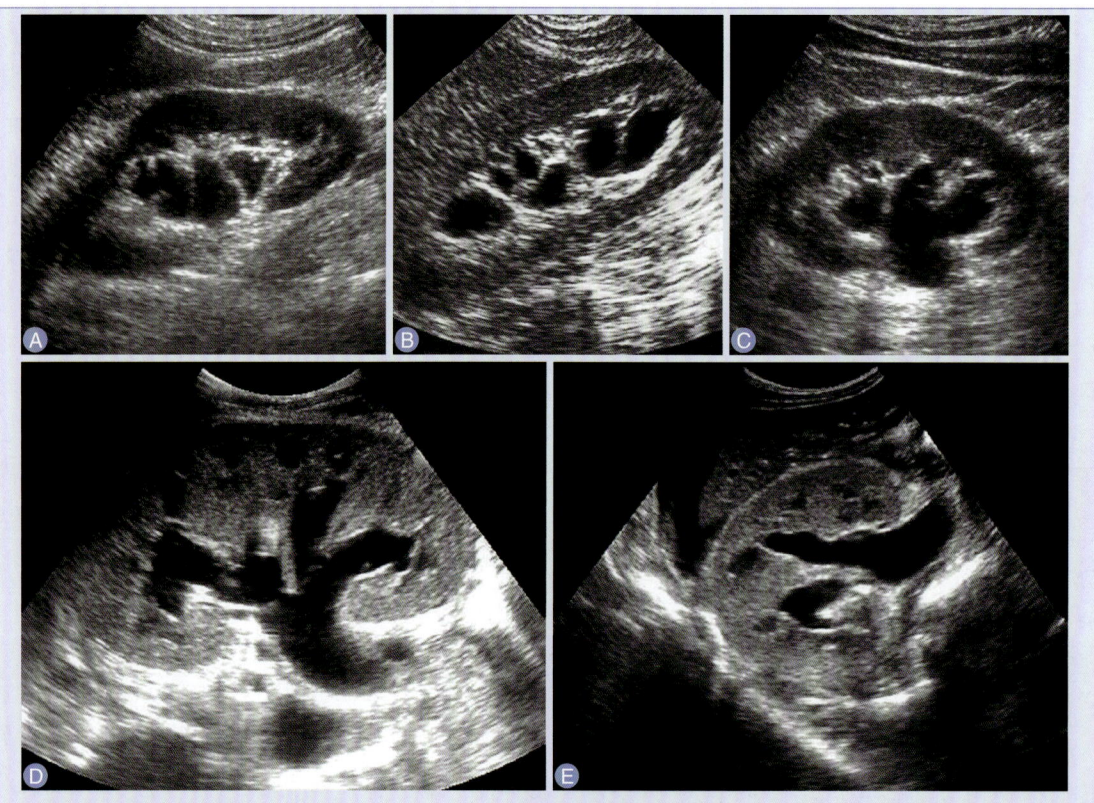

A、B. 排列杂乱的多发肾囊肿，证实为肾盂旁囊肿；C. 声像图类似肾盂积水的肾盂旁囊肿，这种情况较为罕见；D、E. 矢状面和横切面声像图展示真正的肾积水与肾髓质相连。

图1.69　中央型肾髓质囊肿：肾盂旁囊肿和肾盂积水

polycystic kidney disease，ARPKD）是根据患者出现临床症状的年龄，可分为围产期、新生儿期、婴幼儿期和青少年期4种类型。常染色体隐性多囊肾病的病理上特征为肾集合管性肾小管扩张、肝囊肿和门静脉周围纤维化。年幼患者主要表现为肾功能不全。青少年常染色体隐性多囊肾病患者以肝脏受累为主。常染色体隐性多囊肾病在活产儿的发病率通常在1∶14000～1∶6000。围产期发病的患儿通常会伴有肾脏体积过大、肺发育不全和羊水过少。围产期常染色体隐性多囊肾病患儿的死亡通常由于肺发育不全和肾功能衰竭引起。年龄较大的儿童会出现门静脉高压症的表现。常染色体隐性多囊肾病的肾脏超声特征包括皮质-髓质分界不清和肾脏增大、回声增强（图1.70）。偶尔存在肉眼可见的囊肿。

常染色体显性多囊肾病（autosomal dominant polycystic kidney disease，ADPKD）的主要特征是双肾大量皮髓质囊肿。囊肿大小不一，且不对称。常染色体显性多囊肾病是最常见的遗传性肾脏疾病，且无性别倾向。其发病率为1∶1000～1∶500。

接受透析治疗的患者中，常染色体显性多囊肾病占10%～15%。高达50%的常染色体显性多囊肾病患者并没有家族史。散发病例可能由基因的可变表达和自发突变引起。患者通常直到40～50岁才会出现可触及的肿块、疼痛、高血压、血尿和尿路感染的症状和体征。50%的患者通常在60岁时出现肾功能衰竭。常染色体显性多囊肾病的并发症包括感染、出血、结石形成、肾囊肿破裂和梗阻。囊肿较多、体积较大的患者更容易形成结石。常染色体显性多囊肾病患者还可伴有肝囊肿（30%～60%），胰腺囊肿（10%），脾囊肿（5%），甲状腺、卵巢、子宫内膜、精囊、肺、脑、脑垂体、乳腺和附睾的囊肿，颅内囊状动脉瘤（18%～40%），腹主动脉瘤，心脏病变和结肠憩室。没有经过透析治疗的常染色体显性多囊肾病患者在肾细胞癌的患病率上并没有明显增加。

超声可用于常染色体显性多囊肾病患者家庭成员的筛查及常规随访。常染色体显性多囊肾病患者声像图表现为双肾体积增大、取而代之的是多发大小不等的不对称囊肿（图1.71）。当囊肿合并有出血或感染时，囊肿壁增厚、囊内出现絮状回声或液平。囊肿壁内的营养不良性钙化或结石可表现为强回声灶伴后方声影。

肾囊肿在30岁以下的患者中较罕见。Ravine等修订了Bear等的标准，并提出有常染色体显性多囊肾病家族史的人群诊断常染色体显性多囊肾病的最低标准，30岁及以下的年轻人为单侧或双侧肾脏出现2个肾囊肿；30～59岁的患者为每侧肾脏2个肾囊肿，60岁及以上患者为每侧肾脏4个囊肿。这些修改后的标准可以解释Ⅱ型多囊肾患者发病相对较晚的

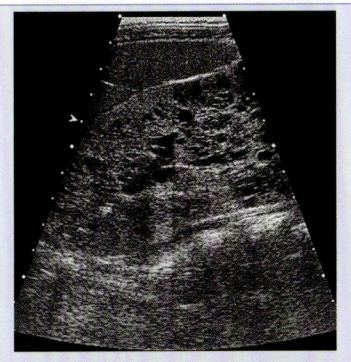

患儿，2岁，伴有肾功能不全。矢状面声像图显示肾脏明显增大并伴有许多微小囊肿。

图1.70 常染色体隐性遗传性多囊肾病

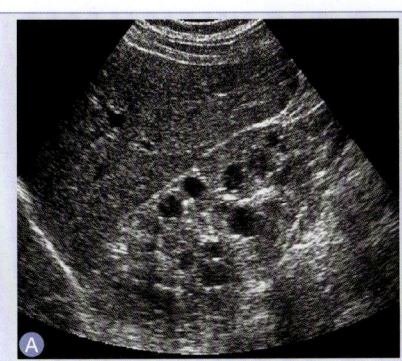 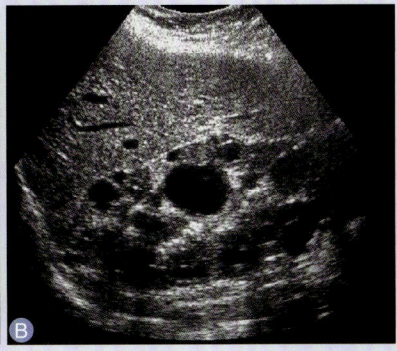 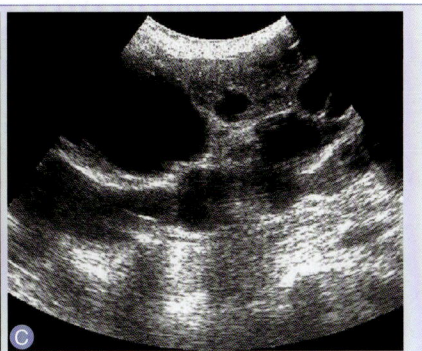

A.发病早期：肾内数个小囊肿；B.进展期：肾脏体积增大，囊肿数量增多；C.终末期：肾脏体积显著增大，肾脏被许多大小不等的囊肿取代。

图1.71 常染色体显性多囊肾病

原因，但对于年龄超过40岁的高危人群中，肾囊肿数量小于2个仍可排除该疾病。

（五）多囊性发育不良肾

多囊性发育不良肾（multicystic dysplastic kidney，MCDK）是一种非遗传性发育异常，也称作肾发育不良、肾发育不全、多囊肾。肾脏小而畸形，由多个肾囊肿组成，正常肾实质却很少。该病患者肾功能较差。多囊性发育不良性肾通常发生于单侧肾脏，并累及整个肾脏，少数情况下会出现双侧、节段性或局灶性病变。如果患者双侧肾脏同时发病，并累及整个肾脏，则病情往往会危及患者生命。该病男女性发病率大致相等，两侧肾脏发病率也大致相等。高达30%的患者有对侧的先天性肾盂输尿管连接处梗阻。其确切的发病机制尚不清楚。然而，90%的病例在胚胎发育过程中与某种形式的尿路梗阻有关。畸形的严重程度和患者确诊时的年龄差异可解释多囊性发育不良肾的不同表现，出生即确诊的患者大多有大的多囊性肿块，成年后确诊的患者多为肾脏无症状的小囊肿。

多囊性发育不良肾的超声征象：①多个大小不等互不相连的囊肿；②正常肾实质和肾窦消失；③局灶性回声区代表原始间质或微小囊肿（图1.72）。成年患者超声检查可见肾窝处小的囊性肿块，囊壁钙化呈现为点状强回声伴后方声影。当存在广泛钙化时，超声检查通常会存在局限性，此时需要CT检查来做出诊断。节段性病变通常累及双肾，如果囊肿较小，肿块可表现为实性回声。

（六）锂肾病

已知的长期服用锂药物的并发症有肾源性尿崩症（多饮多尿综合征）和（或）慢性肾脏疾病。在接受慢性锂治疗的患者中，高达40%的患者会发生尿崩症，并且通常是可逆的。另一方面，小部分患者可能发展为慢性局灶性间质性肾炎，表现为进行性、永久性尿浓缩功能障碍和慢性肾功能不全。该病诊断通常基于临床标准，但活检会发现肾小管间质纤维化、肾小管扩张和微囊肿。慢性锂毒性肾病的组织病理学特征对应的超声表现为大量的微囊肿和点状回声。这种回声通常被认为是微囊肿而非不伴声影的钙化（图1.73）。

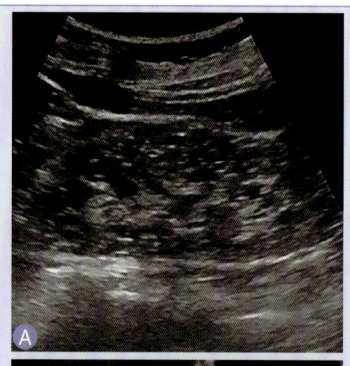
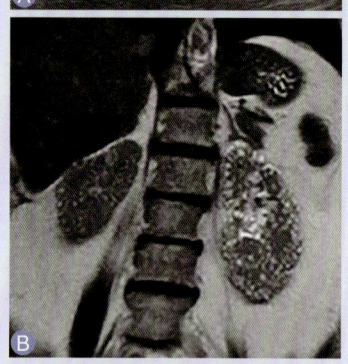

A.因轻度肾功能不全或糖尿病尿崩症而长期接受维持性锂治疗的患者，其纵切面表现为无数个微囊以及点状无声影的病灶；B.同一患者的MR T₂WI证实了无数个微囊结构。

图1.73 慢性锂肾病

（七）多房性囊性肾瘤

多房性囊性肾瘤（multilocular cystic nephroma，MLCN）是一种罕见的良性囊性肿瘤，由多个非交通性的囊肿组成，囊肿位于边界清晰的包膜内。偶尔可见肉瘤性间质，使其恶性程度升高。左、右肾脏均可发生多房性囊性肾瘤，有时，双侧肾脏可同时出现。这种肿瘤多见于4岁以下的男性患者以及4~20岁或40~60岁的女性患者。大多数儿童表现为腹部包块。成年人可无症状或表现为腹痛、血尿、高血压或尿路感染。

多房性囊性肾瘤的超声表现多种多样，取决于囊腔的数量和大小。如果有多个大囊腔，

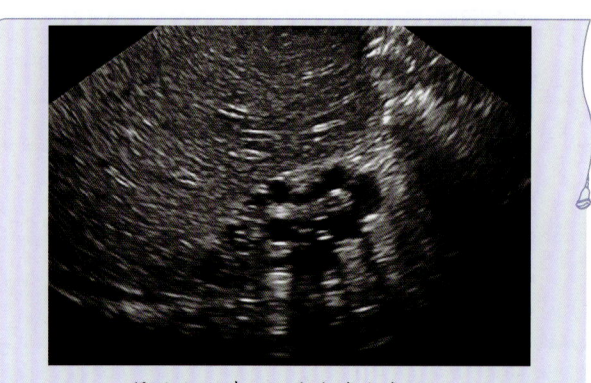

肾脏小而畸形，内含多个囊腔。

图1.72 多囊性发育不良肾

（Courtesy of Deborah Rubens, MD.）

则可以在边界清楚的肿块中看到非交通性囊肿（图1.74）；如果囊腔很小，则表现为近似实性的非特异性回声肿块。囊壁和分隔的钙化并不常见，无论是哪种影像学表现，都不可能在图像上将多房型囊性肾肿瘤以及囊性肾细胞癌区分开来。

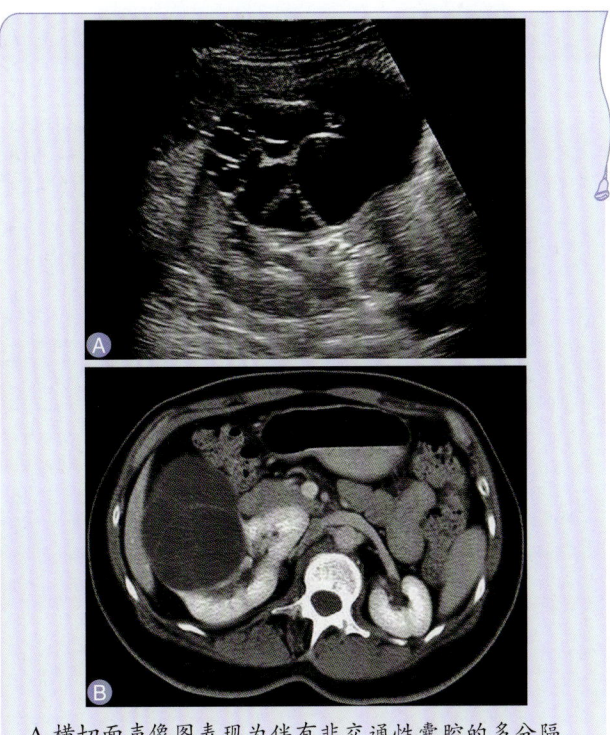

A.横切面声像图表现为伴有非交通性囊腔的多分隔、外生性、复杂性囊性肿块；B.增强CT证实了该疾病。

图1.74　多房性囊性肾瘤

（八）肾局灶囊性病

肾局灶囊性病是一种罕见的、良性的、非遗传性疾病，与多房性囊性肾瘤类似。多个相邻的囊肿占据了部分或全部的肾脏——这就是之前所描述的单侧多囊性疾病。肾局灶囊性病在超声上表现为被正常或萎缩的肾实质分割而成的大小不一的多发性囊性肿块（图1.75）。由于缺乏其他器官囊肿（或是对侧肾脏）以及适当家族史来辅助超声诊断，因此通常需要CT或MRI检查。此外，CT或MRI能够更好地显示多房性囊性肾瘤壁厚、纤维性和包膜特征。

（九）肿瘤相关性肾囊性病变

1. 后天性肾囊肿

后天性肾囊肿（acquired cystic kidney disease, ACKD）发生在进行血液透析或腹膜透析的肾功能衰竭患者的自体肾中。根据透析时间的长短，后天性肾囊肿在这类患者中的患病率为40%～90%。

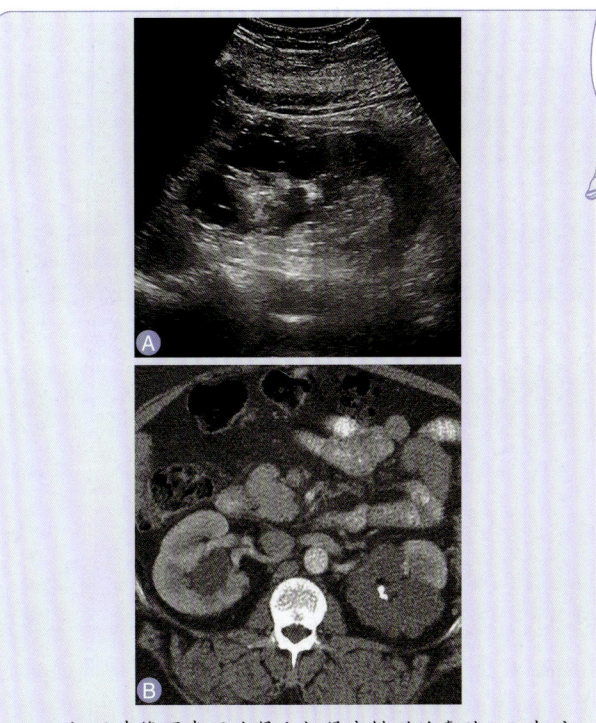

A.纵切面声像图表现为肾上极紧密排列的囊肿；B.相应的增强CT证实左肾上极被无数的囊肿所取代。

图1.75　肾局灶囊性病

肾细胞癌在后天性肾囊肿患者中的发病率为4%～10%。后天性肾囊肿的发病机制尚不明确，有毒物质引起肾小管梗阻所致的上皮增生在囊性病变和肿瘤发生中起到一定作用。在组织学上，多发小囊肿（0.5～3 cm）可同时累及肾皮质和肾髓质，常伴有囊内出血。超声、CT、MRI在后天性肾囊肿及其并发症的评估和随访中起到一定作用。即便肾移植成功后，后天性肾囊肿和肿瘤仍然会发生，他们可能发生于透析治疗的肾移植中。

后天性肾囊肿的超声诊断标准为慢性肾功能不全患者的每侧肾脏中有3～5个囊肿。囊肿通常很小，肾脏体积也很小（肾脏呈现高回声），囊内出血时囊肿内部出现回声（图1.76）。肿瘤可为实性或伴有附壁结节的囊性结构。

2. 冯希佩尔-林道综合征

冯希佩尔-林道综合征是一种具有可变表达和中度外显性的常染色体显性遗传病，其发生率为1∶35 000。主要的异常表现是视网膜血管瘤病、中枢神经系统血管母细胞瘤、嗜铬细胞瘤和肾细胞癌（40%）。冯希佩尔-林道综合征患者中的肾细胞癌通常是多灶性的（75%～90%）、双侧的（75%），这些患者通常行保肾手术方式治疗。此外，在冯希

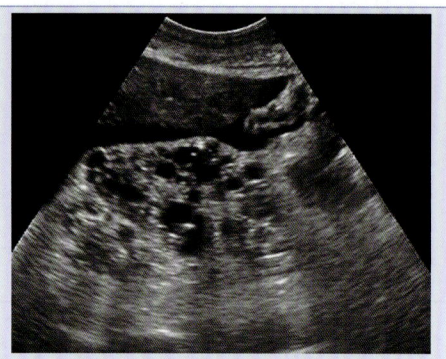

纵切面声像图显示肾脏体积缩小，内含多发囊肿，可见少量腹膜透析液。

图1.76 后天性肾囊肿

佩尔-林道综合征患者中肾囊肿最常见，约见于76%的患者，囊肿直径0.5～3 cm不等，多位于肾皮质。超声可作为冯希佩尔-林道综合征疾病的初步筛查方法，CT、MRI更适用于诊断冯希佩尔-林道综合征中双肾小的、多灶性的肿瘤，且是保肾术后监测的首选检查方式（图1.77）。

3. 结节性硬化症

结节性硬化症是以智力低下、癫痫发作、皮脂腺腺瘤为主要特征的常染色体显性遗传综合征。许多病例也由自发突变所致，其发病率为 1∶170 000～1∶9000，相关肾脏病变包括囊肿、血管平滑肌脂肪瘤、肾细胞癌（1%～2%）。囊肿大小从极小到3 cm不等。在超声图像上，如果仅存在囊肿，则很难鉴别结节性硬化症和常染色体显性多囊肾病。有囊肿和多发血管平滑肌瘤提示为结节性硬化症（图1.78），建议定期进行CT检查以评估血管平滑肌脂肪瘤的发展及肿瘤的进展。

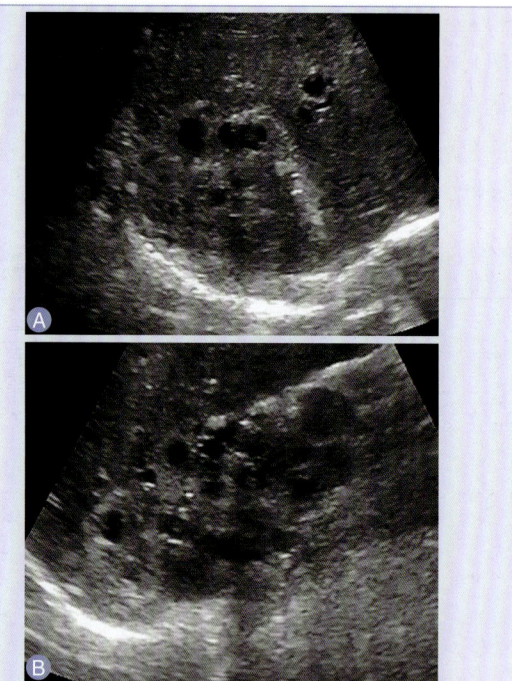

横切面（图A）和纵切面（图B）声像图可见多发小而复杂的多发囊性病灶。

图1.77 冯希佩尔－林道综合征

十一、创伤

（一）肾损伤

肾创伤可以是钝性的或穿透性的，大多数钝性肾损伤相对较轻，无须治疗即可痊愈。穿透伤通常是由于枪伤或刺伤所致，伴有囊肿、肿瘤和积水的肾脏更易损伤。肾损伤分为以下4种类型。

- Ⅰ型：轻度损伤（75%～85%）：未累及集合系统的挫伤、被膜下血肿、皮质小梗死和撕裂伤。

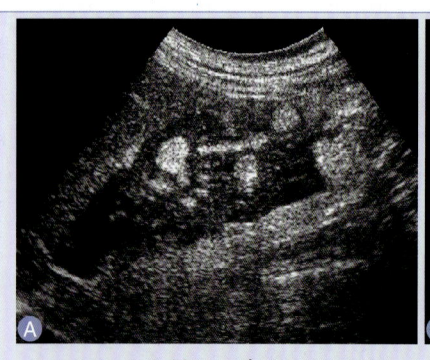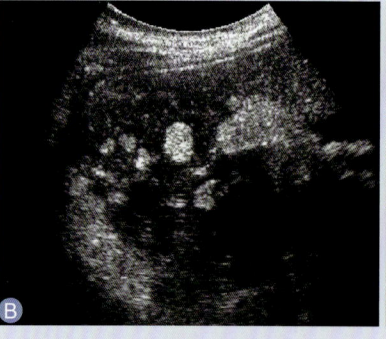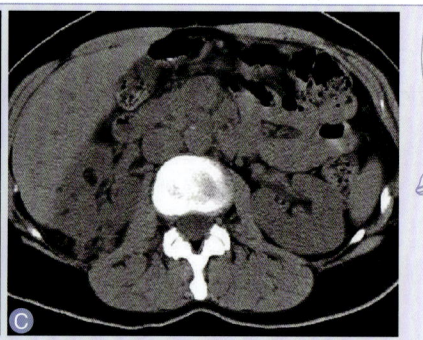

A、B.纵切面和横切面声像图可见肾内多发边界清楚的高回声肿瘤；C.相应的CT平扫可见多发具有脂肪衰减特征的肾脏病灶。

图1.78 结节性硬化症合并多发血管平滑肌脂肪瘤

- Ⅱ型：重度损伤（10%）：累及集合系统的肾脏撕裂伤和节段性肾梗死。
- Ⅲ型：灾难性损伤（5%）：血管蒂断裂和肾脏碎裂。
- Ⅳ型：输尿管盆腔交界处撕脱伤。

Ⅰ类损伤保守治疗，而Ⅲ类、Ⅳ类损伤需要紧急手术。Ⅱ类损伤根据严重程度选择保守治疗或手术治疗。

CT被认为是评估可疑肾损伤的首选影像学方法。因为肾损伤常伴有其他器官的损伤，而CT具有多器官成像的优势。理论上，超声具备评估肾损伤的能力，但实际上，技术上的限制通常会阻碍其充分地评估受伤器官。由于超声不能提供关于肾功能的信息因而更适用于已知肾实质损伤的患者随访。肾血肿可为低回声、高回声或不均质回声。撕裂伤被认为是线状缺损，如果出现断裂可延伸至整个肾脏（图1.79）。若肾脏破裂，可能会出现包含血液和尿液的肾周积液。被膜下出血可被视为肾周积液，从而使肾脏受压变形（图1.80）。碎裂的肾脏包含多个杂乱无章的组织碎片，同时伴有肾脏的出血和尿液积聚。彩色多普勒超声有助于评估血管蒂的损伤。随着超声造影的日益普及，超声造影可在危重症患者肾损伤的初步床旁评估及随访过程中发挥一定作用。

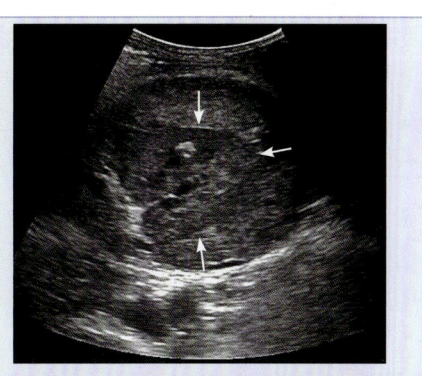

注意肾脏被大片、高回声的被膜下血肿压迫（箭头）。

图1.80 肾穿刺活检后的被膜下血肿

（二）输尿管损伤

创伤性输尿管损伤是妇科手术（70%）或泌尿外科手术（30%）最常见的并发症。钝性和穿透性损伤相对较少见。除非检查探及大量积液或肾积水，超声对这些损伤并不敏感。

（三）膀胱损伤

膀胱损伤可由钝性、穿透性、医学性创伤引起。膀胱破裂可分为腹膜内型膀胱破裂、腹膜外形膀胱破裂及混合型破裂。除非辨认大量积液或腹腔内游离液体，超声通常对这些损伤帮助并不大。

十二、血管异常

（一）肾脏血管多普勒超声

肾脏供血动脉的数量和大小变化很大。双功和彩色多普超声能够显示正常和异常的肾脏血流。肾动脉及其分支内的正常血流呈"低阻"灌注模式，在舒张期呈持续向前的血流模式。肾脏疾病的多普勒动脉频谱变化可以用某些参数来描述。最常见的参数是阻力指数。Keogan等建议在报告单个具有代表性的平均值之前，先对肾脏中的一些阻力指数测量值取平均值。大多数超声医师认为成年人阻力指数的正常上限是0.7，但对于4岁以下的儿童和老年患者，尽管肾功能正常，肾阻力指数也有可能>0.7。Mostbeck等还展示了阻力指数如何随心率变化，其范围为0.57±0.06（脉搏，120次/分）到0.70±0.06（脉搏，70次/分）。

尽管存在这种可变性，早期文献表明多普勒超声有提高超声评估肾功能不全的潜力。肾内频谱的变化（使用阻力指数进行量化）与急性或慢性尿路梗阻、不同种类原发性肾脏疾病、肾移植排斥反应和肾血管疾病相关。随访结果获益不佳和临床应用经验不足使很多影像科医师放弃使用阻力指数这一评价指标。研究表明，阻力指数随着驱动脉冲压力

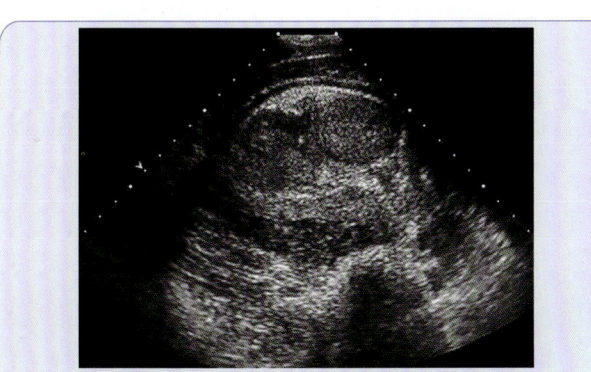

横切面声像图可见肾被膜连续性中断以及肾周呈混合回声的血肿。

图1.79 肾裂伤

（Courtesy of John McGahan, MD.）

的变化而变化，这解释了Mostbeck观察到的阻力指数的速率比值依赖性变化以及血管和（或）间质顺应性的变化。

（二）肾动脉闭塞和梗死

肾动脉阻塞可能由栓子或原位血栓形成引起。肾脏损伤程度取决于闭塞血管的大小和位置。如果肾动脉主干闭塞，整个肾脏都会受到影响，而周围血管闭塞仅导致节段性或局灶性梗死。急性肾梗死在灰阶超声上常表现为正常。然而，在双功和彩色和（或）能量多普勒超声检查中，肾内无血流信号（图1.81）。节段性或局灶性梗死可表现为"楔形"团块，与急性肾盂肾炎难以区分。随着时间的推移，可能会形成有回声的团块或瘢痕。慢性阻塞时，会看到萎缩的、瘢痕样的终末期肾脏。

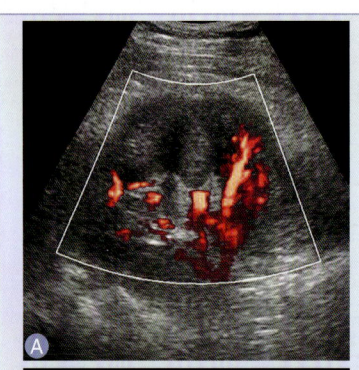
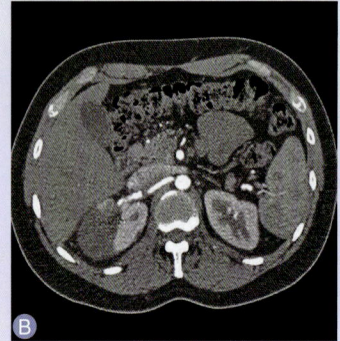

A.横切面能量多普勒声像图显示无血流灌注的稍低回声"病灶"；B.相应的CT血管造影显示急性右肾上极梗死和右肾动脉中段内的局灶性血栓。

图1.81　肾梗死

（Courtesy of William Middleton, MD. Mallinckrodt Institute of Radiology, St. Louis Missouri.）

（三）动静脉瘘和畸形

异常的动静脉交通可为后天性（75%）或先天性（25%）。虽然侵蚀性肿瘤可能会导致自发性异常动静脉瘘，但获得性病变通常是医源性的。大多数获得性病变由1条主要的供血动脉和1条主要的引流静脉组成。先天性动静脉畸形是由一团形态异常的小血管组成的。灰阶超声检查可能未发现异常。双功和彩色多普勒超声有助于鉴别这些病变。双功多普勒显示动脉端流速增加，阻力指数降低（0.3~0.4）以及舒张期湍流频谱。引流静脉内出现动脉搏动、频窗增宽。彩色多普勒超声表现为五彩的扭曲血管团，提示畸形的血管内血流方向紊乱，存在湍流（图1.82）。

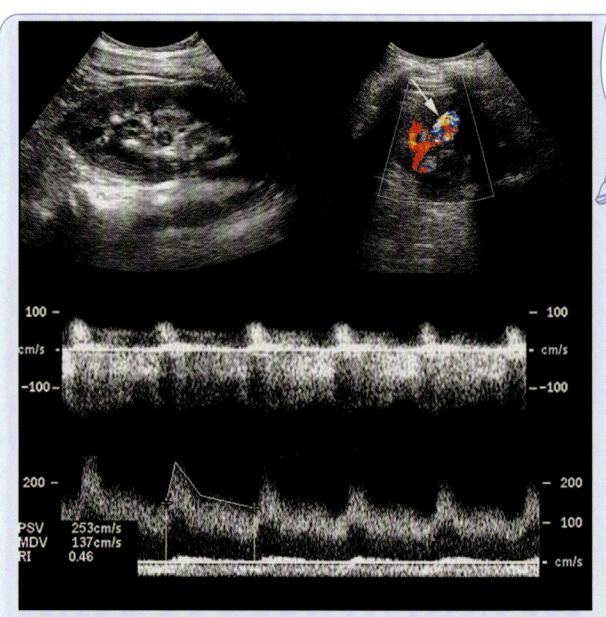

上图：左侧图像，正常肾脏矢状面声像图。右侧图像，局部彩色混叠头（箭头）。中图：频谱波形显示高速的引流静脉。下图：频谱波形显示肾动静脉畸形内的动脉血流信号。注意高速，低"阻力"（阻力指数=0.46）。

图1.82　肾动静脉畸形

（四）肾动脉狭窄

高血压可能是原发性（95%~99%）或继发性（1%~5%）。绝大多数继发性高血压患者患有肾血管疾病。肾血管疾病最常见的原因是动脉粥样硬化（66%），其余病例大多由肌纤维发育不良引起。多种不同的成像技术已用于检查肾血管性高血压患者。这些技术包括静脉内和动脉内数字减影血管造影、卡托普利肾动态显像、双功和彩色多普勒超声、CT血管造影和MRI血管造影。

超声实验室的大量研究和临床经验表明，多普勒超声可作为肾血管性高血压的初步筛查工具。筛查方法可能包括：①检测狭窄处或狭窄远端的异常多普勒信号；②或检测肾内血管的异常多普勒信号。血流动力学对显著狭窄（>60%）的典型直接标准包括局部峰值收缩速度＞200 cm/s、狭窄后湍流以及肾动脉与主动脉的流速比率＞3.5。

超声通常不能对整个肾动脉进行评估。据估计，多达42%的患者超声上看不到肾动脉主干。此外，14%～24%的患者有副肾动脉，超声通常无法检测到。因此，评估肾动脉主干作为肾动脉狭窄的筛查方法经常是失败的，特别是在超声扫查有困难的患者中。第2种方法是检查肾内血管系统。正常情况下，肾动脉频谱在收缩期会有急剧的上升过程，在收缩期早期出现第2个小峰值。狭窄远端的小慢波是指收缩期加速度减慢，收缩期峰值流速减低（图1.83）。为了评估波形延迟的上升支，需要测量下述2个指标。

- 加速时间：从收缩期开始到达峰的时间。
- 加速度指数：收缩期上升斜率。

建议将加速时间＞0.07秒、收缩期上升斜率＜3 m/s²作为评估肾动脉狭窄的阈值。简单识别波形的变化可能已经足够了（图1.84）。卡托普利实验可以使肾动脉狭窄患者的波形异常更明显。血管内造影剂的使用提高了评估肾动脉狭窄技术的成功率。它们在肾动脉血管成形术和支架置入术患者的评估和随访中也可以发挥作用。

尽管有大量文献表明直接或间接多普勒方法应用前景广阔，但这两种技术对于扫查困难的患者来说价值有限。这两种方法在检查肾动脉"严重"狭窄时的敏感性和特异性差异很大，这也使得人们对多普勒作为肾动脉狭窄主要筛查手段的潜力提出了质疑。此外，最近的一些试验表明，肾动脉狭窄的

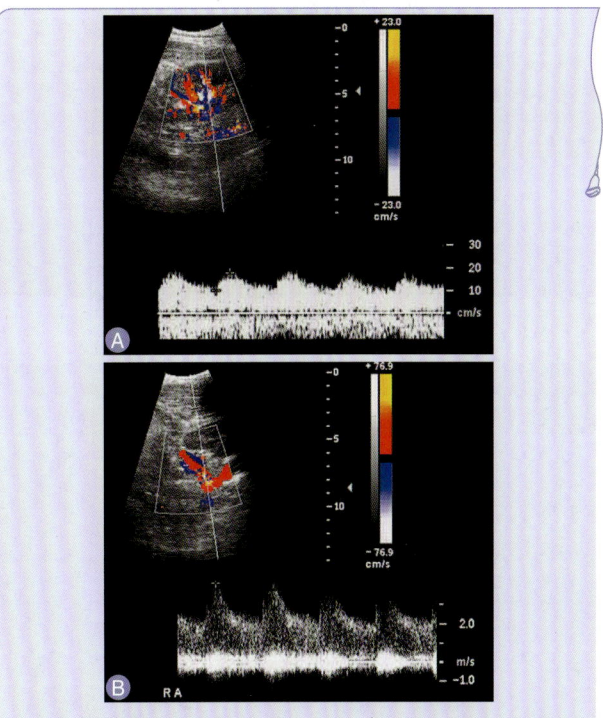

A.肾内频谱波形显示小慢波，加速时间延长，阻力指数降低；B.肾动脉于主动脉起始处的波形显示峰值速度为410 cm/s，阻力指数为0.43。

图1.84 肾动脉狭窄

血运重建和（或）支架置入术与保守的药物降压治疗相比并无优势，这可能会影响未来的筛查算法。

（五）肾动脉瘤

肾动脉瘤是肾动脉或其分支的囊状或梭形扩张。肾动脉瘤的发生率为0.09%～0.30%。原因可能是先天性、炎症性、外伤性、动脉粥样硬化性，或与纤维肌肉性疾病有关。如果动脉瘤较大（＞2.5 cm）、无钙化或与妊娠相关，那么其破裂的可能性增加，建议治疗。灰阶超声检查可见囊性肿块，增加双功和彩色多普勒超声将容易显示囊性肿块内的动脉血流信号（图1.85）。

（六）肾静脉血栓形成

肾静脉血栓形成（renal vein thrombosis，RVT）通常由肾脏的潜在异常、脱水或高凝状态引起。肾脏和左侧肾上腺的肿瘤可能会生长到静脉中，导致肾静脉血栓形成。肿瘤、腹膜后纤维化、胰腺炎和创伤相关的外源性压迫可引起血管狭窄和血流速度减慢导致肾静脉血栓形成。成年人肾静脉血栓形成最常见的病因是膜性肾小球肾炎。此类患者50%会发生肾静脉血栓形成。如果血栓形成是急性的，患者可能会出现腰痛和血尿。大多数慢性肾静脉血栓

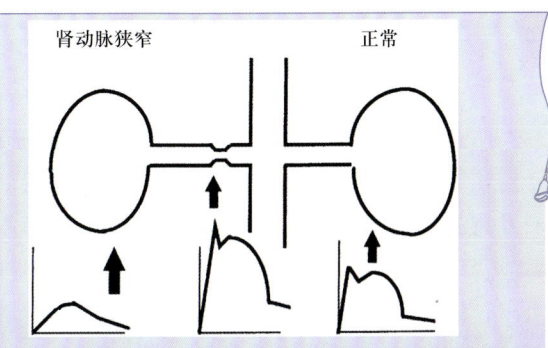

右侧，从正常肾动脉追踪。注意收缩早期峰值。中间，追踪显示狭窄处测量到的高速血流。左侧，追踪显示狭窄处远心端的小慢波。

图1.83 肾动脉多普勒追踪示意

（With permission from Mitty HA, Shapiro RS, Parsons RB, Silberzweig JE. Renovascular hypertension. Radiol Clin North Am. 1996；34：1017-1036.）

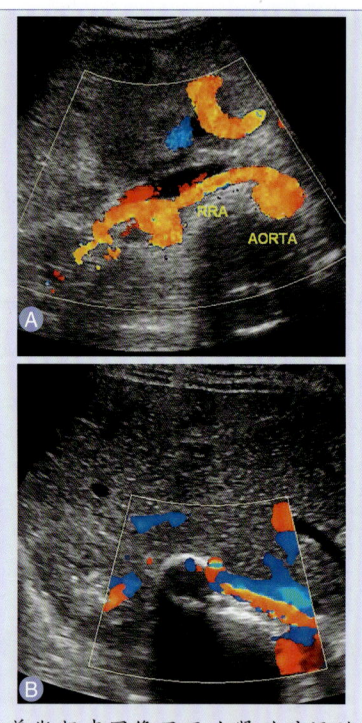

A.彩色多普勒超声图像显示右肾动脉远端动脉瘤；B.另一例患者的彩色多普勒超声图像显示右肾动脉远端动脉瘤，瘤体外周管壁钙化，但瘤腔内血栓形成。
RRA：右肾动脉；AORTA：腹主动脉。

图1.85　肾动脉瘤

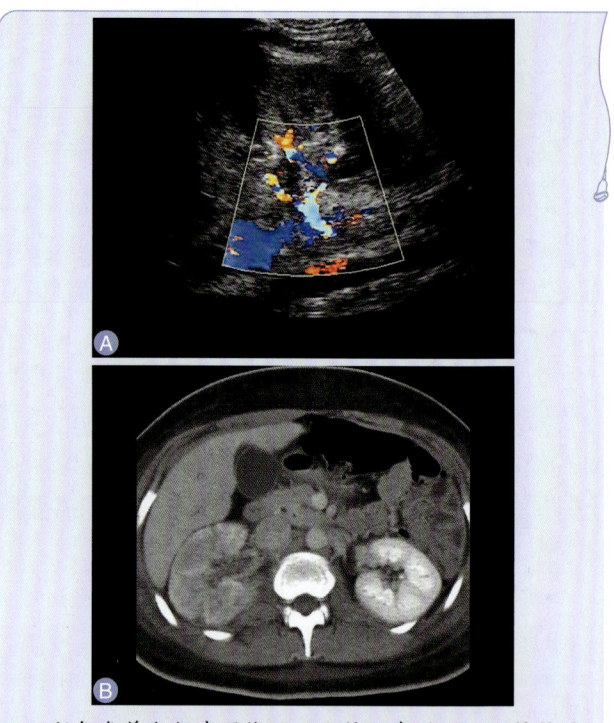

A.彩色多普勒超声图像显示右肾回声增强，右肾静脉血栓延伸至下腔静脉，管腔未闭塞；B.相应的增强CT显示右肾增大，右肾显影延迟，右肾静脉血栓。

图1.86　肾静脉血栓形成

（Courtesy of Shweta Bhatt，MD.）

形成患者会形成侧支循环；因此，慢性肾静脉血栓形成患者一般无症状。

急性肾静脉血栓形成的超声表现是非特异性的，包括肾脏增大、水肿、回声减低，皮髓质分界不清。偶尔可在肾静脉内看到血栓（图1.86），但在急性期，血栓可能是无回声的，因此难以观察到。使用双功能超声和彩色多普勒超声对诊断是有帮助的。然而，肾静脉内无法检测到血流并不一定提示是肾静脉血栓形成。尽管优化了技术，但极低的血流信号在扫查困难的患者中仍然难以检测到。肾实质内固有肾动脉舒张末期血流信号消失或反向是肾静脉血栓形成的继发征象。Platt等对12例临床表现提示急性肾静脉血栓形成的患者的20个受累肾脏进行评估。他们发现，只要怀疑肾静脉血栓形成，肾动脉多普勒超声表现正常的患者仍需进一步检查（多普勒超声表现正常的4例中有2例患有肾静脉血栓形成），舒张期信号消失或反向不应被视为肾静脉血栓形成的特异性征象（舒张期血流消失或反向的10例中有2例患有肾静脉血栓形成）。如果超声检查诊断不明确，应进行MRI检查。慢性肾静脉血栓形成肾脏通常会萎缩、回声增高，发展为终末期的肾脏。

（七）卵巢静脉血栓形成

卵巢静脉血栓形成最常见于产后妇女，也可见于盆腔炎性疾病、克罗恩病或妇科手术后。右侧比左侧更常见。灰阶、双功能和彩色多普勒超声可显示长的充满血栓的管状结构，从肾静脉区域延伸至骨盆深处。患者通常接受抗凝和抗生素治疗。

十三、内科泌尿生殖系统疾病

肌酐水平升高的患者通常会被送往超声科进行初步筛查，目的是排除潜在的机械性梗阻。如果未发现梗阻，提示肾实质存在异常，故称为内科肾病或肾实质疾病。急性肾损伤在超声上可表现为高回声、回声增强或回声正常。在急性期，肾周可有少量薄层积液；慢性肾病肾脏体积缩小、回声增强（图1.87）。需要注意的是，尽管肾脏大小是用于区分急性和慢性过程的临床相关参数，但通常无法根据超声检查时肾脏的外观来区分多种内源性肾脏疾病的病因。当临床特征和病史不明确时，经皮穿刺活检通常是必要的。

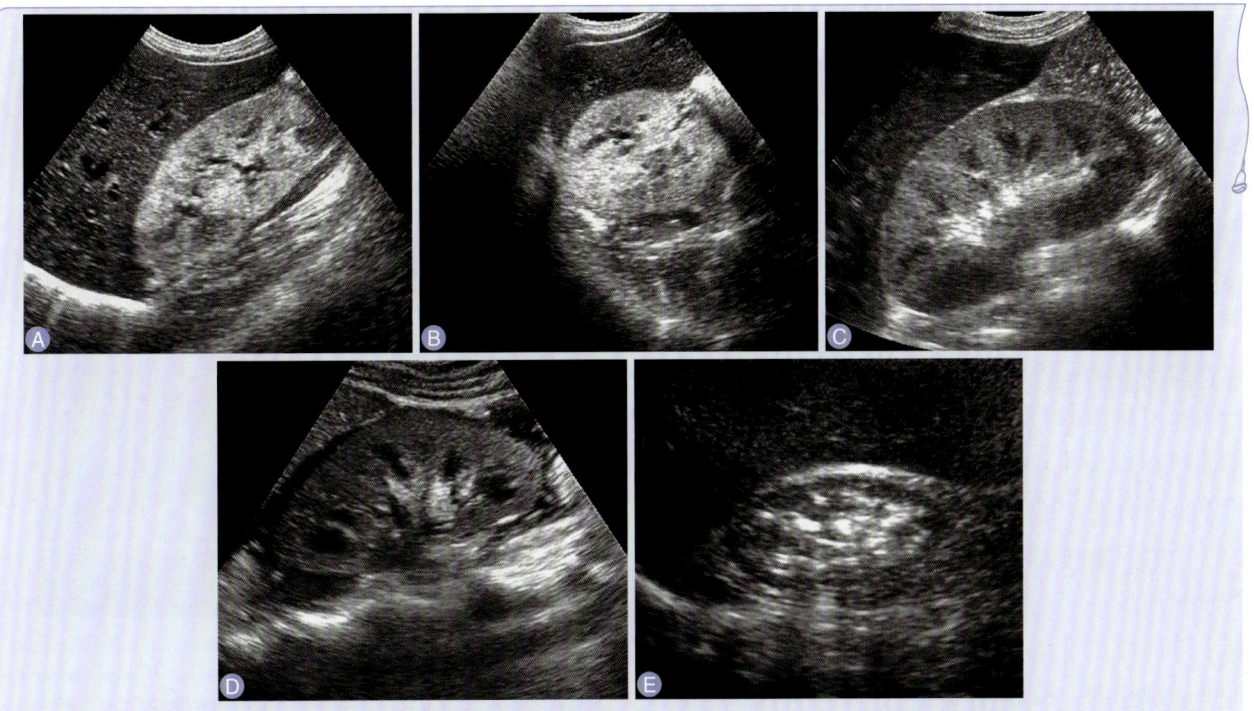

A、B.矢状断面和横切面超声显示急性期肾实质回声明显增强，皮质和髓质分界不清；C.肾脏体积明显增大，表现为与图A或图B相似的皮质回声增强，但程度低于图A或图B；D.肾脏回声增高，注意相对低回声的肾锥体和肾周无回声（"肾周出汗"征）；E.小的终末期肾脏显示皮质萎缩和肾实脂肪增多。

图1.87　4名患者的肾脏疾病和（或）肾实质疾病

（一）急性肾小管坏死

急性肾小管坏死（acute tubular necrosis，ATN）是急性可逆性肾衰竭最常见的原因，与肾集合管内细胞碎片沉积有关。缺血性和毒性损伤都会导致肾小管损伤。诱因包括低血压、脱水、药物、重金属和化学溶剂。急性肾小管坏死的超声表现取决于其根本病因。对于低血压引起的急性肾小管坏死，肾脏超声表现可能正常，但如果是药物、金属和化学溶剂，则会导致肾脏体积增大、回声增高。肾前疾病和急性肾小管坏死占所有急性肾衰竭患者的75%。

（二）急性肾皮质坏死

急性肾皮质坏死（acute cortical necrosis，ACN）是急性肾功能衰竭的一种罕见病因，由肾皮质缺血性坏死伴肾髓质锥体保留引起。由于肾包膜的血液供应，皮质的最外层仍然可以存活。急性肾皮质坏死与败血症、烧伤、严重脱水、蛇咬伤、妊娠合并胎盘早剥或脓毒性流产有关。确切原因尚不明确，但可能与暂时性肾内血管痉挛、血管内血栓或肾小球毛细血管内皮损伤有关。在超声检查中，最初肾皮质为低回声（图1.88）。随着时间的推移（平均2个月），肾脏萎缩，肾皮质可能出现钙化。

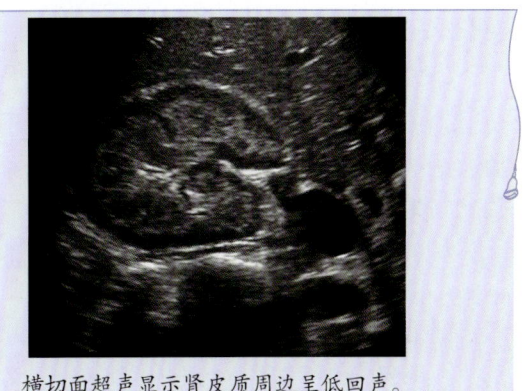

横切面超声显示肾皮质周边呈低回声。

图1.88　急性肾皮质坏死

（三）肾小球性肾炎

肾小球坏死和系膜增生是急性肾小球肾炎的特征。以急性肾小球肾炎为特征的系统性疾病包括结节性多动脉炎、系统性红斑狼疮、韦格纳肉芽肿病、Goodpasture综合征、血小板减少性紫癜和溶血性尿毒症综合征。患者可能出现血尿、高血压和氮质血症。在超声检查中，双侧肾脏都会受影响，肾脏大小可能正常，但常会出现肾脏肿大，肾皮质回声改变。肾皮质回声可能正常、增强或呈低回声，但髓质不受影响（图1.87），经过治疗后，肾脏大小和回声可恢复正常。急性肾小球肾炎在急性期病情无法控制，经过数周或数月后将转变为慢性肾小球肾炎，且病情未减轻，发生严重的、大范围的、对称性的肾实质变薄。肾盏和肾乳头正常，肾盂周围脂肪增多。肾脏表现为体积缩小、回声增强，表面尚光滑，肾窦中央复合体回声明显。

（四）急性间质性肾炎

急性间质性肾炎是肾脏的一种急性超敏反应，常与药物有关。青霉素、甲氧西林、利福平、磺胺类药物、非甾体类抗炎药、西咪替丁、呋塞米和噻嗪类药物均与此有关。通常，肾衰竭会随着药物治疗停止而消退。超声检查显示肾脏体积增大。

（五）糖尿病

糖尿病是引起慢性肾功能衰竭最常见的原因。肾小球高滤过被认为与糖尿病肾病的发生有关。肾脏可出现肥大。随着时间的推移，弥漫性毛细血管间肾小球硬化发生，导致肾脏体积进行性减小。在声像图中，肾脏体积最初增大，但随着时间的推移以及进行性肾功能不全，肾脏体积减小、皮质回声增强，皮质和髓质分界清晰。疾病终末期，肾脏变得更小，回声更强，皮质与髓质界限不清。

（六）淀粉样变

淀粉样变可分为原发性和继发性，通常为全身性疾病；10%~20%的病例其病变局限于1个器官或系统。淀粉样变患者常伴有肾功能衰竭。原发疾病患者多为男性，平均寿命约60岁。继发性淀粉样变的病因包括多发性骨髓瘤（10%~15%）、类风湿关节炎（20%~25%）、结核病（50%）、家族性地中海热（26%~40%）、肾细胞癌和霍奇金病。在急性期，肾脏呈对称性增大。随着疾病进展，肾脏发生萎缩；超声显示肾皮质萎缩，回声增强。可见肾局灶性肿块、不规则钙化、肾盂中央肿块（可能是出血或淀粉样沉积）以及肾周软组织肿块。同样，输尿管和膀胱的受累可能是局限性或弥漫性的，可显示管壁增厚、肿块伴或不伴钙化，需要通过活检才能确诊。

（七）子宫内膜异位症

子宫内膜异位症是指育龄妇女子宫外发现子宫内膜组织。患者通常表现为疼痛、不孕、痛经和性交困难。大约1%的盆腔子宫内膜异位症患者病变会累及尿道，最常见的是膀胱。膀胱子宫内膜异位症患者会出现血尿。膀胱子宫内膜异位症可能是局灶性或弥漫性的，较少累及输尿管，肾脏受累罕见。在声像图中，膀胱子宫内膜异位症患者可表现为膀胱壁或腔内的囊性、囊实混合性或实性病变。确诊通常需要膀胱镜检查和活检（图1.89）。

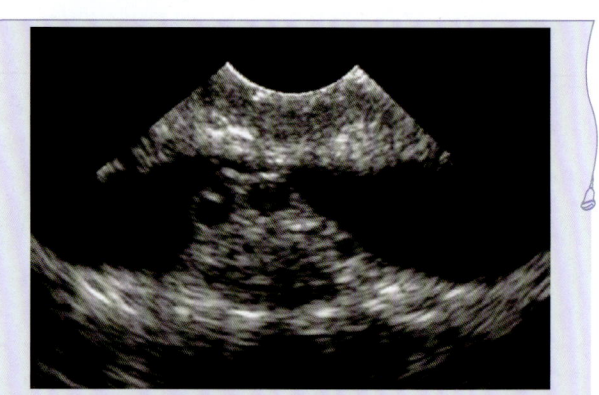

Transvaginal scan demonstrates cystic components in a mural mass that are typical for an endometrioma.
FIG. 1.89 Bladder Endometrioma
(With permission from Damani N, Wilson S. Nongynecologic applications of transvaginal ultrasound. Radiographics. 1999;19:S179-S200. 注：版权方要求保留英文)

（八）间质性膀胱炎

间质性膀胱炎是一种来源不明的慢性膀胱壁炎症。它好发于中年妇女，并与其他全身性疾病有关，包括系统性红斑狼疮、类风湿性关节炎和多发性大动脉炎。主要症状为刺激性排尿，可能出现血尿（30%）。超声显示小容量、厚壁膀胱（图1.90）。可能存在输尿管梗阻。在某些病例中，超声不能区分间质性膀胱炎和膀胱弥漫性移行上皮细胞癌。患者应进行膀胱镜检查并活检确认。

十四、神经源性膀胱

排尿是由大脑皮层区域控制的精细协调的神经过程。这些区域控制着膀胱逼尿肌以及尿道内外括约肌。简而言之，导致神经源性膀胱的病变可分为逼尿肌无反射（下运动神经元病变）或逼尿肌反射亢进（病变位于骶骨反射弧以上）。

逼尿肌无反射患者的声像图表现为平滑、大容量、薄壁的膀胱。膀胱可高度充盈至腹部（图1.91A）。逼尿肌反射亢进会导致膀胱厚壁、垂直、小梁状，通常伴有上尿路扩张（图1.91B，图1.91C）。可见膀胱残余尿。如果神经源性膀胱引

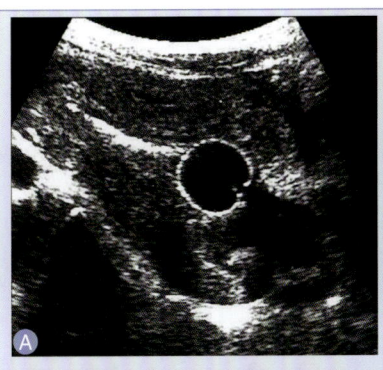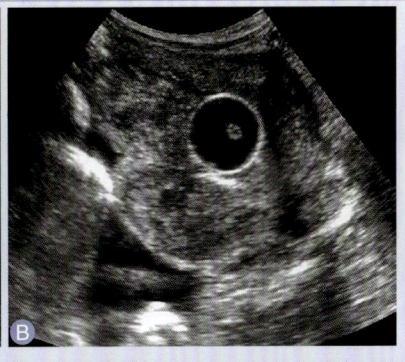

2例均出现尿潴留。A.间质性膀胱炎；B.弥漫的移行细胞癌。两组声像图均显示Foley导尿术后膀胱壁明显增厚，需要膀胱镜和活检进行鉴别。

图1.90 弥漫性膀胱壁增厚

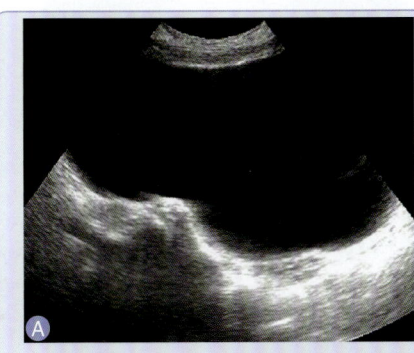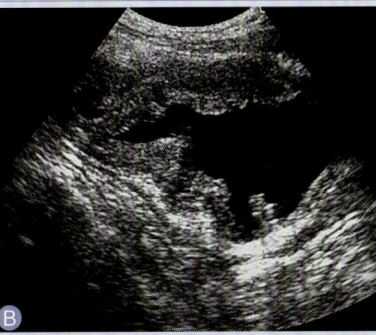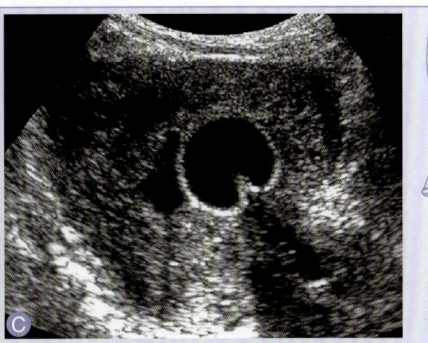

A.逼尿肌无反射（下运动神经元病变）显示膀胱体积增大，壁薄；B、C.逼尿肌反射亢进（上运动神经元病变）2例，超声显示膀胱壁增厚、膀胱小梁形成。

图1.91 神经源性膀胱

起的功能障碍没有得到及时的诊断和治疗，可能会出现肾功能迅速恶化。

十五、膀胱憩室

膀胱憩室可以是先天性的，也可以是获得性的。先天性憩室又称Hutch憩室，位于输尿管入口附近。大多数获得性憩室多为膀胱出口梗阻所致。膀胱黏膜通过输尿管口后外侧的薄弱部位疝出。憩室颈部可窄或宽。窄颈憩室易导致尿潴留，并引起感染、结石、肿瘤、输尿管梗阻等并发症。起源与憩室的肿瘤预后较膀胱肿瘤差。

憩室仅由黏膜和黏膜下层组成，无肌层。因此，肿瘤生长和侵入周围的膀胱周围脂肪会更快。

声像图显示憩室表现为膀胱外囊。憩室的内部回声因其内容物的不同而表现各异。憩室颈部往往容易显示（图1.92，动图1.4）。可以看到尿液出入于憩室。

十六、术后评估

（一）肾切除术

肾部分切除术后，缺损处常由有血管生成的腹膜后脂肪所替代。在CT和超声检查中，脂肪会表现类似于肾脏肿块的特征。在声像图中，这些"肿块"可以是高回声或等回声。如果能考虑到相关手术史会造成这种类似表现，可以避免额外不必要的影像学检查。

（二）尿流改道术

尿流改道术，又称为回肠膀胱尿流改道术，是为膀胱无功能患者或膀胱切除术后的患者量身打造的手术方案。用肠道的一部分来制造成1个模拟正常膀胱功能的囊袋，其可以附在腹壁（皮袋）或尿道（原位袋）。两者术后并发症相似，包括尿外渗、反流、瘘管形成、脓肿、尿性囊肿、血肿、深静脉血栓形成、肠梗阻和小肠梗阻。多用超声检查来探查并发症,而不是评估囊袋本身。如果囊袋充满尿液,可以进行超声检查(图1.93)。通常可见肠壁增厚或形状不规则、假性肿块、腔内黏液积聚和肠套叠。囊内可能会形成结石。

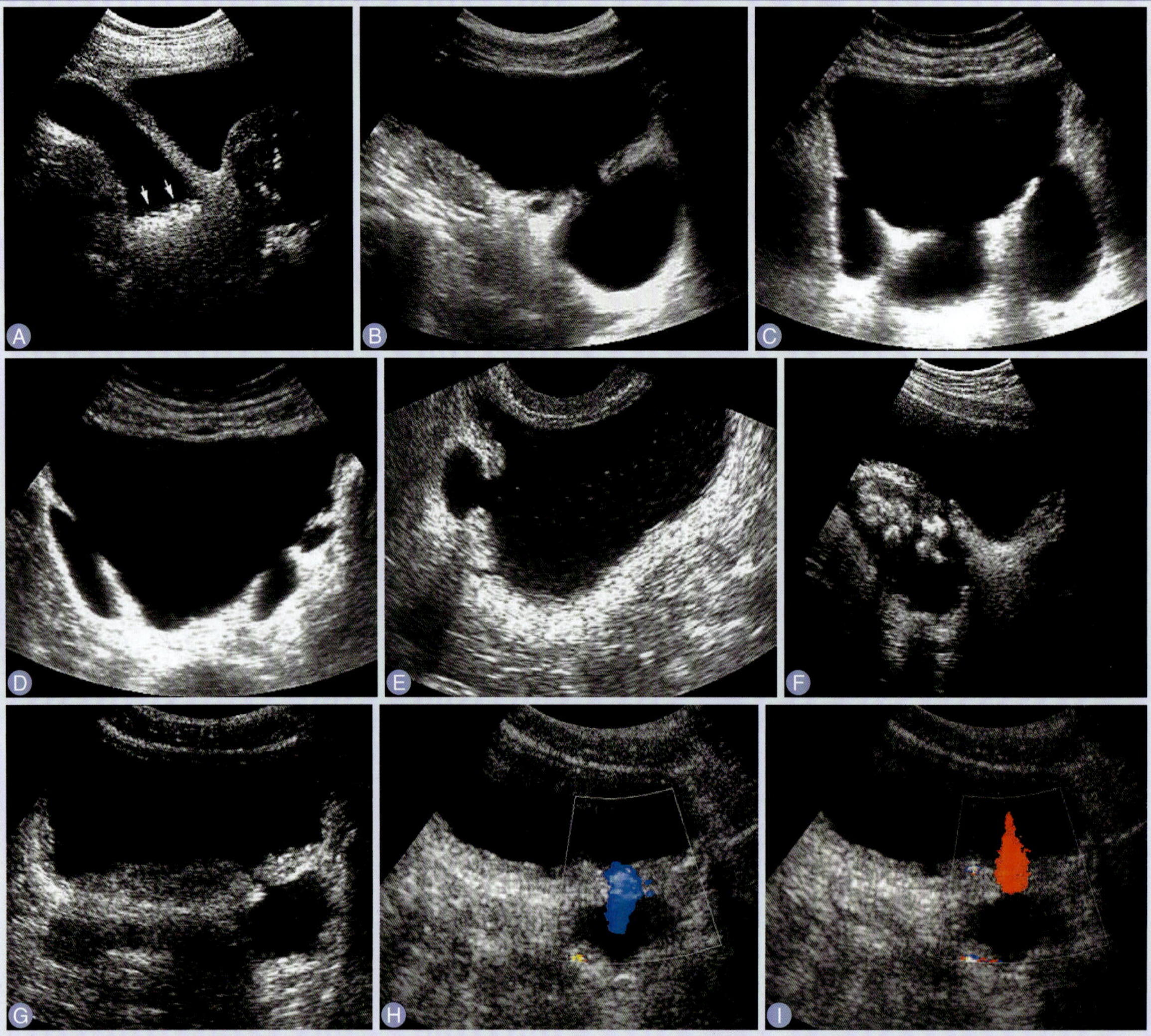

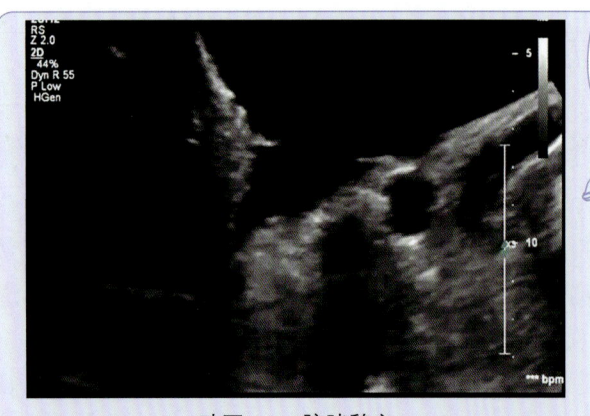

A.含有多个结石的膀胱大憩室(箭头);B.后外侧Hutch憩室;C.多发宽颈憩室;D.多个大小不等的憩室;E.经阴道超声显示1个不寻常的女性膀胱憩室,膀胱腔内有碎片;F憩室内充满伴广泛钙化的大移行细胞癌;G～I.窄颈憩室患者。H、I.尿液从憩室口出入。参见视动图1.4。

图1.92 膀胱憩室

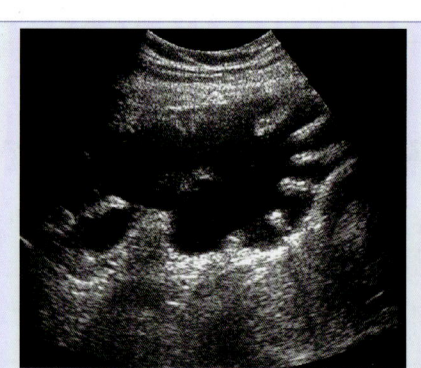

动图1.4 膀胱憩室

声像图可显示肠壁特征以及可变的内容物。

图1.93 回肠膀胱尿流改道术(尿流改道术)

十七、结论

超声在显示肾脏、输尿管、膀胱以及诊断相关疾病中起着重要作用。超声识别和诊断泌尿生殖系统疾病的能力是影像学持续发展的成功典范。

我们由衷感谢Jenny Tomashpolskaya博士提供的精彩插图。

（徐辉雄，李俊来，王希，董彩虹，陈凯玲，伯小皖，陈梓桐，李秋燕，曹晓林，何璇，林轶群，包歆悦，李文宝，高天，熊屏译）

参考文献

扫码观看

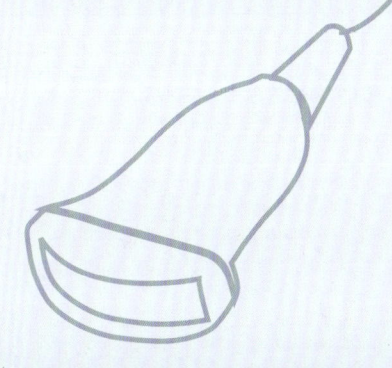

第二章　前列腺和经直肠超声

Ants Toi

章节大纲

一、解剖学
　（一）解剖分区
　（二）血管和神经结构
二、声像图表现
三、仪器和技术
四、良性疾病
　（一）正常变异
　（二）良性前列腺增生
　（三）慢性前列腺炎/慢性盆腔疼痛综合征
　（四）前列腺囊肿
　（五）精囊和输精管
五、不育症与经直肠超声检查
六、血精症
七、前列腺癌
　（一）流行病学
　（二）前列腺特异性抗原与相关指标
　（三）前列腺癌替代生物标志物
　（四）筛查
　（五）临床分期与组织学分级
　（六）治疗
　（七）前列腺癌超声声像图表现
八、超声引导下前列腺穿刺活检
　（一）活检前准备
　（二）穿刺技术
　（三）不良反应与并发症
　（四）适应证与穿刺取样
　（五）mpMRI-经直肠超声融合穿刺
　（六）经会阴穿刺与模板穿刺
　（七）前列腺根治术后穿刺
　（八）无肛门患者的穿刺
九、经直肠超声引导穿刺的其他应用
十、结论

关键点总结

- 前列腺癌是重要的健康问题，其管理正在迅速改变。
- 目前经直肠超声及经直肠超声引导下穿刺活检是前列腺癌诊断的主要方法。
- 包括多参数磁共振和生物标志物在内的新模式正被引入用于前列腺癌的临床评估。
- 随着对临床处理方案截然不同的侵袭性和惰性前列腺癌的认识，临床对前列腺癌的理解也在不断发展。
- 前列腺癌的筛查已引起争议，人群筛查正被重点关注人群的"智能筛查"所取代。
- 经直肠超声可用于评估前列腺良性病变及经直肠探头视野范围内的非前列腺病变。

20世纪80年代初期，前列腺经直肠超声（transrectal ultrasound, TRUS）被认为是前列腺良性疾病（如良性增生、梗阻性不孕）的关键影像检查和前列腺癌的评估方法，后者包括前列腺癌的筛查、诊断、活检、分期和监测治疗反应。随着多参数磁共振成像（multiparametric magnetic resonance imaging, mpMRI）等新型成像模式的涌现和成熟，让医师更好地认识了经直肠超声及其他新型成像模式，如超声弹性成像、包括靶向微泡技术在内的超声造影、核素显像的应用、优势和局限性。目前经直肠超声的作用主要转向前列腺癌症评估、活检和治疗程序指导。经直肠超声最初被认为是前列腺癌的初步筛查方法，这一功能目前已被前列腺特异性抗原（prostate specific antigen, PSA）测定和直肠指检（digital rectal examination, DRE）所取代。目前对前列腺癌的认识在筛查、血清和尿液检测、诊断、处理、病理学、分期和治疗各个方面都在发生快速变化，几乎每月都会提出新方法。甚至有讨论认为最常见的低级别（Gleason评分3+3=6）前列腺癌不表现为需要积极和立即治疗的显著恶性。mpMRI在临床显著性前列腺癌的检测、引导穿刺、分期和指导治疗方面正发挥着越来越大的作用，该法的可用性、临床应用和结果解释正在快速完善。其他检测模式如新的生物标志物、闪烁成像、正电子发射断层扫描-CT和正电子发射断层扫描-MRI，以及标记的代谢示踪剂正在不断引入。

偶有患者进行前列腺检查是与泌尿功能障碍、不孕不育、盆腔痛和前列腺炎疾病有关。经直肠超声在评估男性或女性盆腔肿块和引导穿刺活检方面的有效性均得到证实。

一、解剖学

（一）解剖分区

最初的教科书里关于前列腺解剖用的是分叶解剖，以前叶、后叶、侧叶和中叶来描述；这样的划分方式对于前列腺癌的认知和评估已不再实用。通过对前列腺更细化的解剖，我们采取了另一种解剖分区，即围绕着前列腺部尿道，将前列腺分成4个腺体区带（图2.1）。

- 外周带。
- 移行带。
- 中央带。
- 前纤维肌区域。

这些区带有着各自不同的胚胎学起源，对于疾病的易感性也不一样。对于正常年轻人的前列腺，

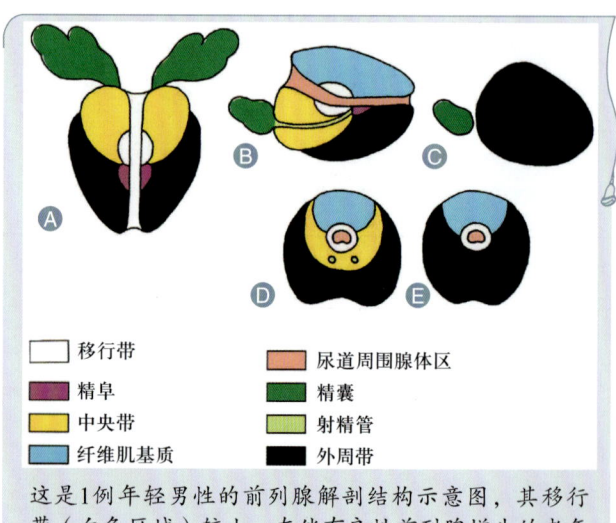

这是1例年轻男性的前列腺解剖结构示意图，其移行带（白色区域）较小。在伴有良性前列腺增生的老年男性中，移行带会明显增大。A.前列腺体部水平冠状面；B.正中矢状面；C.旁矢状面；D.前列腺基底部的水平横切面；E.前列腺尖部的水平横切面。

图2.1　前列腺解剖结构分区示意

除非存在病理状态，否则超声很难将这些区带在声像图上区分开（图2.2，图2.3）。在超声图像中，我们把前列腺看作1个由外腺（外周带加上中央带）以及内腺（移行带、前纤维肌基质加上尿道内括约肌）构成的腺体会更有帮助。

虽然前列腺没有真正的解剖包膜，但是前列腺

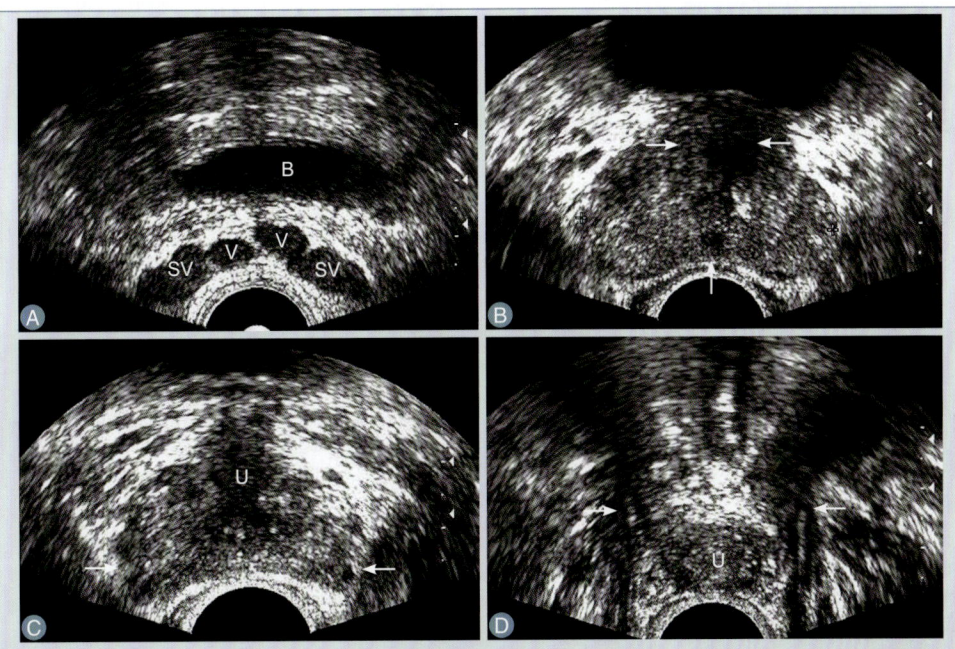

A.前列腺底部以上横切面声像图显示精囊（SV）和输精管（V），B：膀胱；B.前列腺体部水平横切面扫查，注意正常呈低回声的尿道内括约肌（水平箭头）和射精管（垂直箭头）；C.前列腺下1/3水平横切面扫查可见低回声的尿道（U），在这个平面大部分显示的是前列腺的外周带，注意后外侧方的不规则轮廓（箭头），是由神经血管束入口所致；D.前列腺尖部略下水平横切面扫查可以显示远端尿道的横切面以及盆底悬吊肌群（箭头）。

图2.2　前列腺横切面

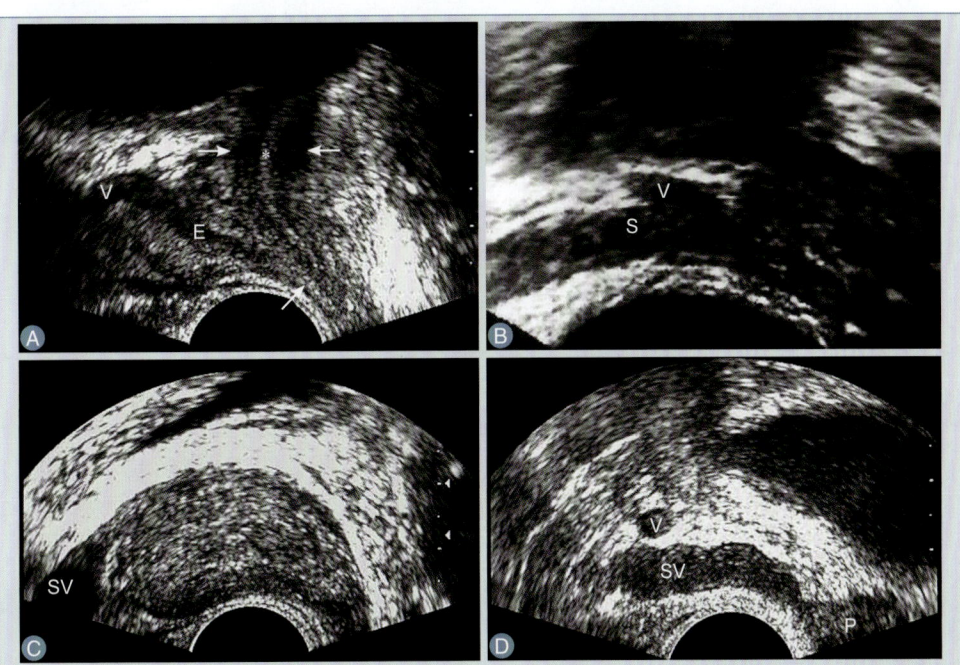

A.正中矢状面观可见尿道内括约肌（白色箭头），其中包含回声失落的尿道（*），射精管（E）从输精管（V）延伸至精阜（斜向箭头）；B.前列腺底部的正中矢状面观可显示射精管（V）和邻近的精囊（S）进入前列腺的走行；C.旁矢状面观可见前列腺侧叶呈均匀等回声，并且几乎全部由外周带组织构成；D.前列腺以上水平的旁矢状面观可以显示在前列腺（P）上方的正常精囊（SV）和输精管（V）的横切面。SV：精囊。

图2.3　前列腺矢状面

外面包绕了一层纤维肌带，将前列腺与周围脂肪组织清晰地划分开来，不过在前列腺的后外侧缘神经血管束进入部位，这个边界就变得模糊了。

外周带是前列腺最大的腺体区，起源于泌尿生殖窦，在年轻人发生良性前列腺增生（benign prostatic hyperplasia，BPH）前，外周带约占正常前列腺腺体组织的70%，且约70%的前列腺癌发生于外周带。通过一层外科包膜可以把外周带同移行带和中央带划分开，而这层原本呈线状低回声的包膜经过淀粉样小体或者钙化物的不断沉积而逐渐转变成为高回声。按照传统方式，泌尿外科医师在行经耻骨上或者经尿道前列腺切除术时，认为应该切开至这一层恰好将肥大的尿道周围腺体与前列腺后叶清晰划分开来，因此也就称之为"外科"包膜。外周带占据了前列腺后部、侧面和尖部的区域，并且围绕着边缘向前方延伸，形似由蛋杯托着中央的腺体这只"蛋"（图2.4A）。

年轻的移行带占正常前列腺腺体组织的约5%，可以视为由2个较小的腺体区域构成，形似一对鞍囊紧贴在近端尿道括约肌上，这条管状肌的最大直径

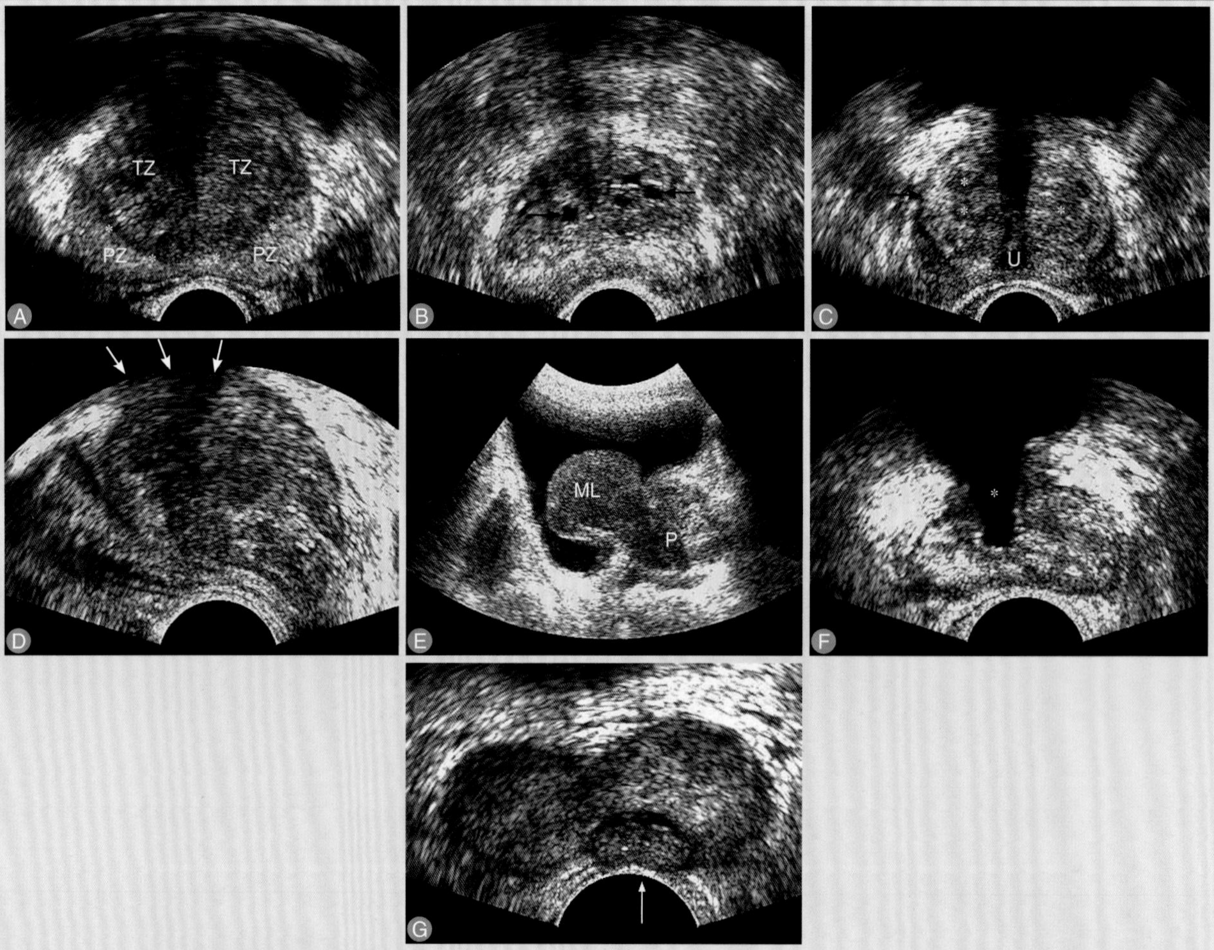

A.横切面声像图可见前列腺移行带（TZ）明显增大、回声略低，挤压着回声稍高的外周带（PZ），二者的交界面即外科包膜（*），外科包膜内的区域（移行带）也被称为"内腺"，而外科包膜外的区域被称为"外腺"，它是由外周带和中央带构成（外周带就像是托着中央腺体这枚"蛋"的"蛋杯"）；B.移行带中的良性退行性囊肿（箭头），无实际临床意义，移行带的回声可以表现为非常不均匀，使肿瘤的诊断难度增加；C.移行带内增生腺体回声不均匀，高回声（黑箭头）和低回声（*）的区域同时存在；D.经直肠前列腺超声在良性前列腺增生矢状面显像时有一定缺陷，当成像的深度不够时（箭头），明显增大的中叶可能会显示不全而造成漏诊；E.经膀胱正中矢状面扫查可见明显增大的中叶（ML）突入膀胱，对前列腺梗阻性疾病症状进行评估时，经膀胱超声优于经直肠超声；F.典型的经尿道前列腺切除术后手术缺损（*）的横切面观；G.外周带良性的增生结节，横切面图像可见后方明显凸出的等回声结节使包膜隆起，且结节有界限清晰的低回声晕环（箭头），此类结节与移行带常见的良性前列腺增生结节相似，但这个结节却位于外周带，如结节触诊质硬可能会被误诊为癌，因此需要进行活检来明确其良恶性。U：尿道；P：前列腺。

图2.4 良性前列腺增生

可达2 cm。移行带是大多数良性前列腺增生的原发部位，约20%的前列腺癌发生于该部位。

中央带和精囊一同起源于中肾管，占前列腺腺体组织约25%，从前列腺底部嵌入外周带和移行带之间。输精管和精囊从中央带的位置进入前列腺底部，从此处开始改称为射精管，并穿过腺体到达精阜。中央带相对不易发生病变，只有约5%的前列腺癌发生于此。

前列腺底部位于膀胱颈处是较厚的，肌肉发达的尿道内括约肌，起到控尿的作用，其由大量均质的肌肉组织构成，在超声图像中呈低回声。尿道内括约肌包含尿道周围腺体组织，往往伴有钙化。

（二）血管和神经结构

前列腺的血供是由前列腺膀胱动脉供应的，它起自同侧的髂内动脉，分为前列腺动脉和膀胱下动脉；前列腺动脉又分为尿道动脉和前列腺包膜动脉。膀胱下动脉负责膀胱基底部、精囊和输尿管的血供。约1/3的前列腺血流供应由尿道动脉提供，其余部分的血供由前列腺包膜动脉供应。

在彩色多普勒超声图像中，前列腺呈少至中等程度的血管分布。在前列腺的后外侧角可见神经血管束（图2.5）。前列腺包膜动脉和尿道动脉很容易显示，它们的分支血管以尿道周围血管为轴心呈轮辐状分布到内腺和外周带。在前列腺底部经常可见一簇密集的血管呈帽状分布，行超声检查时注意切勿将此视为肿瘤的血管。

前列腺的神经支配目前已被阐明。副交感神经支配通过S2~S4骶神经根传递，交感神经支配通过髂腹下神经传递。这些神经紧邻前列腺的上方及侧方汇集成盆神经丛，并形成6~16支小分支来支配精囊、前列腺、肛提肌以及阴茎海绵体。阴茎海绵体分支负责阴茎的勃起。在前列腺后外侧方的迪氏筋膜（直肠前筋膜）内神经和血管互相伴行形成神经血管束，这一部位的血管可以被彩色多普勒超声观察到。这些神经在外科手术、放疗或其他介入治疗过程中容易受到损伤，为了保护性功能在保留神经前列腺根治术中必须避开这些神经。

二、声像图表现

我们利用腹部超声影像和其他横切面显像方式的标准来确定图像的方向。超声图像看起来就是站

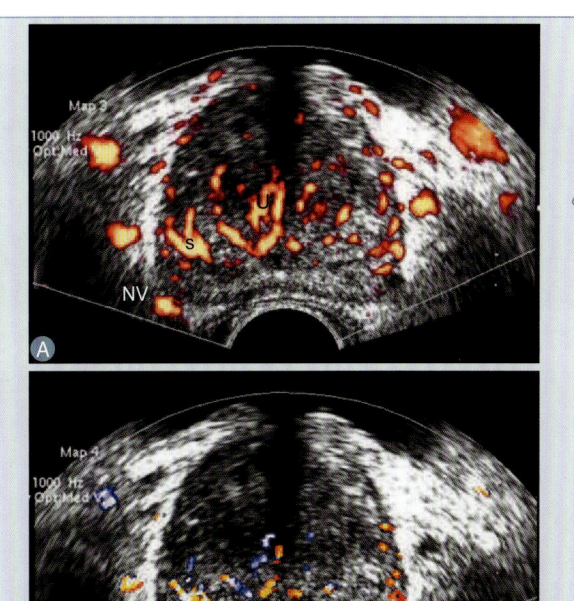

A.前列腺能量多普勒超声图像可显示其血管分布情况，横切面声像图可见尿道血管丛（U）、沿着外科包膜（S）分布的血管以及一侧的神经血管束（NV），请注意前列腺外侧的大血管，尤其是静脉，在进行前列腺活检时必须格外留意以避免损伤这些血管；B.由于不同颜色对应不同血流方向，彩色多普勒血流成像解读较为困难。

图2.5 轻度良性前列腺增生患者的标准多普勒超声彩色血流模式

在平卧位的患者脚的位置朝其头部方向看。在横切面超声图像中，直肠位于声像图的底部，右侧前列腺位于声像图的左侧。在矢状面观，前列腺基底部（头端）位于声像图左侧。

在横切面的超声图像中，精囊位于前列腺基底部上方，它们成对显示，回声相对偏低，呈多分隔结构，头部朝向前列腺基底部，正常直径为1 cm左右（图2.2A）。相邻的输精管呈均质的直径约6 mm的肌性管道，自腹股沟管内环走行至精囊旁，并从前列腺基底部中央进入，与精阜相连接成为射精管。

在横切面上，尿道位于膀胱颈和精囊之间，被尿道内括约肌包绕，表现为明显的直径2 cm左右低回声结构，容易被误认为是经尿道前列腺切除术后的局部缺损（图2.2B，图2.3A）。对于不熟悉经直肠超声和盆腔超声的操作者来说，尿道内括约肌很容易被误认为是低回声的肿瘤组织。尿道内括约肌的肌性部分止于精阜，会形成1个指向前方的小凸起，且其尖端常可见小钙化灶，该结构颇似埃菲尔

铁塔。

低回声的外科包膜有助于将前列腺内部的移行带与外周带分隔开来（图2.4A）。这条分隔线在年轻人中很难看到，但是随着良性前列腺增生患者的移行带增大，它会变得越发明显（图2.2B，图2.4A）。前列腺外周带质地均匀，回声略高于移行带。通常把外周带的回声定义为等回声，并将它视为前列腺回声的参照标准，其他腺体区带回声与之相比较进行描述。从两侧看，外周带向前弯曲将移行带包裹在内。这个向上弯曲的部分像极了公牛的一对犄角，因此被来自Texas的Babaian命名为"前角"。椎静脉丛的主要静脉可见于前列腺周围脂肪组织中，有时还能见到钙化伴有声影的静脉石。

在正中矢状面观，尿道内括约肌从膀胱延伸至精阜，有时被尿道周围腺体中的淀粉样小体所包绕（图2.3A）。前纤维肌带是尿道内括约肌前方一片不显眼的区域。远端尿道在精阜的位置向前略成角度走行，最终在前列腺尖部出前列腺，在进入尿生殖膈前，此处即为尿道外括约肌所在。在正中矢状面，射精管（图2.3A）是起自前列腺基底部输精管并延伸至精阜的1根低回声管道。

前列腺增生腺体的旁矢状面观，前方增生的移行带以外科包膜为界，与位于后方的外周带区分开来。前列腺基底部上方可见输精管与精囊。逐步向外侧扫查，在移行带的尽头，仅可见外周带在腺体侧面向前弯曲的部分（前角）。

从组织学看，前列腺没有真正的膜质包膜，却包裹着一层内部穿行着血管和神经的致密结缔组织。在横切面和矢状面声像图中，前列腺的边界看起来很清晰，但在其后外侧，由于有神经血管束经此进入前列腺，使得此处边界参差不齐，会妨碍操作者对肿瘤是否向包膜外侵犯的正确判断（图2.2C）。

三、仪器和技术

目前大多数超声仪器可以配备适用于前列腺和直肠检查的经直肠探头和活检引导架，使用最细的探头有利于通过紧张的肛门括约肌。端射式探头（图2.6）适用于大多数活检操作，能实现横切面与纵切面的多平面成像。这种探头尤其适用于穿刺活检时的引导，便于引导穿刺针进入前列腺腺体的各

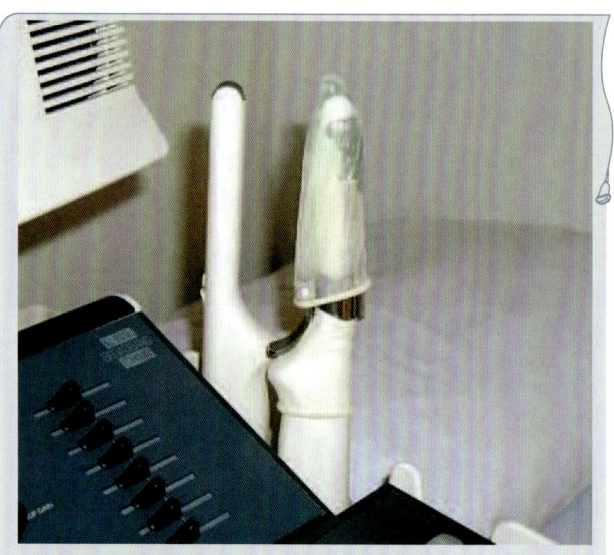

主要部件位于探头顶端，引导穿刺针平行于探头击发（端射式）。在临床使用时探头和引导架外部应套上保护套。

图2.6 典型的端射式超声探头在经直肠和腔内检查中的应用

个区域，包括前列腺尖部和前部的腺体。现在的趋势是强调探头具备较高的中心频率（8～10 MHz）和较广的频带宽度。这提高了空间分辨率但有可能降低病灶对比度。中心频率5 MHz左右的探头似乎在图像分辨率和正常与肿瘤对比度之间提供较好的平衡。

在超声检查过程中探头外层需包裹保护套或避孕套，并且在每个患者检查间隔进行消毒。可采用线阵探头通过经会阴途径协助检查。

一般而言，在行超声检查前要完成肠道准备。首选能自行操作的是直肠灌肠剂，但也可以使用泻药，灌肠可以减少活检时感染等并发症。在探头插入前，应先进行直肠指检，以确保没有直肠病变影响探头安全插入，同时也能将触及的病变和超声图像联系起来。检查时患者通常采取左侧卧位，当检查要同其他泌尿外科操作或经会阴介入术一起进行时，也可采用截石位。在充分润滑的情况下，将探头轻轻插入直肠。为减少不适，利多卡因凝胶可用作为括约肌过紧或肛门病变诸如肛裂、炎性期痔疮等患者的润滑剂。

一套系统性的流程对于检查至关重要，这有助于评估整个腺体情况。前列腺扫查和图像保存的规范化流程如下：首先行灰阶超声横切面检查，从精囊扫查至前列腺尖部，再转成矢状面，从前列腺右叶扫查至左叶。随后，在横切面上以彩色多普勒血

流成像重复之前的扫描过程，以评估前列腺的血管分布以及血管对称性。

前列腺的标准测量如下：测量最大横切面宽径（W，自右至左），前后径（AP，正中切面自前列腺前缘至直肠表面），长径（L，自头端至尾端的最大径线）。前列腺体积通常按"扁球体"方程计算：体积=0.5236×（宽径×前后径×长径）。前列腺体积测量通过复测可将误差控制在10%以内。前列腺体积可以换算成前列腺重量，因为前列腺组织的比重约为1，因此1 mL就相当于1 g。

常规行彩色或能量多普勒血流超声有助于前列腺癌的检出。能量多普勒超声因其对血流的显像更均匀，能更方便用于评估血管密度，比彩色多普勒超声敏感3～5倍。应用能量多普勒超声，前列腺癌的检出率提高了5%～10%，富血供病灶的Gleason评分也略有提高（5.9 vs. 6.9）。总之，多普勒超声对于血管密度的显示提高了肿瘤检出率，但其敏感性仍不足以避免前列腺系统穿刺活检。前列腺血管分布的增多可以出现在前列腺肥大、炎症以及前列腺癌，故而其缺乏特异性。频谱多普勒指数（如阻力指数、搏动指数以及收缩期峰值流速）随着患者的年龄而变化，并不能用以区分前列腺癌和前列腺良性病变。行多普勒超声检查时，对于正常分布在前列腺左右叶基底部的高密度血管，不应将其误认为是肿瘤部位增多的血管。

四、良性疾病

（一）正常变异

良性导管扩张可见于前列腺外周带腺管萎缩和扩张的老年男性，没有临床意义。这些位于外周带的腺管在超声声像图中表现为单个或者成组的直径为1～2 mm的管状结构，从包膜向尿道呈辐射状排列。成簇出现的腺管所形成的低回声区，可能会被误认为是前列腺癌的回声（图2.7）。

前列腺钙化和淀粉样小体是正常现象，呈点状或团块状强回声，它们由扩张的前列腺腺管中的蛋白质碎片组成，最常见于尿道周围腺体及沿着外科包膜分布，当它们紧密聚集时，可造成声衰减并阻碍前方结构的显示，在多普勒超声成像中形成明显的快闪伪像（图2.7D）。亚临床感染、炎症及腺体萎缩都可能促进它们的形成。淀粉样小体没有临床

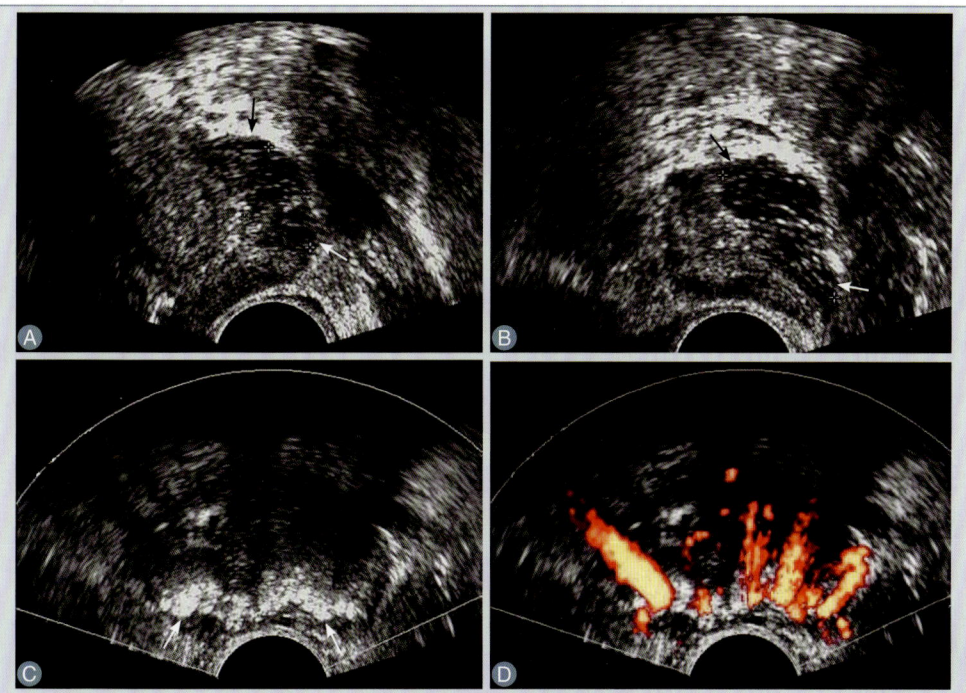

A.横切面声像图显示良性腺管扩张（箭头）可见包含多个放射状排列管道的外周带低回声区，这样的低回声表现不应被误诊为前列腺癌；B.旁矢状面观下前列腺良性腺管扩张（箭头）；C.横切面声像图显示沿着外科包膜和外周带广泛分布的强回声物质，包括钙化和淀粉样小体（箭头），它们通常没有临床意义也难以触及，会阻碍超声的显像范围；D.同1例患者的多普勒超声检查显示钙化引起的广泛的多普勒噪声伪像，几乎图中可见的所有彩色都是伪像。

图2.7　正常解剖变异

意义，即使密集或者成团，通常也难以触及。不能把外周带钙化认为是前列腺触诊质地变硬或触及结节的原因。触诊异常的患者往往需要通过活检做进一步评估。

（二）良性前列腺增生

前列腺增大伴有良性前列腺增生是造成老年男性下尿路症状（lower urinary tract symptoms，LUTS）的常见原因，累及约50%的60岁以上人群和超过90%的70岁以上人群。良性前列腺增生的病因还不明确，但可能与年龄增长引起的激素变化有关，最终导致纤维、肌肉、腺体成分的肥大和增生，主要累及移行带和尿道周围腺体区域。

下尿路症状也称作前列腺症候群和膀胱出口梗阻，可能与前列腺体积增大、肌张力增高有关，两者都会导致尿道缩窄。症状包括尿频、夜尿增多、尿无力、排尿踌躇、尿淋漓、尿不尽和尿急，按照美国泌尿外科协会（American Urological Association，AUA）的症状指数进行量化评估。许多男性对前列腺大小存在误解，问题在于尿道梗阻而非前列腺大小。前列腺大小与尿道梗阻的相关性较差。排尿功能障碍是多因素造成的，可能源于中枢神经系统、脊柱、膀胱、前列腺和尿道的异常。患有排尿功能障碍的患者需要进行包括前列腺在内的多系统评估。最好对有前列腺症候群的患者进行全面的超声检查，以评估前列腺大小、确认前列腺中叶的增大程度，并评估膀胱容量、残余尿量、膀胱壁特征、膀胱小梁形成、膀胱憩室、膀胱肿瘤、膀胱结石；肾脏、输尿管则需要评估肾积水和肿瘤的情况。经直肠超声有助于临床评估有无前列腺癌（良性前列腺增生是血清前列腺特异性抗原增高原因之一）或精确测量前列腺体积以进行手术规划或药物疗效评估，除此之外，良性前列腺增生的评估更多依赖于全面的泌尿系统超声检查。

良性前列腺增生的超声表现是非均匀性的，这取决于潜在的组织病理学改变。这种非均匀性妨碍了经直肠超声和mpMRI对于前列腺癌的检出。通常，内腺（移行带）增大会伴有低回声、等回声或高回声结节。特定的回声类型取决于腺体、基质、肌肉成分和结节的混合，结节可能是成纤维细胞、肌纤维、肌肉、腺瘤或纤维腺瘤。尿道周围腺体的增生导致前列腺中叶增大，表现为凸向膀胱的隆起

（图2.4E）。钙化和退行性变或潴留囊肿很常见。良性前列腺增生结节往往有明显的边界，而移行带前列腺癌通常表现为弥漫的、边界模糊的、大都为低回声的结节，可能导致邻近前部轮廓的不对称隆起，这与mpMRI的发现相类似。

由于良性前列腺增生患者腺体变形，一些实际源自移行带的增生结节可能会凸入到外周带。低回声、边界清晰的移行带结节常常是良性的。虽然良性前列腺增生的结节通常局限于移行带，但偶尔也会完全形成于外周带，表现为周围伴有边界清晰晕环的等回声结节，通常包含小的退行性囊肿，并且经常在包膜处形成明显的隆起，其表现与经直肠超声和mpMRI中移行带里的良性前列腺增生结节很类似（图2.4G）。由于这些良性的外周带结节是可触及的质硬结节，有类似癌结节的表现，因此应该进行活检以确认其良性性质从而避免持续关注。

在排除了引起这些症状的其他系统性病因，如神经系统疾病、糖尿病和泌尿道局部病变后，可以着手于前列腺的治疗。经尿道前列腺切除术（transurethral prostatectomy，TURP）被认为是许多患者的标准治疗方法，但是也有其他的治疗手段，包括谨慎随访观察、药物治疗、微创治疗、开放性手术和激光治疗。

经尿道前列腺切除术最初会在前列腺基底部留下巨大的外科手术缺损，随着周围腺体塌陷入缺损处，该缺损会迅速挛缩，这种现象经常会让那些粗心的泌尿外科医师感到惊讶，因为他们可能认为切除的组织比可见缺损处显示的更多（图2.4F）。

（三）慢性前列腺炎/慢性盆腔疼痛综合征

多年来，人们对所谓"前列腺炎"这一疾病的认知已经发生了变化。这不仅仅是前列腺的感染。相反，前列腺炎是指一种慢性疼痛综合征，令人惊讶的是，前列腺并不总是存在感染、炎症、甚至前列腺并未受累。它通常被称为慢性前列腺炎/慢性盆腔疼痛综合征（chronic prostatitis/chronic pelvic pain syndrome，CP/CPPS）。前列腺炎和盆腔疼痛的主诉包括许多临床综合征，并可能严重影响众多患有慢性疼痛、性功能障碍和伴有下尿路症状的男性的生活质量。由于诊断和治疗可能既耗时又疗效甚微，患者和医师经常感到很沮丧。前列腺炎对于

生活质量的影响已经堪比心肌梗死、心绞痛或克罗恩病。有意思的是，患有慢性前列腺炎/慢性盆腔疼痛综合征的男性发生心血管疾病、神经系统疾病、鼻窦炎、焦虑或抑郁症及性功能障碍的发病率也有所增高。前列腺炎会使前列腺特异性抗原值升高，在mpMRI上有类似前列腺癌的表现，这些都会导致潜在的非必要的针对性检查。在40～50岁的年龄组中，估计有9%～13%的男性会受累。约25%的泌尿外科就诊者都有前列腺炎症状。在50岁以下的男性中，慢性前列腺炎/慢性盆腔疼痛综合征是去泌尿外科就诊的主要原因，而在50岁以上的男性中，它是继良性前列腺增生和前列腺癌之后的第三大最常见就诊原因。公众对本病的认识缺乏可能与男性普遍不愿讨论"隐私"问题有关。

美国国立卫生研究院的共识小组制定了慢性前列腺炎症状指数和诊断流程图，以帮助诊断和表征症状的严重程度。

- Ⅰ急性细菌性前列腺炎。
- Ⅱ慢性细菌性前列腺炎。
- Ⅲ慢性前列腺炎/慢性盆腔疼痛综合征。
  A. 炎症型。
  B. 非炎症型。
- Ⅳ无症状炎症性前列腺炎。

急性细菌性前列腺炎是最少见的前列腺炎形式，大约每万例就诊者中有2例患者，且其中5%～10%的病例会转为慢性。患者有急性泌尿系统或全身感染的症状，通常由革兰氏阴性菌如大肠杆菌感染引起。因为经直肠超声会导致剧痛所以通常不用于急性前列腺炎患者的检查。这部分患者约半数有水肿、前列腺增大、血流增加、静脉充血、周围低回声晕以及斑片状回声改变（回声减低、回声增高或同时合并存在）。经直肠超声和mpMRI下的表现可以与肿瘤类似（图2.8）。本病的诊断主要依赖于临床表现。症状应在抗生素治疗后迅速消退，但治疗需持续4～6周。如果症状没有迅速消退，须考虑到脓肿形成的可能。脓肿发生在0.5%～2.5%的急性细菌性前列腺炎患者中，更常见于患有潜在糖尿病或免疫抑制（包括人类免疫缺陷病毒感染）以及导尿术或医疗器械置入术后的患者（图2.8E）。在此类患者中，应及时行经直肠超声以迅速诊断。小脓肿可能不需要引流，但是直径超过1.5 cm的较大脓肿可以在经直肠超声的引导下，轻易地经直肠或经会阴引流，或者在膀胱镜下行去顶术。经验表明，简单的经直肠穿刺抽吸可以达到效果而不需要留置引流管。即使在单次引流后脓肿已经消退，但如果需要，进行重复抽吸也很简便。

慢性细菌性前列腺炎也不常见。患者一般不发热，但会反复发作细菌性尿道感染样症状。多数患者没有异常超声表现，但是在急性发作期，本病在经直肠超声或者mpMRI下的表现可能与急性前列腺炎相似。一般来说，本病尿液细菌培养都是阴性的，但有时会发现革兰阴性菌，最常见的是大肠杆菌。根据经验，约半数的慢性前列腺炎患者对6～12周的抗菌治疗有效。

慢性前列腺炎/慢性盆腔疼痛综合征是最常见的前列腺炎症形式。这些患者的泌尿生殖系统疼痛程度较轻，伴有不同程度的排尿和性功能障碍，但是没有证据表明他们存在细菌感染或其他引起疼痛的原因。慢性前列腺炎/慢性盆腔疼痛综合征约占前列腺炎病例的90%，并且每百例中约2例受到影响，是最难诊断和治疗的前列腺炎。慢性前列腺炎/慢性盆腔疼痛综合征分为2种类型：炎症型（通过在前列腺液、尿液或精液中看到白细胞来诊断）和非炎症型（无炎症证据，也称为前列腺痛）。本病病因未明，并且考虑到前列腺可能并非引起不适的唯一来源，故而命名为慢性前列腺炎/慢性盆腔疼痛综合征。然而，这些症状与真正的前列腺感染难以区分。神经系统因素、心理因素、压力、遗传易感性与之有关，纤维肌痛、肠易激综合征和慢性疲劳综合征等其他疾病也有一定相关性。大多数慢性前列腺炎/慢性盆腔疼痛综合征患者没有明确病因。患者可能会对抗生素、α受体阻滞剂、非甾体抗炎药（nonsteroidal anti-inflammatory drug，NASAID）以及镇痛药有反应，这些药物通常以多模式治疗方式使用。在大多数情况下，患者的前列腺超声表现是正常的。一些超声声像图可见非特异性的异常表现，例如外周带低回声区、钙化、静脉充血、动脉血流增多、膀胱颈增厚、前列腺边缘低回声以及尿道周围低回声，并且在经直肠超声和mpMRI下这些表现与前列腺癌相似。

那些没有泌尿生殖系统疼痛病史但在组织学上有炎症改变的患者被诊断为无症状炎症性前列腺炎。通常进行前列腺活检是因为前列腺炎症常见的前列腺特异性抗原值升高，即使是无症状炎症亦是如此。

诊断方案以尝试结合病史、体格检查以及尿液或其他培养的结果来区分不同类型的前列腺炎。经直肠超声和活检的问题在于，这些患者中的许多人前列腺特异性抗原水平长期升高但是经常波动，甚至超过10 ng/mL，并且通常多个炎症区域在超声和mpMRI中有类似前列腺癌的表现，这些都可通过活检来排除癌症（图2.8）。

影响前列腺的其他感染性或炎症性疾病不容易归于这些组群。这些包括诸如软斑病、嗜酸细胞性前列腺炎、巨细胞病毒前列腺炎以及肉芽肿性前列腺炎等疾病。肉芽肿性前列腺炎通常为特发性，但也可在医疗器械检查后发生，并可能由细菌（例如结核分枝杆菌、布鲁氏菌、梅毒螺旋体）、真菌（例如球孢子菌、芽生菌、组织胞浆菌、隐球菌）和寄生虫（例如血吸虫）导致。北美洲的大多数病例是由卡介苗（Bacille Calmette-Guérin，BCG）引起。卡介苗通常被灌注入膀胱以治疗移行细胞癌。它会渗入前列腺，引起前列腺肉芽肿性炎症。肉芽肿性前列腺炎在直肠指检、经直肠超声和mpMRI中

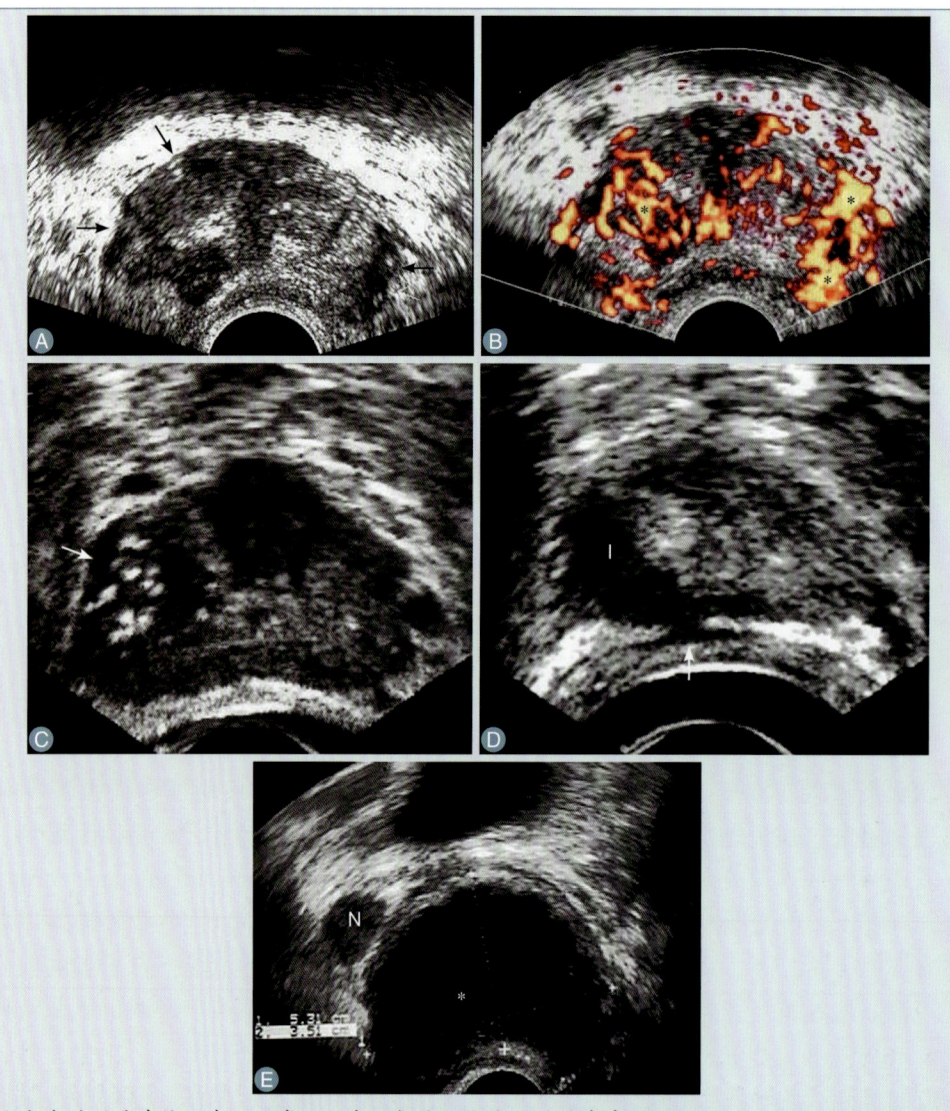

多数前列腺炎患者前列腺声像图表现正常，如急性起病，影像上的异常表现也不明显。A.活检证实的非急性炎症，两侧多个地图样分布的低回声区（箭头）在经直肠超声和多普勒超声下有类似癌的表现，并且与前列腺特异性抗原升高有关；B.能量多普勒超声显示炎症区域（*）血管分布增多；C.卡介苗相关非干酪样肉芽肿性前列腺炎，作为肿块样病变（箭头），出现在已接受卡介苗灌注治疗的膀胱癌患者中，这很像是肿瘤，但依据病史我们可以质疑癌的诊断；D.肉芽肿性前列腺炎与癌症非常相似，此处似肿瘤穿出包膜并侵犯直肠壁（箭头）；E.获得性免疫缺陷综合征患者的大前列腺脓肿，实际上整个前列腺都被集合而成的脓肿所取代（*），这位患者和其他前列腺脓肿患者经过1次经直肠超声引导的脓肿抽吸和抗生素治疗后都有立竿见影的效果。I：炎症性肿块；N：淋巴结。

图2.8　前列腺炎

均有类似前列腺癌的表现，并且会使前列腺特异性抗原水平升高。卡介苗灌注史可以让人解除前列腺癌的疑虑，但通常需要活检来排除癌症。

（四）前列腺囊肿

前列腺囊肿很常见，可分为6类：①实质内囊肿；②孤立的前列腺中线位置上的囊肿（前列腺小囊和苗勒氏管囊肿）；③射精管囊肿；④脓肿；⑤囊性肿瘤；⑥寄生虫病相关的囊肿（血吸虫病、包虫病）。到目前为止，最常见的囊肿是前列腺移行带增生结节内的实质退行性囊肿。这些囊肿没有临床意义，但有时会变得大到足以导致泌尿道或射精阻塞。通常它们呈单房或薄分隔的多房囊肿，位于前列腺移行带典型的良性前列腺增生结节里（图2.9A）。一些患者会发展为前列腺导管萎缩性扩张，表现为外周带直径为1～2 mm的成簇放射状排列的小管或囊肿。这些病变没有临床意义（图2.9A，图2.9B）。

潴留囊肿是前列腺表面通常＜1 cm的局灶性囊肿，常由腺管阻塞所致。它们的表面张力可以比较高，并在直肠指检时，像触及质硬的前列腺癌结节，但在超声上表现为典型的囊肿。它们没有临床意义，但如果它们是可触及的，抽吸有助于确认它

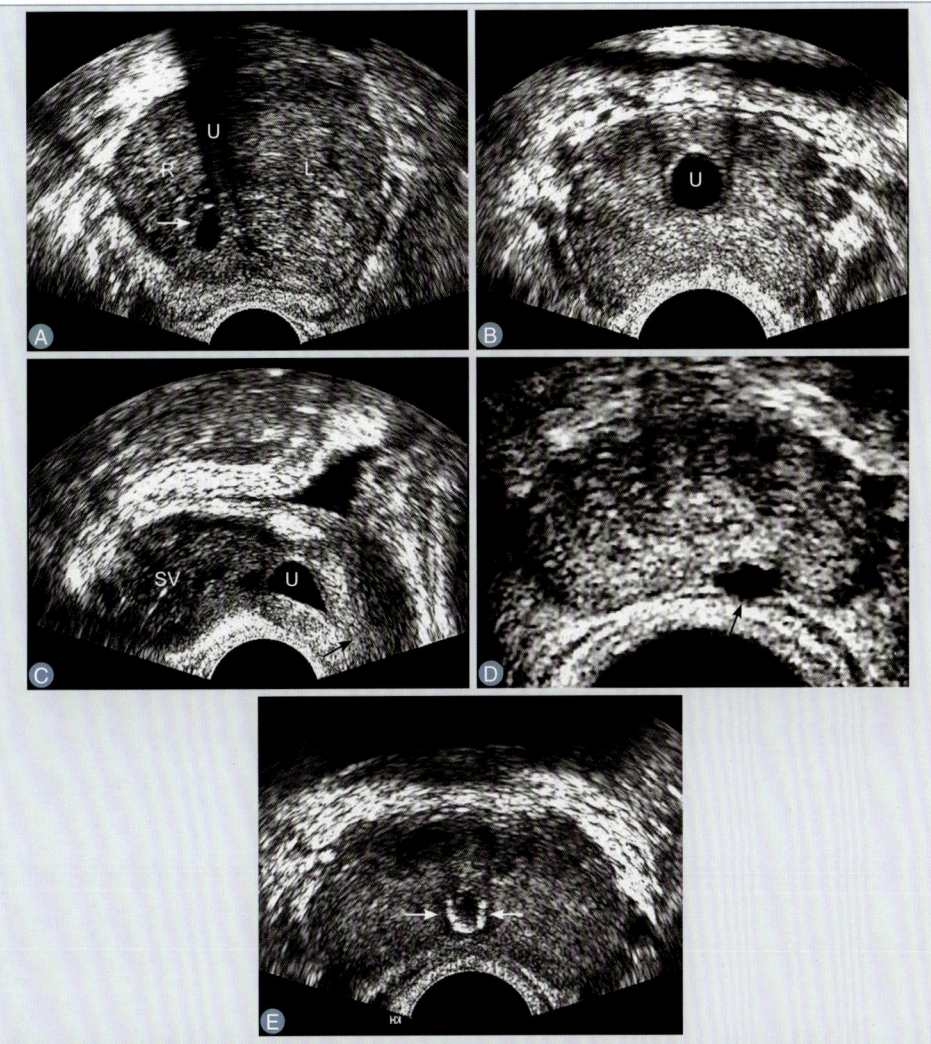

A.良性前列腺增生的退行性潴留囊肿（箭头），这是前列腺内最常见的囊肿类型，没有临床意义，注意良性前列腺增生的明显不对称性，左侧移行带（L）比右侧移行带（R）大得多，尿道（U）也处在偏心位置；B.经前列腺基底部的横切面观上的前列腺小囊（U），这些囊肿通常位于中线位置，并有明显的囊壁；C.正中矢状面观可见前列腺小囊（U）呈特征性的泪滴状外形，尖端指向精阜（箭头），这些囊肿会阻塞射精管导致精液阻塞和精囊（SV）扩张，就像本例患者；D.外周带囊肿（箭头），这些囊肿并不常见，但可能因为表面张力大，以至于它们在直肠指检时像癌结节一样硬，可能需要活检来证实其非癌，而囊肿则会在活检后消失；E.前列腺小囊可见沿着囊壁的钙化（箭头），这种类型的囊肿可能与血精症有关。

图2.9　前列腺囊肿

们的良性性质，并避免将来在该部位再次触及坚硬"结节"时出现临床问题（图2.9D）。

前列腺先天性囊肿发生在前列腺中线或靠近中线的位置，与沃尔夫氏管［中肾管或前肾管（原肾管）］或者苗勒氏管（中肾旁管）有关（图2.9B，图2.9C）。大部分患有先天性前列腺和精囊囊性病变的男性是无症状的，但如果囊肿变大或感染时，偶尔会出现症状。

在前列腺和精囊内及其周围的先天性异常很常见。苗勒氏结节形成了前列腺囊，它是1个在中线位置的小盲袋，位于精阜顶端附近。前列腺小囊是由前列腺囊扩张而成。前列腺小囊很少含有精子，但可能与泌尿生殖系统异常有关，包括单侧肾发育不全、尿道下裂和隐睾。前列腺小囊常位于中线位置，一般很小，但偶尔也能扩大到直径数厘米（图2.9B，图2.9C）。苗勒氏管囊肿可能源于中肾旁管的残留。苗勒氏管囊肿通常很小且位于中线位置，但可向中线外侧延伸并扩大至前列腺上方。它们与其他组织没有关联，且不含精子。和前列腺小囊一样，它们也呈泪滴状外形，尖端指向精阜，可见厚壁，偶尔附壁或内含钙化。实际上，前列腺小囊和苗勒氏管囊肿看起来相似，且它们的区别并不重要。当它们较大时，两者都可能阻塞射精管或发生钙化（图2.9E）并引起疼痛或感染，且极少可能发展为肿瘤。

射精管囊肿通常很小，可能代表射精管的囊性扩张，也许是射精管阻塞的结果。或者，它们可能是射精管的憩室。它们的形状往往是梭形的，通常指向管道两端。射精管囊肿的抽吸物中含有精子。它们可能与男性不育有关，且可见于精子数量低的患者。部分患者会导致会阴部疼痛。

其他与前列腺囊肿类似的疾病包括精囊囊肿、异位输尿管囊肿、尿道球腺管囊肿（位于前列腺尖部下方泌尿生殖膈内）和膀胱憩室。

前列腺脓肿是囊状空腔，壁厚且不规则，含有液体碎屑，类似于其他部位的脓肿表现（图2.8E）。如大肠杆菌等肠道菌群感染是最常见的病因。诱因包括糖尿病、医用器械操作和免疫缺陷。除抗菌治疗外，经直肠抽吸或经尿道前列腺切除引流是有效的治疗手段。由寄生虫引起的囊肿在西方国家很少见，可能由血吸虫病（裂体吸虫病）或包虫病（棘球蚴病）导致。

囊性肿瘤很少见，但对囊腺瘤和囊腺癌都已有报道。

（五）精囊和输精管

精囊和输精管由中肾管分化而来，并与肾脏和输尿管的发育有关。精囊和（或）输精管的发育异常通常与肾脏和输尿管异常有关。正常精囊测值约$1\,cm \times 5\,cm$，输精管直径约6 mm。精囊的功能是产生和分泌精液而非储存精子。输精管通过射精管进入前列腺内部到达精阜。应用经直肠超声和MRI越来越多地检测到精囊和输精管的原发病变。

精囊发育不良或发育不全发生的普遍性令人惊讶。它可能是单侧或双侧的，且可能与输精管和同侧肾脏的发育不全或异位有关。囊性纤维化病的患者通常双侧精囊及输精管发育不全，但肾脏是正常的。

精囊囊肿很少见且常为孤立性的（图2.10C），大多数是无症状的。囊肿可以变大并出现症状，可经直肠超声引导进行抽吸，这可能与同侧肾脏异常有关，包括肾发育不全，因为精囊是沃尔夫氏管（中肾管）的衍生物，它也同样可以分化出输尿管和输精管。先天性精囊囊肿和同侧肾缺如被称为Zinner综合征。其他相关畸形包括成年人多囊性疾病、半脊椎畸形以及单侧睾丸缺如。精囊也是输尿管异位开口的常见部位。

精囊和输精管钙化可合并糖尿病或感染。糖尿病性钙化倾向于累及囊壁，在X线片上类似"电车轨道"，而感染性或炎症性钙化呈管腔和节段性，可能与精囊钙化有关。在流行病区，应考虑到结核病和血吸虫病。

有时在精囊内可见直径1 cm的蛋壳样钙化。这些钙化是无症状的，可能与炎症有关。

精囊的恶性肿瘤最常继发于前列腺癌、膀胱癌或直肠癌，表现为累及精囊的肿物。如果在行经直肠前列腺活检时怀疑精囊受累，那么可额外予以精囊活检，这也许会导致治疗计划的改变。精囊的原发性肿瘤非常罕见，包括良性囊腺瘤、平滑肌瘤、纤维瘤等，恶性病变如腺癌。肿瘤可表现为类似淀粉样小体沉积在精囊，这一现象越来越得到关注。

五、不育症与经直肠超声检查

不孕症是指夫妻双方婚后有正常规律的性生活且未采取任何避孕措施情况下1年仍未怀孕，约15%

夫妇存在不孕症，仅由男方因素引起的占20%，女方原因为30%～40%。在诊断男性不育时，经常但不限于精液异常。美国泌尿外科协会和欧洲泌尿外科协会制定了调查男性不育症的"最佳实践"策略，并且指出伴侣双方应同时接受医学评估。对于男性进行评估包括以下目的。

- 检出潜在的可治愈的疾病。
- 明确是否存在不可逆转的状况以避免无效治疗。对于这部分患者，可以考虑替代治疗（例如：精子捐赠）或采用领养的方式。
- 发现男性不育症背后隐藏的威胁健康的疾病。
- 当采集患者的精子用于辅助生殖时，应检测是否存在影响儿童健康的基因缺陷（例如：囊性纤维病）。

导致男性不育的因素可分为睾丸前、睾丸、睾丸后3种。睾丸前因素包括生育行为障碍和基因缺陷（例如：囊性纤维病的囊性纤维跨膜通道调节因子基因异常，Y染色体微缺失）。睾丸因素包括先天性和获得性精子发生障碍（例如：感染、创伤和隐睾治疗后），除精索静脉曲张以外，其他的因素一般是不可逆转的。此外，肿瘤和睾丸微石症在不育的男性中更常见。无精症（射出的精液中没有精子）和少精症（射出的精液中精子量少）是男性不育的睾丸后因素，通常与梗阻有关，睾丸后因素约占男性不育症的40%。仅有1%～5%的射精管梗阻能够通过手术治疗，例如前列腺囊肿开窗术、经尿道射精管切开术。但这不包括输精管复通术，该手术在70%～95%的患者中可取得成功，并且有30%～70%的夫妇最终成功受孕。连续观察100例无精症患者，无精子症的原因包括有基因缺陷，占27%；22%由疾病或外部影响（炎症、放疗、感染、手术、创伤）所致；隐睾症矫治和不明原因各占27%和22%。除射精管梗阻以外还存在广泛的疾病谱与无精症相关，这些疾病也是男性不育症原因调查的一部分。

影像学检查-超声和MRI常用于评估男性不育，主要观察阴囊、睾丸、前列腺和输精管，有时还包括与发育相关的尿道异常。

经直肠超声和MRI用于检查无精症、少精症及输精管增粗的患者，目的是明确是否存在射精管梗阻和异常。导致射精管梗阻的原因可能是输精管结石、苗勒管或沃尔夫管囊肿、术后或炎症瘢痕、射精管结石或闭锁（图2.10）。临床上通过触诊精索而非影像学检查来诊断输精管存在或缺如。输精管造影术曾被用于显示梗阻，但该方法可能对梗阻的输精管造成损伤，目前已停用。经直肠超声可引导精囊内注射超声或放射造影剂以显示射精管是否通畅，或者从精囊取出精子以用于辅助生殖。

射精管梗阻没有任何特殊症状。对于无精症或少精症的男性不育症患者，伴有射精量少、第二

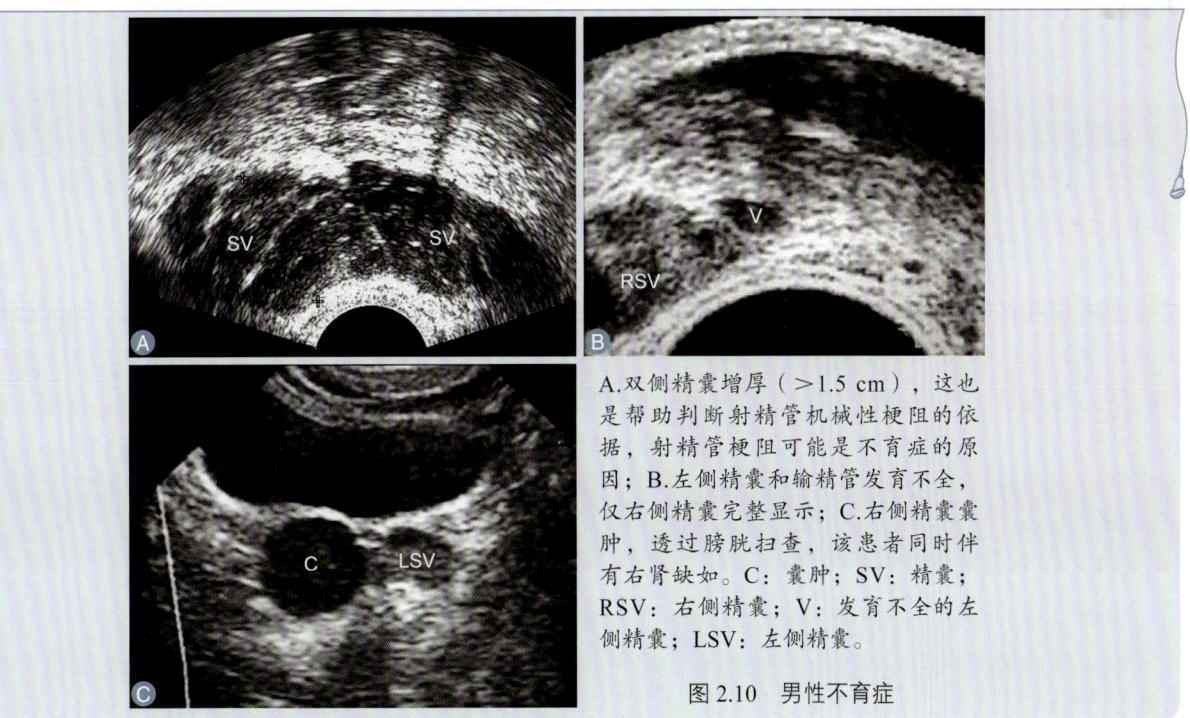

A.双侧精囊增厚（>1.5 cm），这也是帮助判断射精管机械性梗阻的依据，射精管梗阻可能是不育症的原因；B.左侧精囊和输精管发育不全，仅右侧精囊完整显示；C.右侧精囊囊肿，透过膀胱扫查，该患者同时伴有右肾缺如。C：囊肿；SV：精囊；RSV：右侧精囊；V：发育不全的左侧精囊；LSV：左精囊。

图2.10 男性不育症

性征和睾丸正常、射精或高潮期间或之后持续疼痛、或有前列腺炎病史时，推荐经直肠超声检查。接受经直肠超声检查的少精或无精患者中，各种超声表现出现的比例分别是：外观正常占25%；双侧输精管缺如占34%；双侧输精管、精囊和射精管因钙化或纤维化而梗阻的占16%；单侧输精管缺如占11%；精囊、射精管或前列腺的梗阻性囊肿占9%；结石所致的管腔梗阻占4%。上述症状和超声表现在生育正常的男性中也可见到，但是在梗阻性不育症患者中则更为常见。

对怀疑存在射精管远端梗阻的患者，其治疗方法包括经尿道射精管电切术、射精管开窗术或梗阻性囊肿引流术，症状改善的比例为50%~100%，术后怀孕比例可达到20%~30%。

输精管缺如的临床诊断依靠精索触诊。无论是否出现症状，先天性双侧输精管缺如几乎见于所有存在囊性纤维化基因突变（即囊性纤维跨膜通道调节因子基因突变）的男性。输精管缺如导致约1%的男性不育，占无精症病因的4%~7%，通常与精囊异常有关。输精管缺如与肾脏异常的关联性低，但在常染色体显性遗传性多囊肾病患者中，有44%~60%同时伴有双侧输精管发育不全。相比之下，单侧输精管缺如的男性患有囊性纤维化的可能性低一些，而出现包括肾脏在内的同侧沃尔夫管衍生物异常的可能性更大一些。

六、血精症

血精症是指精液中含有肉眼可见的血液。在多数情况下，这是一种良性自限性疾病，通常会在几周内自行缓解。约每5000例男性中就有1例出现血精，血精好发于30~40岁的男性。由于担心癌症、性传播疾病和性功能丧失，部分血精患者及其伴侣间会产生显著的焦虑。血精的鉴别诊断很多，但多数病例是医源性（活检或膀胱镜检查后）、感染性或炎症性的，只需要简单的检查和安慰就能有效治疗。来自前列腺、睾丸和精囊的恶性肿瘤，极少引起血精，仅在3.5%的病例中发现，主要见于40岁以上的男性。

血精检查的主要目的是减轻患者焦虑，因为绝大多数出现血精的病例，特别是年轻和孤立发病的男性，极少与恶性病理改变有关。除了询问病史和

血精
常见原因
特发性（约15%）
性传播疾病
创伤（包括医源性和自残）
前列腺疾病（前列腺炎、前列腺增生症、结石、结核、血吸虫病、前列腺癌）
睾丸或附睾炎（感染、创伤）
系统性疾病（出血性疾病、肝病、严重高血压）
少见原因
精囊疾病（癌症、结石）
前列腺囊肿（射精管、苗勒管，尤其合并结石）
尿道（异常血管、息肉）
睾丸肿瘤
系统性疾病（淀粉样变性）

体格检查外，多数病例最初还会接受性传播疾病、尿液分析和尿培养的评估检查。40岁以上的血精患者也应接受恶性肿瘤，特别是前列腺癌的相关评估，尽管前列腺癌并非是常见的血精原因。

对于原因不明或持续性发作的血精病例，影像学检查会有所帮助。经直肠超声能够在74%~95%的持续性血精病例中有所发现，包括：前列腺钙化、射精管结石、射精管扩张、良性前列腺增生、精囊增厚、精囊钙化、射精管囊肿和前列腺炎（图2.9E，图2.10A）。彩色多普勒超声可以显示罕见的血管畸形。临床工作中，很难确定经直肠超声所见是否为血精的病因，因为类似的超声发现常见于无症状的男性患者。MRI检查有助于持续发作病例的诊断，能发现超声图像上不明显的出血部位，特别是破入精囊腺的出血。

对于大多数血精症患者来说，除了安慰以外的治疗都是不必要的。作为一种替代选项，也可以针对任何已发现的病因进行治疗，包括抗菌治疗、囊肿开窗术或囊肿抽吸术，以及针对高血压和出血倾向的系统治疗。如果出血持续存在，或者患者年龄>40岁、罹患癌症的风险增加，建议前往泌尿科咨询。

七、前列腺癌

前列腺癌是男性及其伴侣所面临的重要健康问题。在美国，前列腺癌是最常见的男性恶性肿瘤，

据估计2016年有181 000例男性罹患前列腺癌，占所有男性恶性肿瘤的21%，同时是仅次于肺癌的第二大男性癌症死因（男性第二大癌症死因），约26 000例男性因前列腺癌死亡，占所有男性恶性肿瘤的8%（男性癌症死亡人数的8%）。在采用包括经直肠超声和mpMRI在内的影像学方法对前列腺癌进行评估时，掌握并遵循临床显著侵袭性前列腺癌的筛查、诊断、处理及病理定义的快速变化是至关重要的。前列腺癌对于患者及其伴侣和医师而言是充满未知的难题。尽管存在有效的治疗方法，但其副作用会大幅降低患者的生活质量，同时存在过度诊治的风险。

与其他癌症不同，并非所有前列腺癌进展迅速，并不可避免地发生转移且导致死亡。惰性前列腺癌的患者众多，这些患者并不能从根治性治疗中获益，所以必须将这些惰性病变从侵袭性前列腺癌中鉴别出来。前列腺癌主要发生于50岁以上的男性，常与其他的疾病合并存在，这些疾病均可能成为患者的死因。在对因其他疾病死亡的男性的尸检中发现，其中32%同时存在临床显著前列腺癌（Gleason≥7分）。前列腺癌病程较长，从无症状确诊至病死通常需要10年左右的时间。而如此长时间的临床试验常无法得到肯定的研究结果，因此很难确定前列腺癌的筛查和治疗方案是否有效。

更为复杂的是，自1991年前列腺特异性抗原筛查问世以来临床局限性前列腺癌已成为美国最常见的前列腺癌（约占所有前列腺癌的91%），但迄今为止对于这些临床局限性前列腺癌的最佳治疗方案尚未达成共识。

（一）流行病学

前列腺癌是男性最常见的恶性肿瘤，其发病率是肺癌和结直肠癌的2~3倍。前列腺癌主要发生于50岁以上的男性，是全球第四大男性常见恶性肿瘤。前列腺癌在斯堪的纳维亚半岛和北美洲的发病率最高，尤其是非洲裔美国人（每10万例中有272例），在中国发病率最低（每10万例中有1.9例），但这些低发国家的发病率正在上升。遗传和环境因素（包括高脂饮食），在前列腺癌的发生中起着重要作用。家族中单个亲属患病使前列腺癌风险加倍，多个亲属患病的风险则更高。20世纪90年代初以来，前列腺癌的发病率及确诊时的肿瘤分期一直处于下降趋势，这部分归因于前列腺特异性抗原筛查的应用。超过95%的前列腺原发恶性肿瘤是腺癌。其他罕见原发肿瘤包括前列腺移行细胞癌、肉瘤、淋巴瘤以及神经内分泌肿瘤。前列腺也可继发于膀胱、直肠等邻近脏器肿瘤的侵犯。

据报道，在临床局限性前列腺癌的24年中位随访时间内，随着确诊时Gleason评分和年龄的增加，其前列腺癌特异性死亡率也相应增加。对于Gleason 6分及以下的前列腺癌患者，并发症更可能是导致死亡的原因。但随着Gleason评分的升高，前列腺癌特异死亡率也随之升高，尤其在50~64岁年龄组中，其15~20年的前列腺癌特异死亡率高达80%~90%。有趣的是，目前大多数病理学家并不报告Gleason评分低于6分的前列腺癌，并有观点认为Gleason 3+3=6的肿瘤可能并不是威胁患者生命的侵袭性肿瘤，不需要立即进行根治性治疗。

前列腺癌：关键点

- 男性最常见的癌症
- 男性癌症死亡的第二大原因（仅次于肺癌）
- 全球第四大常见男性恶性肿瘤
- 根据患者情况个性化多样化的治疗方案
- 治疗方案与患者生活质量密切相关
- 许多男性患有可能不需要治疗或不影响寿命的低级别前列腺癌

（二）前列腺特异性抗原与相关指标

前列腺特异性抗原是前列腺癌检出及其治疗随访最为常用的肿瘤标志物。前列腺特异性抗原属于激肽释放酶家族，是由雄激素驱动并由前列腺导管上皮细胞分泌的一种酶，具有液化精液的生理功能。前列腺上皮细胞是前列腺特异性抗原的主要来源，在男性和女性的其他组织中仅有微量表达。完整的前列腺上皮组织仅允许少量前列腺特异性抗原渗漏至血液中，其中部分为未结合（游离）形式，部分与α-1-抗糜蛋白酶等蛋白质结合。血清前列腺特异性抗原是前列腺异常或刺激的非特异性指标，这种异常或刺激会导致其过量渗漏到血液中。游离前列腺特异性抗原由3种异构体组成：前列腺特异性抗原前体、前列腺增生相关前列腺特异性抗原和完整的游离前列腺特异性抗原。总前列腺特异性抗原水平增高可发生于前列腺癌，但也可见于各种良性疾病，其中包括前列腺增生症、炎症、射精后、前列腺医源性操作、前列腺穿刺活检及膀胱镜检查后。一般而言,不涉及穿刺活检的直肠指检与经直肠超声并不会引起血清前列腺特异性抗原的显著升高,但谨慎起见仍需在直肠指检与经直肠超声之前采集患者血液进行前列腺特异性抗原检查。使用抗雄激素药物如非那雄胺(保列治)或杜他雄胺(适尿通)能使血清前列腺特异性抗原水平人为地降低2倍。血清前列腺特异性抗原水平不可预测的降低还可发生于中草药治疗后,例如美洲矮棕榈树与PC SPEC(一种中草药混合制剂,由灵芝、贝加尔黄芩、拉布草、菘蓝、菊花、锯棕榈、人参和甘草八种草药组成)。对于前列腺癌,结合前列腺特异性抗原的比例会增加,从而使游离前列腺特异性抗原与总前列腺特异性抗原的比例(游离前列腺特异性抗原百分比,%fPSA)降低。

尽管前列腺特异性抗原被认为是前列腺癌的肿瘤标志物,但它的临床应用仍存在很多问题。首先,前列腺特异性抗原是器官特异性而非肿瘤特异性的,良性病变与前列腺癌的前列腺特异性抗原水平存在交叉重叠。此外,并非所有的前列腺癌患者血清前列腺特异性抗原水平都会升高,6.6%的低前列腺特异性抗原水平(<0.5 ng/mL)患者仍可发现前列腺癌。其偏差的程度仍不确定。最初4 ng/mL被认为是前列腺穿刺活检的前列腺特异性抗原阈值,而现在这一标准已降至2.6 ng/mL。一般认为,不明原因的前列腺特异性抗原超过10 ng/mL是活检的指征,其阳性预测值(positive predictive value,PPV)约为80%。对前列腺特异性抗原4～10 ng/mL水平的患者进行活检,前列腺癌检出率约为40%。这些研究结果也反映了前列腺特异性抗原检测的问题,即以4 ng/mL作为阈值前列腺特异性抗原的敏感度可达79%,但特异度仅为59%。低特异性意味着许多没有临床显著前列腺癌的男性将会面临穿刺活检及过度诊治的风险。这些问题使前列腺特异性抗原在前列腺癌筛查中的应用仍存在着争议。然而除筛查以外,前列腺特异性抗原仍是前列腺癌治疗后随访及复发诊断的理想指标。

前列腺特异性抗原2.6～10 ng/mL是前列腺癌诊断的"灰区",为了在这部分人群中选择临床显著前列腺癌高危患者进行初次或重复穿刺,同时避免对低风险人群或者惰性前列腺癌患者进行穿刺,已有几种方法来尝试提高前列腺特异性抗原的敏感性尤其是特异性。大多数泌尿科医师认为他们的临床经验(考虑前列腺特异性抗原、家族史、健康状况和病史、既往穿刺结果及与患者的讨论)仍然是决定初次及重复穿刺活检的主要依据。尽管前列腺特异性抗原及其相关指标仍然是主要检测方法,但基于血液、尿液和组织的测试项目日益增多,并能提供有关诊断、预后及增强治疗需求的支持信息。

前列腺癌患者血清中结合前列腺特异性抗原比例增高,使游离前列腺特异性抗原与总前列腺特异性抗原的比值降低。采用25%作为游离前列腺特异性抗原百分比的阈值,Catalona及其同事检出了95%的前列腺癌,同时避免了20%的不必要穿刺。游离前列腺特异性抗原百分比的诊断阈值尚无普遍的共识,目前临床采用的范围从15%～25%(或比值0.15～0.25)。然而,在静脉抽血采样后血液标本中的游离前列腺特异性抗原的不稳定性限制了其在前列腺癌筛查中的应用。

前列腺特异性抗原密度是前列腺特异性抗原与前列腺体积的比值。该指标基于前列腺癌组织比良性组织能产生更多的前列腺特异性抗原,同时也考虑前列腺增生所致的前列腺体积增大对血清前列腺特异性抗原升高的影响,诊断阈值为0.12～0.15。前列腺特异性抗原密度较少应用于决定是否需要进行前列腺穿刺活检,但常作为将患者纳入主动监测的标准之一。

前列腺特异性抗原速率评估前列腺特异性抗原随时间的增加率。前列腺特异性抗原速率假设前列腺特异性抗原在前列腺癌中上升得更快,其测定需要18个月内至少进行3次前列腺特异性抗原检查,以每年上升幅度超过0.75 ng/mL作为诊断阈值。该指标目前不常用,但可能在主动监测中发挥作用。

(三)前列腺癌替代生物标志物

前列腺特异性抗原仍然是最常用的前列腺癌生物标志物,但许多其他生物标志物正在开发中,这些生物标志物有望克服前列腺特异性抗原在初次及重复穿刺患者选择中的局限性、帮助区分惰性与侵袭性肿瘤、以选择合适的治疗方案及进行治疗后的随访复查。这些生物标志物可通过血液、其他体液、尿液及组织样本进行检测,其中有些已获准在临床使用,有些仍在研究中。一般而言,它们的作用是支持临床决策与前列腺特异性抗原初次应用。在许多情况下,它们的附加价值尚待确定。此外,多参数风险列线图和mpMRI的应用也越来越多。

> **前列腺特异性抗原的作用**
>
> - 前列腺特异性抗原和直肠指检是目前前列腺癌初筛的标准检查方法
> - 前列腺特异性抗原水平与前列腺癌的肿瘤负荷直接相关
> - 并非所有前列腺癌都会引起前列腺特异性抗原升高
> - 20%~40%的临床显著前列腺癌患者的前列腺特异性抗原水平"正常"
> - 前列腺特异性抗原在良性病变中同样会升高
> - 前列腺特异性抗原相关指标用于提高筛查准确性
> - 前列腺特异性抗原密度
> - 前列腺特异性抗原速率
> - 游离/总前列腺特异性抗原比率
> - 在主动监测期间使用,用于评估进展情况和重新分类
> - 积极治疗后使用,用于随访患者是否存在复发情况
> - 可与其他生物标志物联合应用以提高敏感性与特异性

前列腺癌抗原3评分(prostate cancer antigen 3 score,PCA3)检测尿液中的非编码核糖核酸,目前已获批应用于临床。前列腺癌抗原3评分在正常前列腺组织不表达,但表达于95%的前列腺癌组织中。建议将其用于帮助决定前列腺特异性抗原升高的患者是否需要进行重复穿刺活检。推荐采用35作为前列腺癌抗原3评分的诊断阈值,这一标准能在敏感度(47%)和特异度(72%)间取得最佳平衡,但会漏诊21%的高级别肿瘤。

前列腺健康指数(prostate health index,PHI)被批准用于50岁以上,前列腺特异性抗原4~10 ng/mL且直肠指检阴性的患者。前列腺健康指数结合了前列腺特异性抗原的几种异构体,用于帮助决定前列腺特异性抗原4~10 ng/mL的患者是否需要进行前列腺穿刺活检。

4K评分目前尚未通过美国食品药品监督管理局批准。这一指标使用4种不同的前列腺特异性抗原异构体和一种包含年龄、直肠指检指标以及既往穿刺结果的算法,用于预测穿刺活检中发现侵袭性癌症的风险评分。

TMPRSS2:ERG目前尚未通过美国食品药品监督管理局批准。该指标通过尿液检测TMPRSS2和ERG基因病理融合,这种病理基因融合能在50%的前列腺癌组织标本中发现,对前列腺穿刺病理结果的预测具有低敏感性和高特异性。

在穿刺活检标本上,靠近癌症的组织显示出区域效应或者"晕环"效应,可以表现为基因的变化(Oncotype DX测试)或组织甲基化(ConirmMDx测试)。若患者穿刺病理结果阴性但这些组织标志物阳性表明附近的癌灶被漏诊,可用于帮助确定是否需要进行重复活检。

将这些测试与mpMRI以及其他临床参数以"风险计算器"的形式结合是非常有用的。目前使用比较多的风险计算器包括欧洲前列腺癌筛查随机研究-RC、PCTP-RC和UCSFCAPRA计算器,可以在线找到或下载到智能手机(http://www.prostatecancer-riskcalculator.com/seven-prostate-cancer-risk-calculators;http://deb.uthscsa.edu/URORiskCalc/Pages/uroriskcalc.jsp;https://urology.ucsf.edu/research/cancer/prostate-cancer-risk-assessment-and-the-ucsf-capra-score)。

(四)筛查

早期前列腺癌是可以治愈的,并很少会出现症状。若出现症状表明疾病晚期,治愈的可能性很小。在前列腺癌处于仍可治愈的阶段,通过筛查来检出这些无症状前列腺癌是合理的。任何癌症筛查的目标(包括前列腺癌在内)是在症状出现之前以及治疗尚能改善预后之前及早发现癌症或癌前病变。世界卫生组织提出了在进行人群筛查之前应满足的标准:疾病应是具有已知自然史的重要健康问题;已具有能被患者接受、临床可行的且有效的治疗方案;具有可识别的潜伏期以便有时间进行筛查;具有可接受、有效且成本合理的筛查方法。前列腺癌满足了其中许多条件,但其筛查仍存在一些问题并引起了争议。

目前经直肠超声已不再作为前列腺癌的主要筛查方法。经直肠超声的敏感度为30%~67%,特异度为52%~61%,而与之相比,mpMRI的敏感度为72%~90%,特异度为55%~79%。通过超声造影和弹性成像技术有望提高经直肠超声的准确性。关于使用多参数成像来改进前列腺癌检出和表征的讨论越来越多。大多数超声技术是定性而非定量的,且依赖于操作者的经验与技术。这导致了文献中经直

肠超声的准确性与效能特点表现不尽相同。

目前推荐的前列腺癌筛查方法是前列腺特异性抗原和直肠指检，若筛查发现异常需进行经直肠前列腺穿刺活检明确诊断。在前列腺特异性抗原联合直肠指检进行筛查的基础上进行经直肠超声能使前列腺癌检出率提高约5%。前列腺癌的确诊依赖于穿刺取得组织样本进行病理诊断。目前，在经直肠超声引导下进行穿刺活检是最为有效的方法。MRI引导腔内活检和MRI-经直肠超声融合活检也正引入临床，但这些穿刺方法实用性有所欠缺，且存在可行性及使用成本的限制。通过mpMRI检出前列腺癌并非完美无缺，对于mpMRI结果为阴性的患者仍不可避免地需进行系统穿刺活检。

自1990年以来，前列腺癌死亡率已有所下降，确诊时晚期疾病的比例降低了75%。这归功于将前列腺特异性抗原应用于筛查，而非治疗方法的更新与改进。然而，人们对人群前列腺癌普查仍感到担忧。一方面，前列腺癌仍然是肿瘤发病率和死亡率居高不下的重要原因。而另一方面，前列腺癌主要发生于老年男性，通常的病程约10年。这一年龄段的男性通常合并且死于其他疾病，换言之，前列腺癌患者会发生死亡，但通常并非死于前列腺癌。前列腺特异性抗原筛查在敏感性和特异性方面均存在局限性。诊断性的经直肠前列腺穿刺活检并非万无一失，而且是存在一定风险的。目前的大背景是低瘤荷低级别（Gleason 6分）的前列腺癌并不需要积极治疗。这引起了人们对于前列腺癌过度诊断及过度治疗的担忧，因为包括手术、放疗、内分泌治疗在内的前列腺癌治疗方案并非没有风险，且有显著的副作用会影响患者的生活质量。

一些研究评估了前列腺癌筛查和治疗的作用，其中一些研究得到了正面的结果，而另一些则没有，这可能是由于研究设计的限制。目前文献引用的主要筛查研究是欧洲前列腺癌筛查随机研究（european randomized study of screening for prostate cancer，ERSPC）和美国前列腺癌、肺癌、结直肠癌和卵巢癌筛查试验（prostate，lung，colorectal and ovarian cancer screening trial，PLCO）。欧洲前列腺癌筛查随机研究在获得知情同意后随机将受试者分配至筛查组与对照组，其中筛查组每4年提供1次前列腺特异性抗原检测。若受试者的前列腺特异性抗原超过3 ng/mL则对其进行穿刺活检。在13年后，筛查组的死亡率下降了29%。为了防止1例前列腺癌死亡，需要进行筛查的人数是781例，需要检出的前列腺癌是27例。该研究的哥德堡子集使用了一种更真实的方法，首先随机邀请男性进行筛查并获得知情同意。对于前列腺特异性抗原高于2.5 ng/mL的受试者推荐进行活检。14年后，死于前列腺癌的相对危险度降至0.44，同时需要筛查的人数为293例，需要治疗的人数为12例。

美国前列腺癌、肺癌、结直肠癌和卵巢癌筛查试验研究将男性随机分为筛查组（每年行前列腺特异性抗原和直肠指检）或对照组。前列腺穿刺活检指征为前列腺特异性抗原高于4 ng/mL或直肠指检触及结节。在13年后，两组患者死亡率没有显著差异。随后的分析表明，大约90%的对照组在进入研究之前或研究期间接受过前列腺特异性抗原筛查。由于实际上筛查组和对照组都接受过前列腺特异性抗原筛查，因此无法对两组患者进行真正意义上的比较。

鉴于这些研究和其他研究的结果，2012年美国预防医学工作组（US Preventive Services Task Force，USPSTF）发布了反对前列腺癌筛查的D级建议，即前列腺癌筛查无净获益或危害大于获益。尽管自引入前列腺特异性抗原筛查以来前列腺癌死亡率有所下降，但美国预防医学工作组得出的结论认为，总体获益的缺失抵消了筛查所带来的获益，尤其是在美国前列腺癌、肺癌、结直肠癌和卵巢癌筛查试验研究所显示的前列腺癌筛查会带来过度诊断和过度治疗的风险、穿刺活检和治疗的风险、惰性前列腺癌过度检出的风险以及老年人其他疾病所造成的患者死亡。这一建议受到许多学者的强烈质疑，他们认为这将降低临床可治前列腺癌的检出率，并导致发病率和死亡率升高，而这似乎正在发生。此外，泌尿外科研究团体正在推广"智能筛查"，将筛查重点放在最有可能受益的人群身上，并且只在与患者共同做出决策后才进行筛查；为了避免积极治疗的危害，他们建议对那些惰性前列腺癌（低瘤荷Gleason评分6分肿瘤，或称为上皮来源惰性病变）采用主动监测。一般来说，对于没有高危因素的男性，建议从50岁左右开始筛查，每隔1~4年重复1次，在70岁左右或预期寿命低于10年时停止筛查。40~49岁之间的低基线前列腺特异性抗原（<1.0 ng/mL）与低症风险相关，可进一步

延长检测间隔。为了将前列腺特异性抗原的正常波动与假阳性进行区分,应在穿刺前重复前列腺特异性抗原检测。不应该给无症状患者服用抗生素以诊断无症状感染所致的前列腺特异性抗原升高。在高危人群中,如一级亲属患有前列腺癌或非裔美国男性,筛查应在40岁左右开始。可采用新型生物标志物、mpMRI和风险计算器来提高筛查测试的特异性,并指导是否需要进一步穿刺活检或治疗。

(五)临床分期与组织学分级

分期与前列腺癌进展与播散的程度有关,分级与前列腺癌在组织学上的侵袭性有关。前列腺癌的临床分期采用多项治疗前参数来评估肿瘤侵犯及播散的范围,帮助确定治疗方案,并预测患者的预后。这些参数包括了直肠指检、前列腺特异性抗原、穿刺病理、经直肠超声、CT、核素显像及mpMRI等影像学手段,以及结合前列腺特异性抗原、临床分期、Gleason评分等参数的Partin列线图(图2.11,表2.1)。病理分期需要对前列腺腺体、双侧精囊腺和淋巴结进行组织学评估,对预后的评估更准确。临床分期(命名为cT_)对于制定治疗方案很重要,但不如对前列腺腺体和周围组织进行组织学评估(即病理分期,命名为pT_)准确。这是由于直肠指检和影像学检查在预测前列腺癌包膜外侵犯上存在局限,此外60%~90%肿瘤是多灶性的,难以通过上述方式检出并评估所有病灶。与病理评估相比,临床分期会低估40%~60%的前列腺癌,高估约5%的前列腺癌。

在高危人群中可选择性采用核素骨显像、CT及mpMRI进行影像学分期。当患者前列腺包膜外侵犯风险低时,可考虑避免这些检查以减少电离辐射暴露和医疗成本。在当前前列腺特异性抗原筛查时代,据估计超过90%的前列腺癌是局限性的,无须在首次诊断时采用CT、MRI或核素骨显像进行常规分期。不同的医疗组织对影像分期有不一样的建议。一般而言,对于前列腺特异性抗原高于10~20 ng/mL、Gleason评分≥8分或有症状的患者,建议进行核素骨显像。对于cT3或cT4期患者,或列线图显示肿瘤侵犯包膜风险超过10%,以及有症状的患者推荐采用CT、MRI或正电子发射断层显像-CT进行软组织成像。

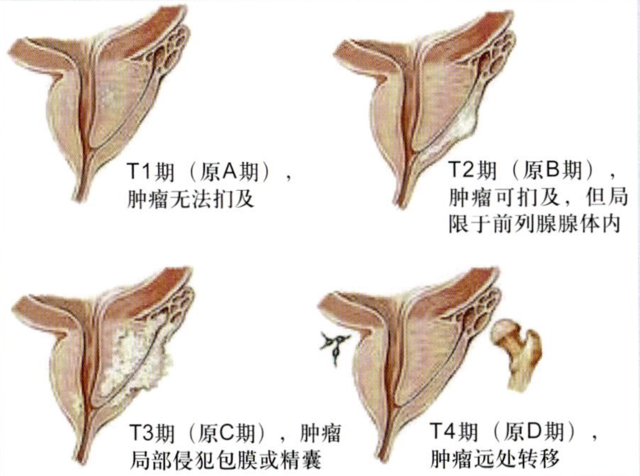

目前经直肠超声及MRI等影像学检查均无法完全准确地预测包膜外侵犯或精囊侵犯,但它们仍明显优于临床评估。由于经直肠超声过于依赖操作者经验,MRI对前列腺癌分期的评估优于经直肠超声。对于经验丰富的读片者,MRI对包膜侵犯诊断的敏感度为65%,特异度为73%,阳性预测值为88%,阴性预测值为38%。MRI通过形态与信号改变诊断精囊侵犯的敏感度为83%,特异度为99%。经直肠超声通常无法检出淋巴结转移,CT和MRI对淋巴结转移的诊断效能相似,敏感度为7%,特异度为100%,阳性预测值为85%,阴性预测值为100%。然而,CT或MRI的阴性结果并不能完全排除淋巴结转移。

前列腺癌包膜外侵犯的超声表现与MRI相似,主要包括包膜隆起或扭曲、神经血管束不对称和直肠前列腺角消失。精囊侵犯的超声表现为前列腺内肿瘤向精囊延伸或精囊内肿块(图2.12)。对于经验丰富的操作者,经直肠超声对包膜外侵犯的诊断效能与MRI相当(经直肠超声曲线下面积0.81,MRI曲线下面积0.71),并优于预测分期的列线图。然而,经直肠超声的准确性依赖于操作者的经验与仪器的性能,总体报告其对包膜外侵犯的效能如下:敏感度12%~90%,特异度46%~91%,阳性预测值46%~85%,阴性预测值38%;对精囊侵犯的敏感度9%~60%,特异度82%~100%。由于影像学检查在前列腺癌术前分期方面存在一定局限性,很多医师依赖他们的临床判断,或采用基于直肠指检、前列腺特异性抗原、Gleason评分及其他参数的分期列线图(如Kattan列线图、Partin列线图)。然而,经验丰富的医师发现,细致的经直肠超声检查比直肠指检和列线图对前列腺癌分期预测的准确性更高(图2.12)。

图2.11 前列腺癌TNM分期系统

T1期(原A期),肿瘤无法扪及
T2期(原B期),肿瘤可扪及,但局限于前列腺腺体内
T3期(原C期),肿瘤局部侵犯包膜或精囊
T4期(原D期),肿瘤远处转移

TABLE 2.1 Staging of Prostate Cancer, 2010

Stage	Description	Comments
CLINICAL STAGING (cT__)		
cTX	Primary tumor cannot be assessed	
cT0	No evidence of primary tumor	Describes cancer on biopsy but no cancer is found at radical prostatectomy, possibly because of microfocal cancer that is not included in prostatectomy histologic sections. This occurs in about 0.4% of cases and in general has a good prognosis.
cT1	Clinically inapparent tumor that is not palpable nor visible by imaging	Describes tumors that are not palpable or visible on TRUS or mpMRI, possibly because of size, soft consistency, or anterior location. These may be found on TURP, where about 6% of men will have < 5% of positive chips. Prognosis is variable and about 10%-26% may have subsequent progression especially when many chips are involved.
cT1a	Tumor incidental histologic finding in ≤ 5% of tissue resected	
cT1b	Tumor incidental histologic finding in > 5% of tissue resected	
cT1c	Tumor identiied by needle biopsy	Describes men with impalpable disease who have positive needle biopsy (e.g., after screening showed elevated PSA).
cT2	Tumor confined within prostate	Describes palpable organ-conined tumors. Invasion into the prostatic apex or into (but not beyond) the prostatic capsule is included in T2.
cT2a	Tumor involves ≤ 1/2 of one lobe	cT2a and cT2b tumors involve only one lobe and cT2c both lobes. However, pathologic examination suggests this distinction is arbitrary because most tumors are multifocal and present in both lobes, and prognosis also depends on tumor volume and grade and not just findings of palpation and ultrasound.
cT2b	Tumor involves > 1/2 of one lobe but not both lobes	
cT2c	Tumor involves both lobes	
cT3	Tumor extends through the prostate capsule	Describes tumors with extracapsular extension, a poor prognostic factor. Pathologically it manifests as cancer in adjacent fat, neurovascular bundles, anterior muscle, or bladder neck or invading seminal vesicles. Seminal vesicle invasion may occur via extension along ejaculatory ducts, direct invasion from prostate, or rarely discontinuous metastasis.
cT3a	Extracapsular extension (unilateral or bilateral)	
T3b	Tumor invades seminal vesicle(s)	
T4	Tumor is fixed or invades adjacent structures other than seminal vesicles such as external sphincter rectum, bladder, levator muscles, and/or pelvic wall	
PATHOLOGIC STAGING (pT)		
pT2	Organ confined	
pT2a	Unilateral, one-half of one side or less	
pT2b	Unilateral, involving more than one-half of side but not both sides	
pT2c	Bilateral disease	
pT3	Extraprostatic extension	
pT3a	Extraprostatic extension or microscopic invasion of bladder neck	
pT3b	Seminal vesicle invasion	
pT4	Invasion of rectum, levator muscles, and/or pelvic wall	
Regional Lymph Nodes (N)		Based on clinical and/or pathologic assessment
NX	Regional lymph nodes were not assessed	
N0	No regional lymph node metastasis	
N1	Metastasis in regional lymph nodes(s)	
Distant Metastasis (M)		Distant nodes are deemed metastases
M0	No distant metastasis	
M1	Distant metastasis	
M1a	Nonregional lymph node(s)	
M1b	Bone(s)	
M1c	Other sites with or without bone disease	

mpMRI, Multiparametric magnetic resonance imaging; *PSA*, prostate-specific antigen; *TRUS*, transrectal ultrasound; *TURP*, transurethral resection of the prostate.With permission from AJCC. American Joint Committee on Cancer: Prostate Cancer Staging: American Joint Committee on Cancer; 2010. Cited 21 May 2016. 7. Available from: https://cancerstaging.org/references-tools/quickreferences/Documents/ProstateSmall.pdf.
注：版权方要求保留英文。

尽管95%的前列腺恶性肿瘤是前列腺腺癌，但仍有5%是来源于各种不同细胞的少见肿瘤，通常不会引起前列腺特异性抗原升高。这些肿瘤常发生于年轻患者，在起病时即可表现为排尿困难及骨痛等肿瘤转移症状。在影像学上，这些肿瘤与局部浸润或转移的前列腺癌难以鉴别。

描述前列腺腺癌镜下表现的组织学分级系统由Donald Gleason在20世纪60年代设计，并于2014年更新。该评分系统根据肿瘤分化程度将前列腺癌分为Gleason分级1～5级共5种组织结构类型，其分化程度递减，与肿瘤的侵袭性密切相关。大多数前列腺癌是异质性的，由数种不同Gleason评分构成。通常将占肿瘤主要和次要成分的Gleason分级相加得到相应的评分（例如肿瘤主要分级4级和次要分级3级，

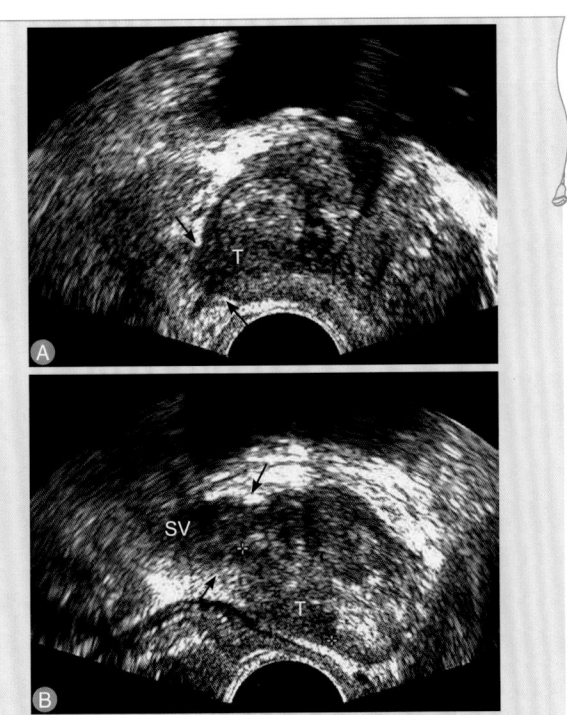

A. T3a期前列腺癌（T）已侵犯至前列腺外的神经血管束（箭头），请注意，区分肿瘤侵犯和正常神经血管束引起的包膜不规整是非常困难的；B. T3c期（旁矢状面）前列腺癌（T）延伸（箭头）至精囊（SV）。

图2.12 前列腺癌的分期

得到Gleason评分4+3=7分）。最近，Gleason 1级、Gleason 2级及≤5的Gleason评分被取消，因此目前的评分范围从6～10分。

最近Gleason 3+3=6分，特别是Gleason 3级肿瘤，因其恶性程度、侵袭性及临床重要性而被广泛讨论。在当前的前列腺特异性抗原筛查时代，Gleason 6分是穿刺活检病理中最常见的诊断评分，约占所有病例的49%。尽管 Gleason 3+3=6分的前列腺癌具有局部侵袭性、肿瘤分子和基因标志物表达等多种恶性肿瘤特征，但其临床生物学行为似乎是惰性的。有研究者建议将Gleason 6分肿瘤重命名为上皮来源的惰性病变。然而，穿刺的取样误差会漏诊共存的高级别癌灶，在穿刺病理中仅发现Gleason 6分肿瘤可能会低估约22%的患者，对于这部分患者，通过后续的前列腺根治病理才能发现共存的高级别癌灶。在这些情况下，前列腺癌的预后与最初漏诊的高级别肿瘤有关。对于初次诊断为Gleason 3+3=6分的前列腺癌患者，在将其纳入主动监测前，建议再次进行扩大的证实性穿刺活检，确保不漏诊更高级别的癌灶。有证据显示mpMRI在重复穿刺前有助于发现额外的病灶，但迄今为止，mpMRI阴性患者仍无法免除证实性穿刺活检，并且即便进行了MRI靶向穿刺也不能免除系统穿刺。

很大一部分患者被诊断为Gleason 6分前列腺癌，这部分患者实际上危险程度很低，并很有可能只是患有惰性肿瘤，但"6/10级"一词在诊疗过程中会传递给患者"中等严重程度"癌症的感觉，给医师和患者的交流带来很大的困难。因此，患者可能会寻求并不适宜的根治性治疗，从而导致过度治疗，并带来风险和副作用，而这些根治性治疗却获益甚微。一种解决方法是继续使用Gleason评分（6～10分），但将肿瘤分级从1～5级：即Gleason 3+3为1级；Gleason 3+4为2级；Gleason 4+3为3级；Gleason 4+4为4级；Gleason 9分或10分为5级。这样会将Gleason 6分配为最低的1级，为患者选择主动监测并避免立即进行根治性治疗提供心理保证。

（六）治疗

根据前列腺癌的分级、分期、患者选择和危险度分层，有许多治疗方案可供选择。目前有很多前列腺癌危险度分层的指南，最常用的是Epstein分级和D'Amico分级。Epstein分级用于预测根治病理上体积<0.5 mL的临床非显著前列腺癌，该分级基于穿刺病理特征，将低风险定义为Gleason≤6分，且阳性针数<3针，每针组织病理中的肿瘤百分比均<50%。D'Amico评分用于预测放射治疗后生化复发的风险。它将前列腺癌分为低危组（cT1c或cT2a、前列腺特异性抗原≤10 ng/mL或Gleason 6）、中危组（cT2b、前列腺特异性抗原10～20 ng/mL或Gleason 7）和高危组（cT2c、前列腺特异性抗原>20 ng/mL，或Gleason 8～10）。列线图有助于患者对治疗方案的选择，针对放弃根治性治疗的患者，Kattan列线图可评估生存时间；UCSF-CAPRA评分可用于接受前列腺根治术的患者评估术后复发的风险。迄今为止，对于最常见的临床局限性前列腺癌的最佳治疗方案尚无共识。在权衡预期寿命、整体健康状况、肿瘤特征及各种治疗方法的风险和收益后，可与患者共同讨论制订个性化的治疗方案。治疗选择包括前列腺根治术和放射治疗（适形剂量递增外放射治疗、放射性粒子植入）等已确立的治疗方案。晚期前列腺癌患者可选择等待观察或姑息治疗。

局部治疗仍然是一种探索性治疗方案，旨在

灭活前列腺内局部癌灶，同时避免手术或放射治疗等全腺体治疗带来的尿失禁和勃起功能障碍等并发症。这一治疗方案适用于具有孤立性低级别指示癌病灶的患者，在这里，指示癌是指前列腺内体积最大侵袭性最高的病灶。小体积低级别卫星病灶并不重要，不需要进行治疗。对于mpMRI-超声融合穿刺或经会阴模板穿刺诊断为前列腺癌的年轻患者，若肿瘤分级满足Gleason 3+3=6分或3+4=7分，且体积＞1.3 mL，那么局部治疗将会是一种有吸引力的治疗方案。早期研究结果显示，84%的患者通过局部治疗能获得"三赢"的效果（排尿可控、勃起功能正常、无肿瘤残留），疗效优于全腺体治疗。多种新型的局灶性消融疗法能在经直肠超声或MRI引导下，通过加热、冷冻、辐射、电穿孔与血管闭塞来灭活组织。高强度聚焦超声通过超声聚焦产生热量来灭活组织；冷冻消融通过形成冰球灭活组织；不可逆电穿孔使用低能量直流电来破坏细胞膜；血管靶向光动力治疗通过静脉注射新型光敏剂TOOKAD，当其被激光局部激活时，会引起局部血管闭塞，进而继发组织缺氧坏死。

通过手术和放射治疗对低危组局限性前列腺癌患者10年肿瘤控制率可达90%以上，但随着肿瘤级别升高和浸润范围扩大，疗效会急剧下降。所有治疗都存在不同程度的副作用，包括尿失禁、勃起功能障碍、尿道狭窄，以及外科手术带来的并发症。患者可根据当地医疗机构的专业特长和预期的并发症选择特定的治疗方法。鉴于前列腺癌的高治愈率和长期生存，生活质量和副作用已成为选择治疗方案时所需考虑的重要问题。

前列腺根治术是前列腺癌治疗的"标准方案"，与期待性疗法相比具有无病生存优势。前列腺癌根治手术对低级别前列腺癌的治愈率超过90%，但治愈率会随着肿瘤级别与分期的升高而降低。例如，当术中发现淋巴结转移，患者10年生存率会下降至15%。在安全控制肿瘤的基础上可尝试避免对神经血管束的损伤（保留神经的前列腺根治术），防止患者出现术后勃起功能障碍和尿失禁。对于经验丰富的泌尿科医师，尿控率能达90%，50%~90%的患者能保留勃起功能（具体取决于患者的年龄）。经典的开放式耻骨后前列腺根治术的替代方案是腹腔镜手术和机器人手术，尽管术后恢复更快，但对于经验丰富的泌尿科医师两者总体疗效相似。

放射治疗主要包括外放射治疗和放射性粒子植入（近距离放射治疗）。适形剂量递增外放射治疗使用影像学引导（通常是CT）来适形控制放射线空间分布使其紧贴前列腺，从而允许增加靶目标的照射剂量，同时最大限度地减少对邻近器官的损伤。经直肠超声引导基准（参考）标记物植入有助于严格的照射野规划，允许针对前列腺精准适形地增加放射剂量（递增剂量），同时减少对邻近器官的损伤（图2.13）。放射治疗的五年无生化复发（无前列腺特异性抗原升高）比例可达70%~85%。约50%的患者保持勃起功能，80%的患者保持控尿功能，但可能会出现长期直肠刺激症状。

近距离放射治疗采用经直肠超声和会阴穿刺模板进行引导，将放射性粒子（通常是碘125）植入前列腺（图2.14）。直接将放射性粒子植入前列腺内能使局部的辐射剂量增高。该技术仅适用于前列腺特异性抗原＜10 ng/mL、Gleason评分≤6分、前列腺体积＜50 mL的低危组患者。尽管近距离放射治疗导致尿道狭窄和肠道刺激等副作用很常见，但约50%的患者能保留勃起功能，约80%的患者能保留控尿功能。

为了推迟侵入性治疗及其所带来的副作用，并避免过度治疗，目前临床正在引入观察等待和主动监测这2种新的治疗策略。观察等待适用于由于并发症而无法从治疗中获益的无症状前列腺癌患者。对这些患者可以进行定期监测，直到他们出现症状，随后接受对症的内分泌治疗等姑息治疗。

主动监测（以治愈为目的的主动监测）是"前列腺特异性抗原筛查时代"日趋流行的针对前列腺癌的独特处理方法，旨在避免过度治疗。主动监测主要考虑到许多低风险前列腺癌患者可能并不会死于癌症，而死于心血管疾病等其他疾病的可能性要高出10倍。另还考虑到Gleason 3级病变（Gleason评分3+3=6分）有明显的惰性生物学行为，很可能不会发生转移或导致死亡。对于主动监测的最佳方案尚无普遍共识，目前有很多关于纳入标准、监测方案和启动根治性治疗的指南。单纯Gleason评分3+3=6分且体积≤1.3 mL（直径约1.4 cm）的前列腺癌具有良性的生物学表现，建议可对这部分患者采取主动监测。

建议使用更严格的标准来定义适合主动监测的低

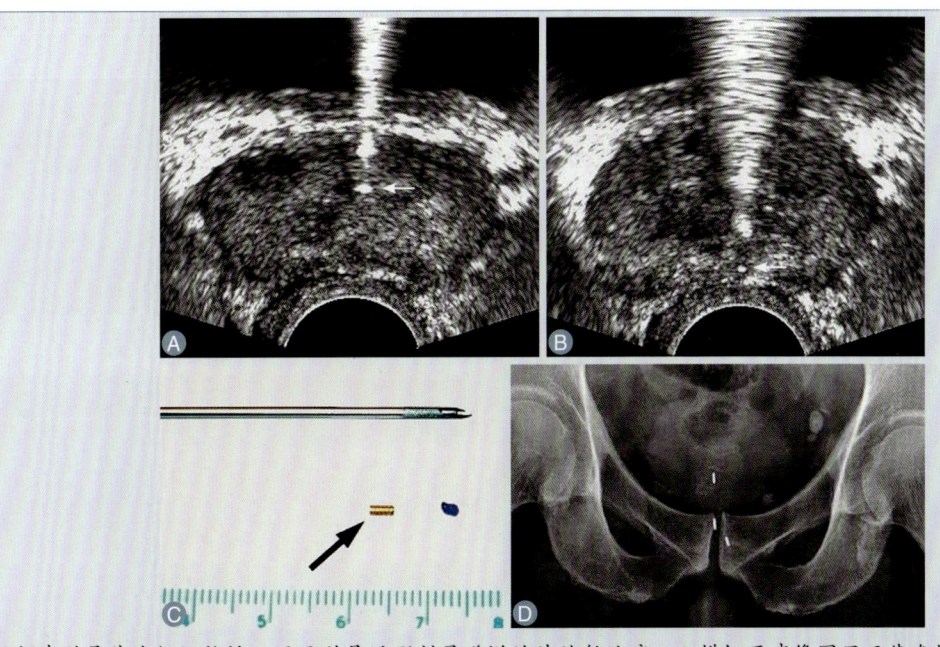

经直肠超声引导基准标记物植入用于引导适形剂量递增的外放射治疗。A.横切面声像图显示基准标记物后方伴有特征性的彗尾混响伪影（箭头）；B.直肠表面的基准标记物（箭头）；C.用于植入前列腺引导适形剂量递增放射治疗的基准标记金粒子（箭头），较小的粒子是一种骨蜡塞，用于在放置前将标记粒子固定在穿刺针中；D.骨盆X线片显示3个标记物的位置。

图2.13 超声引导下放射治疗

风险患者，通常包括前列腺特异性抗原<10 ng/mL、Gleason评分≤6分、T1c或T2a期、穿刺标本肿瘤百分比<50%，阳性针数<3针以及预期寿命超过10年。一般而言，在初步诊断为低风险前列腺癌并进行证实性活检后，如果患者同意，他们将定期接受前列腺特异性抗原、前列腺特异性抗原动力学、前列腺特异性抗原密度、直肠指检、经直肠超声、重复穿刺和新型生物标志物等检查，用于监测疾病进展，明确是否需要重新分类以启动治疗。对于主动监测患者，在重复穿刺时采用mpMRI引导靶向穿刺是一种新兴的方法，但其有效性还未得到证实。

如前列腺癌显著进展进而需要启动治疗，文献报道的定义各不相同，包括了前列腺特异性抗原的快速上升（倍增时间<2年）、肿瘤组织学分级或体积的增加。Klotz等经过14年的跟踪随访发现，采用主动监测的患者仅1.5%出现疾病进展，30%的患者主动寻求积极治疗，而前列腺癌特异死亡率仅为5%；而在此期间有10倍的患者死于其他原因，这部分患者从未出现前列腺癌症状，从而避免了前列腺癌治疗和伴随的并发症。其他研究的随访时间较短，但报告了类似的结果。

与经直肠超声和mpMRI相比，前列腺特异性抗原能更客观地反映前列腺癌的肿瘤负荷与肿瘤活动性，因此建议采用前列腺特异性抗原监测前列腺癌及前列腺癌治疗后的进展情况。

（七）前列腺癌超声声像图表现

1. 灰阶超声

有30%~50%的前列腺癌能通过经直肠超声发现，但检出率因操作者经验和超声设备性能而异。前列腺癌的典型声像图表现是低回声结节，通常位于与包膜相邻的前列腺外周带，并且该低回声结节不能归为良性病变（图2.15至图2.17）。约1/2的前列腺癌无法通过经直肠超声发现，因此即便经直肠超声的阴性结果仍无法排除前列腺癌，如临床怀疑为前列腺癌，不应该推迟系统穿刺活检。

此前，前列腺癌的超声表现存在广泛争议。早期的研究人员错误地认为大多数前列腺癌是高回声的。1985年，Lee及其同事首次令人信服地证实了前列腺癌的低回声表现。其他研究者随后证实，很大一部分但并非所有的外周带前列腺癌在某种程度上均表现为低回声。前列腺癌表现为低回声的病理基础是正常的疏松腺体组织被致密均质的肿瘤细胞所取代，由于这些均质的前列腺癌细胞团具有较少的反射界面，因此其回声较低。向周围组织浸润性生长的前列腺癌病灶或存在腺管结构的前列腺癌病灶仍保留了不同组织结构间的界面，因而表现为等

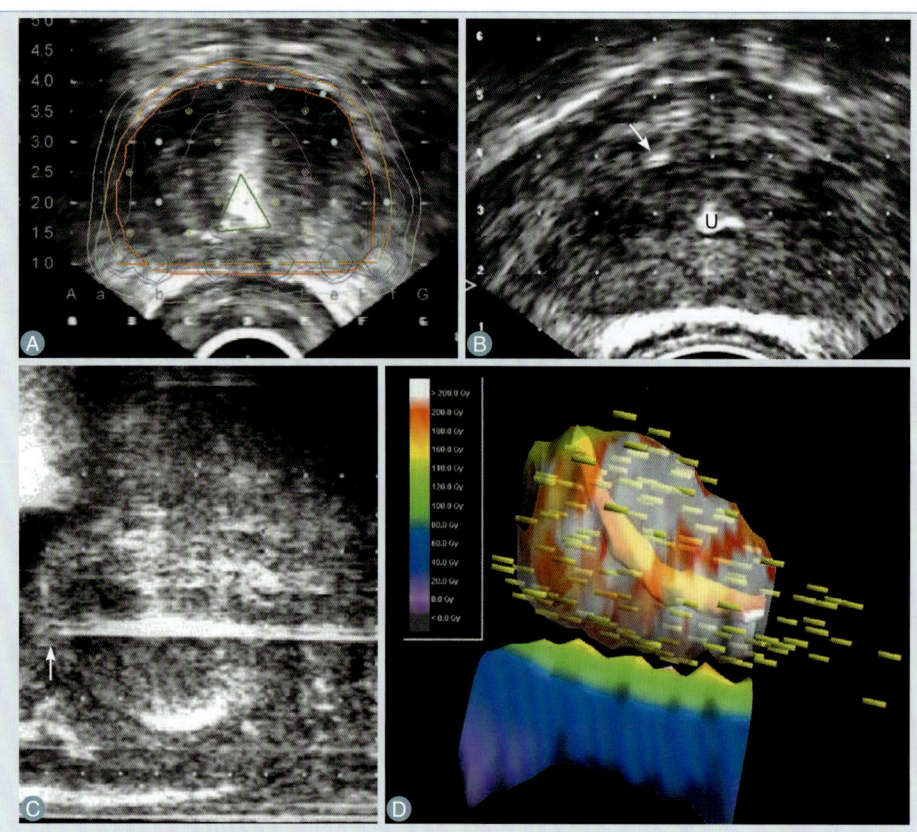

在经直肠超声引导下采用特殊的步进装置和会阴穿刺模板进行近距离放射治疗（放射性粒子植入），该会阴穿刺模板也可用于引导经会阴前列腺饱和穿刺；A.用于规划放射性粒子的位置（点）和确定等剂量曲线（彩色线）的横切面声像图，避免对尿道（绿色三角形内的白色中心区域）的辐射，请注意底部（A，a，b … G）和左侧（1.0，1.5，2.0 … 4.5）的网格标记以及叠加声像图上的网格点；B.在手术室进行的经直肠超声引导放射性粒子植入，横切面声像图显示引导网格点和1根表现为汉堡样回声的穿刺针（箭头）；C.矢状面声像图显示近距离放射治疗针插入前列腺底部（箭头），用于植入一排粒子；D.术后CT重建显示放射性粒子（绿色）的位置，整个前列腺正在接受高剂量辐射（白色）。U：尿道。

图 2.14　超声引导下近距离放射治疗

(Courtesy of Dr. Juanita Crook, Radiation Oncology, Princess Margaret Hospital, Toronto.)

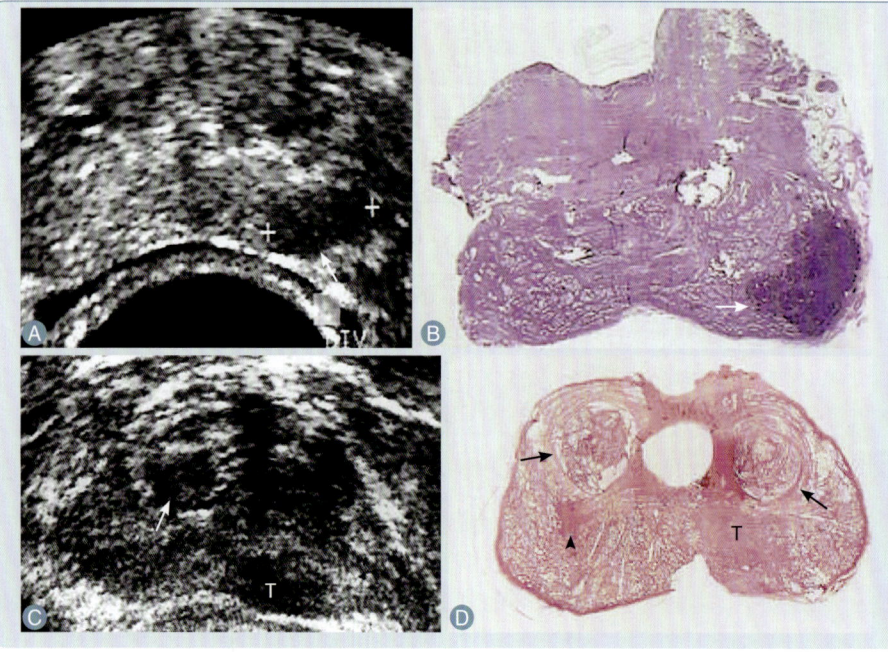

A.位于外周带沿包膜生长的低回声结节，该结节不能归为良性病变（箭头）；B.声像图A相应的病理切片显示肿瘤组织表现为均质实性细胞团（箭头），与具有多个腺体界面的邻近前列腺组织相比，其对超声的反射更少；C.典型的外周带低回声前列腺癌结节（T），还要注意右侧移行带中界限清晰的低回声良性增生结节（箭头）；D.声像图C相应的病理切片显示均匀的前列腺癌肿块（T），前列腺右侧还有第二个小癌灶（三角箭头），还要注意双侧前列腺增生结节（箭头）。

图 2.15　前列腺癌的典型表现

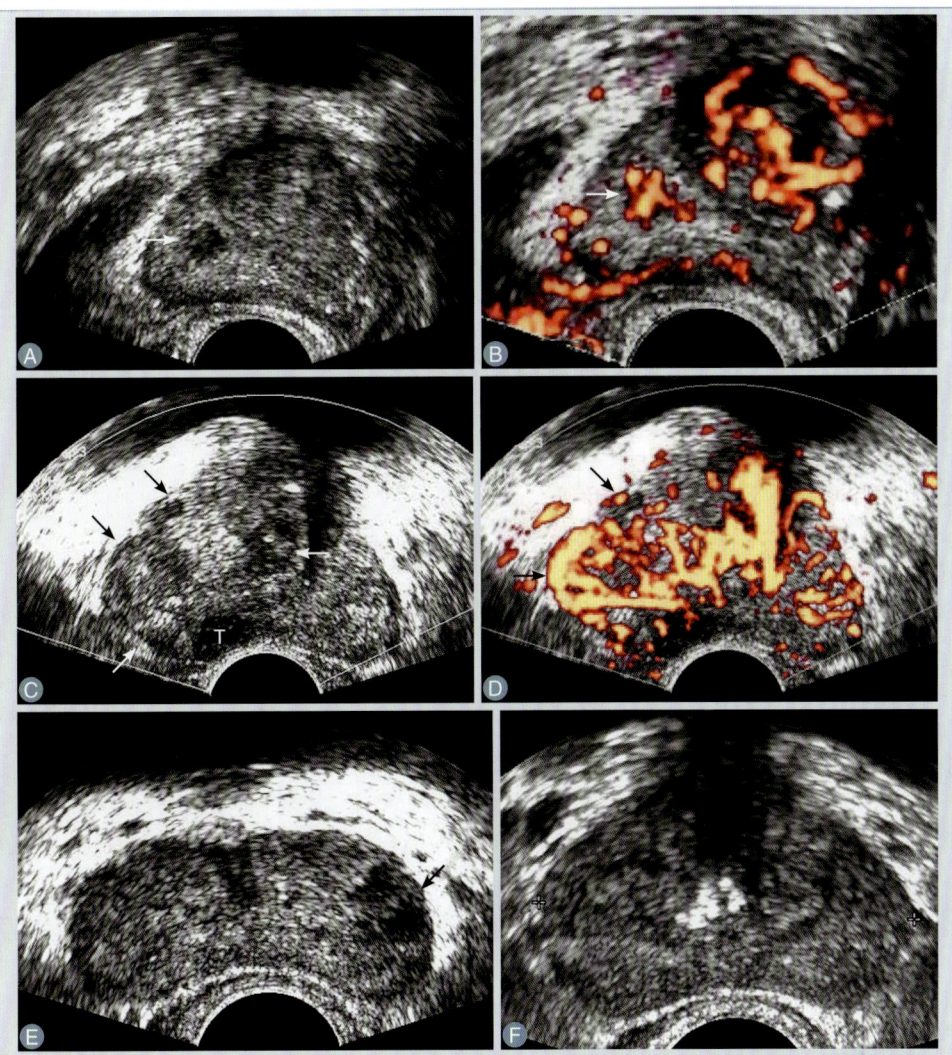

A.完全位于外周带内部的低回声小结节（箭头），该患者的直肠指检无异常，但血清前列腺特异性抗原轻度升高，穿刺确诊为前列腺癌；B.声像图A所在切面相应的能量多普勒超声显示该结节内部血流信号增多（箭头）；C.前列腺右侧叶后部的"冰山一角"病灶（T），前列腺癌几乎占据了整个前列腺右侧叶（白箭头与黑箭头），肿瘤大部分表现为等回声，因此无法在灰阶超声上显示，需要记住的是前列腺癌通常是多灶性的，并且肿瘤实际浸润范围要大于灰阶超声所显示的范围；D.相应的能量多普勒超声显示大片血供异常区域，不仅包括了外周带的低回声小结节，还包括了大部分移行带（箭头），该患者前列腺特异性抗原265 ng/mL，病理Gleason 7分；E.多灶性前列腺癌同时累及双侧叶：其中一个为低回声，另一个为等回声，该患者直肠指检无异常发现，前列腺特异性抗原4.5 ng/mL，游离前列腺特异性抗原百分比14%，经直肠超声在前列腺左侧叶前部发现可疑病灶（箭头），右侧叶无异常发现，但穿刺证实双侧叶均存在Gleason 6分前列腺癌；F.经直肠超声无法显示的等回声显著癌病灶，直肠指检和经直肠超声均无异常发现，患者因前列腺特异性抗原10.7 ng/mL进行穿刺活检，穿刺病理证实双侧叶均存在Gleason 7分前列腺癌。

图2.16　前列腺癌的少见表现

回声。

当试图将肿瘤回声与间质纤维含量联系起来时，我们发现低回声癌灶的间质纤维含量少于高回声癌灶。此外，低回声癌灶往往比等回声癌灶更具侵袭性。前列腺癌的大小对其检出率亦有影响。Shinohara等研究表明，>20 mm的前列腺癌病灶超声检出率可达88%，而4~10 mm的前列腺癌病灶检出率仅为19%，<4 mm的前列腺癌病灶无法在超声上显示。

高回声前列腺癌病灶也在文献中报道过，但该类型极为少见。罕见组织类型的前列腺癌病灶可表现为局灶性高回声，这些类型包括筛状型和粉刺样坏死伴有局部钙化的癌灶。粉刺样坏死形成的钙化很小，像晶体一样呈高回声，比营养不良性钙化回声更高。在进行超声扫查时，这类钙化非常显眼，似乎在闪烁，呈现出"星空样"的表现（图2.17C）。

约有30%的前列腺癌很难或无法通过经直肠超

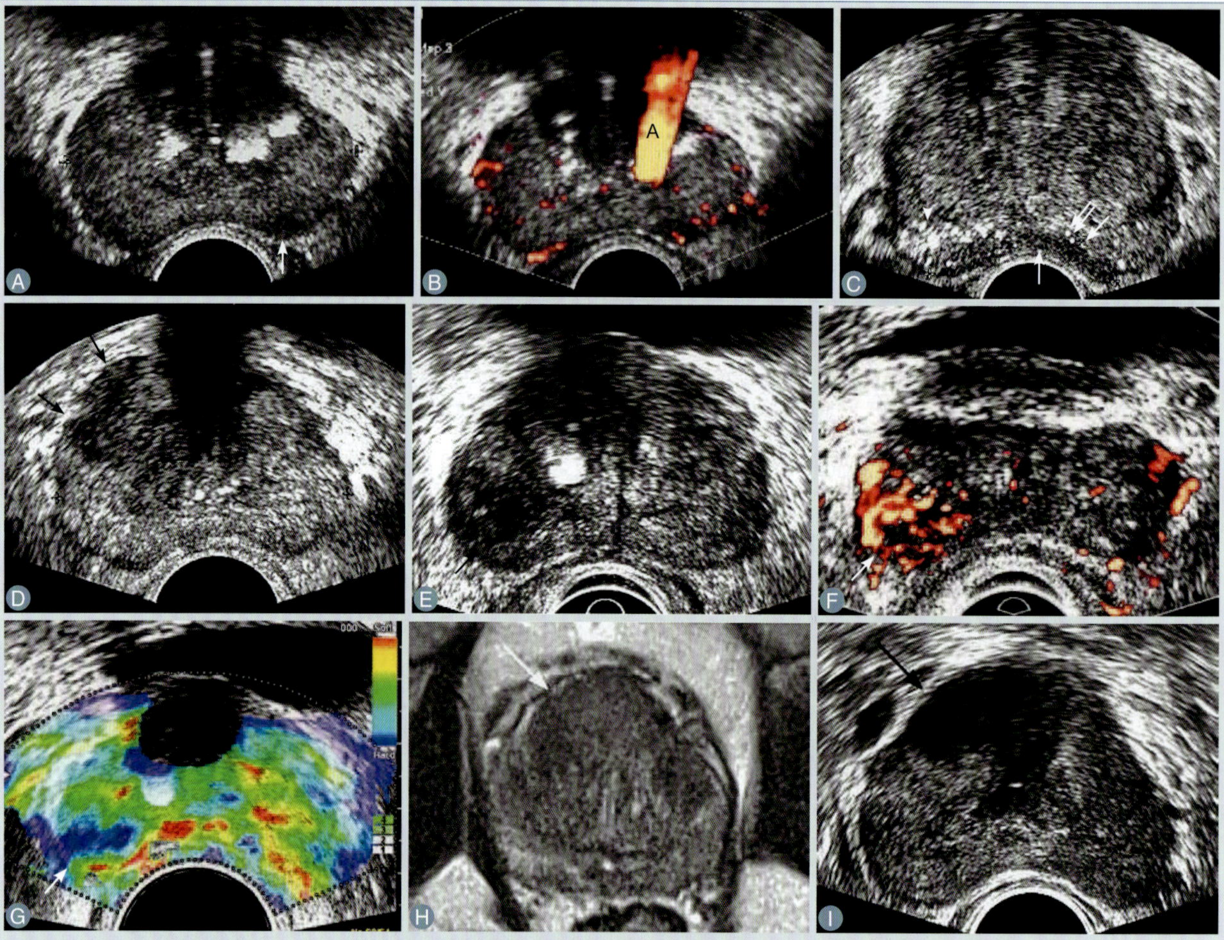

图 2.17 前列腺癌的其他表现

A.接近等回声、直肠指检阴性的乏血供前列腺癌,该患者直肠指检无异常,前列腺特异性抗原6.08 ng/mL,游离前列腺特异性抗原百分比12%,经直肠超声显示左侧叶前列腺癌轻度可疑(箭头),前列腺穿刺证实前列腺右侧叶超声无法显示的Gleason 7分癌灶,穿刺标本肿瘤百分比约25%,针对超声可显示的左侧叶病灶,穿刺标本肿瘤百分比仅为15%,这也说明了必须同时进行系统穿刺和靶向穿刺;B.尽管该患者双侧叶均存在前列腺癌病灶,但能量多普勒超声未探及明显异常血流信号,约80%的前列腺癌表现为富血供,该患者前列腺前部的多普勒信号增强均为钙化所产生的伪像(A);C.由肿瘤内部粉刺样坏死引起浸润性前列腺癌"星空样"表现,该前列腺癌结节浸润延伸至整个外周带(测量光标之间),在右侧,团块状的钙化为正常的淀粉样小体(三角箭头),在左侧,钙化的密度具有显著不同的特征,这些钙化小、更加分散,形态更圆且回声很高,在探头移动时会出现"闪烁"表现(箭头),这些表现强烈提示前列腺癌内的粉刺样坏死;D.右侧前部移行带表现为形态不规则低回声隆起的孤立移行带前列腺癌(箭头),该患者直肠指检阴性,前列腺特异性抗原12.0 ng/mL,穿刺活检证实为Gleason 6分前列腺癌;E.典型低回声外周带前列腺癌,穿刺证实为Gleason 8分前列腺癌(箭头);F.能量多普勒超声显示病灶内血流信号增多(箭头);G.该病灶(图F)在弹性成像上以蓝色显示,提示局部质地硬;H.MRT$_2$WI显示右侧前纤维肌层可疑"木炭样"病灶向包膜外隆起,由于系统穿刺仅对前列腺后部2 cm部位进行了取样,因此该患者既往系统穿刺结果为阴性;I.同一病灶在经直肠超声上的表现,由于声衰减、穿刺主要聚焦于外周带后部,以及操作者仅进行系统穿刺而未先仔细评估前列腺等原因,经直肠超声经常漏诊这类病灶。

声检出,这是因为这些病灶表现为等回声且与周围腺体组织缺乏对比度(图2.16C,图2.17A)。只有当操作者能意识到并发现腺体不对称、包膜膨出及回声衰减等次要征象时,才能检出等回声的前列腺癌病灶。这些次要征象主要见于移行带前列腺癌病灶(图2.16E,图2.17D,图2.17H,图2.17I)。

当肿瘤侵犯整个外周带时,其回声低于移行带,这与正常的超声表现正好相反。当肿瘤浸润侵犯整个腺体时,前列腺可表现为弥漫性回声不均(图2.17B)。

仅有1/2的低回声结节是前列腺癌病灶。前列腺低回声区的其他可能的良性病变包括正常尿道内括约肌、前列腺增生、前列腺炎症、血肿、血管结构、良性腺管扩张以及囊肿。

幸运的是,约70%的前列腺癌病灶发生于均质的前列腺外周带,均匀的组织背景使这些病灶更容易被检出。约有20%的前列腺癌病灶发生于移行带，这部分病灶的检出可能受到前列腺增生所致的回声不均及多变血供的影响。移行带前列腺癌病灶的诊断线索包括与其他增生结节不同的边缘欠清晰的低回声区、局部外科包膜的缺失以及轮廓不对称隆起。

位于尿道前正中线部位的前纤维肌层肿瘤很难被检出，这是因为该区域远离探头且被尿道阻挡，这些肿瘤通常生长至很大才得以被发现，因此也被称为前列腺难发现前部肿瘤。这类肿瘤的穿刺活检也非常困难，由于其位置远在前部且靠近中线，加之在穿刺活检过程中需要避开尿道，因此在穿刺时常被漏诊。需要牢记的是在进行经直肠超声时留意该区域，应用mpMRI也有助于检出这些前部前列腺癌病灶（图2.17H至图2.17I）。

有学者认为，在系统穿刺时即便不通过经直肠超声寻找可疑病灶仍足以检出前列腺癌。但我们认为通过经直肠超声寻找前列腺癌可疑病灶仍是非常重要的。对超声显示的可疑病灶进行靶向穿刺，能使前列腺癌检出率加倍（58% vs. 31%）、穿刺标本的肿瘤百分比更高（50% vs. 10%）且Gleason≥7分的比例加倍（69% vs. 28%）。

新型超高频经直肠探头（29 MHz）正在进行临床评估。在如此高分辨率下，额外的细节表现和组织特征可能有助于区分良恶性组织，这与低分辨率超声所显示的低回声结节不同。在超高频超声下，良性区域更有可能显示腺管结构或"瑞士奶酪"外观，而恶性区域更可能表现为等回声或者斑驳不均，并伴有微钙化、声影及细微的包膜不规整。有研究者提出了一种称为微超声前列腺风险识别（prostate risk identification using micro-ultrasound，PRI-MUS）的评分系统，这有助于前列腺癌的预测及其分级。

2. 彩色/能量多普勒血流成像

多普勒血流成像主要用于检测与肿瘤相关的新生血管。病理学研究显示肿瘤组织的新生血管密度明显增高，因此多普勒血流成像对于检出等回声前列腺癌病灶非常具有吸引力。恶性肿瘤新生血管的直径为0.01~0.05 mm。然而，多普勒血流成像仅能显示直径>0.1 mm的血管，其直径是肿瘤新生血管的10倍。因此，在前列腺癌病灶发展到足以普遍增加组织血流量之前，其血流增多的征象可能并不

经直肠超声疑似前列腺癌的表现
非良性原因的低回声结节
通常位于前列腺外周带
有血供的结节
结节合并局部包膜隆起
局部包膜隆起
包膜不规则
局灶血供丰富区域
外科包膜缺失

明显（图2.16B，图2.16D）。彩色多普勒血流成像和更为敏感的能量多普勒血流成像均能用于前列腺血流成像，笔者更偏好使用能量多普勒血流成像，该技术对血流检测更为敏感，能更为均匀地显示血管密度，并且采用不同设备设置下的一致性更高（图2.5）。病灶内部的血流比周边的血流更具特异性。总体而言，与灰阶超声相比，多普勒血流成像能将前列腺癌检出率提高5%~17%。血供丰富的低回声结节可能肿瘤体积更大、Gleason评分更高。

多普勒血流成像同样也存在一些缺陷。并非所有前列腺癌病灶都是富血供的，即便无明显血供，仍需要进行系统穿刺或靶向穿刺。而炎症等良性病变同样可表现为富血供（图2.8B）。由于移行带增生结节可表现为无血供至富血供，多普勒血流成像对移行带前列腺癌的诊断价值有限。前列腺包膜血流丰富，尤其在基底部和尖部，经验不足的操作者易误判为肿瘤新生血管。前列腺钙化灶及淀粉样小体能引起明显的多普勒闪烁伪像，并可能影响诊断（图2.7D）。

3. 超声造影

肿瘤新生血管由直径10~100 μm的微小杂乱血管组成，这些血管内径远低于100~1000 μm（0.1~1.0 mm）的多普勒血流成像分辨极限。超声微泡造影剂已被开发并应用于临床，可作为血池造影剂，能对内径低至50~100 μm的血管进行增强显像。超声造影技术除了能通过目测定性观察血管增强强度外，还能通过多个参数进行定量评估，这些参数包括微泡到达时间、达峰时间、灌注-消退曲线。有研究者采用5α-还原酶抑制剂来抑制正常组织的血供，从而进一步凸显肿瘤新生血管。正在进行的其他研究包括将配体连接至造影剂微泡，使其能与特定的组织或肿瘤靶点结合并进一步增强病灶的可识

别性，且可实现治疗药物的靶向递送。

超声造影诊断前列腺癌的敏感度和特异度分别为70%和74%。该技术需要经验丰富的操作者，且在超声造影剂、成像技术和诊断标准方面尚缺乏标准。超声造影技术能帮助检出前列腺癌，但还不能取代系统穿刺。

4. 三维超声与经直肠超声-MRI融合

三维成像依赖于二维扫描，通常不能提高前列腺癌的检出率，但对前列腺癌分期的判断略有提高。当需要监测前列腺体积变化时，三维超声可在精准体积测量中发挥作用。Urostation经直肠超声-MRI融合穿刺平台（法国Koelis公司）使用三维影像来配准MRI与经直肠超声影像，并可记录穿刺取样的具体部位。越来越多的证据表明mpMRI与经直肠超声-MRI融合穿刺活检对复杂病例有帮助，例如多次扩大穿刺活检均为阴性，但前列腺特异性抗原仍不断升高的患者。

5. 弹性成像

肿瘤的硬度是正常前列腺的5~28倍。肿瘤组织内部细胞明显增多，质地变硬，这类组织在受到激励后内部形变较少，这就是前列腺弹性成像的主要原理。在弹性声像图上，组织内部的形变通常以彩色编码显示，其范围从蓝色（质地硬）至红色（质地软）（图2.17G）。在应变弹性成像中，对组织的激励是通过探头施压实现的，这是一种非常依赖操作者经验的技术，且不能提供定量分析。在剪切波弹性成像中，探头保持静止，通过声波实现激励，因此能更好地实现标准化操作，同时可直接测量组织的杨氏模量。

弹性成像的荟萃分析显示其对前列腺癌的敏感度为71%~82%，特异度为60%~90%。前列腺癌检出率随着癌灶大小和Gleason评分的增加而增加。然而，弹性成像对前列腺不同部位的诊断效能各不相同。对于邻近探头的外周带，尤其是尖部和腺体中部，弹性成像的诊断效能最佳。但对于前列腺基底部、腺体偏前部位及移行带，其诊断效能稍差。该技术的表现还取决于操作者的经验。虽然弹性成像能帮助病灶定位，但不能避免系统穿刺。弹性成像的假阳性结果主要见于慢性前列腺炎和腺体萎缩。经验表明弹性成像是主观的，学习曲线很长，弹性声像图可重复性差。

八、超声引导下前列腺穿刺活检

前列腺穿刺活检适用于那些能够从组织学诊断中获益的患者，活检之前应当签署知情同意书并且确保该决策由医患共同作出。大部分穿刺活检患者最初被发现前列腺特异性抗原超过2.5~4 ng/mL和（或）可触及结节。其他需要考虑的活检相关因素还包括：并发症、风险评估、影像结果和生物标志物检测结果、患者意愿。前列腺穿刺应制定个性化方案，并取决于医师的智慧和患者的意愿。首次活检和后续重复活检的适应证也有所不同。

（一）活检前准备

经直肠超声引导下的前列腺穿刺活检通常在门诊进行。操作者应该知晓相关的临床信息，如直肠指检结果、前列腺特异性抗原值、影像检查结果、既往活检结果、相关药物治疗情况和并发症等，以便了解穿刺活检的必要性和确保操作的安全性。活检前还应评估有无导致感染或出血的风险因素以便控制风险。活检前应签署知情同意书。

1. 预防性使用抗生素

经直肠前列腺活检需要预防性使用抗生素，目的是将感染和败血症的风险降到最低。抗生素的选择可通过查询当地的泌尿外科协会指南，或者与传染病专家沟通，并参考当地和区域性的抗生素耐药性模式。对于低风险患者，多数指南建议使用氟喹诺酮类药物（环丙沙星）或头孢菌素。术前1小时给予其最小剂量，持续24小时；也有一些学者更倾向3天预防性用药方案，但这种额外剂量可能会导致抗生素耐药性出现，故其临床应用还存在一定的争议。对感染风险较高的患者有可能从追加使用抗生素中获益，例如使用氨基糖苷类或头孢曲松。感染风险因素包括近期的尿路感染、近期的抗生素使用、近期使用器械或导管、国际旅行史（特别是东南亚旅行史）、医院暴露史（患者和医护）以及免疫治疗。不再推荐心脏瓣膜病患者使用抗生素预防感染性心内膜炎。个性化选择抗生素时，建议使用直肠拭子粪便培养选择个体化抗生素，并可能降低感染风险。虽然以上建议用于每位患者会增加工作负担，但可能帮助高风险患者和既往存在并发症的患者降低感染风险。对于复杂病例，传染病专科咨询也有所裨益。大多数前列腺活检都是经直肠入路的（图2.18），但考虑到耐头孢菌素的大肠杆菌越发普遍，部分专家建议重新引入经会阴前列腺穿刺活检从而降低感染风险。

前列腺穿刺活检术后可能会发生急性脓毒血症，且患者及其医师起初可能并没有意识到术后脓毒血症的严重性，对患者来说，我们应强调感染的潜在严重性和及时就医的必要性，而对临床医师来讲，患者病历中应强调如果出现活检后脓毒血症，应迅速通过血液和尿液培养确诊、并通过静脉注射广谱抗生素对此进行治疗。

2. 肠道准备

泻药或者清洁灌肠有助于清洁直肠以提高声像图显示清晰度。有医师认为灌肠可以降低感染风险，也有建议使用聚维碘酮灌肠和栓剂来减少感染，但上述2种观点都未得到证实。

3. 镇痛

镇痛对于减轻穿刺术中的不适感很重要。标准方法是使用1%利多卡因进行前列腺周围神经阻滞。通常向位于前列腺和精囊之间的脂肪三角底部的两侧神经血管丛内注入5 mL利多卡因（共10 mL）。有医师建议在前列腺尖部和外侧增加麻药注射，但笔者没发现这种方法能提高镇痛效果。对于肛门窄或过于敏感的患者，止痛凝胶可有助于缓解因探头插入带来的不适感。口服对乙酰氨基酚及其化合物药物也有助于镇痛。在极少数情况下需要对患者进行镇静处理。

4. 抗凝治疗

前列腺穿刺术前不需要停用阿司匹林和非甾体类抗炎药，这两类药物不会导致显著的临床出血。术前5～10天停用氯吡格雷等抗血小板药物。强效抗

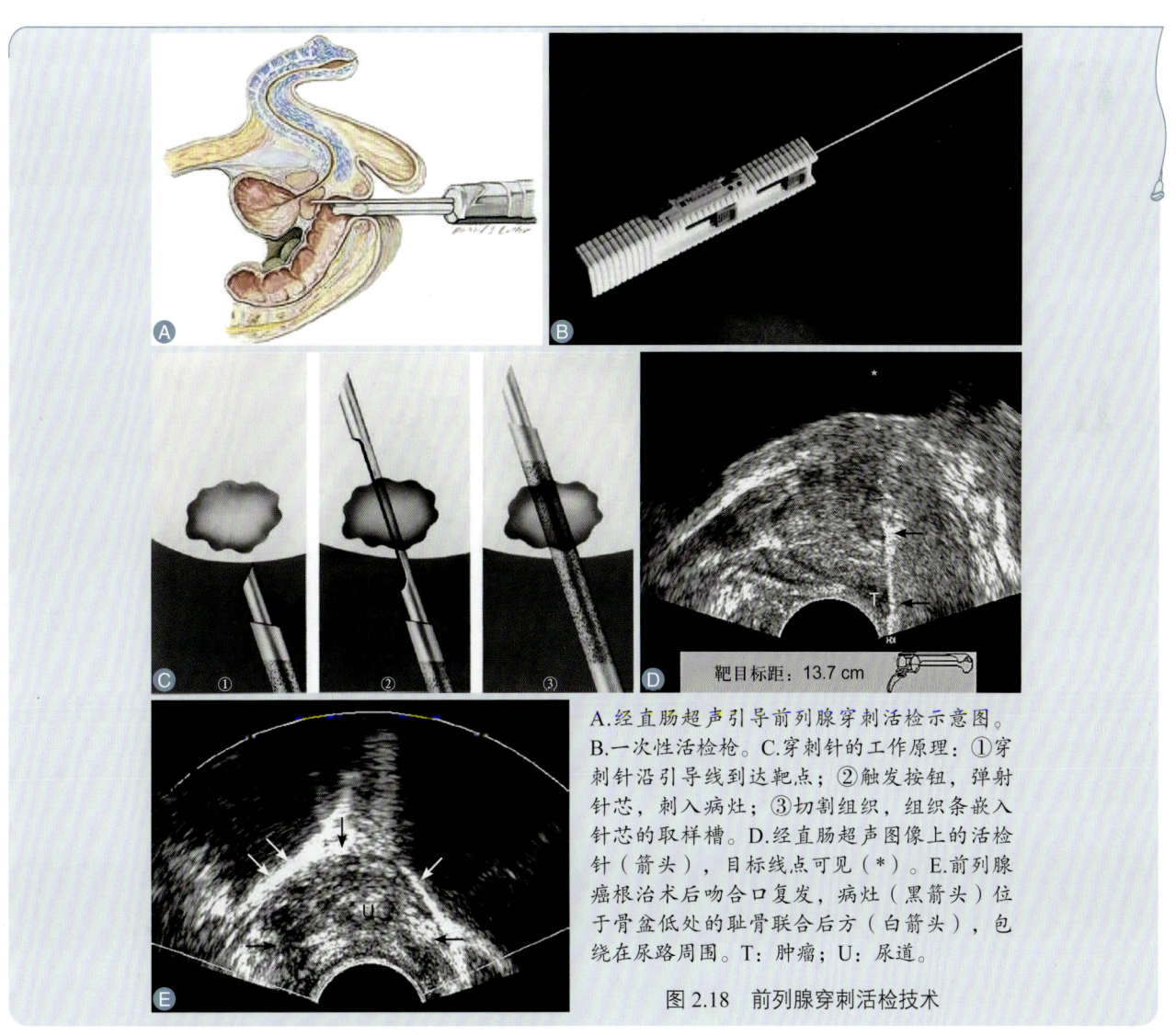

A.经直肠超声引导前列腺穿刺活检示意图。B.一次性活检枪。C.穿刺针的工作原理：①穿刺针沿引导线到达靶点；②触发按钮，弹射针芯，刺入病灶；③切割组织，组织条嵌入针芯的取样槽。D.经直肠超声图像上的活检针（箭头），目标线点可见（*）。E.前列腺癌根治术后吻合口复发，病灶（黑箭头）位于骨盆低处的耻骨联合后方（白箭头），包绕在尿路周围。T：肿瘤；U：尿道。

图2.18 前列腺穿刺活检技术

凝药物术前必须停用，但须与治疗医师沟通后，在确保患者安全前提下方可停药，期间可用短效肝素进行抗凝。前列腺穿刺术前5天应停用华法林，同时将国际标准化比率控制在2或更低水平。新的口服抗凝剂，如达比加群，应停用3天，但无须凝血试验。一般来说，在活检术后24小时可重新开始服用抗凝剂。如患者有其他出血性疾病，应咨询相关专家。

（二）穿刺技术

患者取左侧卧位。在置入超声探头前先行直肠指检，对前列腺进行触诊，确保探头置入的安全性和松弛肛门括约肌。为了节省穿刺时间，我们一开始就在探头外连接了穿刺引导架，并将其调整至合适的位置。在决定对前列腺进行活检后，需要确定穿刺目标的细节。有多种探头和穿刺引导架可供选择。Ching及其同事们认为，端射式探头和引导架比侧面发射探头更有利于取材，端射式探头可以对前列腺所有部位进行采样，包括前列腺尖部和移行带前部远端。电子引导线就是穿刺针进针路径方向（图2.18D）。

经直肠置入超声探头后可立即注射局部阻滞剂，以便药物有足够的时间发挥作用。此后，医师对前列腺进行测量，并以标准化方式检查精囊和前列腺。记录超声发现肿瘤可疑病灶的位置，并实施目标穿刺活检。

前列腺穿刺活检中探头和穿刺枪的操作最好由同一人完成，这样方便对可疑目标实施正确穿刺。自动活检枪搭配18G活检针是前列腺穿刺活检标准配置，患者的接受度和穿刺的安全性均较高。活检枪上膛穿刺针被"停放"在引导架内确保针尖处于引导架内，沿穿刺线将穿刺针向目标位置移动。端射式探头在活检过程中可对前列腺加压，这样便于取得更好的穿刺标本。简单快速将活检枪和穿刺针向前推进，针尖送至病灶表面，此时激发活检装置的触发按钮，穿刺针向前进2~3 cm切割组织，获取组织条留至于针芯的取样槽中。为防止患者无法忍受整个活检过程，首先对病灶可疑区域进行取样，再对前列腺进行系统穿刺取材。操作者应避免穿刺径路经过尿道、内括约肌和射精管。活检完成后，移出探头，局部触诊以确定是否存在血肿。活检结束后，患者留观和休息1小时，其中前20分钟取卧位，之后可坐起，这有助于及时处理后期血管迷走神经并发症。

（三）不良反应与并发症

前列腺穿刺活检后，轻微不良反应很常见，无须治疗。这些并发症包括血尿（50%）、便血（30%）和血精症（50%）。轻微血尿和便血通常几天后即可消失，但也可持续数周；血精可能持续几个月。一过性勃起功能障碍并不常见（<1%），目前尚不清楚出现该症状是否因活检或生理方面的担忧所致。

1%~5%的患者在活检后60分钟内出现低血压血管迷走神经样反应。症状包括面色苍白、出汗、恶心和呕吐、心动过缓（50~60次/分钟）以及低血压。多数男性采取特伦德伦伯卧位之后能够自行快速恢复。医师需嘱患者在活检后留观1小时，目的是避免出现这些迟发的血管迷走神经样反应。

前列腺穿刺后需要医师干预或接受住院治疗的严重穿刺并发症相对较少，但患者在活检后30天内因各种原因入院的发生率大为4.8%~6.9%，引导方式、穿刺针粗细规格及其路径均与此无关，与穿刺针数亦无关。这些并发症包括轻微的一过性发热（5%~7%）、需要住院的败血症（1%~3%）、大血肿（罕见）、一过性梗阻症状（6%~25%）、需要导尿的尿潴留（0.2%~2.6%）和严重的直肠出血（1%）。术后立即出现肉眼可见的直肠出血通常可以通过手指或探头局部压迫2~5分钟进行缓解。随着预防性抗生素治疗的应用，需要治疗的败血症的发生率为1%~2%。活检后住院的主要原因（约70%）是感染耐药大肠杆菌，由于环丙沙星耐药性的增加，此类感染的发生率一直在增加，在高危患者中更常见。败血症可迅速进展为感染性休克，所以如患者开始发热或感到不适，应建议立即就医。由前列腺穿刺活检导致肿瘤播散的情况还不清楚。

部分患者穿刺活检后需要延长住院时间，罕见脊柱感染及死于活检相关并发症的情况亦有报道，所以对待穿刺活检还需慎重，绝不能掉以轻心。

（四）适应证与穿刺取样

应对临床显著前列腺癌高度疑似患者进行前列腺穿刺活检，其病理结果将改变患者的临床处理方案。目前对于初次穿刺活检，美国泌尿外科协会推荐仅在经直肠超声引导下进行，而无须在穿刺前行mpMRI检查。

前列腺穿刺活检中穿刺点数和穿刺位置一直存在着争议。最初认为只需对可疑病变区域进行穿刺活检。然而，研究者发现仅有约50%的低回声区被诊断为前列腺癌，而声像图正常的区域也可能存在临床显著前列腺癌病灶。这也促成了系统+靶向的穿刺方案。目前，对于经直肠超声无可疑病灶的初次穿刺患者，进行10~12点的穿刺取样是比较合适的（图2.19）。该穿刺方案平衡了临床显著前列腺癌的检出与临床非显著前列腺癌的过度诊断，但同时也可能会遗漏20%~30%的临床显著前列腺癌。进一步增加穿刺点数，采用12或14点以上的穿刺甚至饱和穿刺的获益并不明显，也不会减低后续穿刺活检的阳性率。应对系统穿刺部位以外的可疑区域进行追加穿刺活检。

系统穿刺针对前列腺双侧叶基底部、中部及尖端部的内侧和外侧进行穿刺取材。有学者将这种穿刺方案称为"随机活检"或"盲穿"，但系统穿刺并不是随机也不是盲穿，而是遵循特定的系统模式以寻找可疑目标。重要的是对前列腺外侧穿刺时需包括"前角"（外周带的一部分，围绕移行带的两侧向前弯曲）及尖部的外周带。其他研究者发现针对内侧和外侧的穿刺活检，以及通过经直肠超声寻找低回声结节同样十分重要。该穿刺方法能实现30%~60%的阳性率，对超声发现可疑病变的部位阳性率可达60%以上。尽管经直肠超声引导下前列腺穿刺因其操作简便及成本效益成为了初次穿刺活检的推荐方法，但在初次活检前进行mpMRI评估的观点正在兴起。权威机构报道，在初次穿刺人群中，经直肠超声引导穿刺活检的总体检出率为57%，其中37%为低级别肿瘤。与之相比，MRI引导穿刺的检出率可达70%，其中仅有6%为低级别肿瘤。这些研究者估计通过mpMRI检查能将前列腺穿刺活检率降低51%，低级别前列腺癌检出率降低81%。尽管如此，穿刺阴性的患者仍需进行随访。回顾已发表的研究发现，经直肠超声和MRI在穿刺活检中的作用相仿，表明目前经直肠超声引导系统穿刺足以胜任初次穿刺。在mpMRI阴性的患者中，经直肠超声引导的系统穿刺仍能发现12%的患者存在临床显著前列腺癌，因此mpMRI靶向穿刺尚不能取代系统穿刺，在将穿刺活检仅限于mpMRI目标前，仍需要进行研究和培训。

在初次穿刺阴性的患者中，有20%~30%患有前列腺癌但被漏诊。表中列出了重复或扩大穿刺活检的指征。对于初次穿刺阴性的患者，部分学者认为在经历4次阴性的重复穿刺后前列腺癌的发生率仅为4%，但也有部分学者发现每次重复穿刺的前列腺癌检出率均约15%。

前列腺穿刺活检指征

初次穿刺
    组织病理学诊断会改变临床处理方案时
    直肠指检异常发现
    无法解释的前列腺特异性抗原升高
    经直肠超声检查异常
    前列腺特异性抗原速率过快
    经尿道前列腺切除术组织阳性
    原发灶不明的转移性腺癌
    获批准的临床研究

重复穿刺
    初次穿刺活检阴性，但临床仍怀疑前列腺癌
    初次穿刺病理可疑发现（高级别上皮内瘤变、
      非典型小腺泡增生、显微镜下微灶癌）
    前列腺特异性抗原 > 10 ng/mL 或持续上升
    主动监测患者的随访
    治疗后复发的评估
    获批准的临床研究

重复穿刺的间隔时间因适应证和初次穿刺病理结果而异。对于选择主动监测的低风险前列腺癌患者，建议在3~18个月内进行初次证实性穿刺活检，随后按照方案进行随访。约4%（1%~23%）的活检标本中能发现非典型小腺泡增生。许多病理学家认

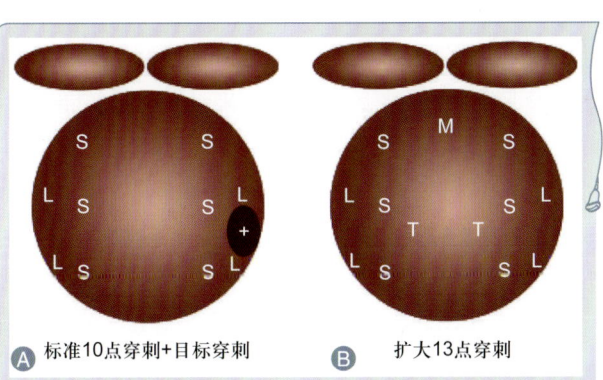

A. 标准10点穿刺+目标穿刺　　B. 扩大13点穿刺

A.标准10点穿刺的穿刺点分布，对系统穿刺之外的可疑病灶进行追加穿刺活检（+）；B.右图为典型的扩大穿刺法，在这里显示的13点穿刺的穿刺分布。除6点穿刺（S）分布以外，针对前列腺的外周带外侧（L）、移行带偏深部（T）及前列腺基底部，精阜水平偏头侧的外周带正中（M）。L：前列腺外侧或"前角"

图2.19　前列腺穿刺点分布（后面观）

为非典型小腺泡增生可能代表1个微小的癌灶，也可能代表来自较大肿瘤边缘的几个细胞，建议在3～6个月内重复穿刺活检，阳性率可达40%。多灶性的高级别前列腺上皮内瘤变见于约5%（0～25%）的患者，这种组织学改变与前列腺癌相关，但并不一定会导致前列腺癌，建议在1年内重复穿刺活检，前列腺癌的检出率约为40%。除非临床高度可疑，否则不建议对单发高级别前列腺上皮内瘤的患者进行重复穿刺活检。

对于重复穿刺活检的取样部位尚无公认的方案，但大多数研究者建议重复12点系统穿刺活检，并对移行带追加穿刺4点（图2.19B）。

重复穿刺发现的大部分前列腺癌病灶仍位于最初的系统穿刺部位，只有一小部分来源于移行带和中线部位。对前纤维肌层进行重复穿刺非常重要，该部位是体积较大前列腺癌常见的漏诊部位（图2.17H至图2.17I）。对于单纯重复穿刺，大部分情况不需考虑采用经会阴模板多点穿刺，但可用于局部治疗前分期等特殊情况。

（五）mpMRI-经直肠超声融合穿刺

mpMRI正越来越多地用于前列腺穿刺活检前对可疑病灶的定位，尤其是重复穿刺活检。在初次穿刺活检时，mpMRI靶向穿刺与系统穿刺的前列腺癌检出率相似。mpMRI靶向穿刺的穿刺点数较少，并可减少临床非显著前列腺癌的检出，但仍会漏诊一部分临床显著前列腺癌。在对既往穿刺阴性的患者进行重复穿刺时，MRI靶向穿刺与系统穿刺相比能将总体前列腺癌的检出率提高约1.62倍，因此应在重复穿刺活检前考虑进行mpMRI检查。mpMRI对于寻找12点系统穿刺未能囊括的可疑病灶非常有帮助，尤其是位于移行带与前纤维肌层的病灶（图2.17H至图2.17I）。mpMRI的使用存在一些值得注意的问题：包括使用高质量的MRI设备、经验丰富的专家进行读片、采用标准化PI-RADS（前列腺影像报告和数据系统）第2版报告格式、临床显著前列腺癌的定义、医疗成本及可行性，这些方面都在迅速发展。

MRI靶向穿刺方法有认知靶向穿刺、MRI-经直肠超声融合穿刺及MRI引导穿刺3种方法。认知靶向穿刺是操作者在MRI读片后根据其认知在经直肠超声引导下对该部位进行穿刺活检。这也是目前最简单最常用的方法。MRI-经直肠超声融合穿刺首先将MRI图像及MRI靶点和经直肠超声图像进行配准融合，随后在磁定位与图像配准的装置帮助下进行穿刺，该方法对临床显著前列腺癌的敏感性稍高于认知靶向穿刺。MRI引导穿刺是在MRI机架内进行穿刺活检。

（六）经会阴穿刺与模板穿刺

采用经会阴穿刺的主要有以下2方面原因：减少感染，为局部治疗或主动监测提供准确的肿瘤特征和定位。可使用徒手穿刺方法或采用近距离放射治疗中的模板引导穿刺（图2.14）。Chang及其同事认为经会阴穿刺途径穿刺针能以更无菌的状态进入前列腺，避免发生抗生素抵抗和败血症。

对于拟行主动监测或局部治疗的患者，有些学者担心传统穿刺方法不足以准确检出并定位临床显著前列腺癌。在这种情况下，可在全身麻醉下行经会阴模板穿刺或饱和穿刺。该方法采用近距离放射治疗模板进行穿刺取样，能以5 mm间隔对前列腺进行40～70点的均匀分布穿刺取样（图2.19）。与传统经直肠超声引导穿刺活检相比，经会阴模板穿刺能将前列腺癌检出率从20%～40%提高至70%。该穿刺方法的并发症与经直肠超声引导穿刺相似，但高达39%的患者会出现短暂性尿潴留。

（七）前列腺根治术后穿刺

前列腺根治术应将前列腺特异性抗原降低至几乎无法检测出的水平。如果前列腺特异性抗原开始升高需警惕疾病复发。对于这种情况，很多泌尿外科医师只是安排前列腺床和骨盆的放射治疗，而不进行活检。如果在治疗前需要病理诊断，可采用经直肠超声引导下穿刺活检来评估吻合口部位，并寻找肿大的淋巴结及盆腔肿块（图2.18E）。如有必要，在这种情况下会对吻合口的任意一侧穿刺获取2条标本，并对其他肿块及精囊残留物进行活检。mpMRI可以帮助医师发现并鉴别这些可疑区域。需要注意的是绝不能将盆腔大血管误认为肿块，在活检前使用彩色多普勒超声可避免这种情况（图2.20）。

（八）无肛门患者的穿刺

对于腹会阴切除术后关闭肛门的患者，若出现前列腺特异性抗原升高，其处理将会非常困难。经腹部及经会阴途径均限制了前列腺在超声成像上的清晰度。在局部麻醉下采用经会阴超声引导下穿刺活检获取前列腺组织取得了一定的成功。mpMRI

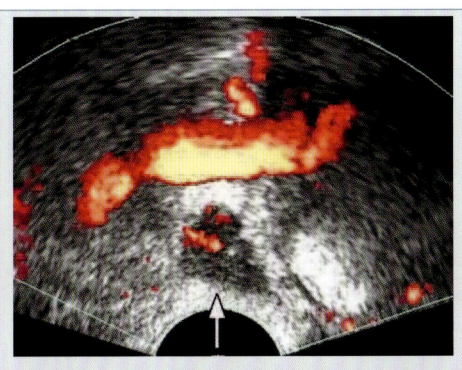

该女性患者患有直肠周围肿块（箭头），经直肠超声引导穿刺活检病理证实为结肠癌复发。请注意与肿块相邻的大血管。当针对前列腺以外的部位进行穿刺活检时，多普勒成像有助于避免血管损伤。经直肠超声技术能对所探及的男性或女性盆腔肿块进行穿刺活检。

图2.20 经直肠超声的其他应用：盆腔肿块

能帮助医师对那些超声无法显示的可疑区域进行定位。术前抗生素预防及抗凝药物使用原则与经直肠超声引导下穿刺活检相同。与常规经直肠穿刺相同，患者左侧卧位接受超声检查。经直肠探头具有体积小的优势，在经会阴扫查时可将其紧紧推向会阴部，随后在会阴部皮肤清洁消毒后进行穿刺活检。另有部分研究者采用截石位进行检查与穿刺活检。留置带有水囊的导尿管，同时在膀胱内留有少量尿液有助于前列腺结构的识别，从而避免尿道的损伤。在穿刺时，用20 mL 1%的利多卡因溶液进行会阴部局麻，随后对前列腺双侧叶行系统穿刺，并对可疑病灶进行追加穿刺。这种穿刺方法的前列腺癌检出率约为30%，而在其他文献中的报道高达40%~82%。若存在手术所致的会阴部变形，影响超声成像，可考虑使用mpMRI对病灶进行初步评估，随后采用CT引导下经坐骨穿刺活检或MRI引导穿刺活检。

九、经直肠超声引导穿刺的其他应用

无论是男性还是女性患者，经直肠途径可对探头及穿刺针所及范围内的盆腔肿块进行评估和穿刺活检。对于无法进行阴道超声的女性，经直肠超声还能提供盆腔的高分辨率影像（图2.20）。

需要警惕的是盆腔中存在大血管，因此采用多普勒成像评估需要穿刺的部位及路径是十分重要的。必须牢记盆腔异位肾需要与盆腔肿块进行鉴别。此外，凸向前方的脑脊膜膨出与直肠后方肿块相似，由于存在感染风险，因此不应对其进行穿刺活检。

笔者已经对男性和女性患者的多种盆腔肿块进行了穿刺引流和活检，其中包括卵巢肿块、各种原发性肿瘤手术后的复发性肿块、输尿管周围肿块、膀胱肿块和结肠周围肿块。所有这些穿刺都采用与前列腺穿刺活检相同的术前准备和穿刺步骤。

此外，经直肠超声能清晰显示输尿管远端和输尿管膀胱连接处，帮助评估结石等远端输尿管梗阻性病变。

十、结论

经直肠超声彻底改变了前列腺的影像学评估和穿刺活检技术。经直肠超声引导前列腺穿刺活检是目前前列腺穿刺活检的标准方法。有关前列腺癌的新生物标志物、治疗方案、影像学方法（包括mpMRI）等不断出现，有助于前列腺癌患者的评估和处理。

经直肠探头能显示男性和女性盆腔结构，能在盆腔病变的评估与处理中发挥重要作用。

（陈亚青，姜立新，胡滨，朱云开，周建桥，周世崇译）

• 参考文献 •

扫码观看

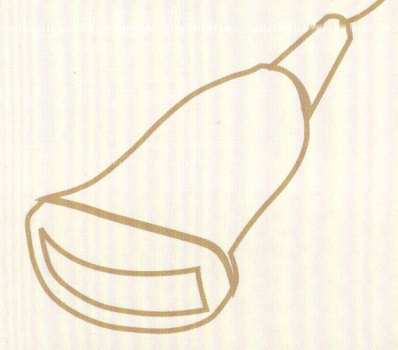

第三章　肾上腺

Christina Marie Chingkoe,
Olga R. Brook, and Deborah Levine

章节大纲

- 一、解剖学和生理
- 二、超声显像及扫查技巧
- 三、良性肾上腺肿块
  - （一）肾上腺皮质腺瘤
  - （二）髓样脂肪瘤
  - （三）嗜铬细胞瘤
  - （四）肾上腺囊肿
  - （五）肾上腺出血
  - （六）感染性和炎症性肿块
- 四、肾上腺恶性肿块
  - （一）肾上腺皮质癌
  - （二）肾上腺继发恶性肿瘤
  - （三）淋巴瘤
- 五、罕见肾上腺肿块
- 六、肾上腺病变的临床诊治策略
- 七、介入超声
  - （一）超声引导下穿刺活检和介入治疗
  - （二）内镜超声
  - （三）术中超声

关键点总结

- 肾上腺负责维持人体内环境稳定、调节激素的产生和分泌。
- 肾上腺皮质由球状带、束状带和网状带组成，分别负责醛固酮、糖皮质激素和雄激素的调节。肾上腺髓质可调节儿茶酚胺分泌。
- 超声探查右肾上腺以肝脏为最佳声窗，可采用横向斜切面和冠状切面进行探查。超声探查左肾上腺以脾脏或者左肾为最佳声窗，可沿腋后线采用斜冠状切面扫查。
- 肾上腺病变可通过超声动态扫查进行定位：肾上腺位置相对于大血管是固定的，在直立位深吸气时，它不随肾脏同步运动。
- 肾上腺良性占位包括：腺瘤（功能性或非功能性）、髓样脂肪瘤、嗜铬细胞瘤、囊肿、出血和感染后钙化。
- 肾上腺恶性占位包括：肾上腺皮质癌、转移瘤（最常见的原发灶位于肺或乳腺）和淋巴瘤。
- 超声可用于引导经皮或经肝的肾上腺肿块活检，以及引导包括射频、冷冻或化学消融等在内的介入治疗。

肾上腺是腹部最小的成对器官，长4~6 cm，宽2~3 cm，厚0.2~0.6 cm，重量约4 g。尽管体积很小，但肾上腺承担了维持内环境稳定及调节体内激素的产生和分泌的功能。CT应用广泛，且易于显示肾上腺的解剖结构和病变特征，使其成为肾上腺的主要影像学检查方法。然而，腹部超声作为常规的影像学检查手段，往往在腹部扫查时可以发现肾上腺病变，因此肾上腺病变在超声检查中检出率相对较高。医师必须认识到超声在肾上腺影像学诊断中不可或缺的作用，包括病变的诊断和后续临床诊疗。

一、解剖学和生理

肾上腺位于肾脏上方的肾周间隙内，平第11肋骨或第12肋骨水平，在第一腰椎外侧。肾上腺由1个上前内侧嵴、1个通常较大且位置靠上的内侧肢和1个较小且位置靠下的外侧肢构成。尽管肾上腺的形态可能不同，但是各肢的厚度，尤其是外侧肢的厚度相对保持稳定，因此，其厚度是诊断肾上腺腺体肥大最有用的指标。肾上腺由肾上腺动脉供血，可分为肾上腺上动脉、肾上腺中动脉和肾上腺下动脉。肾上腺上动脉起源于膈下动脉；肾上腺中动脉起源于腹主动脉；肾上腺下动脉起源于肾动脉主干。肾上腺的静脉血液通过肾上腺静脉回流，右侧肾上腺静脉汇入下腔静脉，左侧肾上腺静脉汇入左肾静脉或左侧膈下静脉（图3.1，图3.2）。

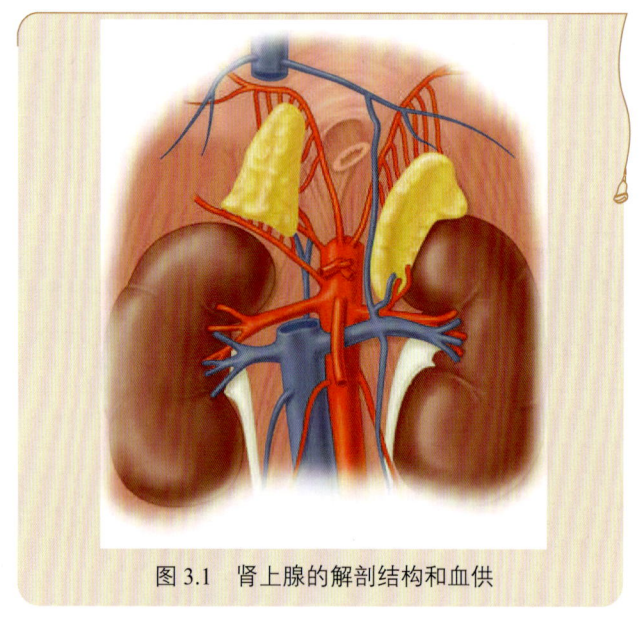

图3.1 肾上腺的解剖结构和血供

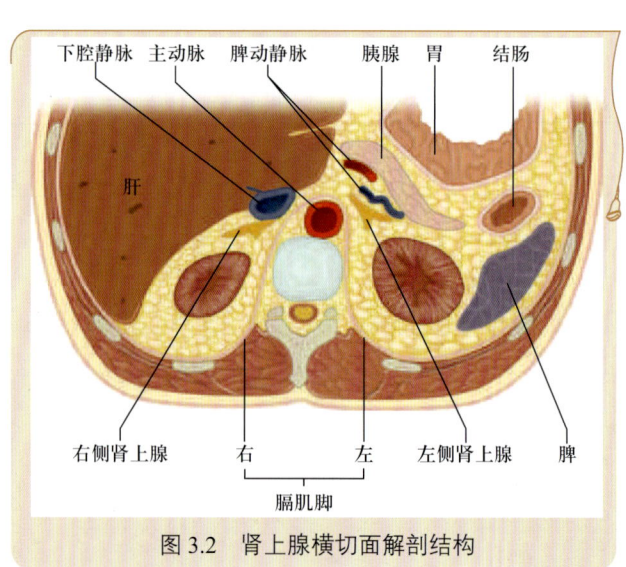

图3.2 肾上腺横切面解剖结构

肾上腺可分为皮质和髓质，这2个部分来自于不同的胚胎起源，因此具有不同的功能。肾上腺皮质起源于腹腔后壁腹膜的间充质细胞。间充质细胞在妊娠第6周和第8周之间增殖，内陷至后腹膜，然后在皮质内进一步增殖，形成自外向内的3层结构：球状带、束状带和网状带。球状带负责醛固酮的产生和分泌，进而影响肾小管水平的钠潴留，从而调节血管内液体容量和压力。束状带分泌糖皮质激素，包括皮质醇，从而调节应激和炎症反应。网状带参与雄激素的分泌和调节。非应激状态下，成年人的肾上腺皮质每天分泌约20 mg皮质醇，在应激状态下，分泌量可能会增加至150～200 mg/天。肾上腺在雄激素分泌过程中所起到的生理作用尚不清楚，雄激素分泌过多可能会导致女性多毛或男性化，以及男性假性性早熟。

肾上腺髓质起源于神经外胚层细胞，神经外胚层细胞在妊娠第7周可被肾上腺皮质包裹，并分化为嗜铬细胞。其负责儿茶酚胺肾上腺素和去甲肾上腺素的合成和分泌，从而调节身体的交感反应。这些激素在应对实际或预期应激反应的过程中起重要作用，但不是人体必需的激素。

二、超声显像及扫查技巧

超声在腹部脏器成像中应用广泛，正常的肾上腺组织可于仔细扫查过程中观察到。然而，由于肾上腺位于肋骨下腹腔深处，且左侧肾上腺位于胃后方，因此超声显示肾上腺存在一定的困难。Marchal等报道，采用高分辨率实时超声成像技术可显示92%的正常右肾上腺和71%的正常左肾上腺。13%的患者在超声图像上可区分出肾上腺皮质和髓质。然而，Günther等采用高分辨率实时超声显像观察了60例健康受试者，仅能识别出1例较瘦女性的肾上腺。采用实时高频超声探查新生儿的肾上腺，可显示97%的右肾上腺和83%的左肾上腺。Fan等在一项对882例患者的991个肾上腺肿块的研究中发现，超声对于肾上腺肿块良恶性的诊断敏感度、特异度和准确度分别为89%、99%和93%，阳性预测值为90.9%，阴性预测值为94.2%。

随着具有高分辨率的实时扇形扫查超声探头的广泛应用，肾上腺更容易在超声上显示。在理想情况下，患者应在检查前禁食6～8小时，以减少肠道气体的干扰。

识别肾上腺的关键在于牢记肾上腺位于肾脏上极的前方。超声探查右侧肾上腺以肝脏为声窗最佳，可通过横向斜切面和冠状切面进行探查。识别右肾上腺的关键点是其位于下腔静脉的后方。扫查右侧肾上腺时，其位于肝门内侧。超声探查左侧肾上腺可沿腋后线使用斜冠状切面进行扫查，以脾脏或左肾为最佳声窗。

正常肾上腺在超声图像上呈倒"V"形或倒"Y"形。鉴于其解剖方位，整个腺体难以在1个切面上完整显示。此外，相对于作为背景的腹膜后脂肪，肾上腺总体上回声更高，肾上腺髓质可显示为肾上腺内部更明显的线样高回声。胎儿和新生儿的线状髓质高回声最明显。Oppenheimer等提出，新生儿的肾上腺髓质回声增高是由中央血管周围胶原累积及其细胞群分散排列导致多重界面反射形成。（图3.3，动图3.1）

肾上腺体积小，再加上患者的体位等因素，导致超声对正常肾上腺的显示存在一定的困难。正常的解剖结构可能会被误认为肾上腺肿块。右肾上腺可被误认为淋巴结、小肠袢和先天固有或侧支血管

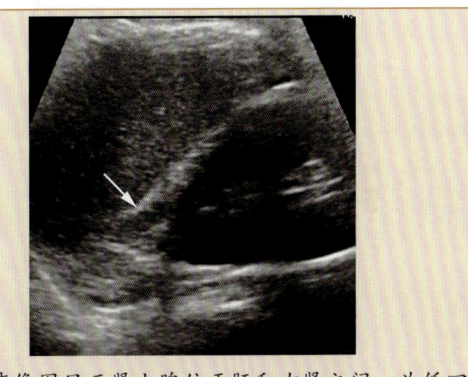

矢状面声像图显示肾上腺位于肝和右肾之间，为低回声结构（箭头）。参见动图3.1。

图3.3 成年人正常右侧肾上腺

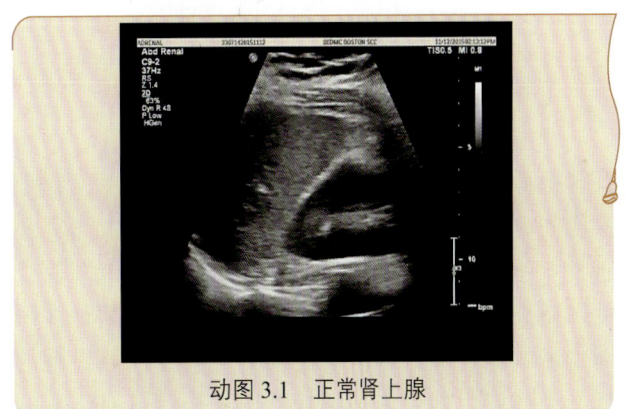

动图3.1 正常肾上腺

系统。左肾上腺可被误认为以下结构，包括脾脏、分叶脾边缘、胃底、小肠袢、胰腺实质分叶、淋巴结及先天固有或侧支血管。除此之外，来自肝脏、肾脏或胰腺的病变也可能被误诊为肾上腺肿块。肾上腺前方的腹膜脂肪回声带是原发性肾上腺病变的较好的声像图定位特征（图3.4）。此外，超声动态扫查显示，直立位深吸气时，肾上腺与肾脏之间存在相对运动，是鉴别病灶是否由肾上腺来源的实用的扫查手法，因为肾上腺通过纤维组织与肾周筋膜固定，因此相对于肾脏而言，肾上腺与大血管的相对位置是固定的。

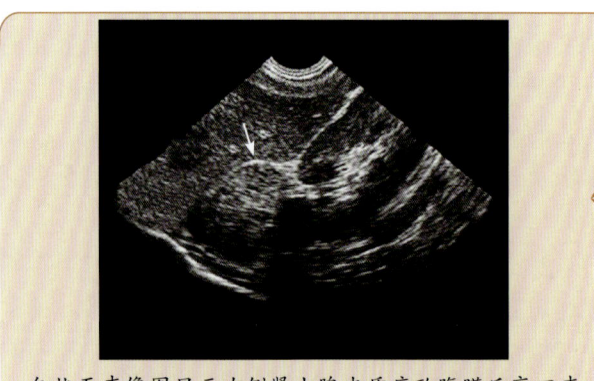

矢状面声像图显示右侧肾上腺皮质癌致腹膜后高回声脂肪条带向前移位。

图3.4 腹膜后脂肪高回声带移位

肾上腺假性肿块		
右侧	左侧	双侧
肝肿块	脾脏	肾肿块
	胰腺	淋巴结
	实质	小肠
	叶状分支	增厚的膈肌脚
	胰尾肿块	
	胃底	

三、良性肾上腺肿块

（一）肾上腺皮质腺瘤

肾上腺皮质腺瘤是最常见的肾上腺病变，占所有肾上腺肿块的60%~80%。尸检结果显示，肾上腺皮质腺瘤在人群中发生率为3%~9%。腺瘤直径通常<3 cm，因此超声较难发现。MRI和CT检查可以提高腺瘤诊断的敏感度和特异度，尤其是在识别少量的脂肪成分和廓清特征上。对于偶然发现的肾上腺病变，如果影像学检查发现病灶含有丰富的细胞内脂质成分，则基本可以排除恶性肿瘤的可能性（图3.5，动图3.2，动图3.3）。肾上腺病变很常见，如果患者既往没有恶性肿瘤病史，这些病变几乎都是良性。即使既往有恶性肿瘤病史的患者，如果偶然发现肾上腺病变，皮质腺瘤的可能性也远大于转移性病变。

无功能性皮质腺瘤较功能性皮质腺瘤更常见。患者一般无症状，发现时往往病灶已较大。MRI检查明确细胞内存在脂质成分或增强CT检查出现廓清特征有助于识别皮质腺瘤。

虽然皮质腺瘤也会增大，但如果是进行性或快速间歇性增大可提示该病灶存在恶性潜能或碰撞瘤（恶性病变发生在皮质腺瘤内）。这种情况下，需要进一步影像学检查，必要时需要穿刺及组织学评估。研究显示，18-氟脱氧葡萄糖正电子发射断层扫描（18-Fluorodeoxyglucose positron emission tomography，^{18}FDG-PET）CT检查有助于识别碰撞瘤。

相比于无功能性皮质腺瘤，功能性肾上腺皮质腺瘤常出现临床症状，在病灶体积较小时即可早期诊断。例如，库欣综合征往往伴有糖皮质激素水平增高。临床表现为体重增加、向心性肥胖、特征性水牛背、满月脸及四肢皮肤变薄。库欣综合征常继发于长期使用激素治疗的患者，而肾上腺皮质功能亢进引发的原发性库欣综合征占15%~20%，其中皮质腺瘤、髓样脂肪瘤合并皮质腺瘤、恶性潜能未定的皮质腺瘤和肾上腺癌占92%。单侧多见，70%病例出现肾上腺皮质功能亢进。区别于库欣综合征，库欣病是由于垂体瘤导致促肾上腺皮质激素分泌过多而引起的皮质醇增多症。二者可以通过血生化检查进行鉴别。自主分泌皮质醇的肾上腺病变其血清促肾上腺皮质激素降低同时伴血浆皮质醇升高，小剂量地塞米松试验不受抑制。

Conn综合征（原发性醛固酮增多症）是由于醛固酮分泌过多引起。原发性醛固酮增多症可见于肾上腺皮质腺瘤（70%）、肾上腺增生（30%）和罕见的肾上腺癌。临床表现为高血压和低钾血症。皮质腺瘤引起的醛固酮增多症常见于女性，而肾上腺增生引起的醛固酮增多症常见于男性。病灶一般都较小（<2 cm）。实验室检查可发现尿液和血清醛固酮水平升高、低血钾、高血钠、碱血症和血浆pH值降低。血浆肾素降低可提示为原发性醛固酮增多症。

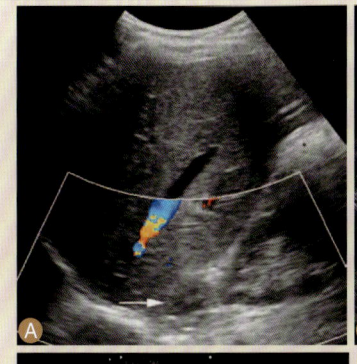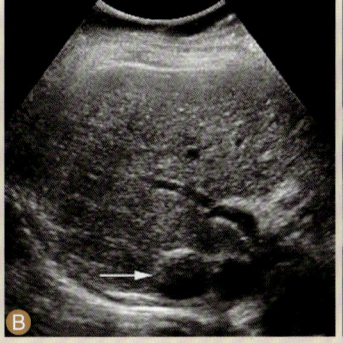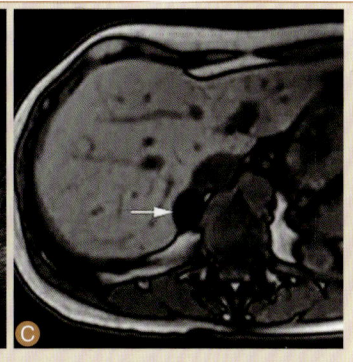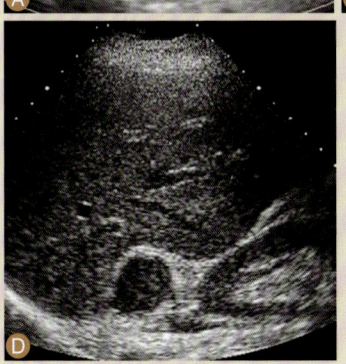

A、B.矢状面和横切面声像图显示，肝脏与右肾上极之间见右肾上腺低回声肿块（箭头）；C.MRI反相位成像序列显示病灶弥漫性信号下降，证实病灶内含有脂肪成分，诊断为皮质腺瘤（箭头）；D.另1个病例，矢状面声像图显示1个右肾上腺实质小肿块。参见动图3.2，动图3.3。

图 3.5 肾上腺皮质腺瘤

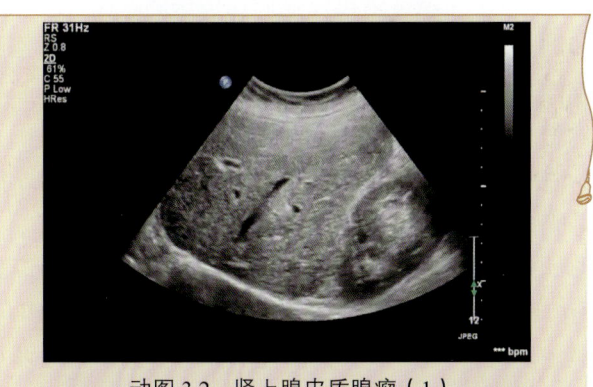

动图 3.2 肾上腺皮质腺瘤（1）

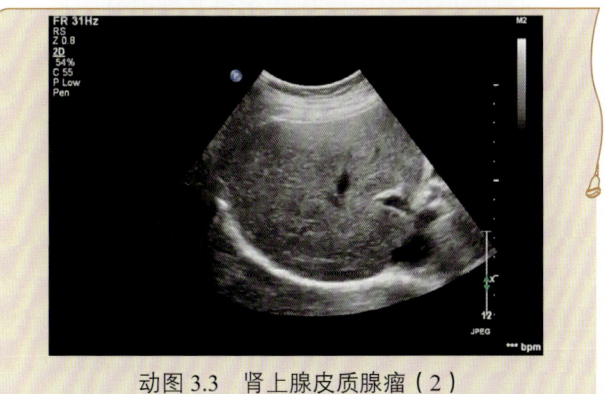

动图 3.3 肾上腺皮质腺瘤（2）

肾上腺静脉采血可明确诊断肾上腺是否分泌过多激素。功能亢进性皮质腺瘤可行腹腔镜肾上腺切除术和射频消融治疗。

声像图特征

肾上腺皮质腺瘤的超声表现没有特异性，通常为均匀，边界清晰的低回声小病灶，内部很少测及血流信号。无功能性皮质腺瘤一般体积较大，内部回声不均匀，伴有坏死囊性变和出血，有时可见钙化，与恶性病变较难鉴别。

（二）髓样脂肪瘤

髓样脂肪瘤是一种少见的良性肿瘤，其特征是含有成熟脂肪组织和造血组织，发病率为0.08%~0.40%。在组织学上可类比于肾脏血管平滑肌脂肪瘤，两者具有相似的影像学特征，均呈边界清晰的弥漫高回声表现。虽然此病变被认为发生在肾上腺皮质束状带，但其病因和发病机制尚不明确。男女均可发病，常见于50~60岁。需与其他腹膜后含脂肪的肿瘤相鉴别（图3.6）。

含脂肪成分的肾上腺肿块
肾上腺髓样脂肪瘤
外生型肾血管平滑肌脂肪瘤
脂肪瘤
腹膜后脂肪肉瘤
腹膜后畸胎瘤
嗜铬细胞瘤（少见）

声像图特征

髓样脂肪瘤因为富含脂肪成分，超声典型表现呈均匀、显著的高回声实质病灶，伴后方声影。

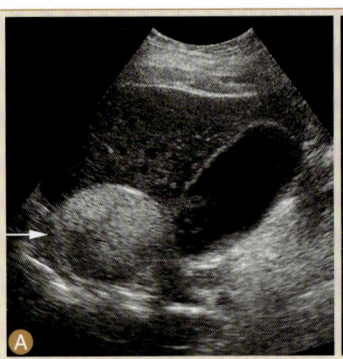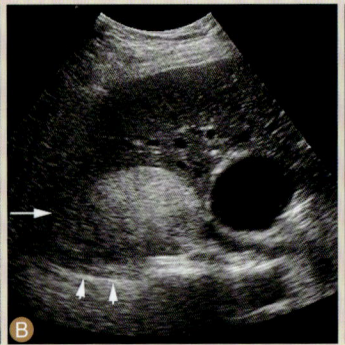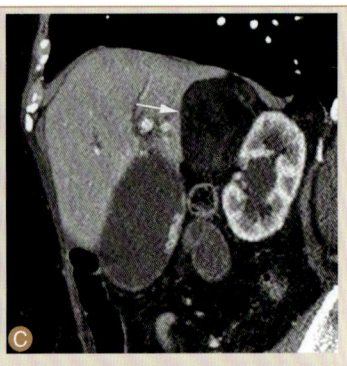

A、B.矢状面和横切面声像图显示右侧肾上腺内不均匀高回声的实质肿块（箭头），由于脂肪内的声速（1450 m/s）低于邻近正常肝脏内的声速（1540 m/s），造成错位伪像（即声速失真伪像），出现膈肌中断伪像（短箭头）；C.矢状面CT图像显示病灶以脂肪成分为主，伴少量软组织影，确诊为肾上腺髓样脂肪瘤（箭头）。

图3.6 肾上腺髓样脂肪瘤

当病灶较小时，较难与邻近的腹膜后脂肪组织相区别。声波在病灶脂肪组织中的传播速度减慢会产生声速失真伪像（即错位伪像，参见《超声诊断学（第5版）：超声物理及新技术分册》第一章，图1.3）。Richman等最早报道肾上腺髓样脂肪瘤因声速变化引起的膈肌中断伪像。出现此伪像时，可以确定病灶内存在脂肪成分。Musante等发现只有当肿瘤>4 cm时才会出现此伪像。此外，该研究中的13例患者，只有11例表现为高回声，其中5例内部回声分布均匀，6例内部回声分布不均匀。髓质成分较多的病灶其内部回声呈不均匀的等回声或低回声。病灶内出血也常常引起内部回声不均匀。病灶可伴钙化。CT或MRI检查有助于识别病灶内脂肪组织的存在。

（三）嗜铬细胞瘤

嗜铬细胞瘤是来源于肾上腺髓质的功能性神经内分泌肿瘤，伴有儿茶酚胺升高。临床表现为顽固性高血压、心悸、面色潮红、腹泻和体重减轻。在偶然发现的肾上腺病变中，嗜铬细胞瘤的发病率达5%；在原因不明的高血压患者中，嗜铬细胞瘤的发病率为0.6%。其中，10%为双侧发病。

嗜铬细胞瘤与多种神经外胚层疾病有关，如结节性硬化症、神经纤维瘤病、冯希佩尔-林道综合征和多发性内分泌肿瘤Ⅱa（50%）和Ⅱb（90%）。此类嗜铬细胞瘤80%为双侧性。

多发性内分泌肿瘤（multiple endocrine neoplasia，MEN）是一种家族性疾病，分为3种类型。

• MEN Ⅰ型：累及胰岛、肾上腺皮质、垂体和甲状旁腺。

• MEN Ⅱa型（Sipple综合征）：包括甲状腺髓样癌、甲状旁腺增生和嗜铬细胞瘤。

• MEN Ⅱb（Ⅲ）型：包括Ⅱa的所有特征，并伴有马方综合征面容、黏膜神经瘤和胃肠道神经节瘤病。

MEN Ⅱ是常染色体显性遗传疾病，由神经嵴遗传缺陷引起。多发性内分泌肿瘤综合征中的嗜铬细胞瘤通常位于肾上腺，多为双侧性（65%），腺体内呈多中心性，恶性程度更高，一般无症状。确诊为MEN Ⅱ型的患者应常规进行生化检验和影像学的筛查，因其终会发展为双侧肾上腺嗜铬细胞瘤。

由于影像学表现多样，血清或尿液肾素升高伴有[123]I-间碘苄胍（metaiodobenzylguanidine，MIBG）显像表现为[123]I摄取聚集活性增加可有助于进一步明确诊断。虽然嗜铬细胞瘤大部分为良性，但约9%的病例可发生恶变。转移灶多累及淋巴结、肝、肺和骨。

声像图特征

嗜铬细胞瘤表现为内部回声不均匀，病灶大小不等，但一般比腺瘤大。在一项纳入161例病例的研究中，病灶平均直径为5.9 cm±3.2 cm。病灶可为实性、囊实性或者囊性。大部分病灶有完整包膜或晕环，彩色多普勒血流成像可测及病灶内彩色血流。Raja等对20例嗜铬细胞瘤的研究显示，9例（45%）超声表现为内部回声不均匀的实性病灶，7例（35%）为内部回声均匀的实性病灶，4例（20%）为囊性为主，伴有周边晕环。若病灶囊性部分内出现液-液平，则提示存在坏死或出血可能。有些嗜铬细胞瘤伴有脂质变性，可见大体或镜下脂质成分（图3.7）。

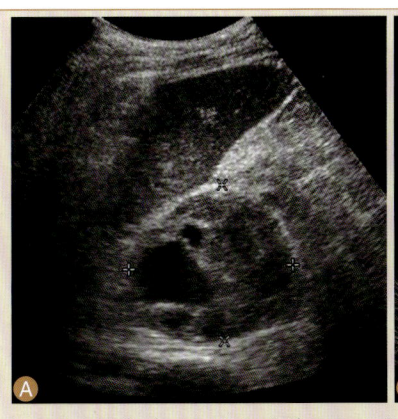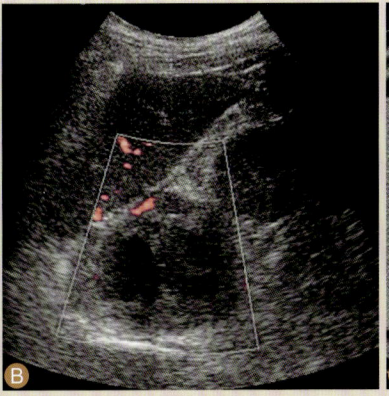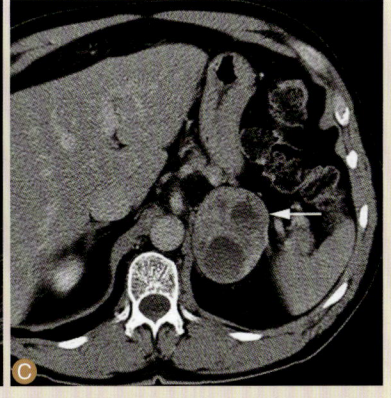

A.矢状面灰阶超声；B.彩色多普勒血流成像显示左侧肾上腺见囊实性肿块，边界清楚；C.CT显示病灶不均匀增强（箭头），可见囊性成分和液-液平，提示有出血或坏死。

图3.7 肾上腺嗜铬细胞瘤

（四）肾上腺囊肿

肾上腺囊肿很少见，约占偶然发现的肾上腺病变的6%，包括假性囊肿、内皮囊肿、上皮性囊肿和寄生性囊肿等多种病变。因为患者人群差异，在不同的研究中囊性病变的病因也很不相同。Sebastiano等的一项来自纽约肾上腺囊性病变患者的20年回顾性研究显示，31个病灶中39%为假性囊肿，6%为内皮囊肿，55%为上皮性或神经外生性囊肿。Mayo诊所Erickson等的一项历时25年的研究显示，41个病灶中78%为假性囊肿，19%为内皮囊肿，2%为上皮性囊肿。一般来说，假性囊肿是手术中最常见的囊性病变，而内皮囊肿在尸检中更常见（高达45%）。

组织学上，假性囊肿具有特征性的纤维囊壁，没有内皮或上皮成分，最常继发于出血。内皮囊肿中，42%为淋巴管囊肿，3%为血管瘤性囊肿。上皮性囊肿多为先天性，包括腺体潴留囊肿、间皮囊肿和囊腺瘤。寄生虫性囊肿最常见类型是棘球蚴感染。其表现因疾病分期不同而异，可能表现为单纯性囊肿、分隔性囊肿、带子囊的囊肿、带实性结节或钙化的囊肿。

具有复杂成分的囊肿其性质难以确定，经皮抽吸活检可明确性质，排除伴有囊性变或坏死的恶性病变。一般来说，对抽吸活检明确诊断的病变可进行随访；而抽吸活检为血性物质时，其性质不确定，需进行手术切除。目前，是否需要手术更多是取决于病变的大小及病灶整体综合特征。

声像图特征

单纯肾上腺囊肿超声表现为均匀的无回声区，透声佳，囊壁菲薄，无分隔（图3.8）。合并囊内出血时，可见沉积物回声或液-液平、分隔或钙化。囊性病变的复杂特征包括囊壁增厚，内部出现分隔并探及血流信号。

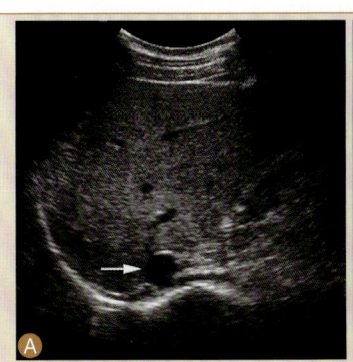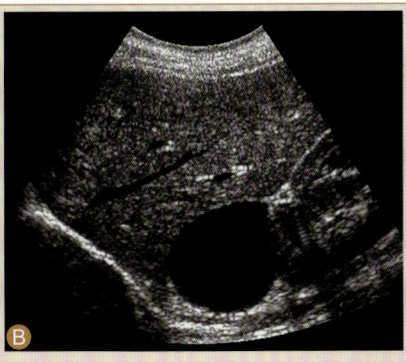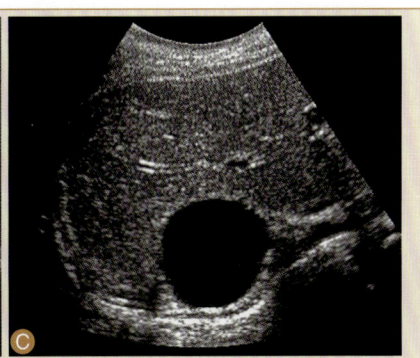

A.矢状面声像图显示囊壁菲薄的无回声囊肿（箭头）；B、C.矢状面和横切面声像图显示1个巨大的单房囊肿，透声佳，囊壁菲薄。

图3.8 2例单纯性肾上腺囊肿

肾上腺囊性病变
假性囊肿
内皮囊肿
上皮性囊肿
感染（棘球蚴、脓肿）
肿瘤伴坏死
嗜铬细胞瘤伴囊性变
淋巴管瘤
肾上腺出血

（五）肾上腺出血

20%的肾上腺出血为双侧性，通常与使用抗凝药、外伤、术后状态、肾上腺造影术后、败血症或烧伤有关。自发性肾上腺出血较为罕见，与脑膜炎球菌感染引起的败血症有关，称为沃-弗综合征。外伤时，出现肾上腺出血时可提示伴有腹部其他实质性脏器创伤的可能。双侧肾上腺出血易导致肾上腺皮质功能不全。肾上腺出血有时与潜在病变有关，在急性发病情况下可能难以明确病变情况。MRI显示出血灶内部有强化或18-氟脱氧葡萄糖正电子发射断层扫描CT显示其为代谢活跃的病灶时，应怀疑有肾上腺潜在病变的可能性。

声像图特征

急性期肾上腺出血可表现为实性、散在或不均质回声。随着时间进展，出血回声逐渐变得不均匀，慢性血肿可伴有中央囊性变或钙化。彩色多普勒血流成像显示肾上腺出血呈无血供（图3.9）。

（六）感染性和炎症性肿块

肾上腺最常见的感染性疾病包括结核杆菌、组织胞浆菌、芽生菌、副球孢子菌、脑膜炎球菌、棘球蚴、巨细胞病毒、疱疹病毒和肺孢子菌感染。

肾上腺结核被认为是全世界范围内肾上腺皮质功能不全的最常见原因之一。即使肾上腺结核感染呈阳性，患者的胸部X线片和痰培养也可能呈阴性。结核和组织胞浆菌感染是成年人肾上腺钙化的2个最常见的原因。播散性真菌感染最常见的是组织胞浆菌和副球孢子菌病，在尸检结果中，此类患者肾上腺累及比例高达80%。

肾上腺棘球蚴继发感染很少单独发生，通常伴发于多器官棘球蚴广泛感染。

由获得性免疫缺陷综合征、移植或其它原因引起的免疫抑制状态可增加肾上腺感染的风险。常见的致病微生物包括真菌（组织胞浆菌）、分枝杆菌、巨细胞病毒、疱疹病毒、卡氏肺孢子菌、人类免疫缺陷病毒和弓形虫。Grizzle等报道在AIDS死亡患者中，70%患者的肾上腺腺体内存在巨细胞病毒局灶性或弥散性损害。在一项纳入74例AIDS患者的研究中，Pulkhandam等发现高达50%的患者

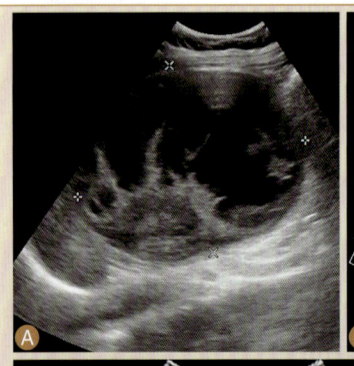
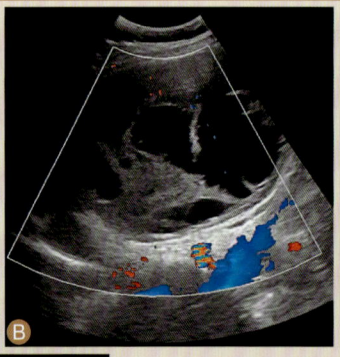
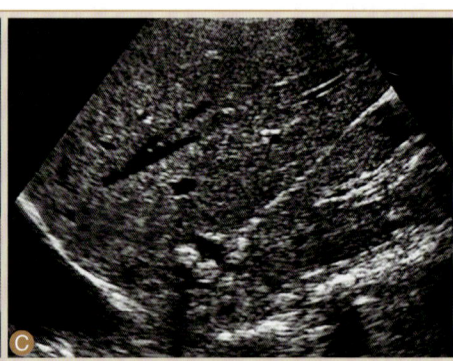
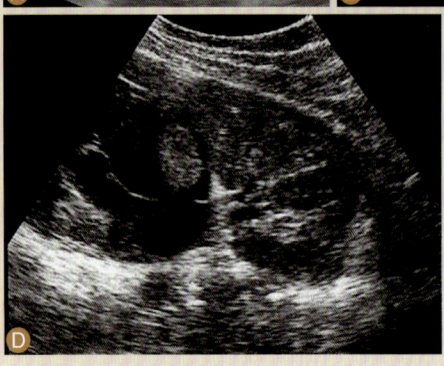

A.灰阶超声矢状面声像图；B.彩色多普勒血流成像，图A和图B显示左肾上腺区可见不均质囊性肿块，内部伴有形态不规则的稍高回声凝血块，内部无血供，MRI图像（未显示）证实其为不伴潜在病变的出血；C.慢性肾上腺出血，超声矢状面声像图显示在右侧增大的肾上腺内可见2个提示为凝血块的高回声区；D.急性出血，超声矢状面声像图显示左肾前下方可见1个较大的囊实性肿块。

图3.9 自发性肾上腺出血

在尸检中有巨细胞病毒感染，其中84%有肾上腺累及。

肾上腺细菌性脓肿常见于新生儿，在成年人中相对少见。常见原因包括血行播散累及正常腺体或肾上腺出血后新生儿肾上腺脓肿形成。

声像图特征

肾上腺感染性疾病在声像图中无法鉴别，其诊断主要基于患者生活所在地、职业暴露和实验室检查结果。累及肾上腺的急性肉芽肿性感染可表现为腺体增大、呈结节状，内部富血供。伴干酪样坏死时，也可以观察到肾上腺内部出现坏死和出血。肾上腺慢性感染可出现腺体萎缩和钙化，在声像图上表现为伴有粗大声影的高回声区（图3.10，动图3.4）。

肾上腺棘球蚴感染的表现与其他部位的棘球蚴病表现类似，最常见的特征是有多发伴分隔的囊肿、继发囊肿和钙化。肾上腺的巨细胞病毒感染在声像图上表现为低回声肿块，如果脓肿形成时内部含有气体可呈不均质回声。典型的肾上腺脓肿表现为无血供的混合性或囊性肿块。

肾上腺钙化原因
感染
结核病
组织胞浆菌病
棘球蚴病
副球菌病
既往出血
肿瘤
肾上腺皮质癌
髓样脂肪瘤
嗜铬细胞瘤
神经母细胞瘤
神经节神经瘤
血管瘤（罕见）

四、肾上腺恶性肿块

（一）肾上腺皮质癌

肾上腺皮质癌是一种罕见的原发性肾上腺恶性肿瘤，估计全球患病人数为100万～200万。该疾病年龄分布呈双峰，发病率高峰发生在5岁以下的儿童或40～50岁的成年人。据报道，该病的患病率在患有特定家族性肿瘤综合征的患者中增加，包括家族性腺瘤性息肉病、贝-韦综合征和利-弗劳梅尼综合征、Carney综合征、MEN I以及涉及$p53$抑癌基因的突变。55%～78%肾上腺皮质癌患者有肾上腺皮质功能亢进指征，表现为库欣综合征、男性化/性早熟、男性女性化、原发性醛固酮增多症或合并激素过量，分别占比为33%、35%、10%、2.5%和3%。功能性肾

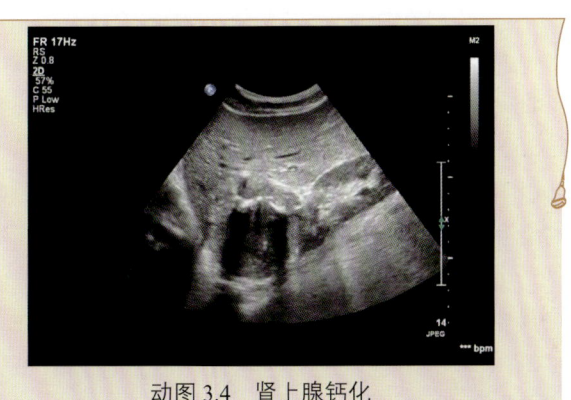

动图3.4　肾上腺钙化

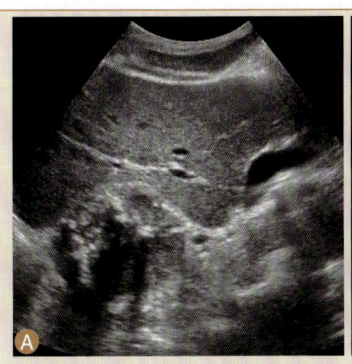 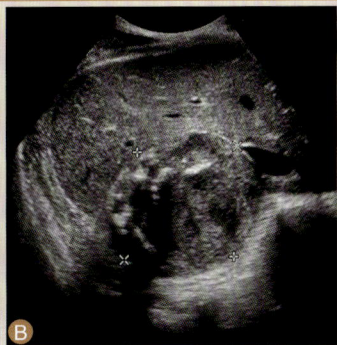 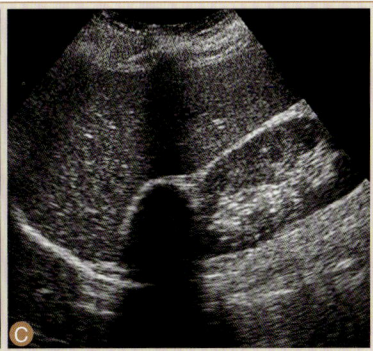

图A和图B显示右侧肾上腺区不均质肿块，内部可见粗大强回声区伴声影（参见动图3.4）。A.矢状面声像图；B.横切面声像图；C.矢状面声像图显示另一例肾上腺肿块，伴弧形钙化，后方伴大片声影。

图3.10　典型肾上腺钙化

上腺皮质癌通常因临床症状典型，在早期阶段即可诊断，因此确诊时病灶往往<6 cm。无功能性肾上腺皮质癌体积较大，81%～90%在确诊时直径>6 cm（图3.11）。由于其临床症状表现隐匿，出现较晚，无功能性肾上腺皮质癌往往更具侵袭性，在初发时可能已经出现肝转移，以及肾上腺静脉或下腔静脉内癌栓。出现转移和癌栓的患者往往预后更差。肾上腺皮质癌需要完善的影像学和生化检查来评估肿瘤的可切除性。手术切除是主要治疗方法。然而，即使切除肿瘤，患者预后仍然不佳，预计5年生存率为16%～38%，预计复发率为85%。

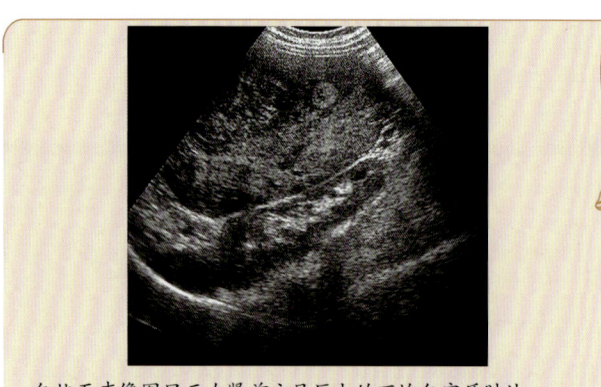

矢状面声像图显示左肾前方见巨大的不均匀实质肿块。

图 3.11　巨大肾上腺皮质癌

声像图特征

肾上腺皮质癌（图3.11，图3.12）通常表现为巨大的不均质肿块，伴有囊性坏死、出血和钙化，内部可测及明显的彩色血流信号或显著的供血血管。形态多表现为分叶状。超声扫查时，应注意扫查相邻静脉，以评估是否存在肿瘤侵犯静脉。

（二）肾上腺继发恶性肿瘤

肾上腺继发恶性肿瘤是肾上腺最常见的恶性病变，是仅次于皮质腺瘤的第二常见肾上腺病变。在长达30年的尸检研究中，Lam和Lo发现464例肾上腺继发恶性肿瘤患者中90%的病灶为癌，其中56%为腺癌。最常见的原发肿瘤位于肺脏，占35%。肾上腺继发恶性肿瘤也可继发于乳腺、肝细胞、甲状腺、肾脏、胰腺、胃肠道或黑色素瘤来源的恶性肿瘤。肾细胞癌和肝细胞癌也可直接侵犯肾上腺。在这些病例中，肿瘤侵袭性生长，破坏筋膜并侵犯肾上腺。

声像图特征

肾上腺继发恶性肿瘤大小不一，超声表现为边界模糊，不均匀的低回声实质团块（图3.13）。40%的病例可为双侧，通常为转移性。转移性肾上腺病灶一般较大，直径>4 cm，形态不规则，具有坏死囊性变的特征。在某些情况下，转移性病灶可能表现为小而均匀的低回声，在超声上易被误诊为良性皮质腺瘤。因此，当恶性肿瘤患者发现肾上腺病变时，应进一步行CT或MRI检查，以明确病变是否符合皮质腺瘤的诊断标准。如果邻近原发性恶性肿瘤直接侵犯肾上腺，在超声上很难区分肾上腺和原发性肿瘤（图3.14）。

（三）淋巴瘤

肾上腺淋巴瘤最常为其他部位淋巴瘤病变的继发性病变，患病率约为5%，尸检病例中发现率高达35%。原发性肾上腺淋巴瘤罕见，文献报道不足200例。原发性肾上腺淋巴瘤最常见于平均年龄65岁的老年男性。非霍奇金淋巴瘤比霍奇金淋巴瘤更常见，其中弥漫性大B细胞亚型最常见。肾上腺淋巴瘤最常见的临床表现是肾上腺功能不全，可在多达2/3的患者中出现。患者也可能出现低血糖、低钠血症或肾上腺危象。一些患者也可能出现非特异性的疼痛和发热症状。肝脾肿大、淋巴结肿大和骨髓受累在原发性肾上腺淋巴瘤中并不常见，但在继发性肾上腺淋巴瘤中较为常见。继发性肾上腺淋巴瘤可同时累及肾脏、腹膜后及邻近血管。治疗方法包括化疗或放疗，由于疾病进展较快而预后不良，这类患者常推荐使用含利妥昔单抗的化疗药物。

声像图特征

肾上腺淋巴瘤通常超声表现为均匀极低回声的较大病灶，内部结构显示不清。某些情况下，病变呈不均匀混合回声或靶环样回声分布，可发展为坏死囊变或出血。50%～70%的病例为双侧（图3.15）。

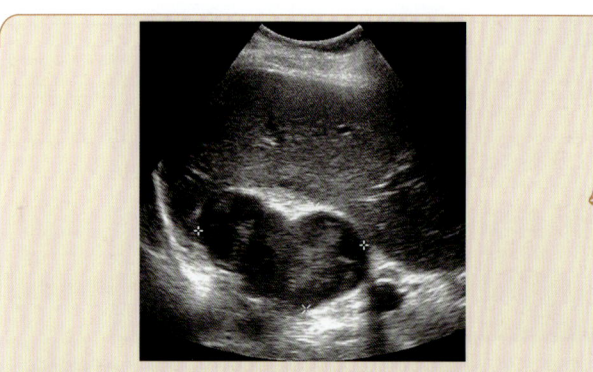

横切面声像图显示右侧肾上腺较大分叶状肿块（测量卡尺标记）。

图 3.12　肾上腺皮质癌

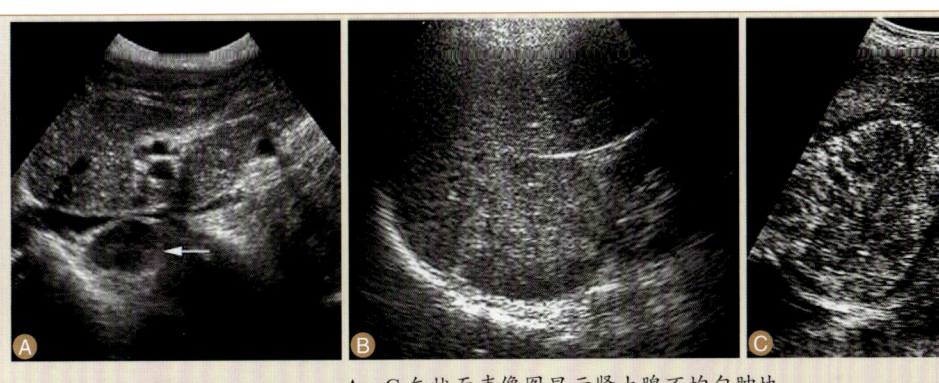

A~C.矢状面声像图显示肾上腺不均匀肿块。

图3.13 3例肾上腺转移瘤

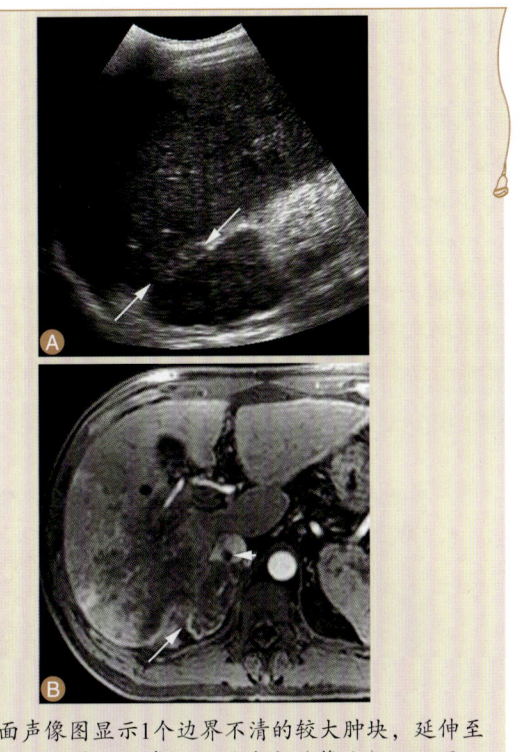

A.矢状面声像图显示1个边界不清的较大肿块,延伸至肾上腺间隙,导致正常脂肪层消失(箭头);B.同一患者的MRI图像显示原发性肝肿瘤侵犯右肾上腺(箭头),下腔静脉也可见小血栓(短箭头)。

图3.14 肝细胞肝癌直接侵犯右肾上腺

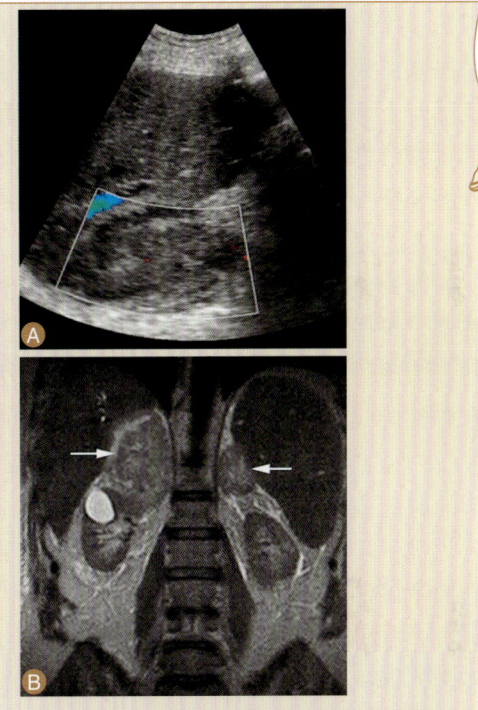

A.矢状面超声彩色多普勒血流成像显示右侧肾上腺均匀实质肿块,其内未探及明显血流信号;B.同一患者的冠状位MRI显示双侧肾上腺肿块(箭头),患者同时存在脾肿大。

图3.15 肾上腺淋巴瘤

五、罕见肾上腺肿块

神经节细胞瘤是一种罕见的良性肿瘤,由沿肾上腺分布的腹膜后交感神经链中施万细胞、神经节细胞和神经纤维组成。最常发生在儿童和年轻人,并且肿瘤体积较大。在超声上表现为不均匀的较大肿块,内部血管分布多样,约20%病灶可伴有钙化。手术切除预后好,复发率低。

神经母细胞瘤是起源于腹膜后交感神经链或肾上腺的恶性细胞,有时被称为恶性神经节瘤。虽然神经母细胞瘤是婴儿和儿童时期颅外最常见的恶性肿瘤,但在成年人中极为罕见,可发生在肾上腺和腹部或骨盆的其他部位。神经母细胞瘤发生在肾上腺时,其典型表现为不均匀肿块,常伴有钙化和出血。成年人常表现为IV期不治之症。

其他罕见的肾上腺肿块包括血管瘤、淋巴管瘤、浆细胞瘤、嗜酸细胞瘤、神经鞘瘤、畸胎瘤和血管肉瘤。

六、肾上腺病变的临床诊治策略

肾上腺偶发瘤被定义为偶然发现的>1 cm的肾上腺病变。据报道，该病发病率在普通人群中高达5%，在70岁以上的成年人中则高达7%。在无潜在恶性肿瘤的患者中，大约90%的肾上腺偶发瘤是良性的。然而，在癌症人群中，肾上腺恶性病变的发生率高达26%~75%。良性和恶性病变均可表现出内分泌功能；因此，评估肾上腺偶发瘤是否为功能性、鉴别其良恶性是必要的。

临床上，拟诊为肾上腺偶发瘤患者的初始检查包括：①1 mg地塞米松过夜血清皮质醇抑制试验；②血浆游离甲氧基肾上腺素检测，优先于尿分馏甲氧基肾上腺素，或两者均检测；③血清醛固酮、血浆肾素活性和血清钾检测。这些分别是针对具有库欣综合征、嗜铬细胞瘤和醛固酮增多症的亚临床表现患者的评估方法。

美国放射学会针对肾上腺偶发瘤诊治的白皮书推荐了影像学检查方法。值得注意的是，超声不被推荐为确诊肾上腺病变的一线影像学方法。对于没有恶性肿瘤病史且病灶大小为1~4 cm的患者，推荐CT平扫进行一线影像学评估。如果病灶具有典型的腺瘤或髓样脂肪瘤影像学特征，不论大小，皆无须进一步影像学或其他检查。如果病灶不能通过影像学确诊，则建议进行1年随访后应用CT平扫或MRI平扫重新评估大小变化。如果病灶在1年后大小稳定，即认为良性病变，无须额外的影像学或其他检查，如果病灶明显增大，可能需要进一步活检确诊或手术切除。对于>4 cm的肿块推荐用增强CT或增强MRI进行一线影像学评估。如果病灶不具有腺瘤、髓样脂肪瘤、出血或单纯囊肿的典型影像学特征，则应考虑手术切除。

在既往伴有恶性肿瘤病史患者中，<4 cm的肾上腺病灶推荐用CT平扫进行评估，>4 cm的肿块推荐进行活检或18-氟脱氧葡萄糖正电子发射断层扫描CT检查评估是否存在转移。尽管偶然发现的肾上腺病变中嗜铬细胞瘤很少见，但在进行穿刺活检前，谨慎的做法是通过检测尿液或血浆儿茶酚胺水平或胰高血糖素刺激试验排除这种情况。

腹腔镜肾上腺切除术适用于直径<1.2 cm的病灶，也适用于除肾上腺皮质癌外的>4 cm的其他肿瘤。肾上腺皮质癌对辅助治疗疗效不佳，需要实施开放性肾上腺切除术，以达到根治的目的。影像引导下消融术在治疗肾上腺小病灶和不适合手术的病灶方面也发挥着越来越重要的作用。

七、介入超声

（一）超声引导下穿刺活检和介入治疗

在超声上显示清晰的肾上腺病灶，可以在超声引导下进行活检、引流或消融。由于CT对于肾上腺疾病显示效果更好，肾上腺活检和引流主要在CT引导下进行，较大的病灶也可在超声引导下进行。右侧肾上腺病灶首选经肝入路以避开胸膜间隙（图3.16）。左侧肾上腺病灶可选择后入路、侧入路和前入路。一般来说，为降低术后胰腺炎的风险，后入路比前入路更适合。Welch等总结了10年来肾上腺活检的经验，在270例患者中实施了277次经皮活检，其诊断的敏感度、特异度、准确度分别为81%、99%、90%，阳性预测值为99%，阴性预测值为80%，并发症发生率为2.8%。经皮肾上腺活检的潜在并发症与穿刺方法相关，包括血肿（0.05%~2.50%）、气胸（最常见）、胰腺炎

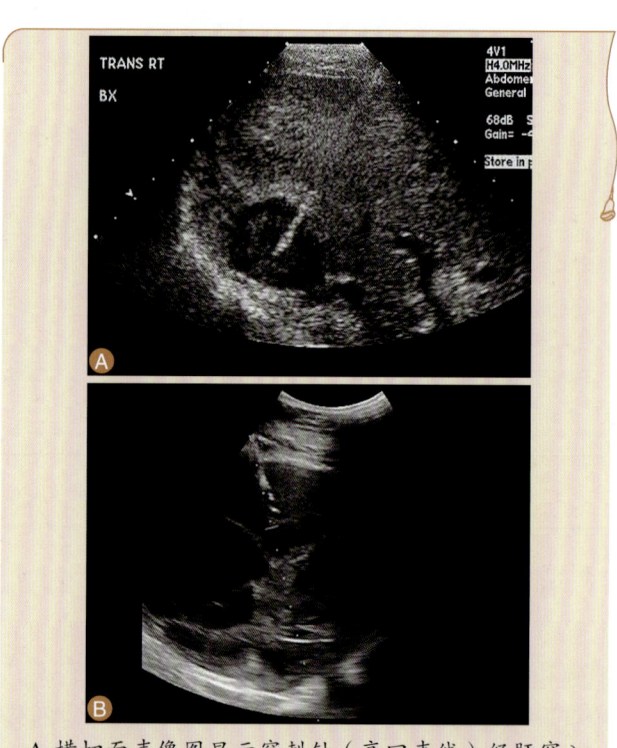

A.横切面声像图显示穿刺针（高回声线）经肝穿入肺癌患者右侧肾上腺小转移瘤内（Courtesy of Dr. J. William Charboneau.）；B.另一位患者的超声矢状面扫查，显示经皮活检肾上腺病灶。

图3.16 经皮肾上腺活检

（6%）、败血症和针道播散。嗜铬细胞瘤的穿刺活检可能会引发高血压危象，临床上应避免。

肾上腺肿瘤消融治疗技术多样，包括应用19～22 G针经皮穿刺射频消融、冷冻疗法、乙酸或乙醇化学消融。也可以经同侧肾上腺动脉进行消融治疗。术后并发症包括高血压危象、疼痛和肾上腺机能不全，尤其是当90%以上的肾上腺组织被消融毁损时并发症发生率更高。

（二）内镜超声

内镜超声在临床中应用越来越广泛，是将超声内镜插入消化道内以观察周围邻近器官。由于右侧肾上腺位于下腔静脉后方，在内镜下往往不易观察到。其最佳的探查位置是内镜超声探头沿十二指肠长轴并朝向胃大弯方向，约30%的腺体可被探查到（图3.17）。左肾上腺较易识别，超声扫查时将线阵内镜超声探头对准降主动脉和腹腔干之间的方向，顺时针旋转，即可看到胰腺体部后方呈海鸥状的左侧肾上腺。Martinez等对94例患者进行了内镜下肾上腺细针抽吸术，其诊断恶性病变的敏感度、特异度、准确度、阳性预测值和阴性预测值分别为86%、97%、92%、96%和89%，诊断良性病变的敏感度、特异度、准确度、阳性预测值和阴性预测值分别为97%、86%、92%、89%和96%。Jhala等报道，在24例经内镜超声引导的肾上腺细针抽吸术患者中，所有患者都获得了足够的穿刺细胞数，而无明显并发症。同样，Puri等对常规成像技术未能显示肾上腺病变的21例患者成功进行了内镜超声引导

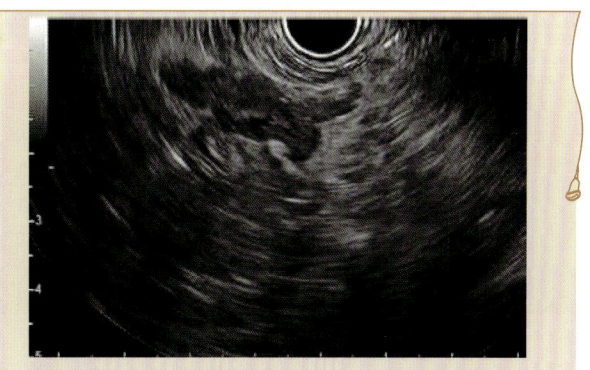

内镜超声检查显示肾上腺弥漫性结节性增厚，其声像图表现与结节性肾上腺增生相似。

图3.17　肾上腺内镜

（Courtesy of Dr. Tyler Berzin.）

细针抽吸术，未发现明显的不良事件。

（三）术中超声

术中超声可应用于肾上腺部分切除术，以确保有足够的切缘或发现潜在病灶。肾上腺保留手术中，术中超声具有显著价值，腹腔镜超声探头可用于识别肾上腺内的多个病灶，以及准确辨认病灶的边界。

致　谢

感谢Lisa Napolitano、Trevor Morrison医师和Tyler Berzin医师在图像收集方面的帮助。感谢第四版本章节原作者AR Ahuja、W hurston和SR Wilson医师。

（郑元义，董怡，李奥，范培丽，李艺，曹佳颖，马新欣译）

参考文献

扫码观看

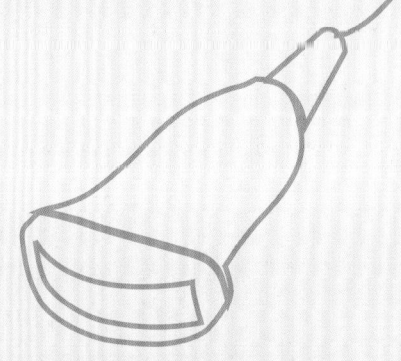

第四章　腹膜后

Raymond E. Bertino and Elton Mustafaraj

章节大纲

一、动脉粥样硬化
二、腹主动脉瘤
　（一）死亡率
　（二）定义
　（三）病理生理
　（四）自然病程及治疗
　（五）筛查
　（六）监测
　（七）治疗计划
　（八）术后超声评估
三、导致腹主动脉扩张的其他病变
　（一）炎性腹主动脉瘤
　（二）弥漫性动脉瘤病和动脉瘤样扩张
　（三）穿透性溃疡
　（四）假性动脉瘤
四、腹主动脉狭窄疾病
五、腹主动脉分支相关疾病
　（一）肾动脉
　（二）肠系膜动脉
　（三）髂静脉和下腔静脉
六、腹膜后非血管性疾病
　（一）实性肿块
　（二）腹膜后纤维化
七、结论

关键点总结

- 一旦腹主动脉瘤发生破裂，患者生还的可能性极低，如果腹主动脉瘤在破裂之前的早期被发现，患者仍具有较高的生存率。
- 动脉瘤最常见的类型是梭形，梭形动脉瘤易被超声检查发现，超声医师还应该了解相关超声诊断较困难的动脉病变，包括偏心性动脉瘤、假性动脉瘤和穿透性溃疡。
- 超声不适合用于诊断腹部血管急症，特别是可疑的腹主动脉瘤破裂和急性肠系膜缺血。
- 在病情相对平稳的情况下，超声用于诊断主动脉瘤、肾动脉狭窄和慢性肠系膜缺血能发挥较强的作用，也能用于监测动脉瘤的生长情况和动脉瘤术后内漏的情况。
- 超声也可用于诊断腹部静脉异常，临床医师尤其应该了解很可能漏诊的胡桃夹综合征和盆腔淤血综合征。

一、动脉粥样硬化

在西方国家，动脉粥样硬化比其他任何疾病导致的死亡人数都多。动脉粥样硬化是心脏病、脑血管意外（中风）、高血压和外周血管疾病等心血管疾病的主要原因。动脉粥样硬化是导致其他几种疾病的重要原因，例如心力衰竭、心律失常（包括心房颤动）和心肌病。除了1918年的流感，自1900年以来，美国每年的主要死因都是心血管疾病。

近年来，心血管疾病有了明显的改善。2013年，心血管疾病导致的死亡人数为800 937，比2003年下降了28.8%；与其他心血管疾病分别分析时，冠心病仍然是美国迄今为止的单一主要死因（370 213人死亡），中风是128 978人死亡的根本原因。到2013年，中风已下降为第5位主要死因，排在心脏病、癌症、慢性下呼吸道疾病和意外伤害之后。

动脉粥样硬化是复杂的疾病过程。目前研究认为动脉粥样硬化的发病机制是由内皮损伤引发的慢性炎症反应。内皮损伤导致内膜通透性增加，促进低密度脂蛋白积聚到动脉壁中。炎症促进动脉壁斑块产生，斑块由脂质、平滑肌细胞、纤维组织、巨噬细胞和钙组成。斑块内也可能存在出血。动脉粥样硬化斑块导致动脉管腔变窄进而引起靶器官血液灌注减少，最终导致机体出现缺血性症状和体征，例如跛行和勃起功能障碍（主-髂动脉疾病）、高血压和肾功能不全（肾动脉疾病）和肠系膜缺血（肠系膜动脉疾病）。

尽管存在争议，但许多研究人员认为，动脉粥样硬化内在的疾病机制可促进动脉瘤的形成。其他不太常见的动脉瘤原因包括囊性中层坏死、创伤和感染。

二、腹主动脉瘤

腹主动脉从膈肌主动脉裂孔起始至腹主动脉分叉处逐渐狭窄（图4.1）。因主要分支（腹腔动脉、肠系膜上动脉和肾动脉）由腹主动脉近段发出，所以大部分管径狭窄发生于此段。腹主动脉上段的正常直径：男性为2.5~2.7 cm，女性为2.1~2.3 cm。肾下腹主动脉的正常直径：男性为2.0~2.4 cm，女性为1.7~2.2 cm。

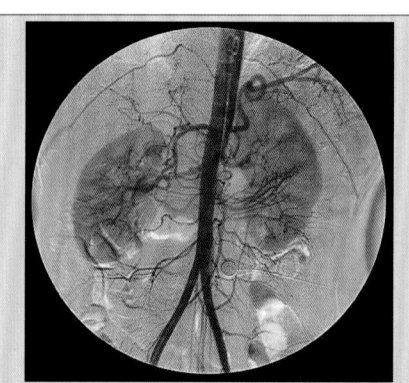

腹主动脉管径从主动脉裂孔至腹主动脉分叉处逐渐狭窄。腹主动脉主要的管径狭窄发生在较大分支发出的部位：腹腔动脉、肠系膜上动脉和肾动脉。

图4.1 腹主动脉解剖

（一）死亡率

腹主动脉瘤（abdominal aortic aneurysm，AAA）是一种老年人的常见疾病。在美国，每年有40 000名患者接受择期修复术。腹主动脉瘤破裂属于灾难性事件，许多动脉瘤破裂的患者在到达医院之前就已经死亡，能入院治疗的患者大多也无法存活至进行手术。对于那些能够接受手术治疗的腹主动脉瘤破裂患者，手术死亡率正在下降。2010年的统计数据显示，开放式手术的手术死亡率为33.4%，比2000年下降了10.1%。血管腔内修复术的死亡率甚至更低，2010年为19.8%。据报道腹主动脉瘤破裂的总死亡率为85%~90%，主要是因为许多动脉瘤破裂的患者无法接受手术治疗。2010年择期接受腔内修复术的死亡率为0.9%，择期接受开放式修复术的死亡率为4.8%。这些事实表明大多数腹主动脉瘤破裂导致的死亡是可以预防的。

已有大量研究致力于减少腹主动脉瘤致死人数。超声筛查已被证实是具有成本效益的环节。一旦检查出腹主动脉瘤，药物治疗可能会降低其生长速度。对于较大的动脉瘤，择期进行开放修复术或血管腔内修复术比急诊手术更安全。了解了这些知识，可能会大大降低腹主动脉瘤的死亡率。

（二）定义

动脉瘤有多种定义，一般定义是指动脉直径比其正常直径至少增加50%。例如，患者主动脉直径的测量值为2.2 cm，则其主动脉直径超过3.3 cm时被诊断为动脉瘤。但是这一定义难以应用于腹主动脉，因为对于特定的患者来说，其腹主动脉的正常直径值可能不太清楚。

大多数腹主动脉瘤位于肾动脉水平以下。最实用和最常见的肾下腹主动脉瘤定义是肾下腹主动脉的直径≥3.0 cm。肾下腹主动脉的直径为2.5~2.9 cm时，也可以称为亚动脉瘤。亚动脉瘤在5年内约有50%的可能会发展为真正的动脉瘤。

肾下腹主动脉直径≥3.0 cm的标准用于定义腹主动脉瘤，在大多数情况下都适用。然而，这一定义可能不充分，特别是对于体型较小的患者。需要特别注意，如果患者近端的腹主动脉直径约1.6 cm，腹主动脉直径2.5 cm时也可以定义为腹主动脉瘤。

动脉瘤累及肾动脉或肾上腹主动脉的情况比较少见，常并发于胸主动脉瘤。发生在肾动脉或肾动脉平面以上的腹主动脉瘤包括在胸腹主动脉瘤Crawford分型中（图4.2）。在文献中，除非另有说明，否则"腹主动脉瘤"一词通常用于表示"肾下腹主动脉瘤"。

（三）病理生理

动脉壁有3层结构：内膜、中膜和外膜。内膜，即内层，由内皮、内弹性膜及少量介入其中的结缔组织组成。内膜是参与动脉粥样硬化斑块形成的主要层。外膜，即外层，由结缔组织构成，内含神经和滋养血管。

主动脉的强度主要依赖于由弹性蛋白、胶原蛋白、平滑肌细胞和细胞外基质蛋白组成的中膜。腹主动脉瘤形成是一种主要累及中膜和外膜的疾病。主动脉是弹性动脉，其中膜富含弹性蛋白。存在腹主动脉瘤时，腹主动脉中膜和外膜中的弹性蛋白和胶原蛋白含量显著降低。弹性蛋白的破坏是由基质金属蛋白酶（matrix metalloproteinases，MMP）等酶介导的。药物可能通过抑制基质金属蛋白酶或其他生化途径降低弹性蛋白的破坏率。他汀类药物和多西环素是基质金属蛋白酶抑制剂。然而，何种药物是帮助降低腹主动脉瘤生长速度的最佳选择，目前仍缺乏很好的相关证据。

（四）自然病程及治疗

腹主动脉瘤是一种老年性疾病。腹主动脉瘤很少发生在50岁之前，并且对男性的影响是女性的4倍。腹主动脉瘤的患病风险随着患者吸烟和一级亲

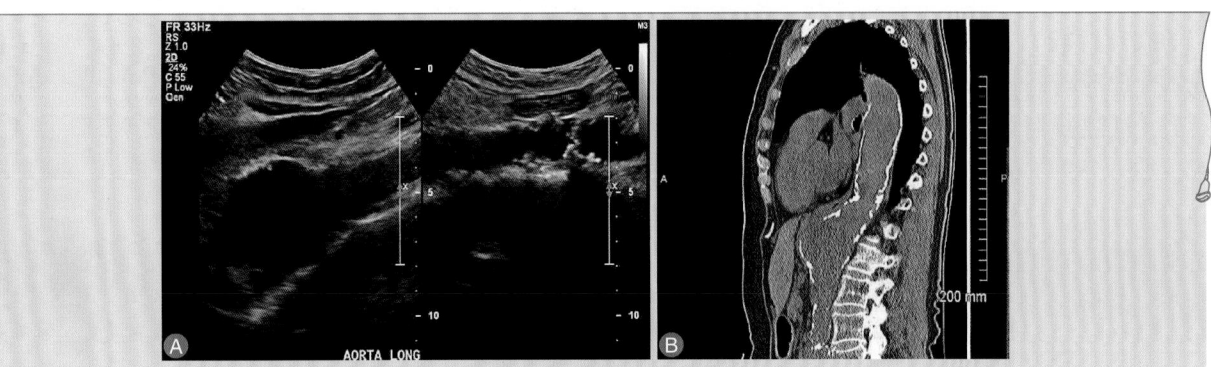

多数肾上腹主动脉瘤也会累及横膈膜以上的胸主动脉。胸腹主动脉瘤Crawford分型中包含孤立的肾上腹主动脉瘤。
A.纵切面声像图显示孤立的肾上腹主动脉瘤，长约5.5 cm；B.矢状位CT重建图像显示孤立的肾上腹主动脉瘤。

图4.2　孤立的肾上腹主动脉瘤是罕见的

属患有腹主动脉瘤的家族史而增加,其他增加患病风险的因素包括外周血管疾病、心血管疾病和高血压病史。腹主动脉瘤的直径通常以每年1.7~2.6 mm的速度增长,并且增长速率随着腹主动脉瘤的增大而增加。女性的腹主动脉瘤增长速率更快。

随着腹主动脉瘤的增大,破裂的风险也会增加。当腹主动脉瘤直径<4.0 cm时,很少发生破裂,每年的破裂风险几乎为0。当腹主动脉瘤直径为4~4.9 cm时,破裂的风险增加至1%;直径为5.0~5.9 cm时,破裂的风险为1.0%~11%;直径为6.0~6.9 cm时,破裂的风险为10%~22%;直径>7 cm时,破裂的风险为30%~33%。尽管较大动脉瘤破裂风险的数值报道存在不一致,但是当腹主动脉瘤直径>6.0 cm时,其破裂的风险明显高于较小动脉瘤。破裂的其他风险因素包括吸烟和慢性阻塞性肺病。此外,女性患者的腹主动脉瘤破裂率是男性的4倍。尽管风险增加的确切数值尚未很好的量化,女性患者腹主动脉瘤的破裂发生在更小的动脉瘤中。由于女性较小的腹主动脉瘤与男性较大的腹主动脉瘤具有相当的破裂风险,因此女性择期治疗的动脉瘤尺寸应该小于男性。至于应该小多少,推荐意见从3 mm至5 mm以上不等。

目前的药物治疗抑制腹主动脉瘤生长的能力有限。吸烟者动脉瘤生长速率增加,而糖尿病患者动脉瘤生长速率可能会降低。包括他汀类和多西环素在内的药物被认为可能会降低动脉瘤的生长速率。迄今为止,还没有任何一种治疗策略能确切有效地降低腹主动脉瘤生长速率。

(五) 筛查

1. 研究近况

腹主动脉瘤疾病符合世界卫生组织机构筛查项目的10项标准。关于腹主动脉瘤超声筛查有效性和成本效益的研究已广泛开展,特别是在欧洲。

由美国预防服务工作组委托进行的一项荟萃分析,综合分析了包括欧洲研究在内的4项研究。分析师得出结论,"对于65~75岁的男性,受邀参加腹主动脉瘤筛查可降低其腹主动脉瘤相关死亡率"。基于这项研究结果,美国预防医学工作组于2005年发布了一项建议,建议对曾经吸烟的65~75岁男性进行一次腹主动脉瘤筛查。2014年美国预防医学工作组发布更新,重申了这一建议。美国预防医学工作组还建议基于危险因素分析,对从未吸烟的65~75岁男性进行选择性筛查,并提到的危险因素包括年龄较大、既往吸烟史、一级亲属患有腹主动脉瘤的家族史、其他血管动脉瘤病史、冠状动脉疾病、脑血管疾病、动脉粥样硬化、高胆固醇血症、肥胖和高血压。美国预防医学工作组认为在女性吸烟者中,支持腹主动脉瘤筛查的证据尚无定论,因此没有对此类筛查提出具体建议。美国预防医学工作组建议,从未吸烟的女性不需要进行常规筛查。

2006年2月8日,美国国会通过并签署了《非常有效地筛查腹主动脉瘤(screening abdominal aortic aneurysms very efficiently,SAAAVE)法案》。自2007年1月1日起,针对符合规定的患者,医疗保险涵盖了一次腹主动脉瘤超声筛查。符合规定的患者是指有吸烟史的男性(一生中总共吸烟超过100支),以及一级亲属患有腹主动脉瘤家族史的男性和女性。要获得承保,患者必须接受参与腹主动脉瘤的筛查研究,并在获得医疗保险体检资格的前6个月内完成筛查。在非常有效地筛查腹主动脉瘤法案通过后的前2年,数据分析结果显示医疗保险人群中符合腹主动脉瘤筛查条件的,仅少数(<20%)接受了筛查。在最初的2年中,非常有效地筛查腹主动脉瘤法案被认为对腹主动脉瘤筛查率的影响不太大。

在世界各地,尽管有一些国家已经开始试点研究,但是目前仅有少数几个国家有全国性的腹主动脉瘤筛查计划。瑞典、英国所有成员国和美国都实施了全民筛查。瑞典筛查项目的参与率令人瞩目,高达85%。

2. 超声方法

腹主动脉瘤筛查必须要具备高灵敏性。肾下腹主动脉的全段都必须检查。超声筛查的结果为以下3种可能:阳性、阴性或不确定。检查结果预期不确定的病例数应须非常低,要远低于5%。

目前超声筛查腹主动脉瘤有2种模式。第1种模式已包含在美国放射学会发布的现行指南中,涉及为每位患者获取一套完整的文档图像。当筛查发现为腹主动脉瘤阳性时,推荐存储的图像也足以准确地记录动脉瘤大小。因此,筛查也可以作为第1次诊断性检查。这种类型的筛查与完整的"诊断"检查没有太大区别,可能是影像科最常见的检查类型。

第2种模式被几家移动性公司用于向一般人群提供动脉瘤的筛查服务。这种盈利项目要求筛查的个人预付费用;公司通过短时间内完成大量的病例检查，将成本保持在最低限度来获取利润。目前尚不清楚这种检查是否有足够的质量控制机制，通常只有2种可能的结果：阳性和阴性。出现阳性筛查结果时，不会进一步深入完善以成为诊断性检查。相反，阳性的筛查结果会建议患者重新进行一次诊断性检查评估。这种模式允许筛查公司节省时间并降低成本。

第2种筛查模式的成本降低，有着潜在益处。如果这种筛查服务的低成本可以被广泛复制，同时又能解决质量控制的问题，那么这种既准确又具有成本效益的筛查模式，可供更广泛的人群使用。

不幸的是，这些公司至少有一些项目向客户提出的筛查建议，是缺乏文献支持的，例如每年需要进行1次腹主动脉筛查的概念。每年进行1次筛查肯定会增加接受该服务的患者数量并增加公司利润，但似乎并不代表一种改善医疗保健的无利害尝试。动脉粥样硬化动脉瘤的形成是一个非常缓慢的过程，绝对没有必要每年对没有动脉瘤的人进行筛查。有些人会提出疑问，如果第1次筛查是在65岁或以后进行的，是否需要进行第2次筛查。当然，如果第1次高质量筛查的结果为阴性，就没有理由重新筛查，除非是多年以后。

（六）监测

一旦发现腹主动脉瘤，患者就从筛查转变为定期检查，并监测动脉瘤大小。由于腹主动脉瘤随着其大小的增加，生长速度逐渐加快，因此普遍认为较小的动脉瘤需要检查的次数少于较大的动脉瘤。然而，超声监测的频率尚缺乏共识。建议直径<4.0 cm的腹主动脉瘤，监测频率为每1~3年1次。依据英国的小动脉瘤试验研究，Brady等得出的结论是直径为35 mm、40 mm、45 mm和50 mm的腹主动脉瘤，其监测频率依次为每间隔36个月、24个月、12个月和3个月进行1次。按照这个时间表，腹主动脉瘤复查时，直径>55 mm的风险将<1%。有5%的可能进一步降低监测频率。血管外科学会实践指南建议直径为3.0~3.4 cm、3.5~3.9 cm和4.0~5.4 cm的腹主动脉瘤，其监测频率依次为每间隔36个月、12个月和6个月进行1次。同时还建议每5年对直径为2.6~2.9 cm的腹主动脉进行1次监测。有人建议主动脉瘤需要的监测频率可能比上述频率更低。

直到几年前，我们对大多数的动脉瘤进行每年1次的扫查。现在，我们的动脉瘤诊所对于直径<40 mm的腹主动脉瘤，每2年随访1次；对于直径为40~44 mm的腹主动脉瘤，每1年随访1次；一旦腹主动脉瘤直径达到45 mm，则每6个月进行1次超声检查。

动脉瘤的监测非常适合用数据库来随访追踪。2003年，笔者介入影像科的动脉瘤诊所建立了用于随访腹主动脉瘤的数据库，无论瘤体大小，纳入了所有腹主动脉瘤的确诊患者。患者需要在介入影像科诊所进行1次就诊，与相关医师和高级执业护士会面，充分了解疾病详情、治疗方法及如何随访。后续，诊所会帮助他们预约所有的腹主动脉超声检查，并监测检测结果。在患者第1次门诊就诊后，诊所都是通过电话和邮件与患者进行随访沟通。诊所会定期监控数据库，以确保患者遵医嘱随访。当动脉瘤的最大直径达到5.0 cm时，患者则需要再次开始定期到诊所就诊。

1. 超声技术

对已确诊的动脉瘤进行监测时，应获取相关病史。感兴趣的问题是患者是否有背部和（或）腹部疼痛或压痛。患有炎症性动脉瘤的患者可能会出现这些症状，在没有炎症性动脉瘤的情况下，这些症状被认为是动脉瘤修复术的手术指征。

以下原则同时适用于筛查和监测。有必要评估完整的肾下腹主动脉节段。识别腹主动脉分叉可确保腹主动脉的远端显示充分。通过识别腹腔动脉、肠系膜上动脉、肾动脉或膈的主动脉裂孔，超声医师可以确认腹主动脉的近端检查已进行至足够高的平面。应同时获取横切面和纵切面的图像。目标是找到主动脉的最大直径，需从动脉一侧管壁的外缘至对侧管壁的外缘进行测量。测量时应垂直于主动脉腔的对称中心线。为了保证测量是垂直的，通常纵切面图像最合适获取最精确的测量值（图4.3）。测量需同时包含动脉的前壁和后壁。

大多数肾下腹主动脉瘤呈梭形，具有相对呈圆形的横截面。通过任何的主动脉纵切面测量梭形动脉瘤的大小，结果都是一致的（图4.4）。因为纵切面上动脉壁平行于超声探头的表面，导致壁呈强回声，所以通常纵切面可以很好地显示主动脉壁。横切面对于识别小部分的偏心性动脉瘤至关重要。如果动脉瘤偏心，则必须在动脉瘤偏心的平面上进行测量，以找出动脉瘤的最大直径（图4.5，图4.6）。

操作者通常通过2个声窗对患者进行超声成

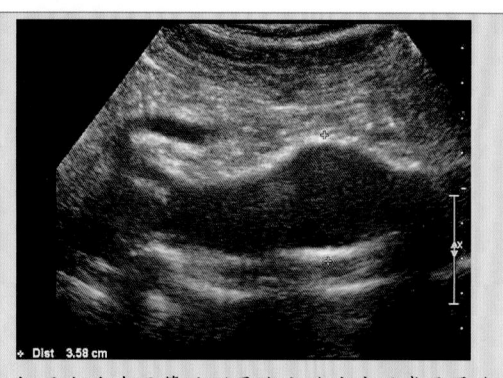

在纵切面上垂直于管腔测量腹主动脉瘤通常是最准确的。测量需同时包含动脉的前壁和后壁。

图 4.3　测量腹主动脉瘤

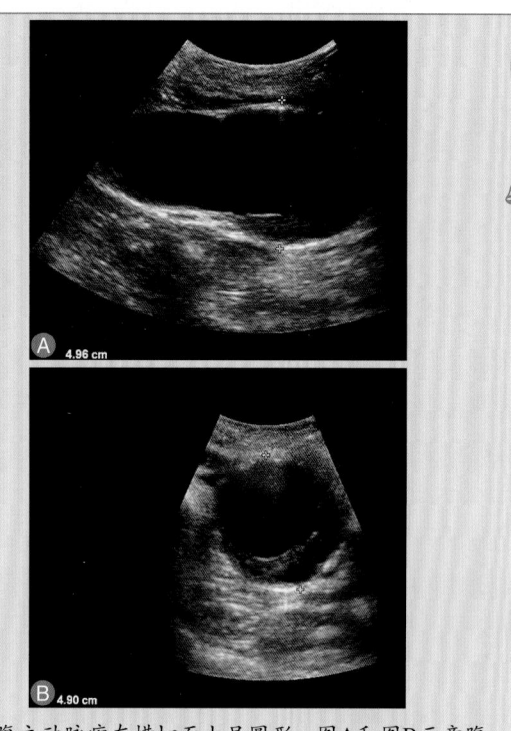

梭形腹主动脉瘤在横切面上呈圆形。图A和图B示意腹主动脉瘤的测量。A.纵切面图像；B.横切面灰阶图像。

图 4.4　大多数腹主动脉瘤呈梭形

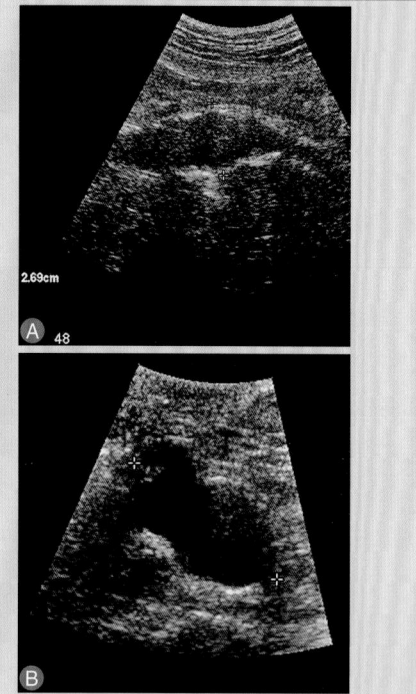

A.纵切面上主动脉未见明显异常；B.需要横切面成像以便更可靠地判定有无囊状动脉瘤，除非在纵切面上能获取囊状动脉瘤最大直径的平面，否则必须采集横切面的图像来测量最大直径。

图 4.5　主动脉囊状动脉瘤

像：前腹正中线（矢状面），这个位置可以对腹主动脉的最大长度进行成像；患者右侧卧位时左侧腹（接近冠状面），这个位置通常可以更好地观察腹主动脉瘤的中段和远段，特别是在肥胖患者中，这个位置也可以更好地显示髂总动脉近端。

操作者从前腹和左侧腹2个声窗来获取腹主动脉瘤横切面和纵切面的图像。纵切面图像便于审查医师复测主动脉的直径。横切面图像便于审查医师确定是否存在偏心性动脉瘤。

2. 计算机断层扫描技术

CT在腹主动脉瘤筛查和监测中的作用有限，但在以下情况时需要采用：

（1）患者过于肥胖或因其他原因导致超声检查成像困难，以致在初次扫查时无法明确动脉瘤是否为偏心性。一旦动脉瘤显示为梭形动脉瘤，那么进一步以超声为主要监测手段是合理的。

（2）已确诊动脉瘤是偏心性动脉瘤，但偏心区域的超声显示欠佳。

（3）患者有急性症状（包括急诊室患者）。

（4）确诊为动脉瘤的患者，髂动脉部分显示不清晰。

（5）腹主动脉瘤怀疑是炎性腹主动脉瘤（下文中详细讲解），并且尚未进行CT检查。

（6）怀疑动脉瘤已达到需要治疗干预的大小。

3. 假阳性/假阴性结果

对主动脉瘤的筛查应该是高度准确的。尽管如此，医师遇到了2种可能出现假阳性诊断的情况。第1种情况是，当膈肌主动脉裂孔处的主动脉测量值为3.0 cm或更大时被错误地诊断为"动脉瘤"。腹主动脉上段的正常直径为2.1~2.7 cm。根据动脉瘤的定义，动脉瘤的直径要求为正常直径的1.5倍及以上，较细的腹主动脉在直径达到约3.2 cm之前不会

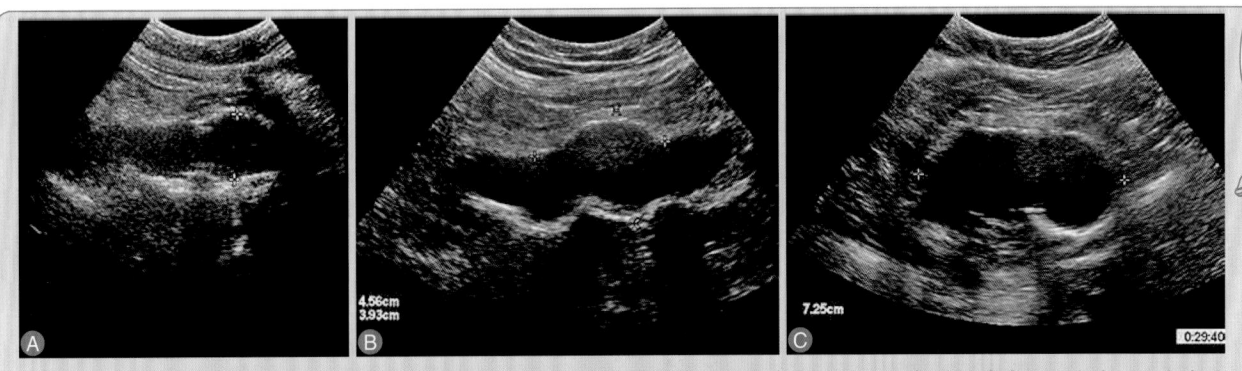

A.纵切面扫查，需要注意的是，测量腹主动脉瘤直径时，从管腔内壁到内壁（尺标：2.9 cm）的测量是不正确的，正确的测量应该从管腔外壁到外壁；B.该患者未随访腹主动脉瘤，6年后患者因腹部和背部疼痛6周再次就诊，腹部超声检查再次偶然地发现了腹主动脉瘤，在纵切面上测量，腹主动脉瘤已明显长大（4.6 cm）；C.横切面声像图显示腹主动脉管腔已非常大，呈偏心性，最大直径约7.3 cm，回顾病史，该患者腹部疼痛6周，很可能是由于腹主动脉瘤封闭型穿孔导致。

图 4.6　直径恰好达到 3.0 cm 的小主动脉瘤

变成动脉瘤，而较大的腹主动脉上段即使直径达到 4.0 cm 也不是动脉瘤。

第2种情况，已经见过一些假阳性是误将脊柱认为是腹主动脉后壁。当可视化较差时，例如患者非常肥胖，尤其容易发生这种情况。真正的主动脉后壁可能很难确定。通常情况下，横切面成像或左侧腹成像有助于确定真正的后壁，以帮助确定是否存在动脉瘤（图4.7）。

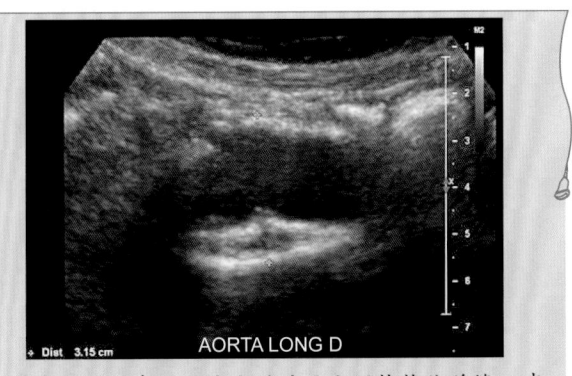

测量光标放置在位于腹主动脉后方腰椎体前缘回声上。将腰椎前缘误认为腹主动脉后壁，可能会导致检查结果假阳性，特别是患者过于肥胖，图像显示欠佳时。横切面声像图通常会存在检测误差，在冠状位的纵切面扫查有助于避免这种误差。AORTA LONG D：主动脉纵断面直径测量。

图 4.7　假阳性的腹主动脉瘤

如果肾下腹主动脉的可视化不完整，可能会出现假阴性。如果在纵切面上可以清楚地看到完整的肾下腹主动脉节段，诊断医师可以排除梭形动脉瘤的存在，梭形动脉瘤是最常见的腹主动脉瘤类型。但是，如果在横切面上不能显示肾下腹主动脉的完整节段，则无法排除偏心性动脉瘤的可能（图4.5，图4.6）。

4. 破裂的评估：超声与计算机断层扫描技术

如前所述，主动脉瘤破裂是灾难性的，通常会导致患者死亡。30年前，超声在急诊室快速诊断破裂的腹主动脉瘤中发挥了作用，但目前超声在大多数机构中已不再具有这样的地位。高速多排的CT扫描仪几乎无处不在，使得CT诊断极其迅速。与超声相比，CT具有许多其他优点。即使不使用静脉对比剂，CT也可用于诊断腹主动脉瘤，能高效能地诊断与动脉瘤破裂相关的腹膜后出血，并且不依赖于操作者。

由于这些因素，在大多数情况下，对有紧急诊断需求的患者进行正式超声检查是不明智的。如果患者腹主动脉瘤破裂，时间至关重要，患者需要以可靠的检查方法获得最完整信息。进行超声检查可能会浪费宝贵的时间，这可能是患者生存与死亡之间的差异（图4.8）。

（七）治疗计划

较大腹主动脉瘤的治疗包括开放式手术修复或腹主动脉腔内修复术（endovascular aortic repair，EVAR）。血管腔内修复需要植入腔内支架（也称为移植物）隔离动脉瘤腔，形成血流通过动脉瘤的新通道。

CT血管造影是最适合用于评估制定腹主动脉瘤治疗计划的术前影像检查。在开放式手术修复的情况下，CT血管造影可以准确地评估髂总动脉有无动脉瘤及其累及程度。此外，评估肠系膜动脉的情况也具有临床价值，决定了需不需要进行肠系膜下动脉支架植入。对于腹主动脉腔内修复术，测量肾动脉开口与动脉瘤顶部的距离，以及确认有无副肾动

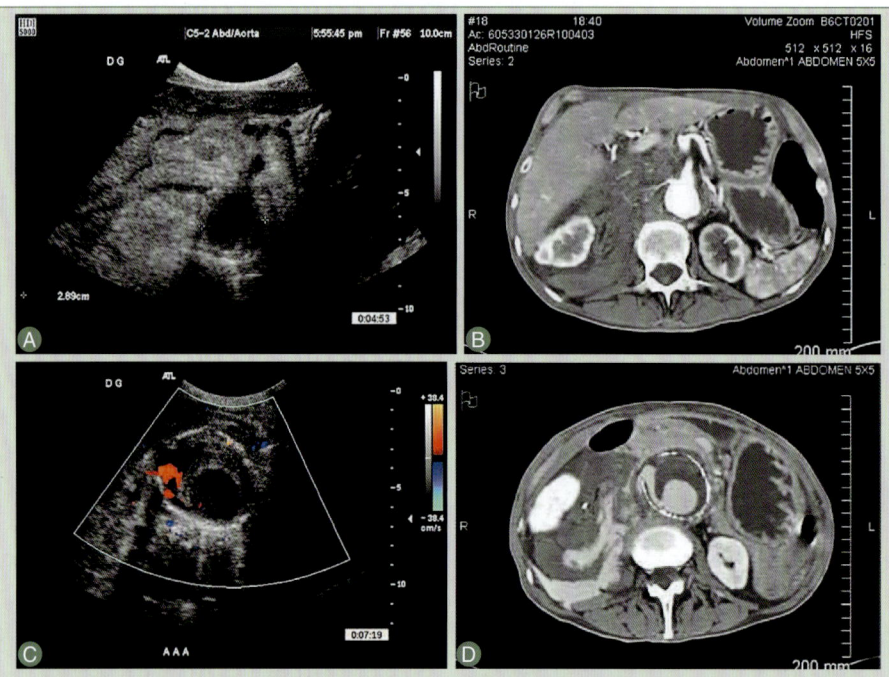

对于怀疑腹主动脉瘤破裂的患者,应避免同时使用超声(图A)和CT检查(图B),因为增加了检查的时间(本例患者超声和CT检查之间间隔了45分钟)。在这种情况下,CT检查更受欢迎,因为它通常可以更快速、更可靠地获取临床所需的相关信息。A.超声检查;B.CT检查;C、D.横切面声像图和增强CT显示同一腹主动脉瘤的破裂口处,该患者未能存活。

图4.8 破裂的腹主动脉瘤

脉、明确副肾动脉的开口位置都是至关重要的。动脉瘤的三维解剖结构,以及髂动脉的大小和形态也是关键信息。

(八)术后超声评估

主动脉瘤进行开放式手术修复后,一般不进行影像学监测。影像学通常用于评估术后并发症,包括血栓形成、感染、狭窄(支架释放形态不佳甚至打折、新生内膜增生、动脉粥样硬化)和吻合口假性动脉瘤。超声在上述并发症诊断中均能发挥作用。主动脉消化道瘘是另一种灾难性的并发症,临床多见于十二指肠第3部,最常表现为上消化道出血。超声对主动脉消化道瘘的诊断没有价值。

超声在主动脉瘤腔内修复术后评估中发挥着更大的作用,甚至有望发挥更大的潜在价值。目前的建议包括主动脉瘤腔内修复术后,患者需进行终生影像监测有无内漏和支架移位。内漏是指被支架隔绝的腹主动脉瘤腔内仍存在持续的血流流入。根据流入动脉瘤腔的血流来源,通常将内漏分为4型(图4.9)。在所有类型的内漏中,血流通常是经未闭的主动脉分支流出动脉瘤腔。

1型内漏:血流经腔内覆膜支架近心端或远心端与主动脉壁未紧密贴合的裂隙流入动脉瘤腔(图4.10)。2型内漏:是因主动脉分支动脉中的血流持续性反流至动脉瘤腔内,通常是肠系膜下动脉或腰动脉(图4.11,动图4.1,动图4.2)。3型内漏:是因移植物覆膜织物破坏或移植物模块化组件之间分离脱节以致移植物的完整性被破坏而导致的(图4.12,动图4.3,动图4.4)。4型内漏:是因移植物覆膜织物的孔隙率过大而使血流通过孔隙进入动脉瘤腔。4型内漏仅出现在术后早期,往往能够自闭。内张力是指支架隔绝术后动脉瘤囊腔内仍保持压力,有时也被认为是5型内漏。当动脉瘤腔持续增大又未能检测到其他类型的内漏时,可推测存在5型内漏。

内漏可导致治疗后的动脉瘤继续长大并最终破裂。接近1/3支架术后的腹主动脉瘤会发生内漏。1型和3型内漏一旦确诊需要立即治疗。4型内漏一般出现在支架血管植入时,具有自限性,不需要治疗。2型内漏的处理需要更多地结合患者的具体情况来判断。小的内漏可以随访观察是否自发消退或动脉瘤持续扩张。

因存在内漏的风险,腹主动脉瘤支架术后需常

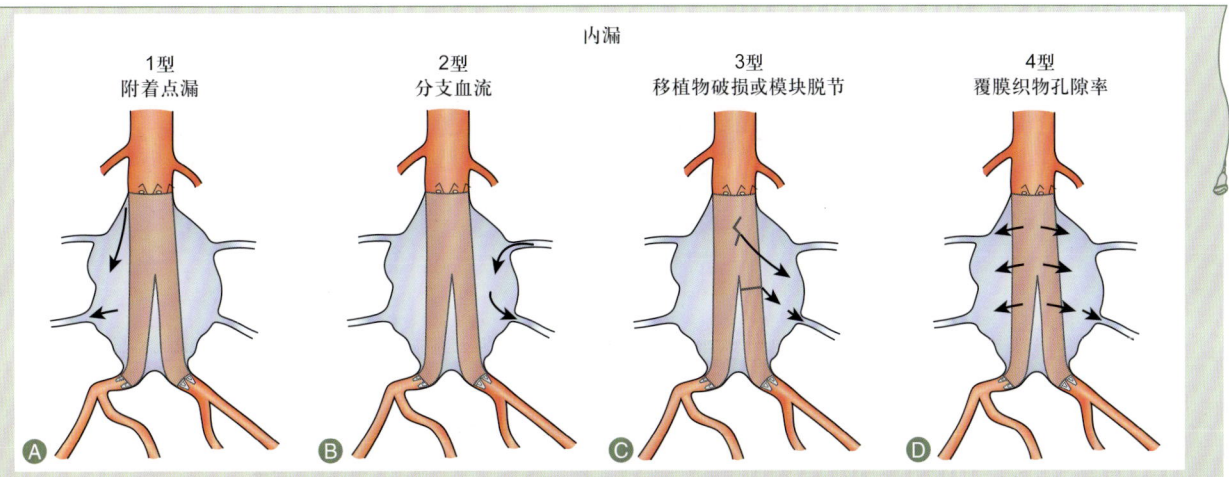

A.1型内漏（附着点漏），血流经腔内移植物近心端或远心端与主动脉壁未紧密贴合的裂隙持续流入动脉瘤腔，正如其他类型的内漏，血流通常是经未闭的主动脉分支流出动脉瘤腔，1型内漏需要立即处理；B.2型内漏（侧支动脉漏），血流通过分支动脉反流至动脉瘤腔内，2型内漏可能具有自限性，可持续随访观察；如果动脉瘤增大则需要处理；C.3型内漏（移植物完整性缺失），无论是移植物模块组件之间分离脱节，还是移植物覆膜织物上形成破口，血流均可通过移植物完整性缺失的部位流入动脉瘤腔，3型内漏需要立即处理；D.4型内漏（覆膜织物孔隙率），血流通过移植物完整的覆膜流入动脉瘤腔，4型内漏是自限性的，仅出现在手术中，移植物覆膜织物孔隙很快会被血液中的物质填塞。

图4.9　腹主动脉瘤腔内修复术后内漏

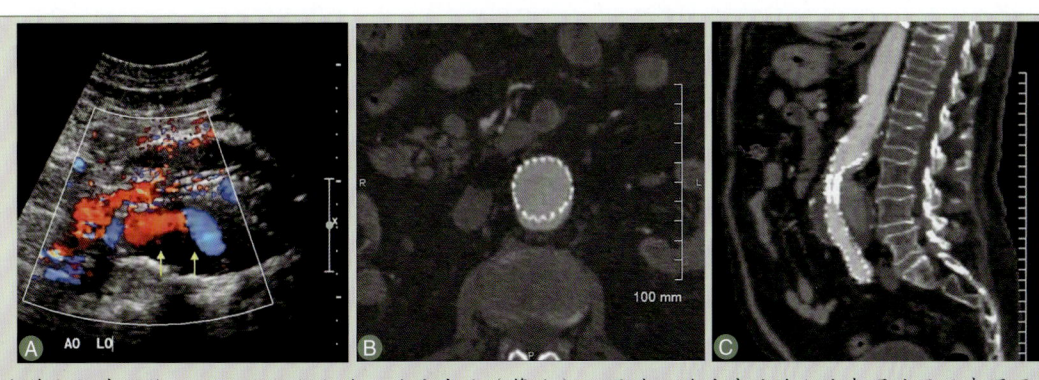

A.彩色多普勒超声图像显示血流从上方进入动脉瘤腔（箭头），因进入动脉瘤腔的血流未明确显示来源于主动脉分支，怀疑为1型内漏可能；B.轴位增强CT图像显示移植物背侧脱离主动脉后壁，导致血流可以从移植物背侧进入动脉瘤腔；C.矢状位CT重建图像显示动脉瘤腔内可见起源于移植物上方的不均匀强化。

图4.10　1型内漏

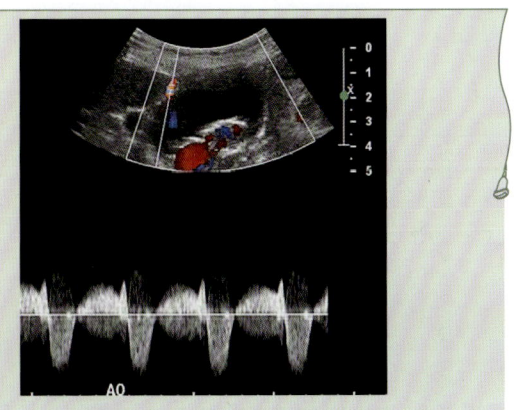

肠系膜下动脉来源的流入-流出血流充满了动脉瘤腔内未闭合的小空间。参见动图4.1，动图4.2。

图4.11　2型内漏

规进行影像学监测。最常用的影像学手段包括每年1次的多时相增强CT扫描，该常规检查大大增加了监测成本，也使患者暴露于静脉造影剂和大量的电离辐射中。彩色双功多普勒超声也可独立用于内漏检查。多个研究结果表明，常规的彩色双功多普勒超声可能是腹主动脉瘤支架术后的首选监测手段。也有研究比较了对比增强模式和标准的彩色双功超声，结果显示造影剂的使用可提高超声的内漏检测质量。多个研究结果显示超声造影用于检测内漏的灵敏性堪比CT。尽管已有丰富的经验表明，超声造影可能会在腹主动脉瘤腔内修复术后监测中发挥重要作用，但这仍是一项有待研究的课题。

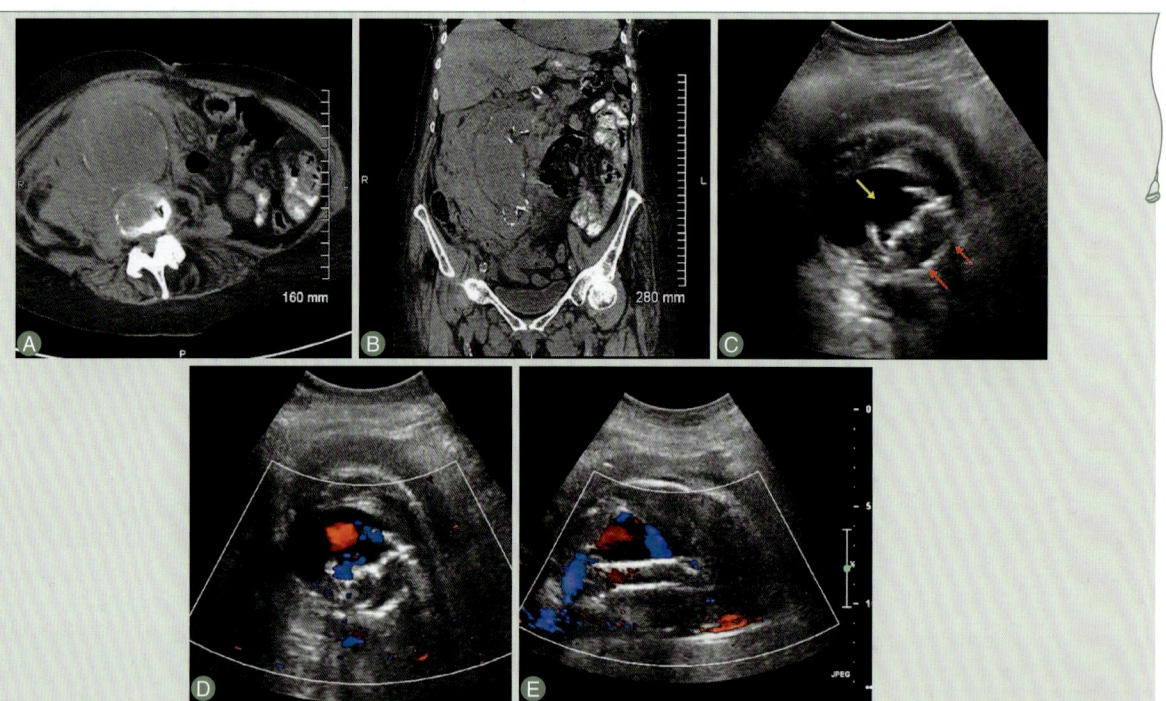

A、B.轴位和冠状位CT图像显示破裂的腹主动脉瘤,患者进行了急诊主动脉瘤腔内修复术,手术使用了不同组件尝试制做出的可用覆膜支架;C、D.轴向灰阶和彩色多普勒超声图像显示主动脉瘤腔内修复术后第一天,移植物支架管腔节段和支架分叉节段(红箭头)存在间隙(黄箭头),此间隙内可见血流信号;E.纵切面图像显示流入动脉瘤腔内的血流似乎来源于移植物,而不是主动脉分支(动态视频见动图4.3,动图4.4)。

图 4.12　3 型内漏

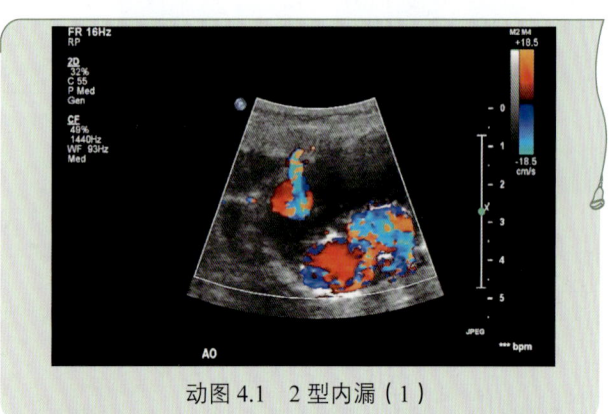

动图 4.1　2 型内漏(1)

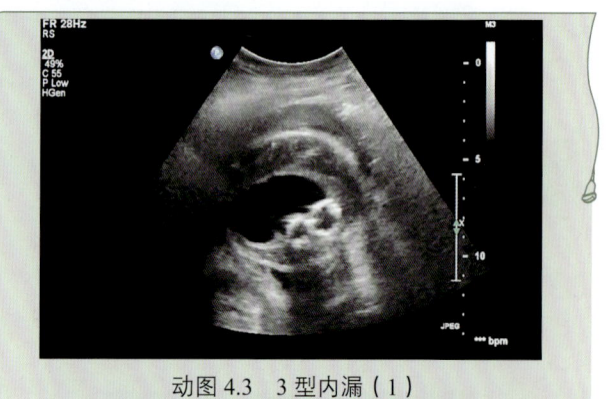

动图 4.3　3 型内漏(1)

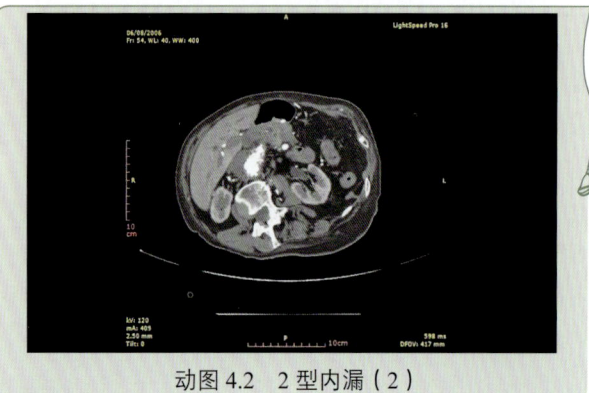

动图 4.2　2 型内漏(2)

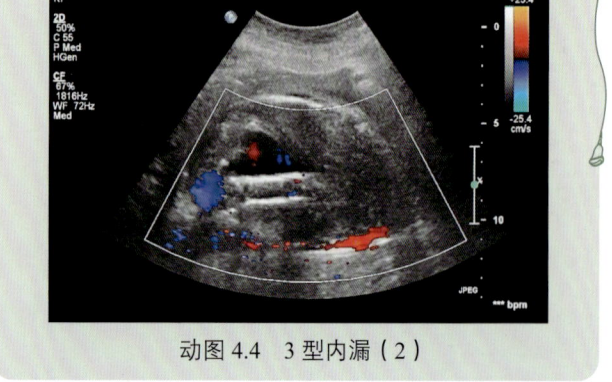

动图 4.4　3 型内漏(2)

正如前面所述，主动脉瘤腔内修复术后监测有无支架移位是非常有必要的。在采用彩色双功多普勒超声进行内漏监测的过程中，放射平片也可以用于评估有无支架移位。

三、导致腹主动脉扩张的其他病变

（一）炎性腹主动脉瘤

炎性腹主动脉瘤占所有腹主动脉瘤的5%或更多。目前的一些研究发现，炎性腹主动脉瘤可能与腹膜后纤维化有关（见后面讨论），两者都包括在慢性主动脉周围炎分类之中。新发现的免疫球蛋白G4（immunoglobulin G4，IgG4）-相关性主动脉周围炎和动脉周围炎可能也是这种复合体的一部分。

炎性腹主动脉瘤特征性表现为主动脉壁的显著增厚和动脉周围的纤维化，但纤维化一般不影响主动脉后壁（图4.13）。与腹膜后纤维化一样，炎症可累及至输尿管，导致输尿管梗阻。与其他类型的腹主动脉瘤相比，炎性腹主动脉瘤不易破裂，但更常出现背痛等症状。包括类固醇和甲氨蝶呤在内的抗炎药物，已用于治疗炎症。大部分腹主动脉瘤周围炎可通过手术或血管内治疗消退（图4.14）。在超声检查中，腹主动脉周围的厚壁组织提示炎性腹主动脉瘤。通常需要穿刺活检来确诊，同时排除可能性较小的肿瘤导致的肿块，特别是淋巴瘤。

（二）弥漫性动脉瘤病和动脉瘤样扩张

弥漫性动脉瘤病是涉及多条动脉的弥漫性扩张，与正常动脉直径相比，每条扩张的动脉的直径至少增加50%。动脉瘤样扩张是指动脉直径增加

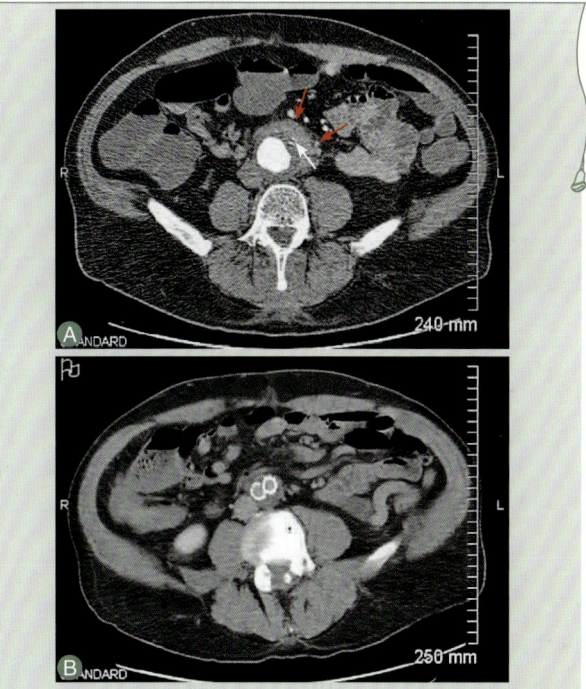

A.炎性腹主动脉瘤CT图像，其最大直径为4.9 cm，注意钙化（白箭头）提示是主动脉壁，炎症组织在主动脉壁外侧（红箭头），患者在此次CT检查时就已出现症状，扫描后不久，患者接受了腔内植入物治疗；B.该患者2年后CT检查显示腹主动脉直径较前变小，腹主动脉周围炎性肿块消失。

图4.14　炎性腹主动脉瘤治疗前后的情况

<50%的弥漫性或局灶性扩张。

（三）穿透性溃疡

穿透性溃疡是约1990年提出的概念。动脉粥样硬化性溃疡穿透动脉壁中层，引起壁内血肿形成，导致穿透性主动脉溃疡。溃疡穿透动脉壁中层后可能继续进展，形成囊状动脉瘤。穿透性溃疡常见于胸主动脉，但也见于腹主动脉（图4.15）。

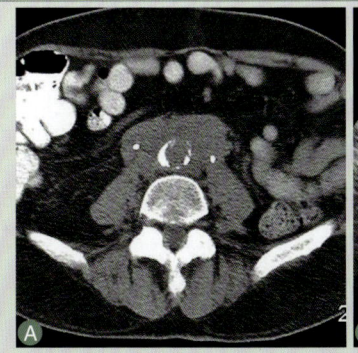
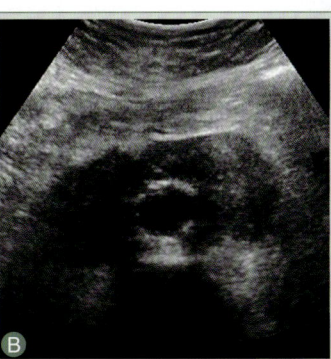
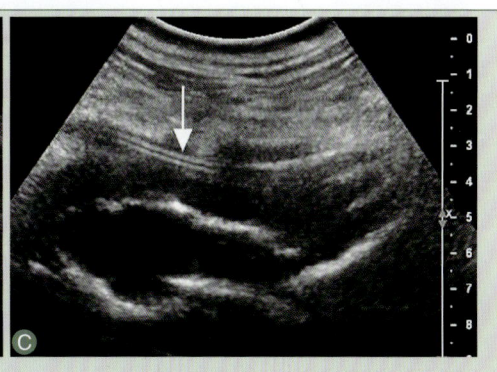

A、B.轴位CT图像和超声横切面图像分别显示的是同一个炎性腹主动脉瘤，动脉腔的前壁和侧壁包绕厚约1.4～3.2 cm的炎性组织，在CT图像中，炎性肿块内输尿管支架呈高密度影；C.超声冠状切面图像显示输尿管支架（箭头）紧贴炎性腹主动脉瘤周围组织浅面穿行。

图4.13　炎性腹主动脉瘤

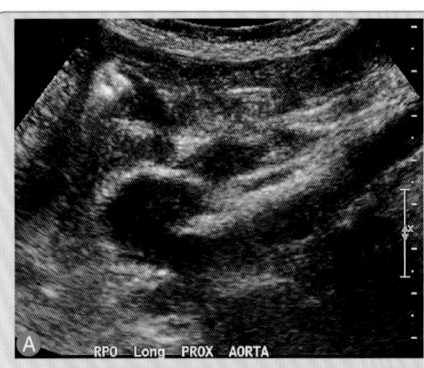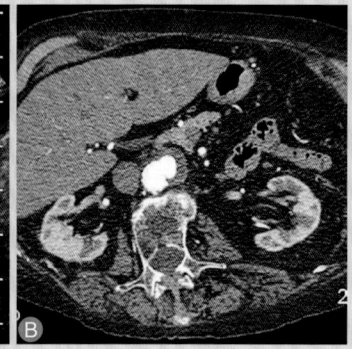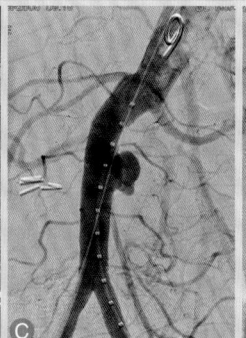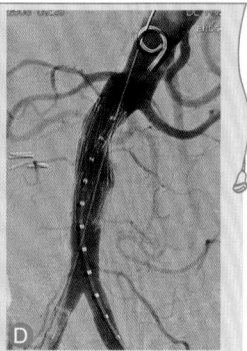

A.纵切面声像图显示腹主动脉穿透性溃疡囊袋状突起和腹主动脉其他相对正常部分；B.腹主动脉穿透性溃疡囊袋状突起水平的CT图像，腹主动脉的其余部分直径未见扩张，管腔也未见微小动脉粥样硬化斑块；C、D.放置支架管前后的血管造影图像。

图4.15 穿透性溃疡

（四）假性动脉瘤

真性动脉瘤是动脉壁3层的全层扩张。相反，假性动脉瘤是可能仅由2层、1层动脉壁扩张或仅相邻的软组织扩张。在腹主动脉，假性动脉瘤几乎总是出现在主动脉修复或其他动脉手术的吻合部位，且是最常见的术后晚期并发症。它也可能是穿透性溃疡或动脉瘤不完全破裂的结果（动图4.5）。在超声检查中，假性动脉瘤外观与真性动脉瘤相似。在初步超声检查后，假性动脉瘤与真性动脉瘤鉴别诊断主要是根据具体的临床病史（如以前的创伤或动脉瘤修复史）。

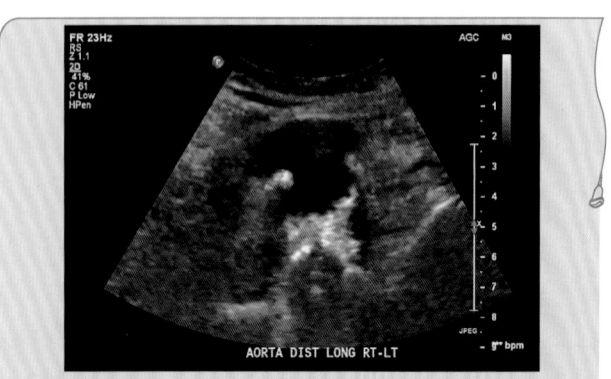

动图4.5 主动脉假性动脉瘤（包含破裂），纵切面声像图

四、腹主动脉狭窄疾病

腹主动脉狭窄或闭塞可能是先天性的，也可能是由动脉粥样硬化、血管炎（动脉炎）、外伤或栓子引起的。腹主动脉夹层也可能导致狭窄。中主动脉综合征是一种罕见的先天性动脉狭窄，也称为腹主动脉缩窄。

主动脉狭窄或闭塞的症状包括间歇性跛行和阳痿，这些症状与股动脉搏动减弱一起称为腹主动脉血栓形成综合征。尽管腹主动脉血栓形成综合征这一术语更广泛地用于所有主动脉闭塞性疾病甚至闭塞本身可能导致的症状和体征。绝大多数患者的主动脉狭窄或闭塞是由动脉粥样硬化引起的，只有少数情况是其他原因引起的。

对于栓塞性疾病，最佳的病史证据就是症状突然发作。即使症状是在几周前发生，患者通常还是可以准确地描述症状发作时自己在做什么（如"我刚刚修剪完玫瑰花，正要起身……"）。患者寻求治疗的速度取决于血流量减少的严重程度。任何动脉的栓塞都必须视为非常严重的疾病示警。腹主动脉的大部分栓子来自心脏。任何类型动脉栓塞都会将患者置于与肺栓塞相似的高危风险中，患者有一处栓塞就会有更多栓塞的风险。如果栓子来源心脏，那么栓子随着循环可能进入引发高风险疾病的器官，例如脑循环，导致脑卒中，或者进入肠系膜循环，导致肠梗死。每位可疑栓塞的患者都应该进行迅速检查，并且进行有序的抗凝，直至可以确定栓塞来源并进行处理或排除栓塞可能。

大动脉炎（takayasu arteritis，TA）是主动脉狭窄的原因之一。应特别值得注意大动脉炎可能发生在年轻患者身上。大动脉炎可累及腹主动脉或其分支，导致主动脉或分支动脉狭窄，引起相关临床症状。

包括年轻患者在内的任何年龄段患者都可能发生创伤后主动脉狭窄。腹部的暴力、非穿透性损伤引发最初的主动脉损伤，由此造成内膜损伤促进内膜下纤维化，从而导致主动脉狭窄。创伤还可能导致更急性的主动脉损伤，包括内膜撕裂、假性动脉瘤形成和主动脉破裂。

孤立的腹主动脉夹层是罕见的。腹主动脉受累更常见于胸主动脉夹层的延伸，这可能导致腹主动脉或分支动脉阻塞。

在大多数疑似主动脉狭窄的病例中，我们更倾向于采用CT血管造影而非超声检查评估主动脉。在有或没有下肢动脉超声检查的情况下，患者外周血管疾病首先是通过在运动前后获得踝臂指数筛查的。通过进一步检查获取下肢供血动脉图，以指导治疗。与超声检查相比，CT血管造影或传统导管血管造影可更容易、可靠的获得下肢动脉供血图。

然而，主动脉或髂动脉双功多普勒超声检查仍用于评估动脉狭窄疾病的情况（图4.16）。主动脉和髂动脉的全面超声扫查需要通过多个超声切面完成。多普勒超声检查过程中，一直保持60°或更小角度比较困难。

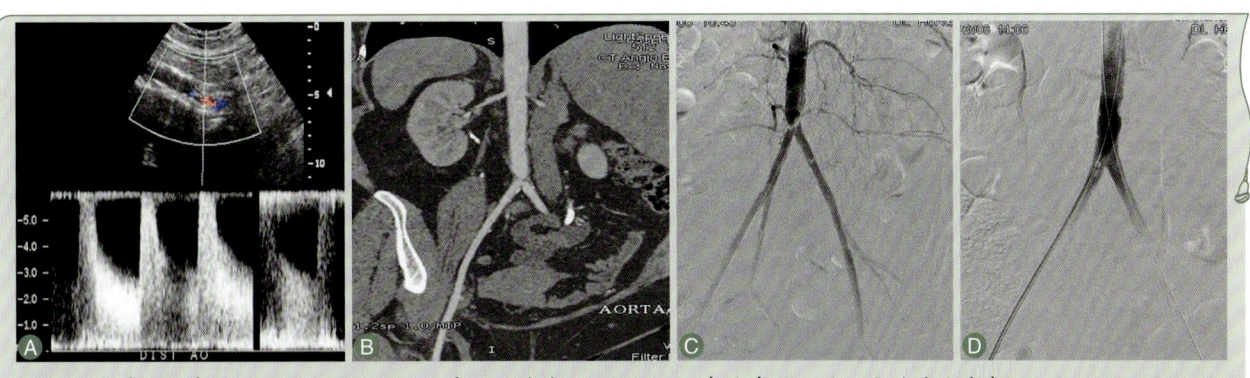

A.双功多普勒超声图像显示主动脉分叉狭窄处的速度>500 cm/s，在狭窄近心端，主动脉流速在35~50 cm/s之间，注意狭窄处出现极高的舒张期流速，约250 cm/s；B.CT血管造影显示腹主动脉及其分叉处存在非常小的局灶性狭窄；C.血管造影提示严重的血管狭窄；D.用"吻合"支架治疗狭窄，效果良好。

图4.16 狭窄的主动脉分叉处

五、腹主动脉分支相关疾病

（一）肾动脉

1.解剖学

肾动脉通常起自于肠系膜上动脉的远侧，但也可远至髂总动脉远端起源。肾动脉主干是腹主动脉侧面唯一的大分支。

在横截面中，将主动脉视为时钟的表面，右肾动脉从腹主动脉9~11点钟之间位置发出，然后走行于下腔静脉后方。左肾动脉最常从腹主动脉3~4点钟之间位置发出。左肾动脉通常直接位于左肾静脉后方。

大多数情况下，1个肾脏由1条肾动脉供血。然而，在30%的肾脏中，一侧或双侧肾脏由2条或更多动脉供血。当有2条肾动脉时，较小动脉是副肾动脉。副肾动脉最常起自距主肾动脉1~2 cm范围内。然而，副肾动脉也可起自任何地方，从肠系膜上动脉至极少数情况下的髂总动脉远端。一些副肾动脉不在肾门处进入肾脏，而是在肾上极或下极进入肾脏。这些副肾动脉被称为极动脉。

其他动脉有时可能会与副肾动脉相混淆，如腰动脉。腰动脉偶尔在腹主动脉附近看到，很小并且比副肾动脉更靠后（图4.17）。腰动脉可以通过阻力非常高的频谱波形来正确识别，与静息时的四肢动脉频谱相似。有时可以通过他们的走行来识别，因为其包绕椎体，突然急剧向后沿着椎体外侧走行。

在交叉融合异位肾或马蹄肾（见第1章）等肾脏异常的情况时，动脉供血变异度大，使得对动脉

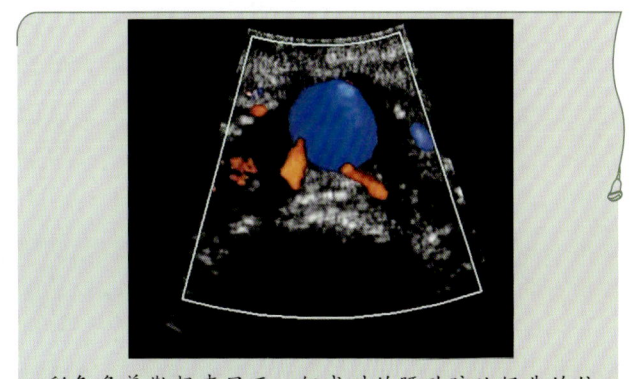

彩色多普勒超声显示一组成对的腰动脉从经典的位置，即主动脉后方发出。

图4.17 腰动脉

进行全面的双功评估具有挑战性。

2. 肾动脉狭窄和肾血管性高血压

美国卫生与公众服务部最新数据表明，20岁及以上的人口中有32.6%患有高血压或正在接受高血压治疗。超过90%的高血压病例没有明确病因。少数病例是由于肾脏动脉供血减少，激活了肾素-血管紧张素系统，通过一系列复杂的事件，导致血压升高。这一机制仅导致1%～5%的高血压，但由于高患病率，肾血管性高血压患者的数量也很庞大。当有明确的临床表现时，最适合对肾血管性高血压进行检查。

肾动脉狭窄引起肾血管性高血压的治疗建议还在不断变化之中。直到最近，血管内支架术才成为标准治疗。然而，与最佳内科治疗相比，最近的研究未能显示肾动脉支架置入的益处。对这些研究批判是有理由的。然而，因为这些研究，笔者和其他机构的肾动脉支架置入量已大幅减少。哪些患者应该接受血管内治疗仍然是值得讨论的话题。一种提议是，对已知肾动脉狭窄的患者，如果通过药物治疗血压控制良好且肾功能稳定，则不应再接受肾动脉支架置入术治疗。血管内治疗应保留给那些内科治疗失败或具有确定高危临床特征的患者。

许多影像学检查可用于评估肾动脉狭窄，包括常规血管造影、CT血管造影、磁共振血管造影（magnetic resonance angiography，MRA）、卡托普利肾动态显像和肾动脉双功多普勒超声检查。对于使用这些检查的最有利策略，意见尚不统一。肾动脉双功多普勒超声的优势包括成本低廉，并且无论肾功能如何，都能对大多数患者进行诊断。许多文章支持使用肾动脉双功多普勒对肾血管性高血压进行诊断、评估。

要成为良好的一线检查方法，肾动脉双功多普勒超声必须具有较高的灵敏性和准确性。当对患者进行适当的临床筛查，其验前概率高于整个高血压人群的概率时，该检查效用最大。对超声实验室进行测试必须切实可行。测试会存在1条学习曲线，当技术人员处于学习曲线上，超声检查可能会不准确或检查时间异常延长。超声检查最好在能进行常规血管造影、CT血管造影或磁共振血管造影的医疗机构中进行，并经常与其他影像检查结果对比。这种对比监测，有助于推进超声技术人员的学习曲线和提高超声检查的信心。一旦技术人员熟练掌握超声检查，就可以迅速地开展检查。

高血压患者如有以下临床征象，则可能由肾血管疾病（肾动脉狭窄）引起
外周血管疾病、脑血管疾病或冠状动脉疾病史
近期高血压发作
难治性高血压（至少3种药物无效）
恶性高血压（伴有视乳头水肿）或急进型高血压（无视乳头水肿，但通常伴有眼底改变）
腹部或侧腹杂音
肌酐和（或）胆固醇水平升高（如果在血管紧张素转换酶抑制剂治疗后肌酐水平升高，更应高度怀疑）
不明原因的充血性心力衰竭或急性肺水肿

资料来源：Data from Saian RD, Textor SC. Renal-artery stenosis. N Engl J Med. 2001; 344（6）: 431-442; Krijnen P, van Jaarsveld BC, Steyerberg EW, et al. A clinical prediction rule for renal artery stenosis. Ann Intern Med. 1998; 129（9）: 705-711.

肥胖患者检查的可行性也值得关注。在双功多普勒超声项目开展几年后，笔者连续研究了100支肾动脉主干（50例患者），记录了每位患者的体重指数（body mass index，BMI）（2002年未发表的数据，在伊利诺伊州皮奥瑞亚的圣弗朗西斯医学中心）。在100支动脉中，肥胖患者（体重指数≥30）20支，极度肥胖患者（体重指数≥40）4支，超重患者（体重指数≥25）30支和体重正常患者46支。100条动脉中有96条可以充分完成上述检查。在无法充分完成检查的4条动脉中，3支在超重患者中，1支在体重正常患者中。笔者成功研究了肥胖或病态肥胖患者所有24支动脉。

我们的技术人员通常以5分制对每条肾动脉的双功超声质量进行评分。所有2分或更高分数级别的检查都被认为具有足够的诊断价值；动脉的整个肾外部分已成功探查。我们在所有类别中的平均双功质量得分为4～4.6分。经验表明，大多数肥胖患者可以成功完成肾脏双功多普勒超声检查。

肾动脉狭窄的原因：成年人肾动脉狭窄最常见原因是动脉粥样硬化和纤维肌发育不良。动脉粥样硬化疾病最常发生在肾动脉近端1/3处，通常位于肾动脉起始部。单独使用经皮腔内血管成形术对治疗动脉粥样硬化疾病的疗效好坏参半，在肾动脉起始部病变处往往有很强的弹性回缩力，使球囊完全膨胀，但在球囊收缩时会导致动脉迅速恢复到其狭窄状态。支架的发展改变了这种情况，支架可以支撑动脉。支架置入后，仍存在继发于新生内膜增生的再狭窄风险。支架置入术后6～12个月间，10%～20%的患者出现再狭窄，随访时间超过1年的患者再狭窄率更高（动图4.6至动图4.8）。由于成本相对较低、无须使用碘化造影剂和高准确性，肾动脉双功多普勒超声检查是在支架动脉随访时的理想检查方法。

纤维肌发育不良（fibromuscular dysplasia，FMD）是肾血管性高血压的第二大常见原因，通常发生在20～50岁的女性中，纤维肌发育不良可见多种病理亚型。中层纤维增生症是肾动脉中最常见的病理亚型。纤维肌发育不良病变最常发生在肾动脉远端2/3处，并且血管造影通常表现为纤薄的纤维网状结构。血管造影典型表现是"串珠样"，由连续的多个发育不良区域引起，每个狭窄远端都有短的狭窄后扩张区域（图4.18）。普通经皮腔内血管成形术通常对纤维肌发育不良的疗效良好。单次治疗通常可以有效并且持久地控制血压。纤维肌发育不良很少需要放置支架。

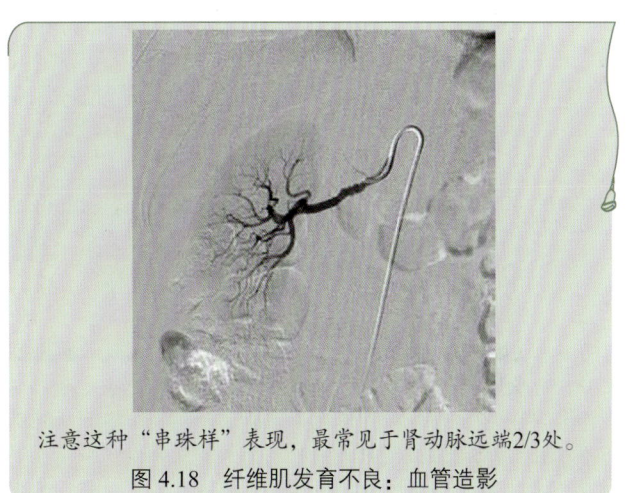

注意这种"串珠样"表现，最常见于肾动脉远端2/3处。
图4.18　纤维肌发育不良：血管造影

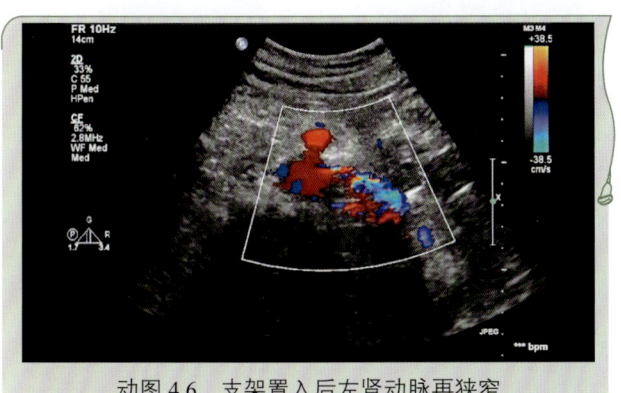

动图4.6　支架置入后左肾动脉再狭窄

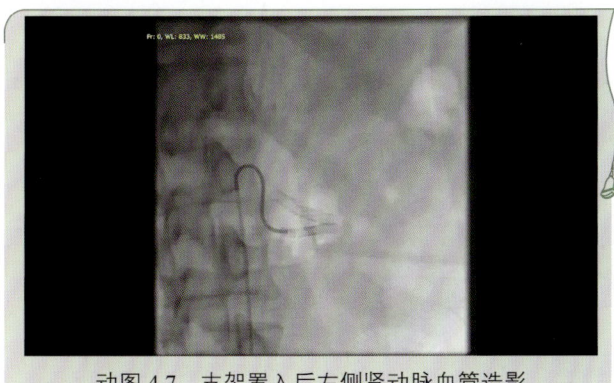

动图4.7　支架置入后左侧肾动脉血管造影

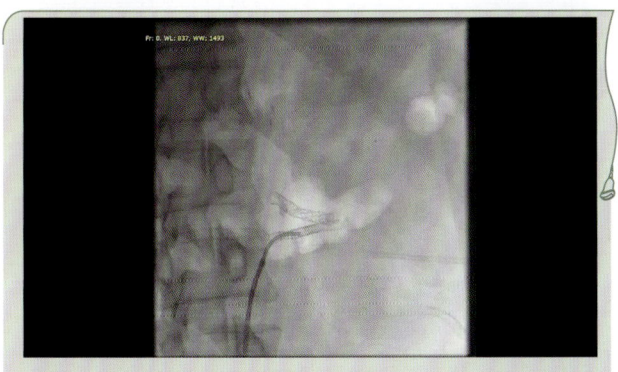

动图4.8　左侧支架肾动脉再狭窄再次置入支架后的血管造影

主动脉夹层是可能导致肾脏血流受损引起肾血管性高血压的另一个原因。如果夹层延伸至肾动脉，则主动脉中撕裂的内膜可能部分或完全阻塞肾动脉开口。或者，如果夹层延伸到肾动脉内，撕裂的内膜可能会导致动脉本身的狭窄或闭塞。通过狭窄动脉支架置入或夹层内膜开窗术进行血管内治疗，通常能获得成功（图4.19）。

栓子可突然导致肾脏部分或全部的血流受损。患者经常诉有腰痛。诊断通常会延迟，从而导致肾脏不可逆转的损害。肾脏只能耐受短暂的热缺血。如果诊断延迟超过90分钟，即使血运重建，肾脏功能也不太可能完全恢复。

血管炎是成年人肾动脉狭窄的罕见原因。最容易引起大血管狭窄的血管炎是大动脉炎和巨细胞动脉炎。

儿童也可能发生肾动脉狭窄；纤维肌发育不良是最常见的原因。神经纤维瘤病和血管炎也可导致儿童肾动脉狭窄。中主动脉综合征是腹主动脉发育不全，也可导致肾血流量减少。主动脉缩窄最常在其他检查中被发现，但如果未被发现，也会导致肾血管性高血压（图4.20）。

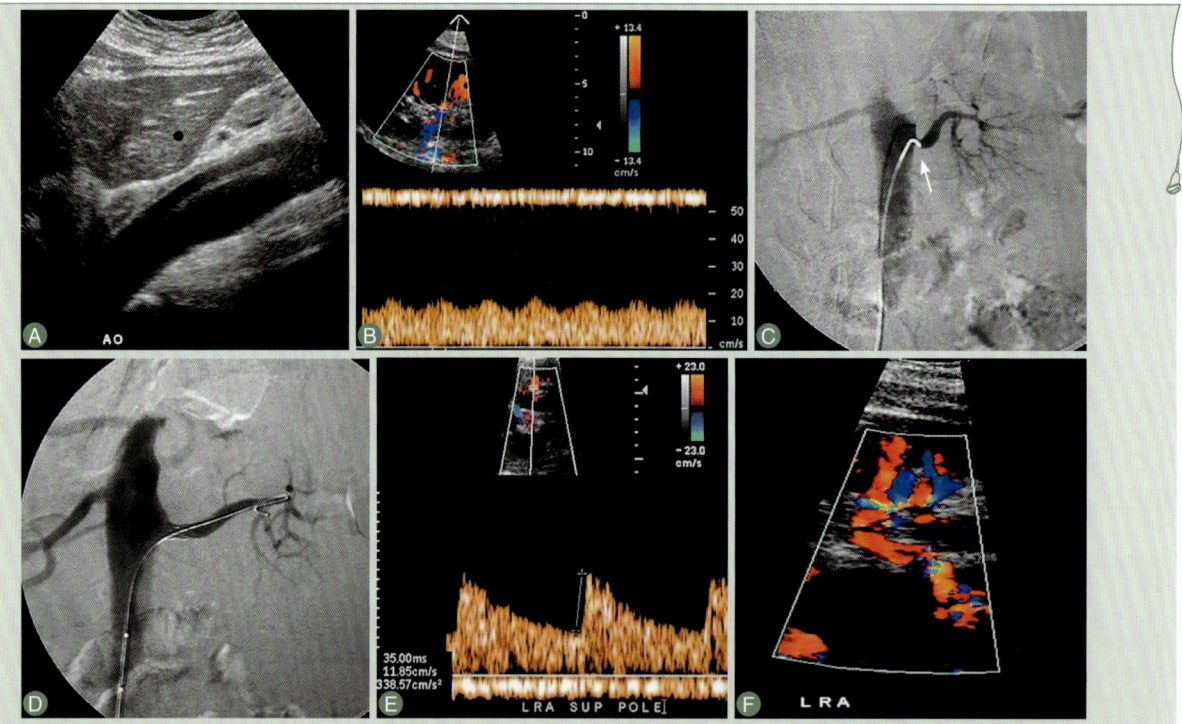

A.声像图显示一位30岁可卡因使用者的腹主动脉（AO）近端；B.双功多普勒超声显示左肾内明显异常的频谱波形，此外，彩色多普勒很难显示左肾动脉主干，收缩期加速时间为190 ms，加速度为34 cm/s²；C.血管造影时选择性注射左肾动脉，血管造影显示左肾动脉起始部中度狭窄（箭头）；D.左肾动脉支架置入后，血管造影显示左肾动脉起始部大部分通畅；E.支架置入后左肾动脉肾内频谱波形显著改善，注意收缩期加速时间为35 ms，加速度为339 cm/s²；F.由于支架置入后血流量增加，彩色多普勒超声容易显示左肾动脉。AO：腹主动脉；LRA SUP POLE：左肾动脉上极；LRA：左肾动脉。

图4.19 主动脉夹层和撕裂的内膜

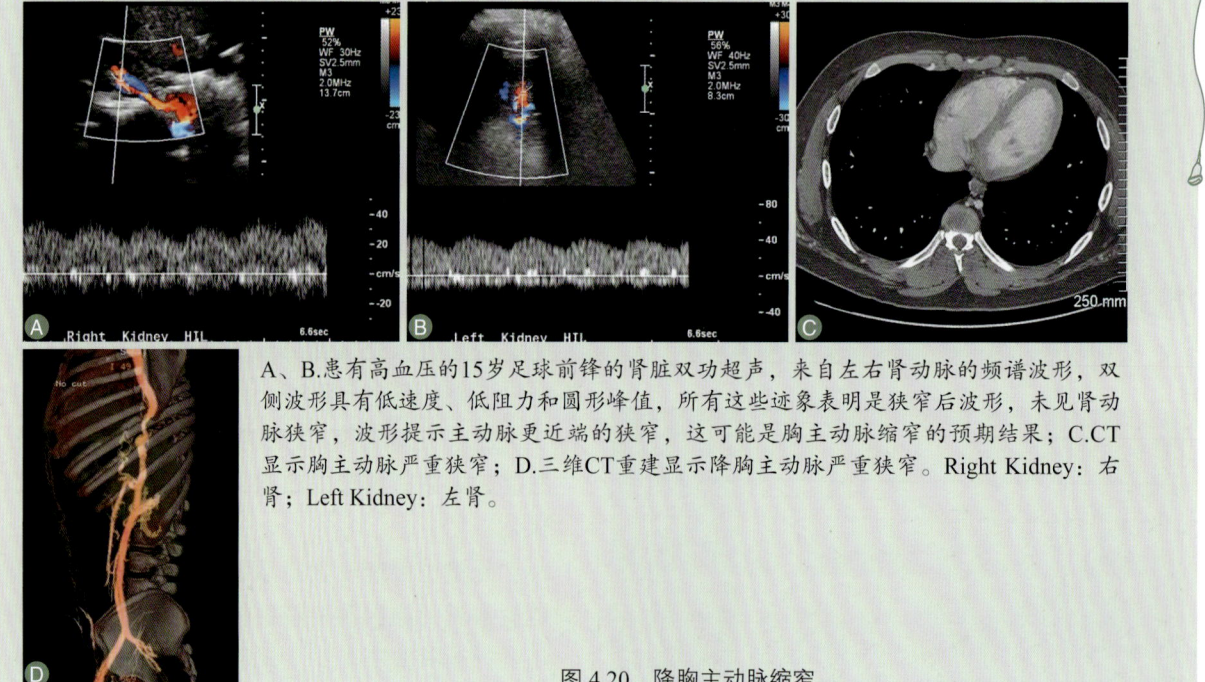

A、B.患有高血压的15岁足球前锋的肾脏双功超声，来自左右肾动脉的频谱波形，双侧波形具有低速度、低阻力和圆形峰值，所有这些迹象表明是狭窄后波形，未见肾动脉狭窄，波形提示主动脉更近端的狭窄，这可能是胸主动脉缩窄的预期结果；C.CT显示胸主动脉严重狭窄；D.三维CT重建显示降胸主动脉严重狭窄。Right Kidney：右肾；Left Kidney：左肾。

图4.20 降胸主动脉缩窄

3. 肾动脉双功多普勒超声

在进行肾动脉双功多普勒超声检查时，完整检查肾动脉的肾外段至关重要。肾动脉的完整肾外段需用多普勒超声进行检查，探头移动间距为2~3 mm，否则检查是不充分的。副肾动脉和肾动脉主干较早发出大的肾外侧支也进行类似的评估。即使这样，也可能会遗漏副肾动脉或肾分支动脉的狭窄。幸运的是，肾动脉分支或副肾动脉即使未被显示，也不太可能影响患者的治疗。

肾动脉的成功显示是超声检查的关键（动图4.9）。在我们的机构中，患者需在检查前1天进行清淡、低纤维饮食，在前1天午夜后禁食（nothing by mouth，NBM），并要求他们避免吸烟、摄入咖啡因和乳制品。准备充分的患者，超声检查更有可能成功。

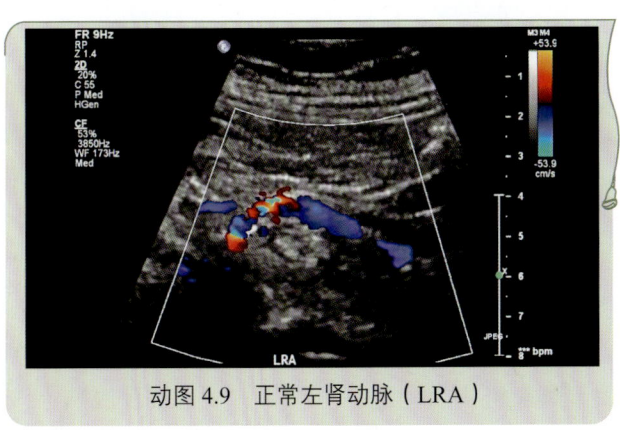

动图4.9 正常左肾动脉（LRA）

为了完整显示肾动脉的肾外段，彩色多普勒超声检查通常是有必要的。然而，在极少数情况下，使用肝脏作为声窗，不使用彩色多普勒能更好地显示右肾动脉。彩色多普勒有时会因为彩色杂音伪像或舒张期速度增加而使狭窄部位明显显示，从而导致部分动脉在整个心动周期中保持彩色充盈。操作者通常将设备的彩色量程设置得相对较低，以提高显示肾动脉的能力。在此设置下，肾动脉全程更容易显示。

操作者将壁滤波设置为制造商允许的最低设置。如果肾动脉显示欠佳，则增加彩色增益。通过将增益增加到彩色伪像开始填充图像时，然后稍微降低增益以消除伪像，可以获得最高的彩色灵敏性。必要时，增加输出功率以帮助显示。操作者将整体数据包大小（此设置在不同机器上操作方式不同）设置为最大可能，以提高血流检测的灵敏性。

保持足够帧频（＞10帧/秒）很重要。操作者可通过使彩色取样框尽可能地窄来保持足够的帧频，还降低了图像线密度和探头扇区宽度。由于混叠和高彩色增益，肾动脉图片通常并不"漂亮"。然而，我们的目标是显示肾动脉。通过这些设置，无论肾动脉大小，几乎可以完整显示所有患者肾动脉的肾外段。

操作者一般使用5-1凸阵探头。对于体型瘦的患者，从前正中线探查可能会成功。然而，在笔者机构中，最常采用侧腹探查；它使肥胖患者显示完整肾动脉的可能性更高。此外，从侧腹更容易实现小于60°的多普勒角度。尽管在许多患者中效果不佳，我们仍经常让患者屏气配合。效果不佳要么是因为患者呼吸困难，要么是因为在一些屏气患者中，肾脏仍缓慢地向头侧移动。即使没有屏气，检查通常也会成功。

如果可能，医师会避免检查心力衰竭、急性呼吸困难、活动能力急剧下降或使用呼吸机的患者。所有这些患者都难以配合屏气。肾脏双功多普勒超声检查通常不用于紧急情况。一旦患者病情好转，检查可能会变得更容易、更成功和更准确。

肾动脉双功多普勒检查性能主要依赖于肾动脉主干流速的准确测量。然而，阻力指数的测量也很重要。当肾段动脉阻力指数很高（≥0.80）时，治疗肾动脉狭窄不太可能有效降低血压，这可能是因为阻力指数较高时，肾脏小血管存在不可逆转的损害。

注意肾内血管的频谱波形也很重要。明显异常的波形可能是狭窄有价值的指标。延迟的收缩峰和峰值流速大幅降低可能是更近端狭窄的明显征象。通过计算收缩期加速时间和加速度，可以定量分析肾内血管的频谱波形（图4.21）。尽管我们定量分析参数，但波形外观的定性评估通常也可以起到同样的作用。当波形明显时，我们可仅依靠小慢波波形做出诊断（比较图4.19B和图4.19E，另见图4.20A，图4.20B）。

最后，由于影响患者治疗的肾脏病变或异常经常发生，我们认为在进行肾动脉双功多普勒超声检查时应进行肾脏超声检查，除非患者最近（＜1或2年）进行过肾脏横切面成像检查。笔者超声科偶然发现包括黄色肉芽肿性肾盂肾炎、肾上腺肿瘤、肾积水和几种肾细胞癌。

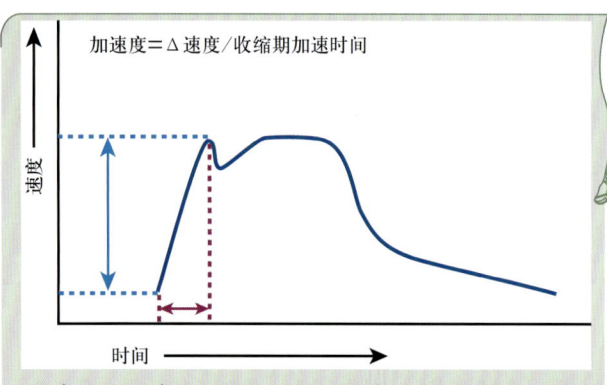

正常波形。在收缩早期，肾动脉中的血流快速加速。收缩期加速时间（紫箭头）是在这种快速加速过程中所花费的时间。加速度是收缩期上升期间的速度变化（蓝箭头）除以收缩期上升时间。

图 4.21　肾动脉收缩期波形

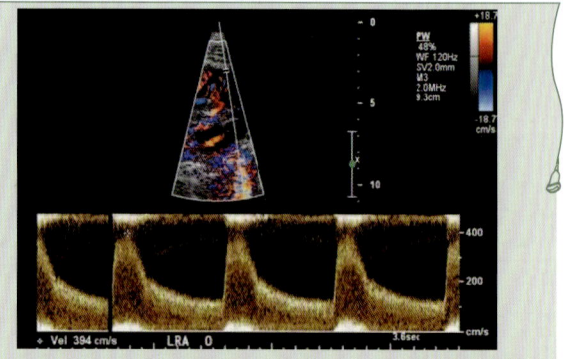

如图所示，增加的舒张期流量有助于确认肾动脉狭窄的存在。其他继发征象包括杂音、狭窄后湍流和小慢波波形。参见动图4.10。

图 4.22　狭窄的继发征象

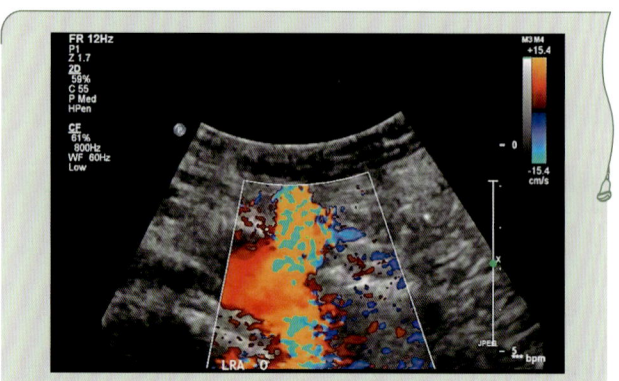

动图 4.10　左肾动脉（LRA）狭窄伴彩色杂音伪像和整个心动周期混叠

多普勒解读：现有许多对多普勒解读的指南建议。评估狭窄的建议参数包括收缩期峰值流速（peak systolic velocity，PSV）、肾主动脉比率（renal aortic ratio，RAR；定义为肾动脉的最高收缩期流速除以主动脉收缩期流速，主动脉流速在肠系膜上动脉起点或以上测量）、加速时间、加速度指数、肾叶间比率和肾-肾比率。一篇权威的文章建议结合肾主动脉比率≥3.5或收缩期峰值流速≥200 cm/s作为诊断肾动脉狭窄超过60%的标准。我们对该标准进行改良，改良后的标准使用该研究推荐的肾主动脉比率（≥3.5），但是更高的收缩期峰值流速（≥350 cm/s）。

假阳性/假阴性结果。为了获得最高的准确性，避免仅依赖测值数据诊断肾动脉狭窄是极其重要的。当看到高速血流或肾主动脉比率高时，解读的超声医师还必须积极寻找狭窄的继发征象，如狭窄部位的特征性刺耳听觉信号、舒张期血流增加、彩色杂音、彩色混叠和狭窄后湍流（图4.22，动图4.10）。如果没有继发征象，解读者必须考虑高速血流或高肾主动脉比率代表假阳性结果的可能性。

当只显示了边缘而没有充分评估整段肾动脉时，存在假阴性的风险。在5%～10%的患者中，由于1根或2根动脉显示不充分，无法做出准确的诊断。

对于经验不足的操作者来说，检查具有挑战性，但进行肾动脉双功多普勒超声检查的流程可能是有益的。由于成本比其他诊断检查低，多普勒超声降低了肾血管性高血压的诊断门槛。肾动脉超声检查的障碍主要与操作者的学习曲线和初始投入时间有关。大型医疗机构需求高于小型医疗机构，在大型医疗机构启动流程更可行。一旦流程成熟，该研究在财务上是可行的，并且可以改善患者医疗关怀。

4. 肾动脉瘤

肾动脉瘤不常见，可能呈囊状或梭形，可见于动脉粥样硬化或纤维肌发育不良。与超声相比，CT更有助于观察和随访。大多数肾动脉瘤发病率、死亡率较低。它们生长缓慢；最近的一项研究表明，增长率为每年0.16 mm。如果动脉瘤＞2.0 cm，则应考虑治疗。如果认为动脉瘤引起症状（如血尿、疼痛、高血压）或患者是备孕的育龄妇女，则需要治疗。必须让患者和家属意识到肾动脉瘤的风险，警惕相关症状，以便加快诊治。目前，没有公认的指南说明肾动脉瘤应多久进行一次影像检查。

（二）肠系膜动脉

1. 解剖学

3支动脉构成了流向胃肠道动脉血的主要来源：腹腔动脉、肠系膜上动脉和肠系膜下动脉。腹腔动脉在横膈膜主动脉裂孔水平从腹主动脉向前发出。腹腔动脉向脾脏、胰腺、肝脏、胃和近端十二指肠供血。腹腔动脉标准分支模式是发出很容易识别的脾动脉和肝总动脉。腹腔动脉第3个分支是胃左动脉，这在超声检查中很少显示。肝总动脉分支为肝固有动脉和胃十二指肠动脉；当腹腔动脉高度狭窄或闭塞时，后者作为供应腹腔动脉循环区域血流的侧支血管很重要。

肠系膜上动脉通常起源于腹腔动脉起点下方约1 cm处的主动脉前壁。肠系膜上动脉向胰腺、远端十二指肠、空肠、回肠和近端结肠供血，远至结肠脾曲。在大约20%的人中，肠系膜上动脉通过替代的或附加的肝右动脉供应部分肝脏血流。肠系膜上动脉其他重要分支包括胰十二指肠下动脉（inferior pancreaticoduodenal artery，IPDA）和中结肠动脉。胰十二指肠下动脉及其分支与胃十二指肠动脉在胰头周围形成血管弓。在腹腔动脉闭塞中，胰十二指肠下动脉-胃十二指肠血管弓通常是血流到达腹腔循环的主要途径（图4.23）。在肠系膜上动脉闭塞的情况下，血流通常以相反的方向流经血管弓，为闭塞的肠系膜上动脉提供来自腹腔动脉的血液。

肠系膜下动脉供应降结肠、乙状结肠和直肠上段。肠系膜下动脉起自主动脉前壁稍偏向正中线左侧处，大约是在肾动脉起点和主动脉分叉处距离的2/3处。横向扫查主动脉时，肠系膜下动脉出现在腹主动脉大约1点钟的位置。纵切面扫查，外观与肠系膜下动脉相似，不同之处在于肠系膜下动脉明显更小，并且总是走行在主动脉左下方。距肠系膜下动脉起始部1~2 cm处，肠系膜下动脉分出一条直肠上动脉，在中线的左侧稍微向尾端延伸，并发出1条左结肠动脉，横向延伸到降结肠。左结肠动脉立即分为升支和降支。直肠上动脉在直肠下方走行时发出乙状结肠分支（图4.24）。

肠系膜上动脉和肠系膜下动脉之间的连接发生

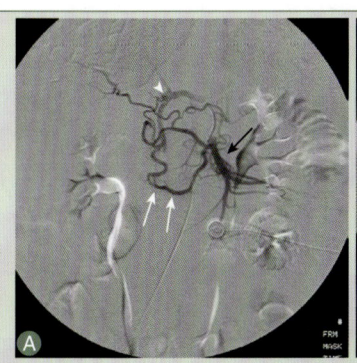
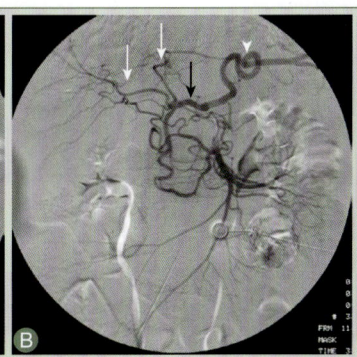
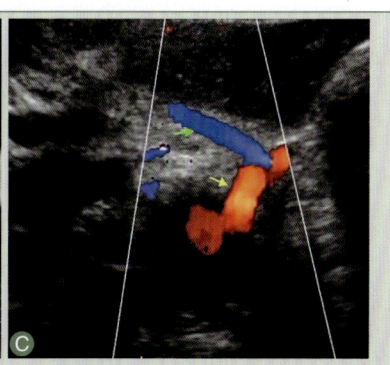

A.血管造影早期图像显示肠系膜上动脉（黑箭头）填充下胰十二指肠血管弓（白箭头），胃十二指肠动脉（gastroduodenal artery，GDA）开始逆行（三角箭头）；B.紧随图A之后的图像，胃十二指肠动脉中的逆行血流已经填充了左右肝动脉（白箭头），此外，肝总动脉（黑箭头）也呈现逆行性血流，然后填充脾动脉（三角箭头）；C.另一患者的彩色双功图像也提示腹腔动脉起始部的严重狭窄，图像显示腹腔干（黄箭头）及肝总动脉的逆行血流（绿箭头）。

图4.23 在严重腹腔动脉狭窄的患者中肠系膜上动脉造影

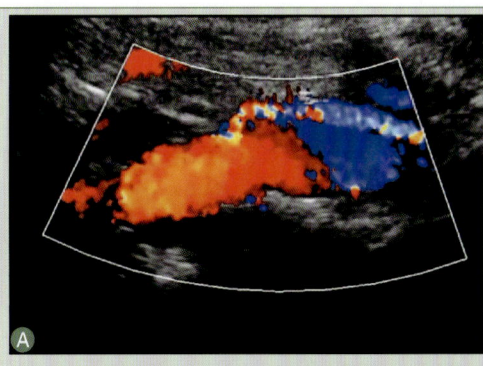
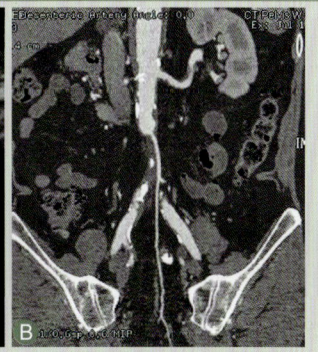

A.彩色多普勒纵切面超声图像；B.肠系膜下动脉的曲面重建CT图像。

图4.24 纵切面扫查时，肠系膜下动脉与肠系膜上动脉具有相似的外观

在结肠脾曲区域。当近端肠系膜上动脉闭塞时，肠系膜下动脉可以为肠系膜上动脉供血。血液从肠系膜下动脉通过德拉蒙德边缘动脉、有时也可通过更直接的若兰氏动脉弓到中结肠动脉，然后进入肠系膜上动脉。中结肠动脉是肠系膜上动脉的前支，通常仅在肠系膜上动脉闭塞的情况下，成为侧支供血的来源，并且，在血流量增加时，超声才能显示。

2. 肠系膜缺血

急性缺血：当流向肠道的动脉血流量突然减少时，就会发生急性肠系膜缺血。急性肠系膜缺血最常见的原因是心脏栓塞，也可能由主动脉夹层引起。肠系膜动脉血流的突然减少，也可能由其他少见的原因导致，包括：肠系膜上动脉血栓形成、心输出量下降不伴任何动脉分支阻塞、肠系膜上静脉血栓形成。一支动脉的急性损伤即可引起肠系膜缺血，最常见于肠系膜上动脉。患者表现为突然发作剧烈腹痛、恶心、呕吐及腹泻。在病程后期，他们可能会因肠道出血和黏膜脱落而形成"果酱状"粪便。

急性肠系膜缺血是一种急腹症，死亡率至少高达50%。报告的死亡率差异很大，可能与诊断速度有关。患者的存活取决于快速准确的诊断和治疗。在大多数情况下，超声对急性肠系膜缺血的诊断没有作用。这些患者可以是任何体型，并且通常肠内有大量气体而影响超声诊断。在大多数情况下，临床医师根本不能冒险使用肠系膜双功多普勒超声检查初始诊断来浪费时间。CT血管造影或血管造影是首选检查。美国放射学会适宜性标准指出，"超声不推荐用于疑似急性肠系膜缺血患者的初步评估，因为诊断时机非常关键"。

慢性缺血：双功多普勒超声在慢性肠系膜缺血的诊断中具有更重要的作用。慢性缺血通常是动脉粥样硬化缓慢阻塞肠道供血动脉的结果。由于斑块积聚缓慢，侧支循环有机会形成并向肠道供应部分所需的血液。肠系膜动脉狭窄相对常见，据报道在独居老年人中占17.5%。大多数供应肠道的1支或多支动脉严重狭窄的患者没有任何症状，不需要治疗。这些患者通过侧支循环维持足够的血流量至肠道。在患者出现症状之前，侧支血流通常必定受损了。在大多数情况下，在患者出现慢性肠系膜缺血之前，供应肠系膜血液的3支动脉（腹腔动脉、肠系膜上动脉和肠系膜下动脉）中的2支必定严重病变，但许多患者即使是多支动脉病变也没有症状。临床师必须再一次谨记，虽然不常见，但严重的肠系膜缺血可能由1根动脉狭窄引起，尤其是肠系膜上动脉。

慢性缺血发作隐匿，典型患者会经历体重减轻和餐后疼痛。病史中的非典型特征很常见，通常包括"消化不良"的主诉。慢性缺血患者往往很瘦，这有利于超声检查。

血管炎，最常见的大动脉炎，也可导致肠系膜缺血。虽然通常症状是慢性的，但肠系膜动脉受累可能会迅速进展并导致肠梗死。

3. 中弓韧带压迫综合征

出现肠系膜缺血症状的患者最常至少有2条肠系膜动脉变窄或完全闭塞。但中弓韧带压迫综合征患者仅有腹腔动脉狭窄。

横膈正中弓状韧带靠近腹腔动脉。该韧带是1条跨越主动脉的纤维组织带，通常位于腹腔动脉起始处上方，但也可能位于下方。在侧位主动脉造影中，由正中弓状韧带引起的腹腔动脉畸形和狭窄在血管造影中是相当常见的发现。一项研究报告称，24%出于不相关原因进行的主动脉造影检查，发现由于中位弓状韧带导致腹腔动脉狭窄至少占50%。

在中弓韧带压迫综合征中，仅腹腔动脉狭窄的患者会出现显著餐后疼痛，导致避免进食和体重减轻。我们对该综合征知之甚少，但疼痛可能与缺血相关。其他研究支持神经源性原因。一些患者对手术反应显著，术后症状消失。这些患者的手术决策对于帮助决定哪些患者可能从手术中获益非常重要。手术包括分割正中弓状韧带，也可能包括腹腔动脉血运重建（图4.25）。

4. 肠系膜动脉双功多普勒超声

肠系膜动脉双功多普勒超声最常在禁食患者中进行。大多数研究评估增加餐后检查得出的结论是没有价值的。

空腹状态下肠道血流量相对较低。肠系膜上动脉和肠系膜下动脉的正常波形是高阻的。患者进食时，血液分流至肠道，肠系膜上动脉呈现低阻波形。腹腔动脉供应肝脏和脾脏，当患者禁食时，肝脏和脾脏对血流量需求高于肠道。因此，当患者禁食检查时，腹腔动脉的阻力低于肠系膜上动脉或肠系膜下动脉。

因为慢性肠系膜缺血可以致命，所以确保用非

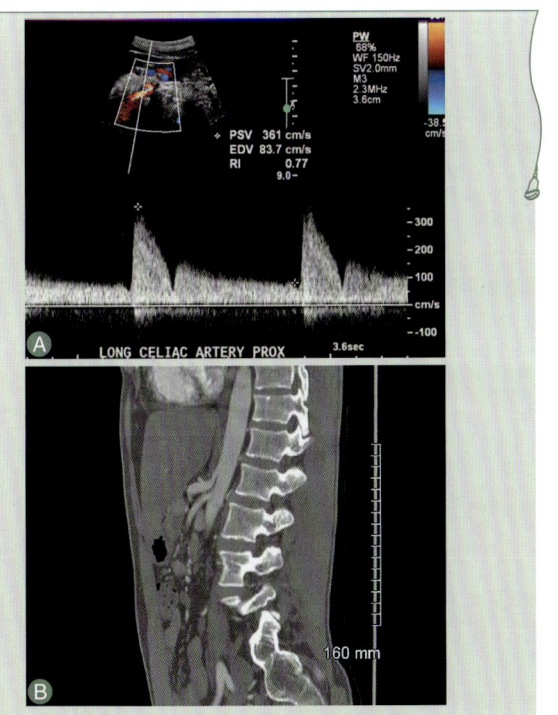

患者男性，37岁，有剧烈腹痛病史20余年。A.双功多普勒检查显示腹腔动脉流速高达361 cm/s；B.CT血管造影矢状重建图像显示了由正中弓状韧带引起的特征性腹腔动脉狭窄。在手术解除正中弓状韧带压迫后，患者得到了立即和持久的症状缓解。LONG CELIAC ARTERY PROX：长的腹腔动脉近端。

图 4.25 中弓韧带压迫综合征

常高灵敏性的方式进行检查和解读至关重要。大多数导致慢性肠系膜缺血的狭窄位于腹腔动脉、肠系膜上动脉和肠系膜下动脉起始部的最初1~2 cm内。尽管很少见，分支动脉闭塞可能导致慢性肠系膜缺血。超声不是筛查这些更远端动脉狭窄或闭塞的可靠技术。

腹腔动脉的评估从其起始部开始，直到其分叉至脾动脉和肝总动脉。与所有双功多普勒研究一样，检查腹腔动脉时，取样容积缓慢移动，每2~3 mm观察1次波形，并用图像记录任何异常部位。还要获取来自腹腔动脉近端、中段和远端的一组标准波形。

对于非常严重腹腔动脉狭窄或闭塞的患者，腹腔动脉通常通过胰十二指肠血管弓从肠系膜上动脉获得血液供应。胃十二指肠动脉中的血流反向，将血液从血管弓带回肝总动脉。然后血流通过肝固有动脉到达肝脏。为了到达脾脏，来自胃十二指肠动脉的血流从肝总动脉逆行至脾动脉。肝总动脉血流方向的评估应该是腹腔动脉超声检查的一部分，以检查存在这种侧支循环的病例（图4.23）。

肠系膜上动脉的评估从起始部开始，向远端进行，每2~3 mm观察1次波形，记录动脉近端、中段和远端的波形，可以在屏气或不屏气的情况下进行检查。然而，在没有屏气的情况下，相对于腹腔动脉和肠系膜上动脉，取样容积的移动经常发生。随着患者的呼吸，超声技师可能认为正在从肠系膜上动脉获得波形，而实际上正在对腹腔动脉进行采样，反之亦然。不使用屏气时应小心，以确保正在评估的是正确的血管。肠系膜上动脉检查也具有挑战性，因为它在近端处有非常急的转弯，急转弯会产生如何正确校正角度的问题，因此非常仔细地校正多普勒角度很重要。

肠系膜下动脉在分支到左结肠动脉、乙状结肠动脉和直肠上动脉之前只有1个短的主干。在很多（也许是大多数）患者中，很容易发现肠系膜下动脉，它是腹主动脉在肾动脉水平以下的唯一向前的分支。它的识别可能会受到患者体型、肠气及肠系膜下动脉不如腹腔动脉或肠系膜上动脉粗大这一事实的阻碍。多普勒检查肠系膜下动脉仅能观察2~3 cm。

最后，当怀疑由正中弓状韧带引起的腹腔动脉狭窄时，必须使用特殊操作。传统测试是在患者深吸气时重新测量腹腔动脉的流速。我们发现这个测试结果不稳定。患者站立时重新检查动脉可能更能显示在正中弓状韧带受压情况下腹腔动脉速度正常化。笔者的经验证明，在使受压腹腔动脉血流正常化方面，患者站立时重新测量比深吸气时要好得多（图4.26）。

肠系膜动脉双功超声的解读：可能最公认的双功标准指出，肠系膜上动脉的收缩期峰值流速>275 cm/s和腹腔动脉的收缩期峰值流速>200 cm/s表明这些动脉狭窄程度>70%。这些标准是在美国放射学会适宜性标准中建议的。最近的一篇文章表明，肠系膜上动脉和腹腔动脉收缩期峰值流速较高截断值分别为295 cm/s和240 cm/s时，表明狭窄的程度>50%。其他研究人员发现舒张期速度是更准确的指标。一研究团队发现舒张末期速度（end-diastolic velocity，EDV）>45 cm/s且收缩期峰值流速>300 cm/s是肠系膜上动脉狭窄>50%的准确指标。另一研究团队发现舒张末期速度>70 cm/s诊断肠系膜上动脉狭窄超过50%时高度准确，诊断腹腔动脉狭窄超过50%需要舒张末期速度>100 cm/s。

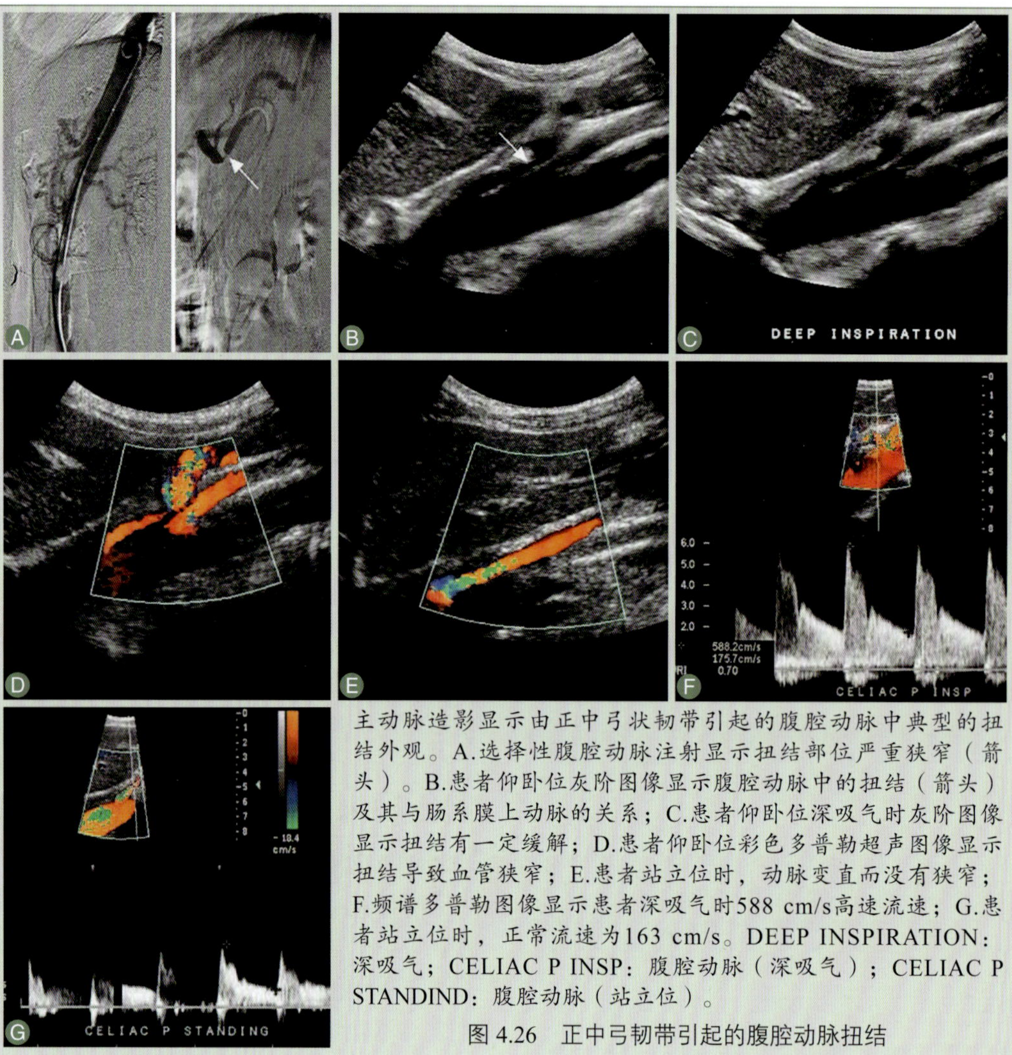

主动脉造影显示由正中弓状韧带引起的腹腔动脉中典型的扭结外观。A.选择性腹腔动脉注射显示扭结部位严重狭窄（箭头）；B.患者仰卧位灰阶图像显示腹腔动脉中的扭结（箭头）及其与肠系膜上动脉的关系；C.患者仰卧位深吸气时灰阶图像显示扭结有一定缓解；D.患者仰卧位彩色多普勒超声图像显示扭结导致血管狭窄；E.患者站立位时，动脉变直而没有狭窄；F.频谱多普勒图像显示患者深吸气时588 cm/s高速流速；G.患者站立位时，正常流速为163 cm/s。DEEP INSPIRATION：深吸气；CELIAC P INSP：腹腔动脉（深吸气）；CELIAC P STANDIND：腹腔动脉（站立位）。

图 4.26 正中弓韧带引起的腹腔动脉扭结

在笔者的实验室中，发现使用收缩期速度（但不是舒张期速度）的标准非常敏感，但会导致大量假阳性研究。由于高灵敏性，我们认为高质量超声检查时，收缩期速度未达到上述标准（腹腔动脉为200 cm/s；肠系膜上动脉为275 cm/s），可以排除慢性肠系膜缺血。当速度达到上述阈值之一时，我们需要寻找次要特征来支持显著狭窄的诊断。这些次要特征包括增加的舒张期速度和明显的狭窄后湍流（图4.27）。彩色杂音伪像也支持严重狭窄。在没有发现次要特征的情况下，放射科医师必须考虑结果假阳性的可能。这种情况下，我们以较低门槛推荐用CT血管造影或MRI血管造影来辅助诊断（图4.28）。

尚无广泛接受判断肠系膜下动脉显著狭窄的双功多普勒标准。因此，对严重狭窄的评估必须基于定性而不是定量数据。高收缩期流速同时存在高舒

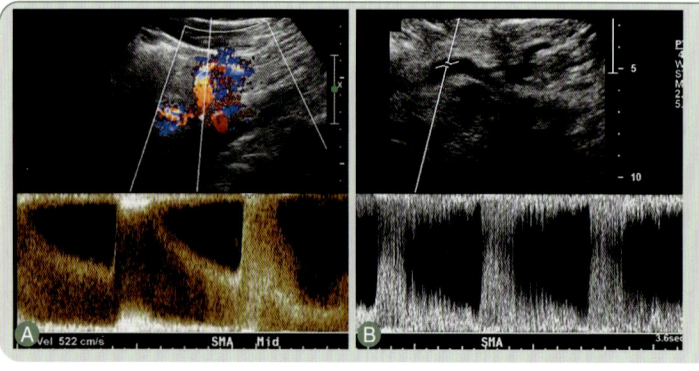

A.狭窄部位频谱波形显示>500 cm/s非常高的舒张期速度，图像彩色部分显示彩色杂音，彩色杂音伪像由血管狭窄部位周围血管外组织的颜色组成，彩色杂音被认为是由组织振动引起的；B.频谱波形显示由狭窄后湍流引起典型"尖峰发型"波形，这里存在镜像伪像，由于速度非常高，波形基线被放置在底部，导致"基线以下的血流"出现在描记区的顶部，基线以下的血流也是典型的湍流。SMA Mid：肠系膜上动脉（中段）；SMA：肠系膜上动脉。

图 4.27 狭窄后湍流

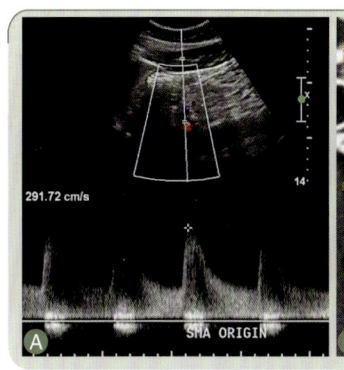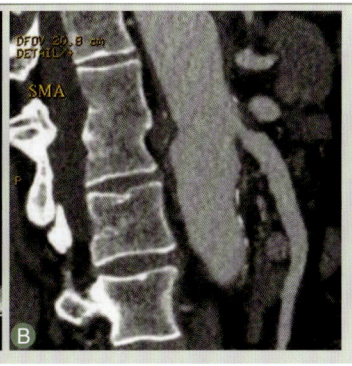

患者34岁,左右臂血压不一致。后续检查显示左锁骨下动脉闭塞和右肾动脉起始部严重狭窄。2年后,动脉炎复发,患者出现腹腔动脉和肠系膜上动脉严重狭窄。A.肠系膜双功多普勒显示收缩期和舒张期速度均升高;B.曲面重建的CT图像显示肠系膜上动脉起始部中度狭窄,注意由管壁炎症引起肠系膜上动脉起始部的管壁增厚,患者接受了内科治疗。SMA ORIGIN:肠系膜上动脉(起始部);SMA:肠系膜上动脉。

图4.28　大动脉炎

张期流速和狭窄后湍流表明有严重狭窄。收缩期峰值流速＞200 cm/s可能是肠系膜下动脉严重狭窄的准确指标。肠系膜下动脉狭窄可能是导致肠系膜缺血的重要因素。我们已经发现并治疗了许多肠系膜缺血患者,这些患者肠道唯一的供血动脉是狭窄的肠系膜下动脉。

慢性肠系膜缺血可以通过外科手术或血管腔内方式治疗。血管腔内治疗的再狭窄率很高,因此,治疗后监测很重要。与所有用支架治疗的动脉一样,再狭窄通常是由内膜增生引起,这在裸金属支架中很常见,尤其是支架末端更为常见(图4.29)。有研究者认为覆膜支架的肠系膜动脉再狭窄率可能较低。

由于多普勒速度通常在支架化的肠系膜上动脉中保持较高,治疗后双功监测受到影响。一些人推测,这种速度升高可能是由支架结合引起动脉壁弹性特性改变导致的。

支架置入的目标往往不是恢复正常血流,而只是恢复足够血流量以使患者无症状。支架置入动脉通常为其他未治疗的狭窄或闭塞的动脉(例如,放置在腹腔动脉闭塞患者体内的肠系膜上动脉支架)提供侧支血流。支架置入动脉通常在其整个过程中都有血流量的增加。这导致整个动脉流速均匀升高。笔者不仅在肠系膜上动脉中,也在其他肠系膜动脉中发现了这种结果(图4.30)。支架置入后治疗决定必须综合考虑患者的临床表现,而不是仅仅基于动脉血流速度。如果患者完全无症状,则无论肠系膜动脉双功能扫查结果如何,一般都不会进行治疗。

(三)髂静脉和下腔静脉

与全身静脉类似,发生于髂静脉和下腔静脉的病变类型较少。血栓形成是髂静脉和下腔静脉最常见的病理类型,但其发病率远低于下肢静脉血栓。

超声无法很好地直接评估髂静脉和肾平面下的下腔静脉。因此,超声检查通常不作为评估整个下腔静脉及髂静脉的首选手段。但在婴儿中是例外,超声检查能够为婴儿下腔静脉评估提供良好的诊断信息。

1. 解剖学

下腔静脉自上而下分为数段,首先是近心段(中央段)为下腔静脉肝上(肝后)段,长度较短,位于胸腔内,成年人该段长度约2.5 cm,肝静

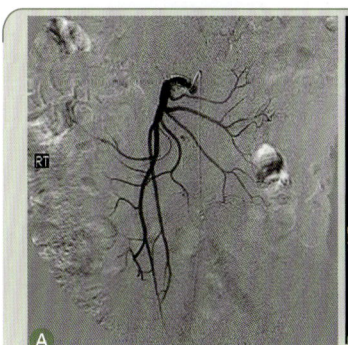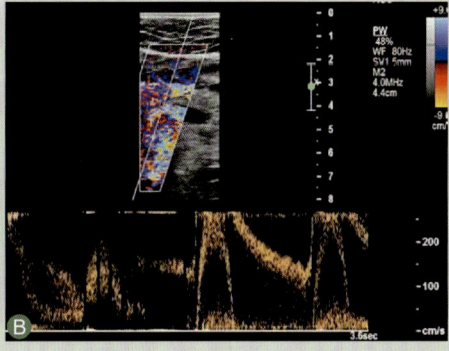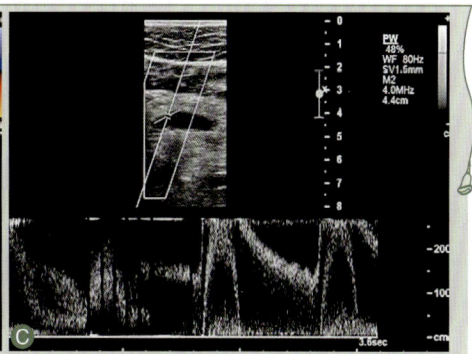

A.血管造影显示支架远端狭窄,球囊血管成形术用于治疗;B.3年后彩色和频谱双功多普勒超声显示极高的肠系膜上动脉流速,注意舒张期血流速度的升高;C.灰阶双功多普勒图像显示肠系膜上动脉支架远端再狭窄。

图4.29　肠系膜上动脉支架远端再狭窄

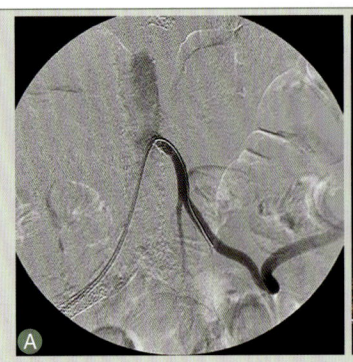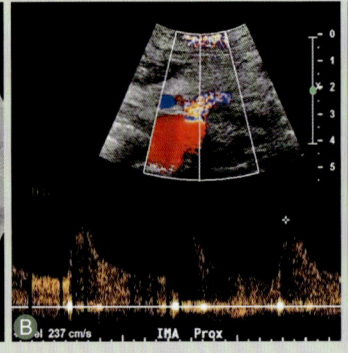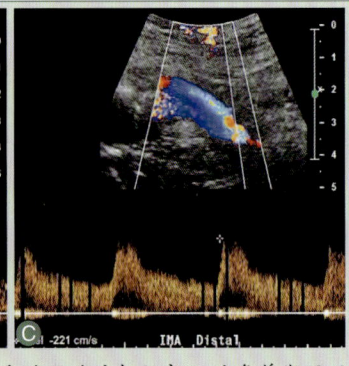

A.血管造影显示粗大支架置入后的肠系膜下动脉起始部大部分通畅；B.肠系膜下动脉起始部双功多普勒显示收缩期和舒张期血流速度升高；C.距肠系膜下动脉起始部远端3 cm处双功多普勒显示非常相似的高速血流，流速升高可能是由于肠系膜下动脉向通常由腹腔和肠系膜上动脉供血器官输送的血流量增加所致。IMA Prox：肠系膜下动脉（近端）；IMA Distal：肠系膜下动脉（远端）。

图4.30 闭塞的腹腔动脉和肠系膜上动脉

脉为其属支；其次为下腔静脉肝内段，副肝静脉和肝尾状叶静脉为其属支；接着为下腔静脉肝下和（或）肾上段，肾静脉为其属支；最后为下腔静脉肾下段，是下腔静脉最长的部分，右侧性腺静脉为其属支。下腔静脉远端向下延续分为两侧髂总静脉，髂总静脉的主要分支为髂内静脉和髂外静脉。其中，左髂总静脉穿行于右髂总动脉和脊柱之间，可能造成左髂总静脉生理性受压（当血栓形成时，称之为髂静脉压迫综合征）。

2. 解剖学变异

下腔静脉有3种主要的解剖变异，最常见的是双下腔静脉。下腔静脉肾下段为其重复部分，发生率约为2%（图4.31A）。通常情况下，重复的下腔静脉左侧分支大多汇入左肾静脉，而下腔静脉肾上段具有正常的解剖结构。第2种常见解剖学变异为左位下腔静脉（发生率约0.5%；图4.31B），该段通常也直接汇入左肾静脉。与双下腔静脉类似，位于肾静脉平面以上的下腔静脉仍具有正常的解剖结构。伴随着上述2种解剖学变异，在左肾静脉平面下方，发生变异的左侧下腔静脉可于主动脉前方或后方穿行。

下腔静脉第3种常见解剖变异为下腔静脉奇静脉延续，发生率约为0.6%。下腔静脉肾下段提前汇入半奇静脉或奇静脉。此时，下腔静脉不通过肝脏，下腔静脉肝内段缺如。肝静脉汇入短的肝上（肝后）下腔静脉，回流至右心房。

在下腔静脉的属支中，肝静脉、左肾静脉和性腺静脉均可发生解剖学变异。肝静脉存在多种解剖学变异，对于肝切除或肝移植的术前规划非常重要，其最常见的变异是副肝右静脉。

左肾静脉通常经腹主动脉前方汇入下腔静脉，常发生环主动脉型左肾静脉变异（发生率达8.7%）。此时左肾静脉分成两支，分别经腹主动脉前方及后方汇入下腔静脉。更少见的是主动脉后型左肾静脉（发生率约2.4%），此时左肾静脉经主动脉后方汇入下腔静脉。在上述2种变异中，位于主

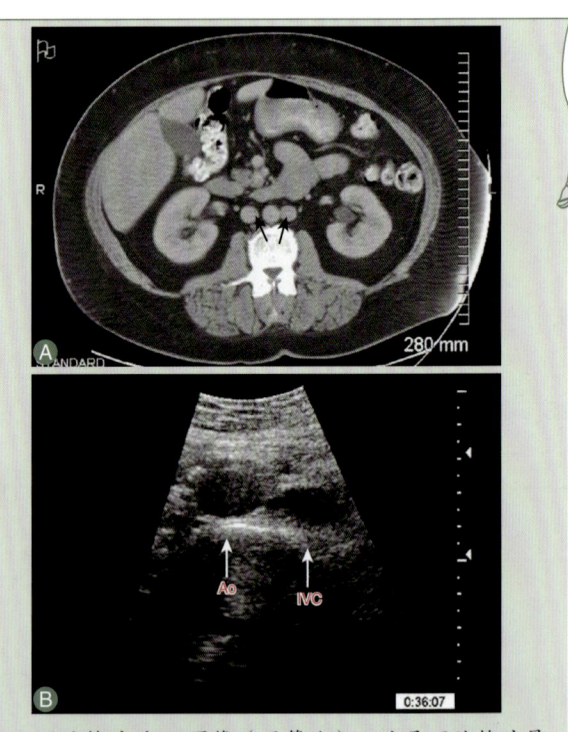

A.双下腔静脉的CT图像（黑箭头），这是下腔静脉最常见的解剖变异，下腔静脉左侧分支汇入左肾静脉，而肾静脉平面上方的下腔静脉位于正常位置；B.另一例下腔静脉变异的超声图像，左侧下腔静脉（IVC）位于主动脉（Ao）左侧，且汇入左肾静脉。

图4.31 下腔静脉的解剖学变异

动脉后方的左肾静脉大多沿骨盆方向下降一小段距离，之后再走行于主动脉后方。

右侧性腺静脉约90%于右肾静脉平面或其下方汇入下腔静脉，但仍有10%汇入右肾静脉。当下腔静脉未发生解剖变异时，左侧性腺静脉一般均汇入左肾静脉。而当存在双下腔静脉或左位下腔静脉时，左侧性腺静脉大多汇入变异的左侧下腔静脉。

3. 血栓形成

髂静脉和下腔静脉是人体主要的容量血管。与四肢深静脉相比，它们不易发生原发性血栓。下腔静脉血栓形成的最常见情况可能发生于当血栓栓子进入到下腔静脉时。孤立性髂静脉血栓并不常见，仅占下肢深静脉血栓的1.6%。

髂静脉血栓多由下肢静脉血栓的延伸导致。下腔静脉或髂静脉外源性压迫，如髂静脉压迫综合征或子宫妊娠时压迫下肢静脉或髂静脉也可能导致血栓形成。由于缺乏良好的声窗，超声检查很少能直接看到成年人髂静脉血栓。大多数情况下，超声检查只能推断髂静脉血栓形成的可能性。

髂静脉血栓形成时，超声检查常可以在股总静脉中发现异常。当股总静脉血栓向近端极度延伸时，可以推断出血栓很可能延伸至髂静脉。更细微的变化表现为在未形成血栓的股总静脉内探及连续低速血流信号或未见血流信号。股总静脉血流频谱通常表现为呼吸相性或心脏相性，或两者兼而有之。当期相性表现不明显，如表现为连续低速血流或无血流信号时，表示近端血流受阻可能（图4.32）。在进行进一步检查以明确近端血管病变前，应排除非病理性原因导致频谱消失的可能。首先，嘱患者脱掉过于紧身的衣裤。其次，超声检查膀胱的充盈程度，如果膀胱过于充盈，应要求患者排空膀胱。最后，如果患者处于妊娠中期或晚期，应改为后斜位或卧位检查。若静脉被妊娠子宫压迫，那么改变体位通常会使频谱恢复正常，表明没有静脉阻塞性病变（图4.33）。

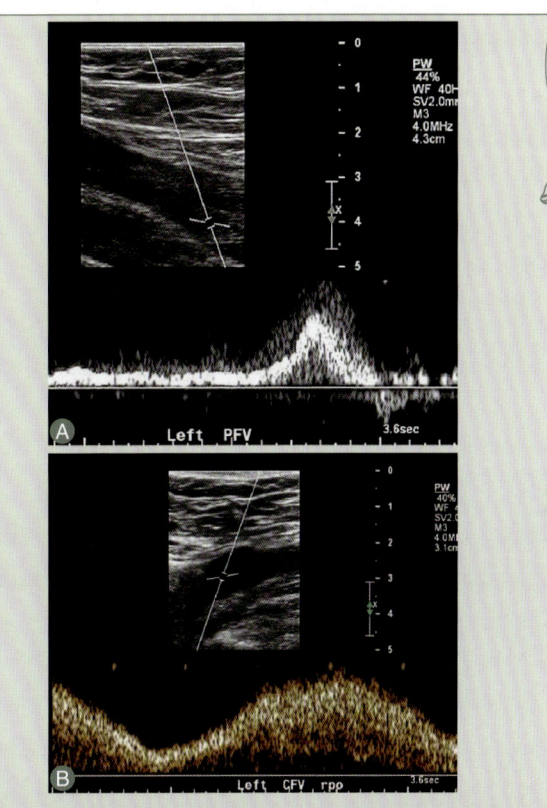

A.患者仰卧时左侧股深静脉频谱期相性减弱，同侧所有下肢静脉均表现为类似频谱。对小腿或大腿加压时，血流唯一能检测到的改变是血流量短暂升高；B.改变体位为右后斜位。体位改变使妊娠子宫对左侧髂静脉的压迫解除，左侧股总静脉频谱恢复正常呼吸相性。left PFV：左侧股深静脉；left CFV：左侧股总静脉。

图4.33 妊娠晚期患者腿部肿胀

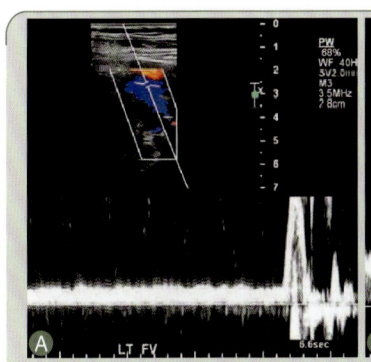 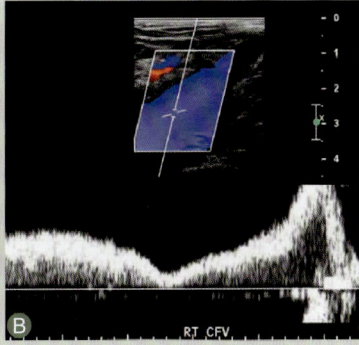 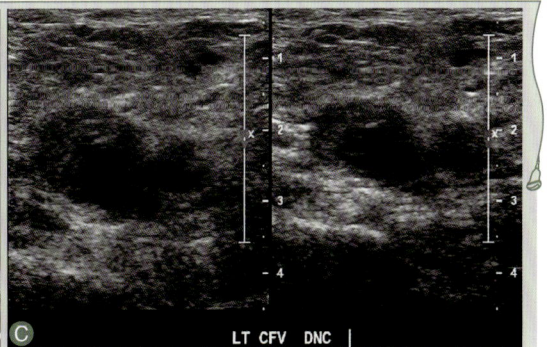

A.左侧股静脉频谱失去期相性，同侧下肢静脉均为类似频谱，却未发现血栓，患者被漏诊为正常；B.右侧髂总静脉正常频谱；C.次日再次检查发现左侧下肢静脉广泛血栓形成。第1次检查时，髂静脉血栓可能已经形成，24小时后延伸至股总静脉。下肢静脉频谱通常是超声检查发现髂静脉血栓的唯一线索。

图4.32 肿胀左腿的静脉双功多普勒超声

若通过以上手法仍然不能成功恢复正常波形，则可能是股总静脉近端阻塞。若单侧频谱改变，可能是同侧髂静脉阻塞导致。若双侧频谱改变，可能是双侧髂静脉或下腔静脉阻塞。根据笔者的经验，如果双侧股总静脉频谱期相性均消失，很有可能是检查的假阳性结果。

在股总静脉频谱期相性消失的情况下，更多近端梗阻可能是由于急、慢性血栓形成、左髂总静脉生理性受压现象、良恶性肿瘤或积液对静脉的外在压迫导致的。频谱期相性消失时，可以进行其他影像学检查以评估病因。尤其当患者有近端静脉阻塞的临床症状时，这一点尤为重要。常用的检查方式是增强CT（图4.34），怀孕期间选择MRI检查，盆腔静脉造影也可用于明确病因。

对于婴儿，尤其是置入股静脉导管的婴儿，下腔静脉超声检查对于评估血栓形成很有价值。肝内段下腔静脉通常清晰可见。灰阶超声多可以发现血栓，并通过彩色和频谱多普勒超声确认。相比之下，下腔静脉肝下段较难观察，通常可以以任意一侧肾脏作为声窗，冠状位扫查下腔静脉。

4. 胡桃夹综合征

胡桃夹现象被描述为左肾静脉受到外部挤压，导致其肠系膜动脉（内侧）段变窄和肾门（外侧）段扩张（动图4.11，动图4.12）。胡桃夹综合征是指表现为与胡桃夹现象相关解剖学和血流动力学指标导致的临床症状〔腰痛、腹痛、血尿和（或）蛋白尿〕的综合征。该综合征可分为前胡桃夹综合征（压迫主动脉与肠系膜上动脉之间的左肾静脉）和后胡桃夹综合征（压迫主动脉与脊柱之间的腹主动脉后左肾静脉）。后胡桃夹综合征很少

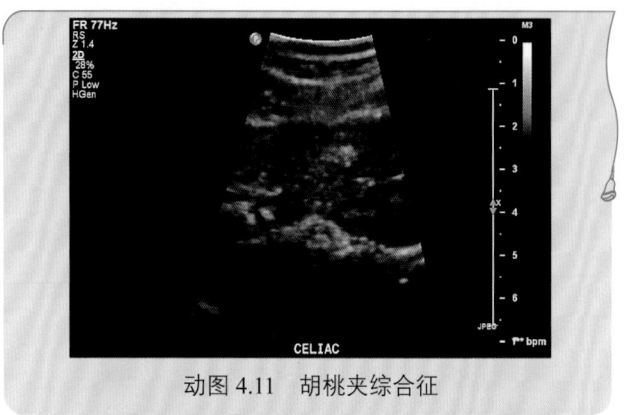

动图4.11　胡桃夹综合征

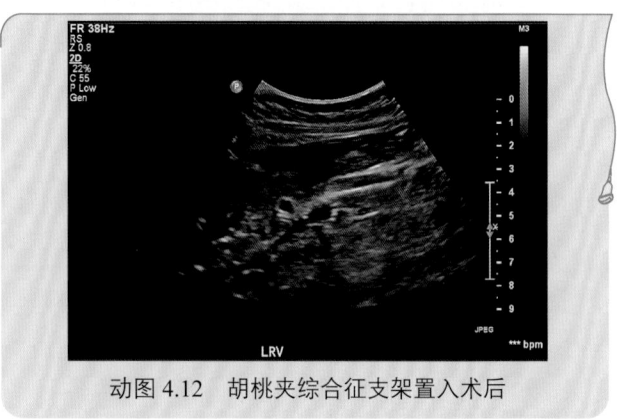

动图4.12　胡桃夹综合征支架置入术后

见，可能是因为主动脉后左肾静脉的发生率仅为0.5%～3.7%。

胡桃夹综合征的总体患病率尚不清楚，诊断和治疗标准也未完全确立。对疑似病例提出的诊断步骤包括实验室检查评估血尿原因、超声检查、腹部CT血管造影或MRI血管造影、测量左肾静脉与下腔静脉压力梯度的静脉造影术。左肾静脉肠系膜动脉段和肾门段之间的峰值流速比和前后径之比>5是超声诊断的标准。然而，检查者需要考虑长期存在的胡桃夹现象，其中丰富的侧支血管可能会降低左肾

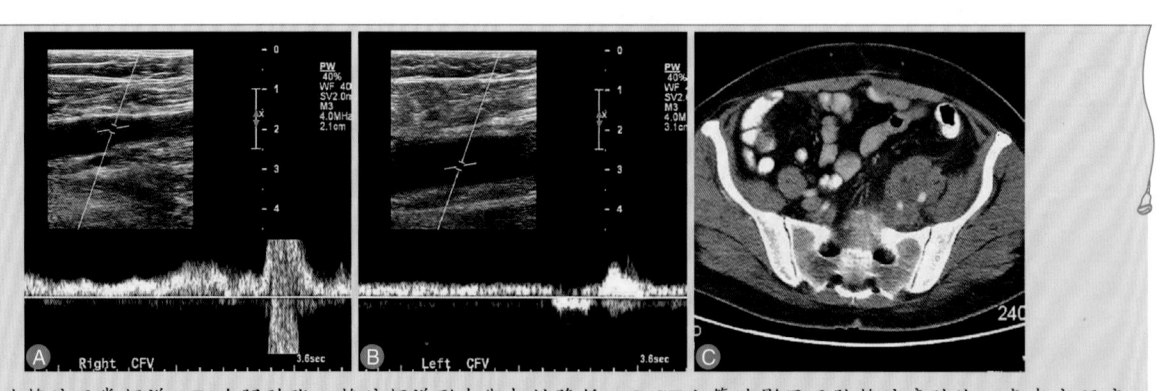

A.右下肢静脉正常频谱；B.左腿肿胀，静脉频谱形态期相性降低；C.CT血管造影显示髂静脉旁肿块。患者宫颈癌复发。

图4.34　宫颈癌转移

静脉狭窄段的血流量。在这些情况下,应使用彩色多普勒检查来评估侧支血管的血流量。CT血管造影或MRI血管造影显示肠系膜上动脉呈锐角起源于腹主动脉,报告为54°±5°。在胡桃夹现象中,肠系膜上动脉与主动脉前壁之间的距离为3 mm(正常值,5~6 mm)。测量左肾静脉与下腔静脉压力梯度的静脉造影术是一种有创性检查,但被大多数人视为参考标准。下腔静脉和左肾静脉之间的压力差通常<1 mmHg。伴胡桃夹现象的患者中,压力梯度为3 mmHg或更大,符合左肾静脉高压。然而,我们见过不止一名胡桃夹综合征患者,在压力测量中没有明显梯度变化,但是在左肾静脉支架置入术后症状消失。

正如胡桃夹综合征的诊断标准尚未完善且存在争议一样,其治疗方案也是如此。手术方式包括左肾静脉转位、肾静脉搭桥、肾脏自体移植和肠系膜上动脉转位。然而,最近的研究表明,血管内支架置入术创伤小、预后好,应被视为主要治疗方式(图4.35)。

5. 盆腔淤血综合征

盆腔淤血综合征可表现为慢性盆腔隐痛,通常持续时间超过6个月。由于女性盆腔疼痛的病因复

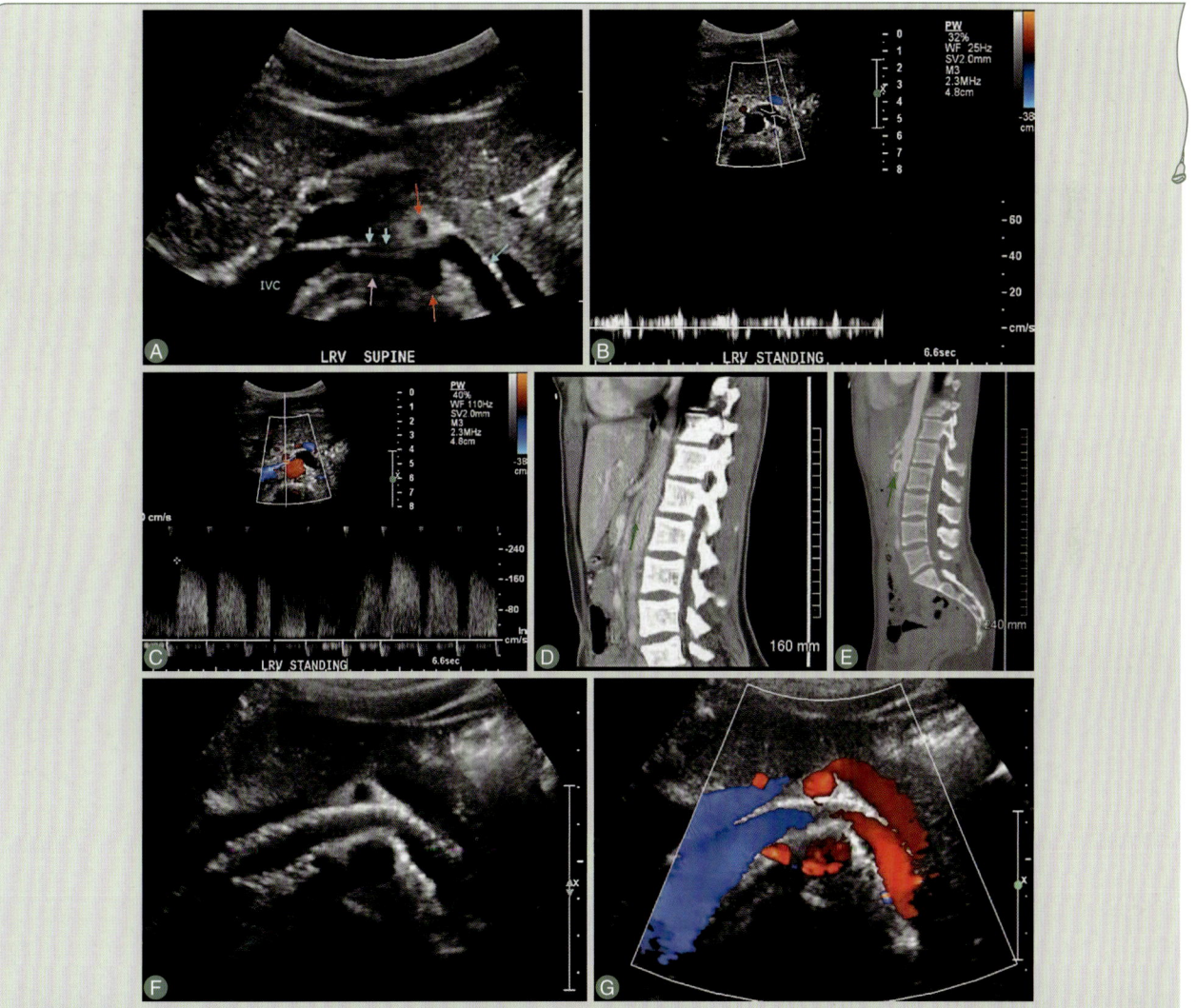

女性患者,17岁,左腹痛。A.腹部横切面超声图像显示左肾静脉(LRV,蓝箭头)在穿过肠系膜上动脉(SMA,红箭头)和主动脉(红箭头)之前内径增宽,右肾动脉(粉箭头)前方左肾静脉变窄,几乎不可见(蓝短箭头);B.双功图像显示左肾静脉扩张段流速低;C.双功图像显示狭窄部分流速升高至210 cm/s;D.计算机断层血管造影重建矢状面图像显示左肾静脉在主动脉和肠系膜上动脉之间呈狭缝状(绿箭头);E.重构矢状面图像显示置入支架后的,左肾静脉内径增宽(绿箭头);F.灰阶图像横切面显示左肾静脉内支架回声;G.彩色多普勒超声图像显示支架内单向血流信号。频谱多普勒(未显示图)显示血流速度正常。

图4.35 胡桃夹综合征

杂，其正确诊断常被延误。疼痛与盆腔静脉慢性曲张或回流受阻导致的盆腔和卵巢静脉曲张有关。多胎产是重要的风险因素。由于静脉曲张和瓣膜功能不全的程度加重，多胎妊娠会导致慢性静脉曲张。上一节内容描述的胡桃夹现象也是发生盆腔瘀血综合征的危险因素。

超声表现包括卵巢静脉内径增宽（直径＞6 mm）伴末段血流信号反向、盆腔静脉曲张（直径＞5 mm）和扩张的弓形静脉（直径＞5 mm）穿过盆腔静脉之间的子宫肌层（动图4.13，动图4.14）。检查时患者应保持站立位，因为仰卧位时盆腔静脉可能

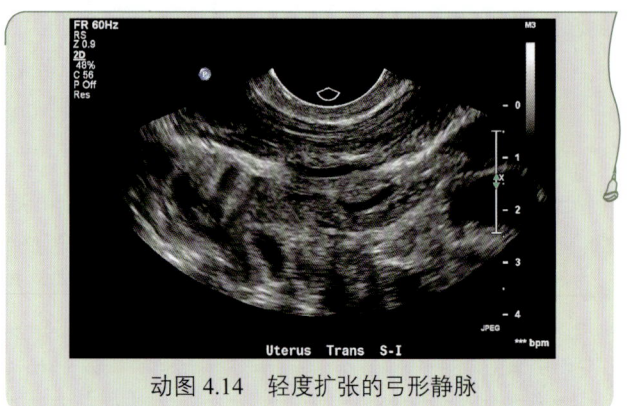

动图 4.14　轻度扩张的弓形静脉

塌陷。CT和MRI表现包括4条或更多的宫旁静脉曲张（直径＞4 mm），以及卵巢静脉直径＞8 mm。时间分辨磁共振血管造影显示卵巢静脉逆流。当临床病史提示该病时，静脉造影被视为参考标准。静脉造影表现包括增大的左侧卵巢静脉、造影剂逆流进入卵巢静脉以及造影剂廓清延迟。临床处理包括使用醋酸甲羟孕酮或醋酸戈舍瑞林（促性腺激素释放激素激动剂）进行治疗。经导管卵巢静脉栓塞可作为主要治疗方法用于临床处理无效的患者。它可使60%～100%的患者临床症状得到改善（图4.36，动图4.15）。

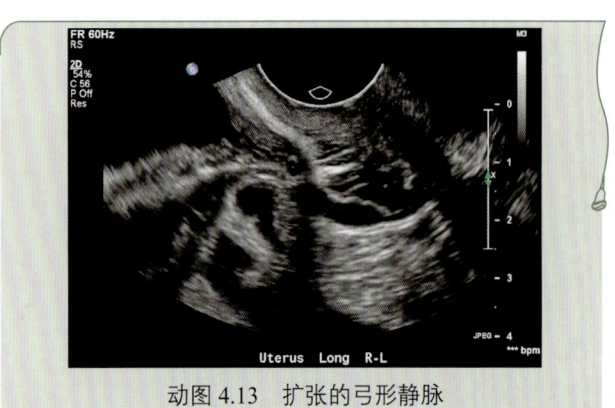

动图 4.13　扩张的弓形静脉

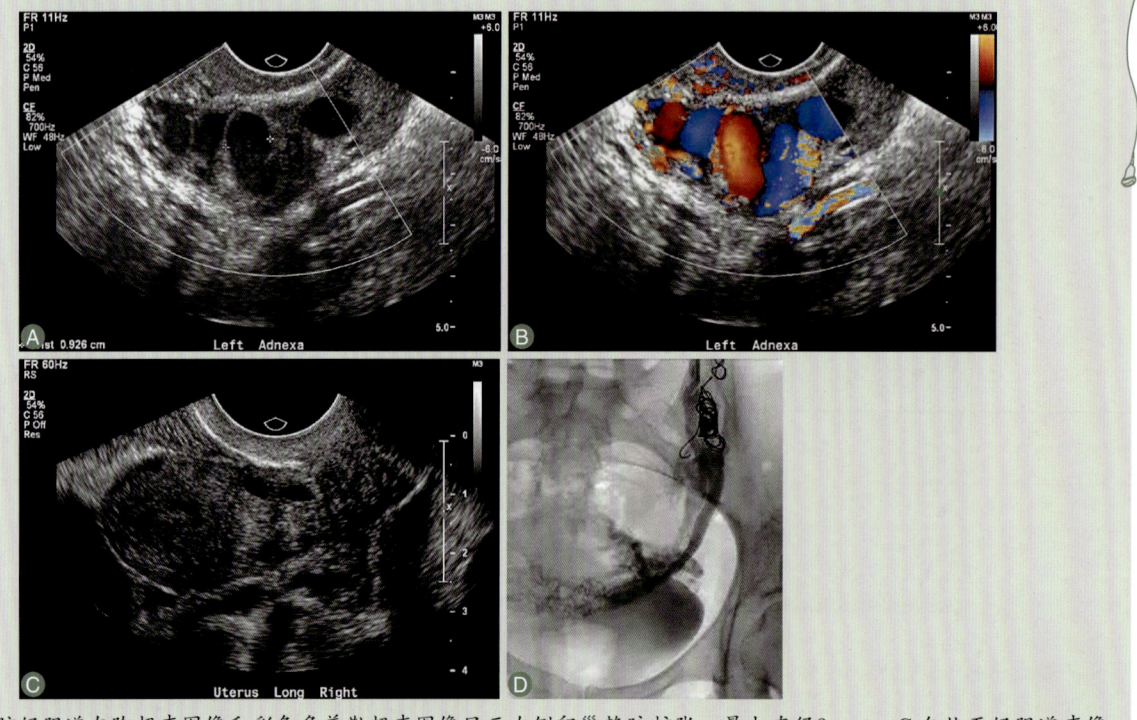

A、B.盆腔经阴道灰阶超声图像和彩色多普勒超声图像显示左侧卵巢静脉扩张，最大直径9 mm；C.矢状面经阴道声像图显示连接左卵巢静脉和右卵巢静脉的子宫弓状静脉扩张；D.另一位患者在卵巢静脉栓塞期间进行的盆腔静脉造影，多条侧支静脉起源于左侧卵巢静脉并穿过骨盆，预计这些侧支血管会连接到右卵巢静脉。Left Adnexa：左附件区；Uterus Long Right：子宫纵切面右。参见动图4.15。

图 4.36　盆腔淤血综合征

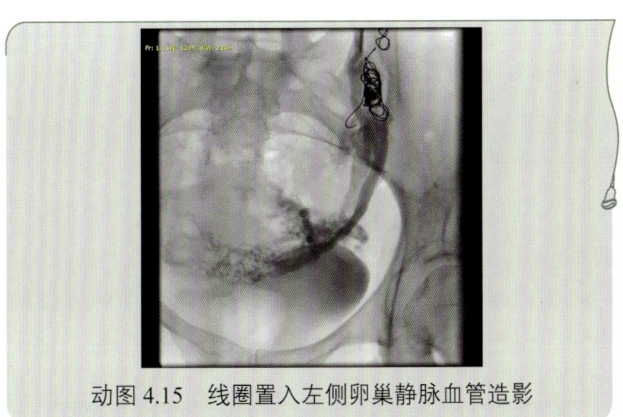

动图 4.15 线圈置入左侧卵巢静脉血管造影

6. 布-加综合征

布-加综合征是一种由肝静脉回流受阻引起的罕见疾病。在高加索人群中，这种情况通常与高凝状态有关。在亚洲人群中，下腔静脉膜性阻塞是最常见的原因。当下腔静脉存在孤立性狭窄时，无论是否放置支架，经皮腔内血管成形术通常都是成功的。经颈静脉肝内门体分流术（transjugular intrahepatic portosystemic shunt，TIPS）通常对改善肝静脉阻塞有效。

布-加综合征有许多肝内表现。下腔静脉表现在超声检查中可见，包括肝静脉上方的下腔静脉侧支血管网、由肝脏肿胀引起的肝内下腔静脉变窄和下腔静脉血栓形成。

7. 下腔静脉肿瘤

下腔静脉肿瘤很罕见，大多数发生在实体器官肿瘤通过静脉回流进入下腔静脉的情况下。当肾细胞癌通过肾静脉延伸到下腔静脉时，就会出现这种现象。肝癌和肾上腺皮质癌通过肝静脉和肾上腺静脉进入下腔静脉也会出现同样的现象。

下腔静脉的原发肿瘤更为罕见。平滑肌肉瘤也可发生在全身静脉的其他部位，但大多数发生在下腔静脉。

超声并不是这些肿瘤的首选成像方法。当超声检查发现下腔静脉肿瘤受累时，通常建议使用CT或MRI断面成像来确定病变累及的范围。

8. 其他下腔静脉疾病

充血性心力衰竭患者的下腔静脉和肝静脉可见扩张。

放置下腔静脉滤器已变得更加常见。根据笔者的经验，人们对它们看法并不一致。下腔静脉内滤器显示为有回声的异物。除了滤器的存在和大致位置外，几乎不可能确定更多关于滤器的信息

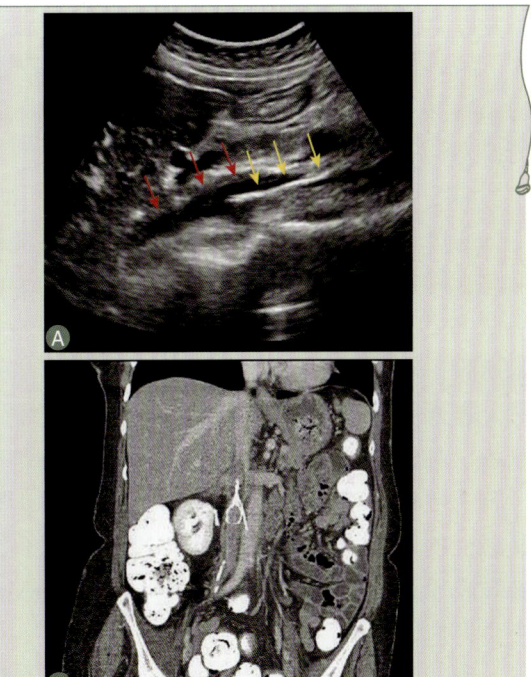

A.下腔静脉滤器可能很难显示，明亮的线状回声（黄箭头）代表了下腔静脉（红箭头）内的滤器齿，该图像显示了非常好的滤器可视化效果；B.CT冠状位重建显示了滤器的位置和形式。

图 4.37 下腔静脉滤器
（Courtesy of Anthony Hanbidge, MD.）

（图4.37）。长期滤器置入的患者其下腔静脉可能发生硬化，在这些患者中可能会看到下腔静脉消失和腹膜后侧支静脉形成。滤器的支架也能穿透下腔静脉管壁，这一发现在CT上相当常见。尽管可能会导致并发症，但是大多数是偶然发现。下腔静脉异物穿透时，超声可见异物的强回声穿透下腔静脉并向管壁外延伸。

六、腹膜后非血管性疾病

除了其他章节中介绍的特定器官外，超声并不是诊断腹膜后非血管疾病的主要方法。当超声检查发现接下来描述的异常情况时，通常需要进一步CT或MRI断面成像来显示完整的异常病变。

（一）实性肿块

最常见的实性肿块可能是淋巴结病（淋巴结肿大）。淋巴结肿大的原因可以是良性的，也可以是恶性的（如感染、淋巴瘤），但在所有情况下，必须排除恶性肿瘤。淋巴结通常为低回声。判断结构是否是淋巴结，通常依靠其位于主动脉旁、下腔静

脉旁区域或肠系膜等位置来识别。

转移性疾病是引起腹膜后实性肿块的另一个原因。转移最常见于淋巴结，但也可见于其他部位。通常难以确定肿块是结节还是其他组织的一部分（图4.38）。

腹膜后原发性恶性肿瘤很少见。最常见的腹膜后恶性肿瘤是淋巴瘤。其次是肉瘤：脂肪肉瘤、平滑肌肉瘤和纤维组织细胞瘤。这些肿瘤通常需要手术切除，复发率相对较高。

良性肿块也可见于腹膜后，包括纤维瘤、神经鞘瘤、神经纤维瘤和脂肪瘤。肾上腺外副神经节瘤（肾上腺外嗜铬细胞瘤）通常是良性的，但也可能是恶性的。超声通常无法区分腹膜后肿块良恶性，在腹膜后意外发现的肿块通常应提示CT或MRI的进一步评估。

腹膜后也可见积液，包括血肿、肾旁假性囊肿、淋巴囊肿、脓肿和胰腺假性囊肿。如果能很好地观察到，并且存在指征，超声结合X线透视检查通常是引流这些积液的最佳方法。

（二）腹膜后纤维化

如前所述，腹膜后纤维化常与炎性腹主动脉瘤合并在被称为慢性腹主动脉周围炎的疾病过程中。腹膜后纤维化通常是环绕在主动脉和髂总动脉周围的肿块。它可累及邻近结构，最常累及输尿管，导致输尿管移位，并常造成梗阻。当和炎性腹主动脉瘤相关时，腹膜后纤维化通常随着炎性腹主动脉瘤的修复而消退。

在腹膜后纤维化病例中，超声显示为包绕腹主动脉的肿块（图4.39）。

主动脉后壁通常不受累及。若腹主动脉周围肿块将主动脉与脊柱分开，提示病因是恶性的。超声

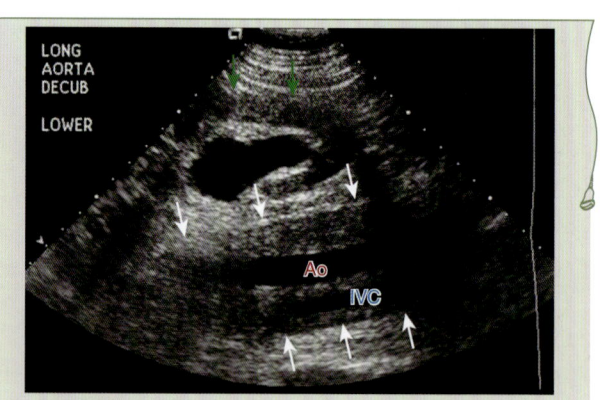

冠状面声像图显示无腹主动脉瘤（腹膜后纤维化）（白箭头）的慢性主动脉周围炎环绕在腹主动脉（Ao）周围。下腔静脉（IVC）被肿块包围，也隐约可见。左肾（绿箭头）因左输尿管被腹主动脉周围肿块包绕压迫而发生肾积水。

图4.39　慢性腹主动脉周围炎
(Courtesy of Carl Reading, MD.)

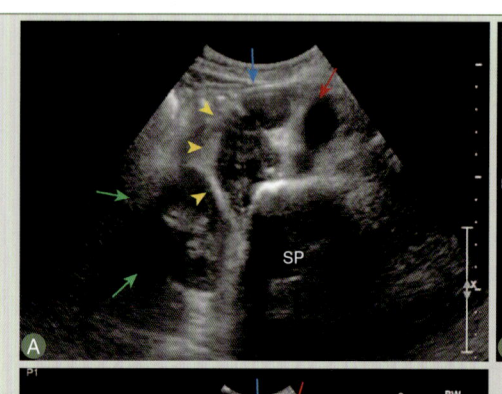
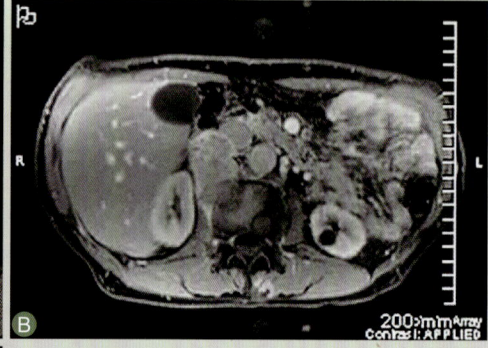
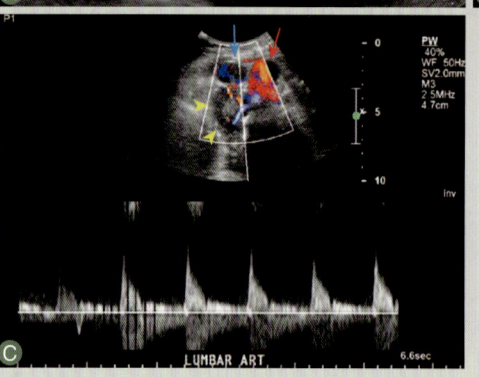

A.食管腺癌转移至腹膜后，可能为结节性（黄箭头）；B.患者MRI图像；C.彩色双功多普勒超声显示病灶（黄箭头）为血管病变，由腰动脉供血。多普勒取样框位于为病灶供血增粗的腰动脉中。蓝箭头：下腔静脉；绿箭头：右肾；红箭头：主动脉；SP：脊椎；LUMBAR ART：腰动脉。

图4.38　腹膜后转移性疾病

对检测腹膜后纤维化不敏感,但能敏感检测出可能存在的炎性腹主动脉瘤。超声对输尿管梗阻和肾盂积水这类最常见并发症的检测也很敏感。

七、结论

超声常用于对腹膜后实质器官和血管进行有针对性的评估。实体器官的评估将在其他章节中介绍。对于腹膜后血管疾病,超声通常是一种很好的诊断方法,并且通常是一线诊断方式。由于某些原因,超声并不是对腹膜后结缔组织区域成像的主要方法。为了在扫查腹膜后器官和血管时能够进行全面诊断,临床医师必须对可能遇到的所有腹膜后疾病有清晰的概念,这样才能提供最佳的患者关怀。

(罗燕,吴蓉,高彬洋,严华林,韩丽娜,姚明华,贾彩霞,李春晓,张璐妮,张群霞译)

参考文献

扫码观看

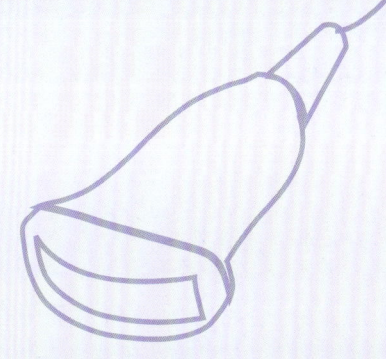

第五章 腹股沟及前腹壁疝动态超声检查

Deborah Levine, Lisa Napolitano, and A. Thomas Stavros

章节大纲

一、技术要求

二、腹股沟疝动态超声检查报告

三、疝的构成

四、动态扫查方法

五、重要的超声标志

六、腹股沟和腹股沟区疝

　　（一）斜疝

　　（二）直疝

　　（三）股疝

　　（四）半月线疝

　　（五）运动相关疝

七、腹壁疝或腹疝

　　（一）腹白线疝

　　（二）脐疝

　　（三）脐旁或脐周疝

　　（四）切口疝

　　（五）多发性疝

八、疝相关的其他问题

　　（一）复发性腹股沟疝

　　（二）疝并发症

　　（三）类腹股沟疝疾病

　　（四）类前腹壁疝疾病

九、总结

关键点总结

- 动态超声是评估腹股沟或前腹壁疼痛的关键检查。动态检查包括瓦尔萨尔瓦动作和加压动作，以及仰卧和直立位的扫查。动态超声使临床医师能够确定疝的类型、大小、内容物、还纳性和压痛程度。
- 运动员腹股沟疼痛的评估常常比非运动员更复杂，因为他们常合并相关的肌腱炎和耻骨炎。为了确定潜在的病变并决定最佳手术和非手术治疗方式，动态超声联合MRI检查通常是必要的。
- 患者疝通常不止1个，往往为多发，故对于这部分患者，超声确认疝后，应继续扫查同侧和对侧腹股沟区或前腹壁区来发现其他类型疝。即使没有显示其他阳性发现，在报告中专门提示已经完成双侧腹股沟区扫查且未发现其他疝的影像学表现，对于外科医师来说也是很重要的。
- 绞窄是腹股沟疝最严重的并发症。其灰阶声像图表现（高回声脂肪、等回声增厚的疝囊、疝囊内积液及肠袢壁增厚）诊断绞窄较彩色多普勒超声表现更敏感。
- 疝修补术后复发性疼痛是比较常见的问题。动态超声检查对评估急、慢性腹股沟复发性疼痛都有帮助。现在大多数疝修补术都使用补片。超声识别复发性疝的关键是用动态手法评估补片的边缘，因为复发疝多源于补片的边缘。
- 许多罕见的和非特异性的病变易与疝混淆。其中Nuck囊肿（即子宫圆韧带腹膜鞘状突囊肿）和子宫圆韧带静脉曲张相对比较常见，且具有特征性声像图表现。

腹股沟疼痛的患者可见于多种疾病，包括但不限于髋关节病变、肌腱炎、淋巴结病变或疝。腹股沟疼痛是成年患者常见的症状。疝修补术是美国最常见的外科手术，每年手术超过80万例。从2001年到2010年，大约有230万住院患者接受了腹部疝修补手术，其中约有56.7万例是急诊手术。在2001年和2010年，每10万人年急诊疝修补术的总发生率从16.0%增加到19.2%。人的一生中发生腹股沟疝需要修补的风险很高，男性约27.2%，女性约2.6%。超过90%的手术患者是<1岁的男婴，因此这些数字并不能反映成年人的发病率。

巨大疝通常会导致明显的肿块或隆起，一般在临床上即可诊断明确，很少需要影像学检查（除术前评估对侧外）。反之，患者有疼痛但无肿块或隆起的疝通常更需要影像学检查并作出明确诊断。CT和MRI已被用来鉴别和描述疝（图5.1）。然而，与其他成像方式相比，实时超声具有以下优势：能够在直立位和仰卧位对患者进行扫查；使用瓦尔萨尔瓦动作和加压等动态检查；并能实时动态存储（图5.2）。体位变化和动态检查不仅能影响操作者诊断疝的能力、改变疝的大小及内容物，并且能够评估疝的还纳性。超声还能使检查者评估疝的压痛程度和临床重要性，因此超声是评估腹股沟肿块和腹股沟疼痛的一种影像学方法。

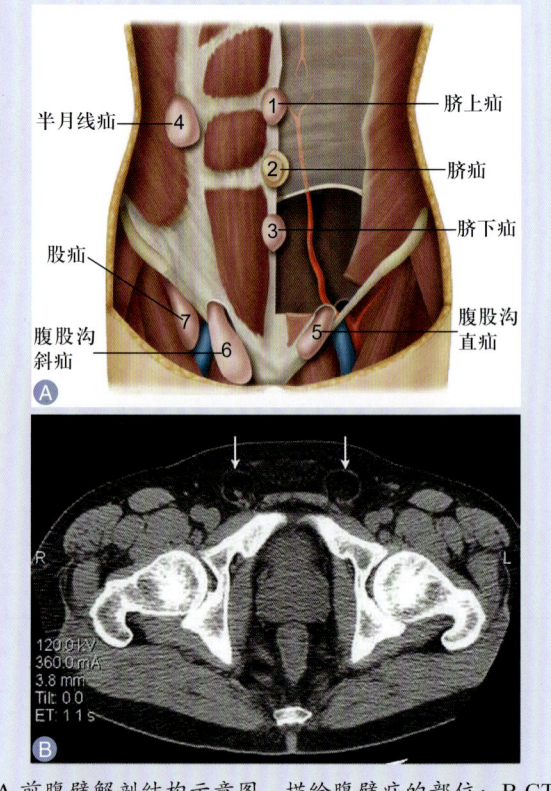

A.前腹壁解剖结构示意图，描绘腹壁疝的部位；B.CT显示腹股沟斜疝，腹部CT扫描显示疝内容物为脂肪的双侧腹股沟斜疝（箭头）。

图5.1 疝的类型

（A with permission from Granja M, Rivero O, Aguirre D. Abdominal wall hernias. In: Sahani DV, Samir AE, editors. Abdominal imaging. 2nd ed. Philadelphia: Elsevier; 2017: 1014-1025.）

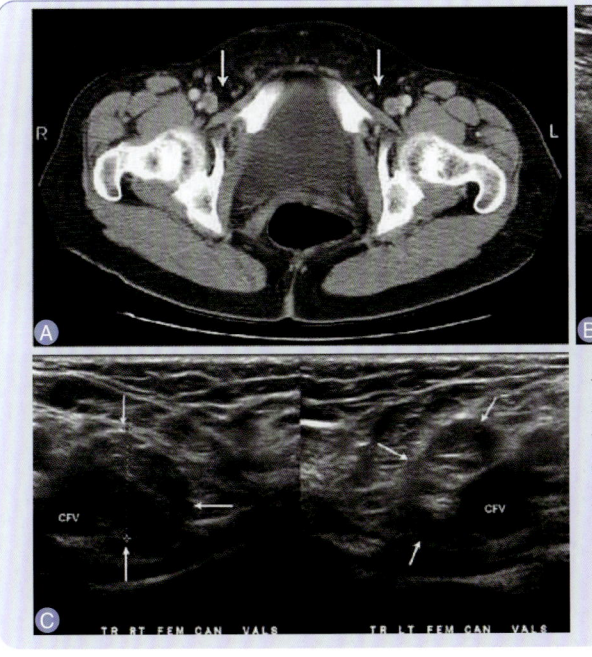

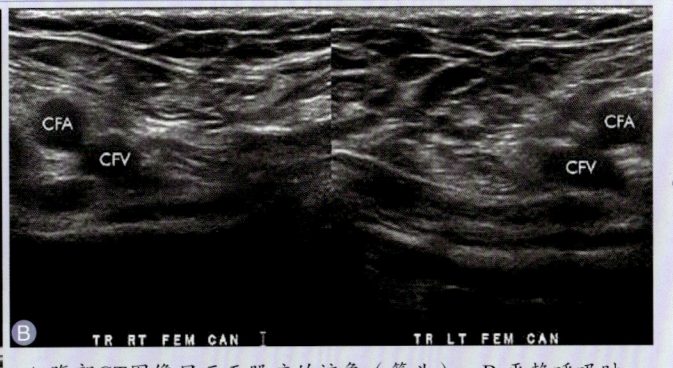

A.腹部CT图像显示无股疝的迹象（箭头）；B.平静呼吸时，超声横切图像显示股管正常；C.瓦尔萨尔瓦动作时超声横切图像显示双侧股管存在脂肪疝，右侧＞左侧（箭头）。CFA：股动脉；CFV：股静脉；TR RT FEM CAN：右侧股管横切面；TR LT FEM CAN：左侧股管横切面。

图 5.2　仅瓦尔萨尔瓦动作下可见的股疝

腹股沟最常见的定义是腹部与大腿交界处的髂腹股沟褶线区域及其上下的邻近区域。严格意义上来说，唯有"腹股沟疝"在腹股沟区（直疝或斜疝）。当然，半月线疝和股疝离腹股沟区很近，因此也被认为是腹股沟疝。

疝发生在天生的薄弱部位，即血管穿过腹壁（股疝和半月线疝）处，睾丸、精索或圆韧带胎儿期出现移位（腹股沟斜疝）处，或者通过宽阔扁平的肌腱即"筋膜"（腹股沟直疝）处。疝通常不会穿过腹壁肌肉，除非有手术史或其他的外伤史。

一、技术要求

对于大多数患者，使用50 mm长的高频（≥12 MHz）探头是最合适的。但对于肥胖患者，可能需要更低频率的探头，通常为7~9 MHz凸阵探头。使用50 mm探头很重要，因为其扫查视野（field of view，FOV）更大，可以更好地识别标志位置，尤其是在有筋膜分离的患者中。当超宽线阵探头不适用时，梯形或虚拟凸阵显示可能会有所帮助。在某些情况下，扩大扫查视野的模式有一定的帮助，尤其是延伸至阴囊的腹股沟斜疝和长切口疝。存储和回放视频非常重要，这样能够捕获对诊断至关重要的动态信息。彩色及能量多普勒超声特征能显示与炎症、实性肿块及疝内肠管活性相关的血流信息。

二、腹股沟疝动态超声检查报告

在报告腹股沟疝动态超声检查结果时，使用正确的术语是很重要的。除适应证外，报告还应包含以下内容：①检查名称；②检查的特殊动态组织结构；③检查侧；④是否有疝；⑤疝大小；⑥疝内容物；⑦还纳性；⑧疝是否有压痛。压痛在确定疝是否更可能为偶发性或具有临床意义时很重要。这在无症状患者偶然发现疝气时尤为重要。

当报告中描述了疝时，我们也报告扫查了同侧或对侧腹股沟其他类型的疝。在腹股沟疝患者中，同侧股疝或半月线疝的存在可能需要使用较大的补片。对侧疝的存在可能导致双侧修补而非单侧。特别是儿童常发现双侧腹股沟疝。

三、疝的构成

疝由1个疝囊及疝内容物构成，疝囊分为颈、体和底三部分。腹股沟疝的疝囊由腹膜构成，腹膜突出并穿过腹壁缺损或"疝口"处，并包绕疝内容物。疝囊颈位于缺损处。颈部狭窄或僵硬的疝更容易发生嵌顿和绞窄，体部是疝囊最宽的部位，而底部则是离缺损最远的部位。最有可能进入疝囊的通常是那些位于缺损区域和可以移动的内脏，如大网膜和小肠。

大多数超声发现的疝不含肠管。实际上，大多数疝只含有脂肪（图5.3，动图5.1），脂肪的来源可能是腹腔内（肠系膜或网膜）、腹膜，或者在很少的情况下两者都有（动图5.2）。含有腹腔内脂肪的疝可能后期会含有肠管，因而可能比只含有前腹膜脂肪的疝风险更大。有些疝囊含有腹腔来源的游离液体（图5.4）。疝绞窄可能导致肠梗死，因此含有肠管的疝被认为存在更高风险（图5.5，动图5.3）。最可能含有肠管的巨大疝在临床上更容易被发现，较少需要超声来诊断。疝内容物可含有小肠、结肠或阑尾，Amyand疝是一种罕见的腹股沟疝（约占腹股沟疝的1%，占<1%的阑尾炎病例），其内容物

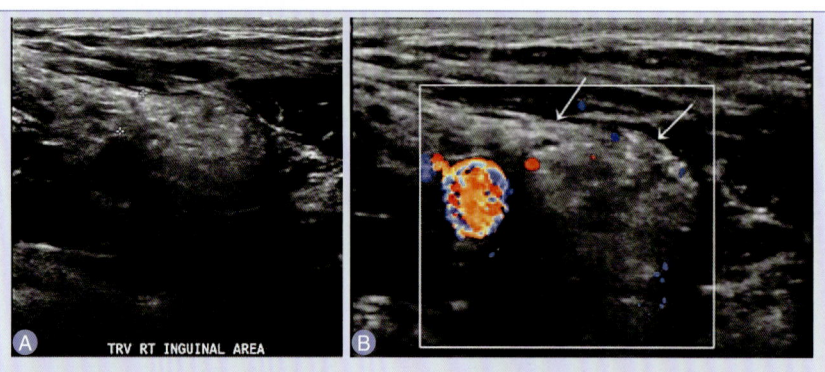

患者男性，25岁，伴有右侧腹股沟疼痛和含脂肪的斜疝。A.横切面声像图显示右侧腹股沟疝（标尺）；B.彩色多普勒超声图像显示疝（箭头）位于血管外侧。疝囊内仅见脂肪。参见动图5.1。

图5.3 腹股沟斜疝

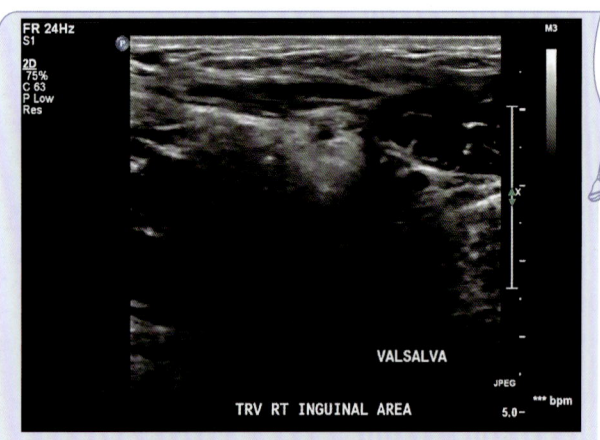

动图5.1 含脂肪腹股沟斜疝

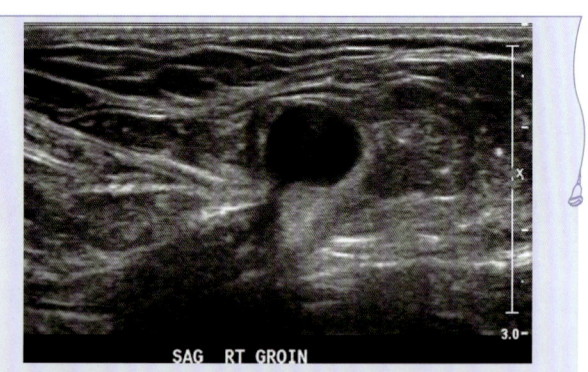

长轴图像显示一含液体的股疝，引起患者疼痛和肿胀。SAG RT GROIN：右侧腹股沟矢状位切面。

图5.4 含液体的嵌顿性腹股沟直疝

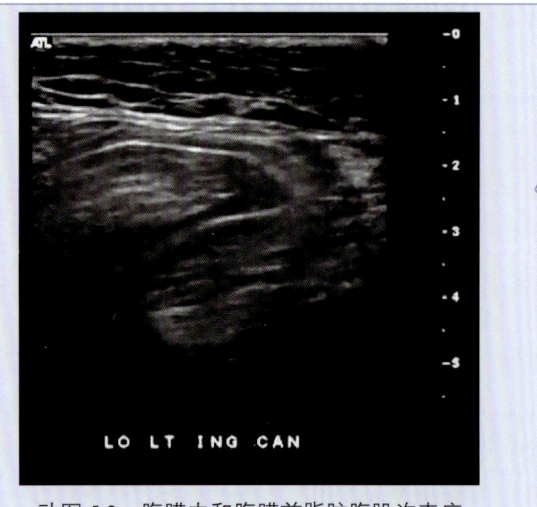

动图5.2 腹膜内和腹膜前脂肪腹股沟直疝

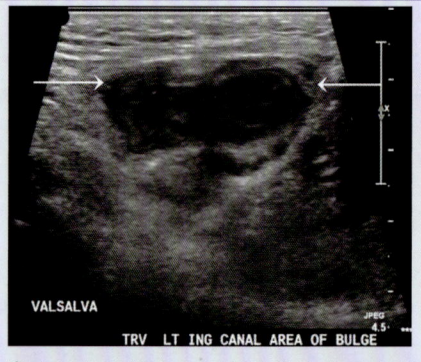

腹股沟管的短轴图像显示一含肠管的腹股沟斜疝（箭头）。参见动图5.3显示肠管蠕动。VALSALVA：瓦尔萨尔瓦动作；TRV LT ING CANAL AREA OF BULGE：短轴腹股沟管区疝膨出。

图5.5 含肠管的腹股沟疝

含有阑尾（图5.6）。其他更不常见的疝内容物包括卵巢和（或）"膀胱耳"。

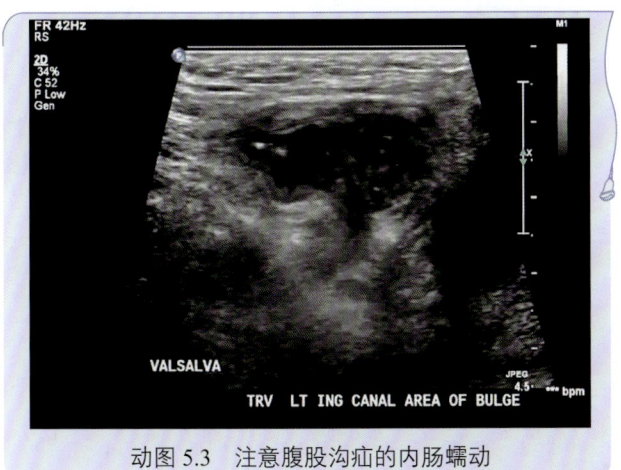

动图5.3　注意腹股沟疝的内肠蠕动

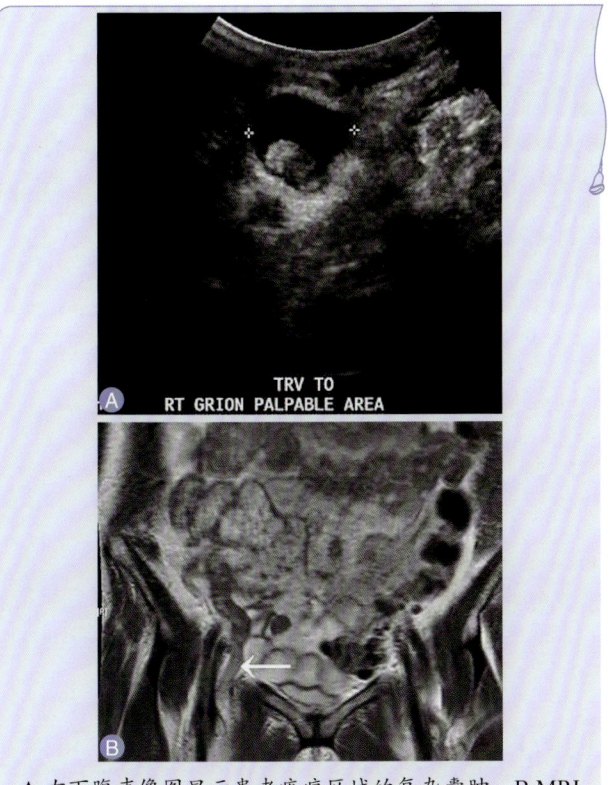

A.右下腹声像图显示患者疼痛区域的复杂囊肿；B.MRI显示阑尾（箭头）进入疝内。TRV TO RT GRION PALPABLE AREA：右侧腹股沟触诊区短轴切面。

图5.6　Amyand疝

四、动态扫查方法

动态动作是超声描述和评估疝能力的关键，包括平静呼吸、瓦尔萨尔瓦动作、加压和直立位时分别进行观察。当患者仰卧位平静呼吸时，许多疝气会自行回缩，此时动态动作是有帮助的。仅含脂肪的疝与周围组织几乎呈等回声，因此相对不明显。在平静呼吸时观察腹股沟区可以显示肠管蠕动。用彩色多普勒可以评估肠管血流灌注情况（意味着肠管的活性）。动态超声可以使疝内的脂肪移动，从而使疝内容物更加明显。运动方向是有帮助的，因为周围组织的运动几乎总是在前后方向，而疝内容物在加压动作时会水平或斜向运动（动图5.4）。疝内容可能随着动态动作的变化而变化。最后，可以评估疝的还纳性和疼痛程度。

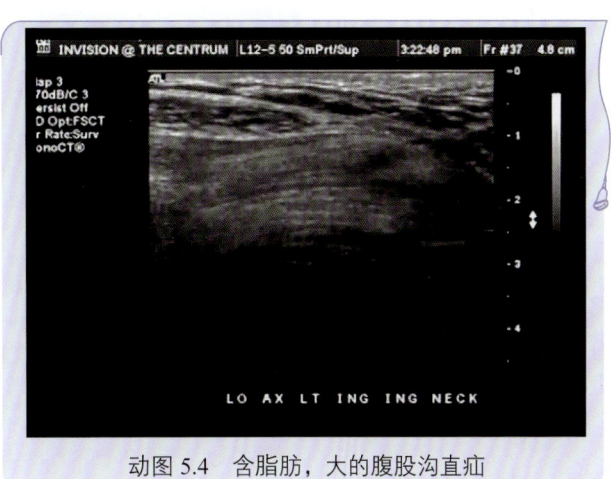

动图5.4　含脂肪，大的腹股沟直疝

当患者仰卧时，瓦尔萨尔瓦动作最有用。它迫使疝内容物向前，经常是水平向内下方运动（图5.7），有时引起疼痛。部分疝仅在瓦尔萨尔瓦动作时可见（图5.2）。在其他情况下，在平静呼吸时可以看到的疝囊，在瓦尔萨尔瓦动作时伸长并变宽。平静呼吸时仅含脂肪的疝在瓦尔萨尔瓦动作时可能会显示肠管（动图5.5）。一般来说，疝囊应该随着瓦尔萨尔瓦动作而变大。如果他们保持大小不变，则需要警惕嵌顿。

无论患者是直立位还是仰卧位，加压动作对于评估超声可检测到疝的还纳性和疼痛程度都至关重要。对于瓦尔萨尔瓦动作无效的仰卧位患者，加压手法同样有效。加压有助于评估疝的还纳性。疝可能完全可还纳（动图5.6），部分可还纳（动图5.7），或不可还纳（动图5.8）。疝的形状与还纳性有关。具有宽底和窄颈的疝可能无法还纳，而与底相比，具有宽颈的疝更易还纳（图5.8）。评估疼痛程度非常重要，因为动态超声可以很敏感地发现许多无症状和临床不重要的疝。此外，一些患者的疼

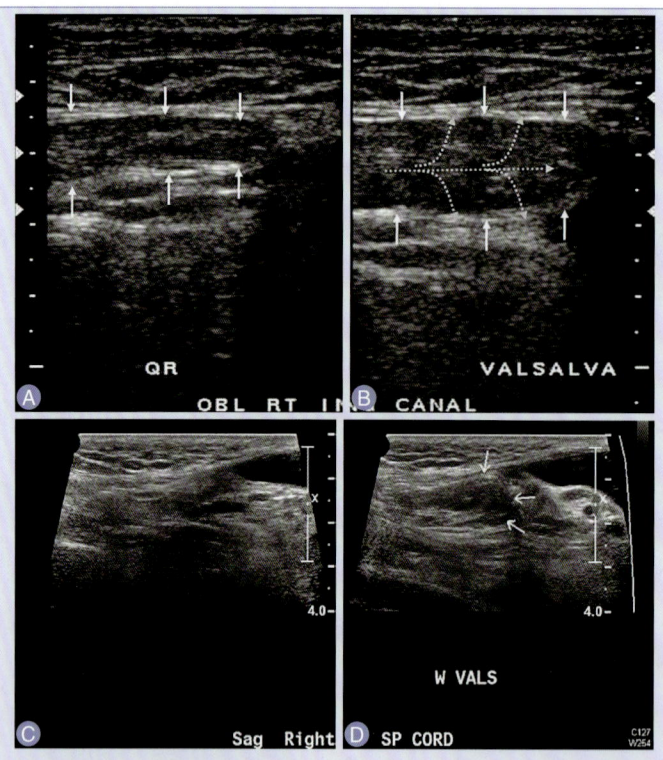

A、B.在平静呼吸和瓦尔萨尔瓦动作时,含脂肪腹股沟斜疝的分屏长轴图像,左图显示平静呼吸时的疝(箭头),右图显示瓦尔萨尔瓦动作时的疝,其内容物在腹股沟管(箭头和虚线箭头)内向远端水平方向移动;C、D.分屏图像显示在另一例患者中,采用瓦尔萨尔瓦动作时疝更加明显。QR:平静呼吸状态;VALSALVA:瓦尔萨尔瓦动作;OBL RT ING CANAL:右侧腹股沟管斜切面;Sag Right SP CORD:右侧精索矢状位切面。

图 5.7 瓦尔萨尔瓦动作在腹股沟斜疝中的诊断价值

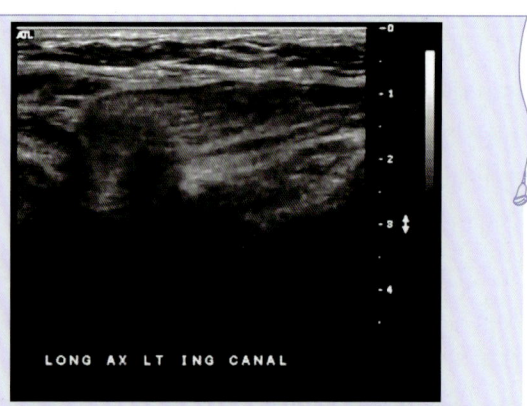

动图 5.5 瓦尔萨尔瓦动作中疝内容物的变化

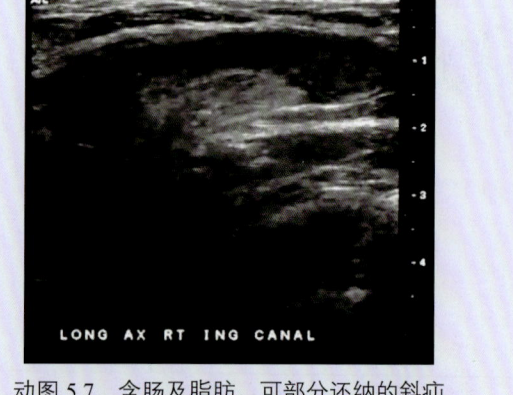

动图 5.7 含肠及脂肪,可部分还纳的斜疝

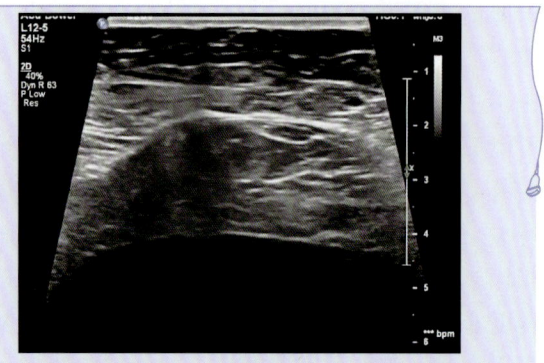

动图 5.6 含脂肪,大、宽疝颈,可完全还纳的腹壁疝

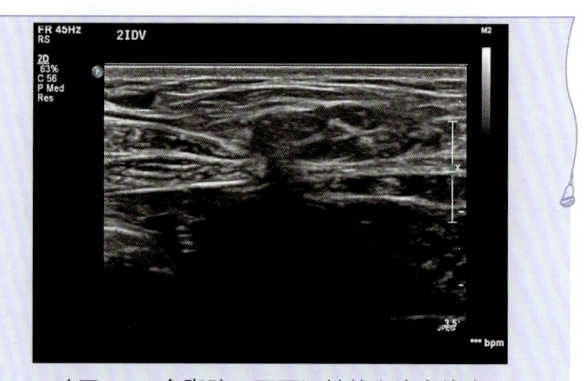

动图 5.8 含脂肪,不可还纳的上腹白线疝

第五章 腹股沟及前腹壁疝动态超声检查

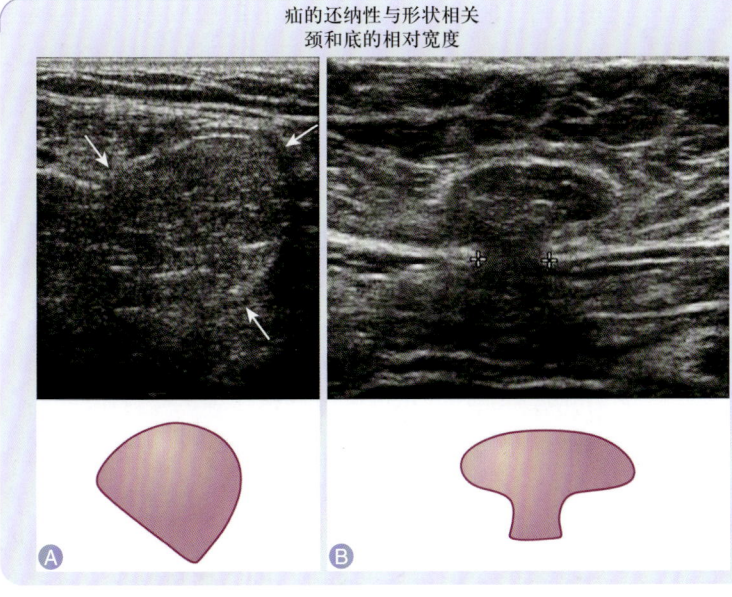

A.腹股沟直疝，与底相比表现为宽颈，这种疝形态与完全可还纳有关；B.腹白线疝，与宽疝底相比，表现为非常窄的疝颈。这种疝的形态与无法还纳和绞窄风险增加有关。箭头：疝颈；标尺：疝颈宽度。

图5.8 典型疝的形状

痛是由其他病因引起的。

在所有被超声评估为腹股沟疝的患者中，直立位检查必不可少。很多患者只是在直立位才有症状，或者在直立位症状更明显。积液通常在患者直立位时最容易显示。当患者站立时，可能需要数分钟时间游离液体才能在疝囊下端形成"积液"，因此直立位延迟成像可能有助于显示腹腔积液。其他疝只在直立位含有肠管。有些疝要么仅在直立位可见，要么在直立位显示得更清楚（腹股沟直疝和股疝）。疝的还纳性在仰卧位和直立位时可能存在差异，因此评估2种体位下疝的可还纳性非常重要。对大多数患者，腹股沟疝在仰卧位比直立位更易还纳，而在其他疝中则相反。

五、重要的超声标志

超声能够显示腹股沟韧带上方腹股沟疝的特征。腹股沟广义范围内发生4种类型的疝：腹股沟斜疝、腹股沟直疝、半月线疝和股疝。区分前3种类型疝的关键标志是腹壁下动脉（inferior epigastric artery，IEA），该动脉起自髂外动脉，然后向内上走行，穿过半月线筋膜和半月线，最终沿腹直肌中后方走行。在脐与耻骨联合中间水平，进行超声横切面扫查，可在腹直肌中后方表面探查到所有患者的腹壁下动脉（图5.9）。腹壁下动脉位于前腹膜，因此不会被肠气遮挡。腹壁下动脉一旦在横切面上被辨认，可向下方和侧方扫查追踪其在髂外动脉的

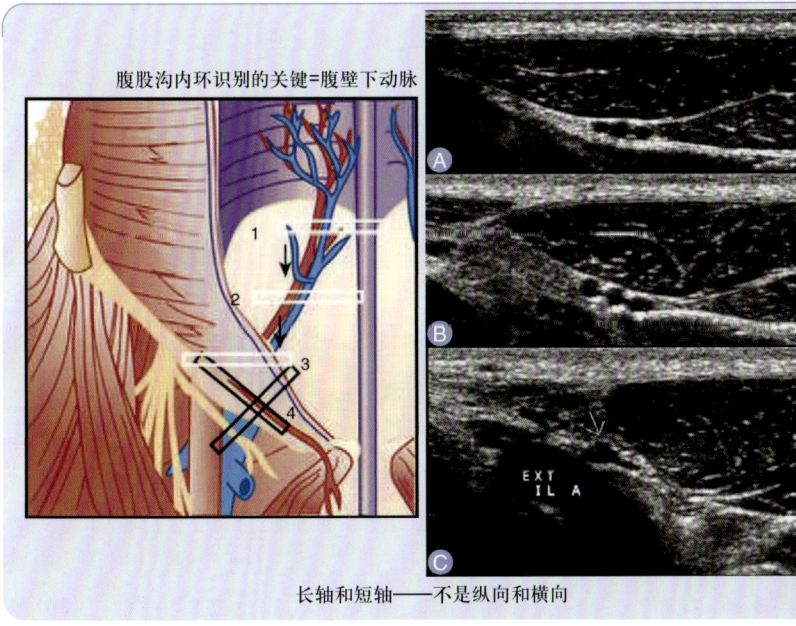

A.为脐和耻骨联合中间的横切面声像图（白色框1），腹壁下动脉及其成对的静脉位于腹直肌的中外侧后表面；B.为几厘米以下，腹壁下血管位于更外侧（白色框2）；C.为腹壁下血管（箭头）位于腹直肌边缘水平（白色框3），大多数半月线疝发生于此处，一旦确定腹壁下动脉的起源，探头应旋转到与腹股沟管平行和垂直（黑色框4）的平面，即长轴和短轴声像图。EXT ILA：髂外动脉。

图5.9 腹壁下血管是评估腹股沟区的主要标志

起源。4种主要类型的腹股沟疝（表5.1，图5.10）。

一旦确定了腹壁下动脉的起源，将探头旋转至轴向与腹股沟韧带平行，从上外侧斜行至下内侧。在与腹股沟韧带平行的长轴和垂直于腹股沟韧带的短轴上分别对患者进行扫查。

表 5.1 腹股沟疝的类型

疝类型	主要表现	典型教学点
斜疝	疝由腹壁下血管外侧进入腹股沟管，位于腹股沟韧带上方，通过腹股沟管向远处延伸程度变化很大	最常见的腹股沟疝延伸至阴囊或大阴唇的几乎都是斜疝
直疝	起源于联合肌腱，位于腹壁下动脉下内侧，疝位于直疝三角（hesselbach triangle）的下方	与腹部压力增加（腹水、肥胖、怀孕），高龄及肌肉力量减弱有关
Spigelian 疝（半月线疝）	从腹壁下动脉穿过半月筋膜的外侧起源。腹横肌筋膜通常是撕裂的。多数患者的腹内肌筋膜通常也是撕裂的	超声显示腹壁前外侧的混合性肿块，其中可能含有液体或气体填充的肠管
股疝	位于股管内，腹股沟韧带下方	相对容易发生绞窄

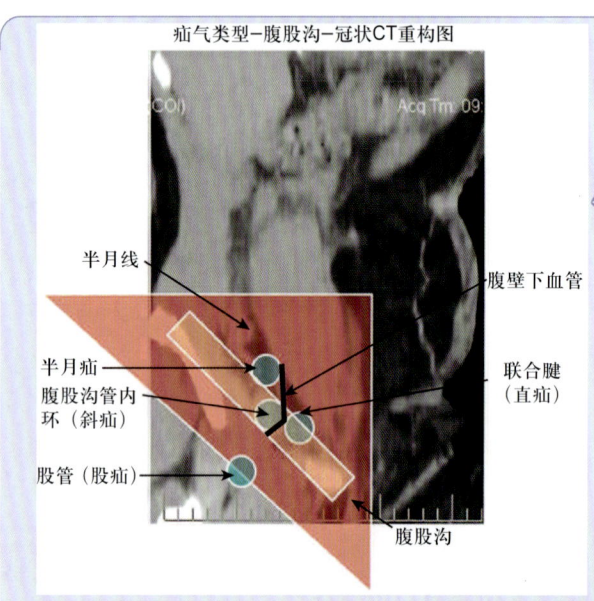

图 5.10 4种腹股沟疝的位置

冠状面重构的腹部和盆腔CT图像。腹股沟斜疝起源于腹股沟内环或腹股沟深环，位于髂外动脉与近端腹壁下动脉之间的分叉部。腹股沟直疝通过位于腹壁下动脉起始点内侧下方的"联合腱"凸出。半月疝起源于腹下动脉外侧的半月筋膜，该处与腹直肌外侧缘相贴。股疝位于股管内，在腹股沟管和腹股沟韧带下方。

六、腹股沟和腹股沟区疝

腹股沟疝可分为直疝和斜疝。这里所讲的直和斜是指疝在开放性手术修复时如何显露。腹股沟直疝从后方"直接"突入外科打开的腹股沟管。而腹股沟斜疝则是通过腹股沟内环（腹股沟深环），从上外侧"倾斜"进入手术打开的腹股沟管。从超声的角度来看，"直"和"斜"有潜在发生混淆的可能。将其描述为腹股沟内环疝（斜疝）和非内环疝（直疝）会更较少混淆。在一项回顾性研究中，分析了151例患者中172个腹股沟的超声检查，107例中诊断出119个疝，其中腹股沟斜疝占60%，腹股沟直疝占19%，股疝占18%，合并疝（腹股沟直疝和腹股沟斜疝）占3%。其内92%含有脂肪，30%含有肠管。超声诊断腹股沟疝的敏感度和特异度分别为96%和96%（2011年以后提高到98%和100%），诊断疝类型的准确率为96%（2011年以后提高到98%）。在一项对118例临床诊断为腹股沟疝的患者进行的前瞻性研究中，发现超声对疝诊断的敏感度和特异度均为100%，明确诊断直疝和斜疝的敏感度分别为86%和97%。显然，经验和技术是实现高精确度诊断的重要因素。

腹股沟疝患者的腹横筋膜强度发生改变。疝患者的胶原结构和金属蛋白酶活性与普通人群不同，由于腹横筋膜位置压力大，几乎没有额外的支撑，因此有拉伸、撕裂和断裂的风险。已知患有组织强度疾病的患者，包括埃勒斯–当洛斯综合征、马方综合征和赫尔勒综合征、多囊肾和成骨不全等，患腹股沟疝的风险增加。

（一）斜疝

腹股沟斜疝的特征性征象是腹腔内容物（脂肪、肠管或两者都有）通过腹股沟深环和腹股沟管的异常运动。短轴可见腹股沟斜疝进入和离开与精索相邻的平面（男性）。

腹股沟斜疝是最常见的腹股沟疝类型，发生率是直疝的5倍。在男孩中，腹股沟斜疝是由先天性缺陷鞘膜突未闭引起的。在成年人中，斜疝是由腹股沟内环薄弱和扩张所致。斜疝是鞘膜未闭过程的持续。在男性中，睾丸从腹腔下降到阴囊，这可能导致鞘膜突延迟闭合或者是腹股沟管闭合不完全。腹股沟斜疝多发于男性。然而，延迟闭合或不完全闭合的Nuck管可发生在女性。腹股沟斜疝的疝颈位于腹股沟内环处，底部位于腹股沟管内（图5.11）。疝囊颈（腹股沟内环）位于腹壁下动脉起始部的上方和外侧，倾向于朝前方向，而底部（腹股沟管）水平方向，向下方和内侧走行，经过腹壁下动脉起始部的浅部。腹股沟斜疝的底部在男性位于精索的前方和外侧，在女性位于圆韧带的前方和外侧

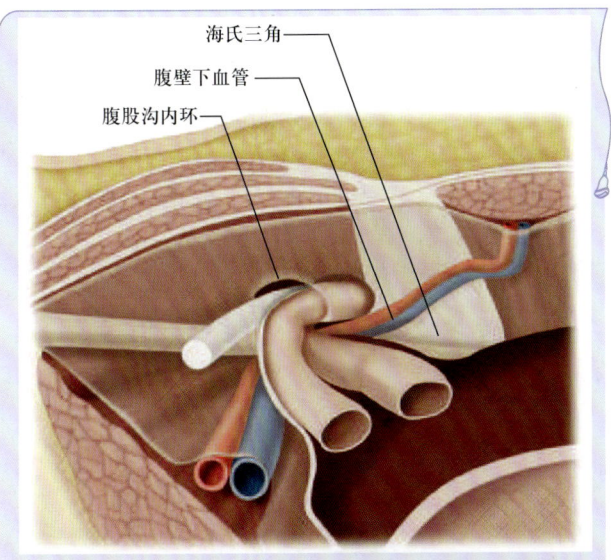

前腹壁深部示意图，显示左侧腹股沟斜疝。疝囊突出腹股沟内环，位于腹壁血管外侧。注意海氏三角，位于腹壁下血管的内侧和下方。

图 5.11 腹股沟斜疝解剖结构

(Reproduced with permission from Granja M, Rivero O, Aguirre D. Abdominal wall hernias. In: Sahani DV, Samir AE, editors. Abdominal imaging. 2nd ed. Philadelphia: Elsevier; 2017: 1014-1025.)

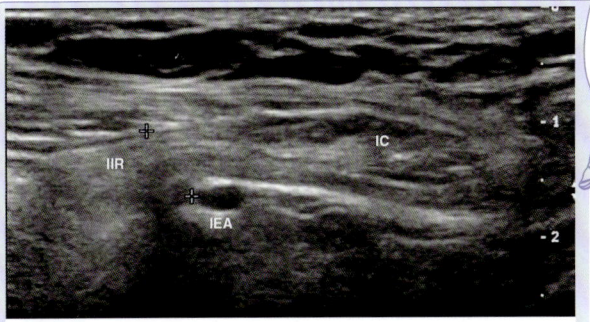

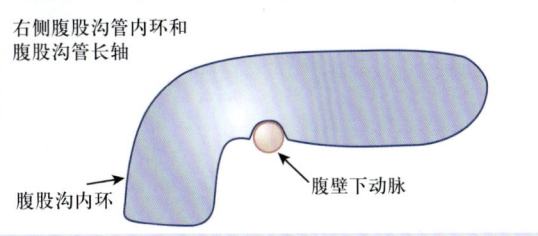

长轴切面显示疝颈位于腹股沟内环（IIR），腹壁下动脉（IEA）近端的上外侧。疝囊在腹股沟管（IC）内向内下方水平移动。腹股沟斜疝总是从腹壁下动脉的浅部经过。

图 5.12 腹股沟斜疝

（图5.12）。在短轴上，腹股沟内环和腹股沟斜疝颈位于外侧的髂外动脉和内侧的腹壁下动脉之间。

在长轴上，腹股沟斜疝可有2种表现：滑动和非滑动。滑动型腹股沟斜疝颈部相对于底部较宽，颈部与基底部夹角丧失。通常可还纳，更可能包含肠管和其他腹腔内容物。非滑动型颈部相对于底部较窄，颈部与基底之间的夹角保持近90°（图5.13）。非滑动疝通常只包含腹膜前脂肪且不可还纳，手术时可能被误诊为"精索脂肪瘤"或"腹股沟管脂肪瘤"。真正的精索脂肪瘤虽然可能存在，但实际上很罕见。非滑动型腹股沟斜疝比滑动型腹股沟斜疝更难进行超声诊断，其原因为：①他们往往更小；②仅含脂肪，与周围组织回声几乎相等；③动态扫查时，其内容物几乎不动。在短

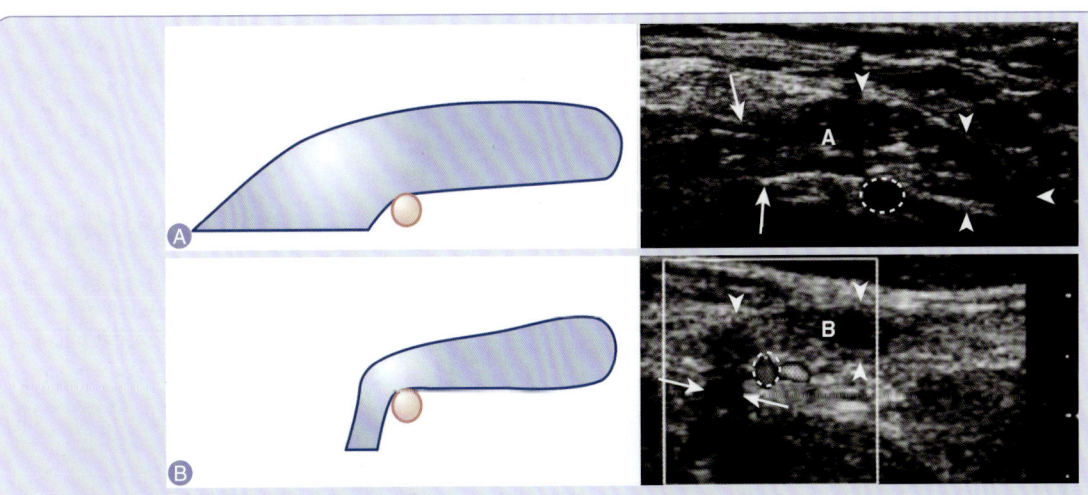

A.滑动型：疝颈（箭头）与底部（三角箭头）一样宽或大于底部（三角箭头），腹股沟内环与腹股沟管之间的角度消失，滑动疝通常包含腹腔内容物，且可还纳；B.非滑动型：疝颈（箭头）比底部（三角箭头）狭窄，腹股沟内环与腹股沟管之间的夹角保持近90°，非滑动疝内容物通常只包含腹膜脂肪，且不可还纳，常被误诊为腹股沟管或精索的"脂肪瘤"。圆圈：腹壁下动脉。

图 5.13 腹股沟斜疝：2 种类型

轴上，滑动型腹股沟斜疝可以在腹股沟内环或腹股沟管水平获得诊断。然而，非滑动型只能在腹股沟管水平获得诊断，这是最宽的部位。

在某些病例中，很难显示疝颈与腹壁下血管的关系。此时，评估疝囊与精索的关系是有帮助的。在男性中，腹股沟斜疝倾向于沿精索前外侧走行，而腹股沟直疝疝囊倾向于位于精索后内侧（图5.14）。在女性中，腹股沟斜疝位于圆韧带的前方（图5.15）。巨大的腹股沟斜疝可使精索隆起并被拉伸（图5.16，图5.17），引起疼痛并放射至阴

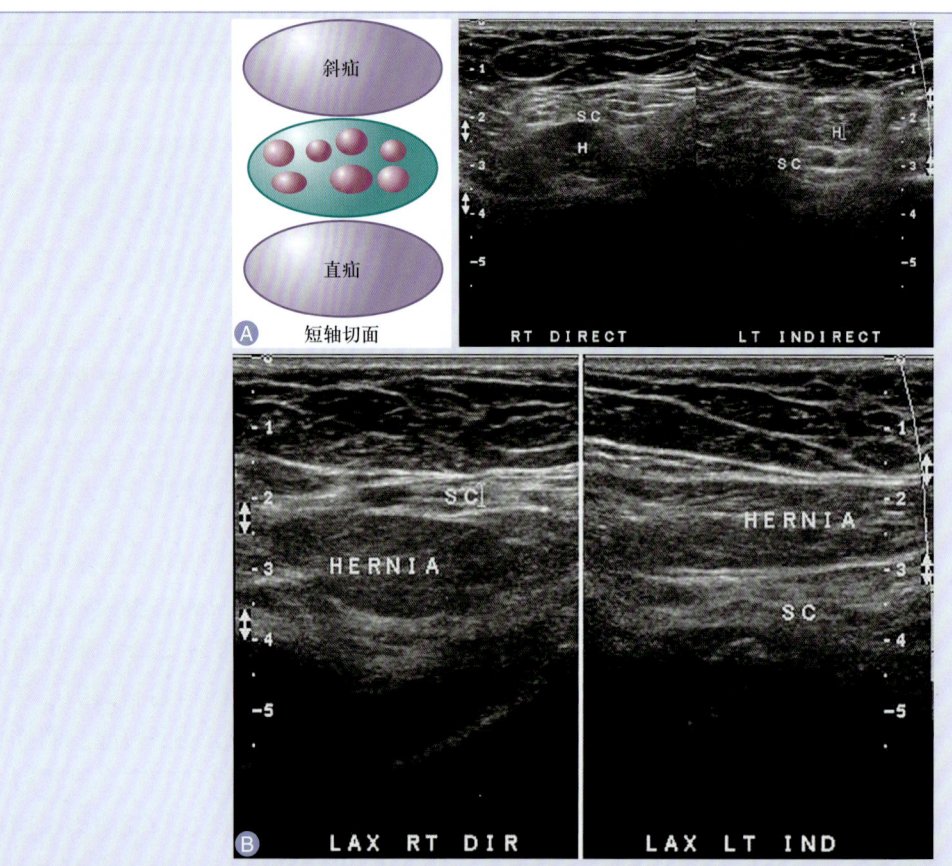

A.相对于精索（SC）的直疝（Dir）和斜疝（Ind）疝囊，左图显示腹股沟斜疝疝囊位于精索前方，而腹股沟直疝疝囊位于精索后方，中图短轴声像图显示精索（SC）后内侧含有脂肪的腹股沟直疝（H），右图短轴切面声像图显示含脂肪的腹股沟斜疝（H）位于精索（SC）的前方和外侧；B.同一患者右侧直疝和左侧斜疝的长轴切面声像图，左侧图像显示右侧腹股沟直疝囊位于精索（SC）后方，右图显示左侧腹股沟斜疝囊位于精索（SC）前方。HERNIA：疝；LAX RT DIR：右侧直疝长轴切面；LAX LT IND：左侧斜疝长轴切面；RT DIRECT：右侧直疝；LT INDIRECT：左侧直疝。

图5.14 疝囊相对于精索的位置

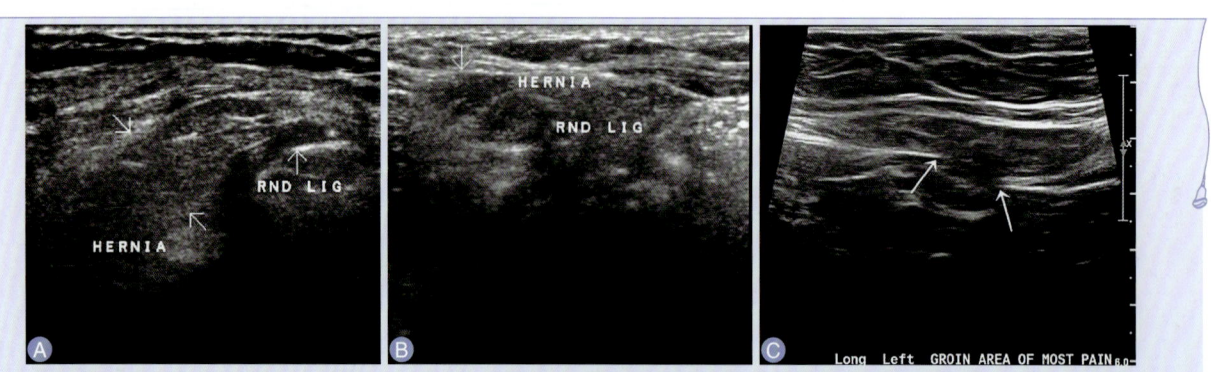

A.长轴切面显示含脂肪的腹股沟斜疝（斜箭头），疝囊位于圆韧带（RND LIG）（垂直箭头）前方；B.图A中疝（箭头）的短轴切面；C.另1例患者，含脂肪的窄颈腹股沟斜疝（箭头）。HERNIA：疝。

图5.15 腹股沟斜疝

囊。腹股沟斜疝比腹股沟直疝更容易延伸至阴囊或大阴唇（图5.18，动图5.9）。

（二）直疝

腹股沟直疝的特征为局部腹腔内组织向前移动穿过海氏三角。超声表现为不同回声的组织特征性地由后向前移动。

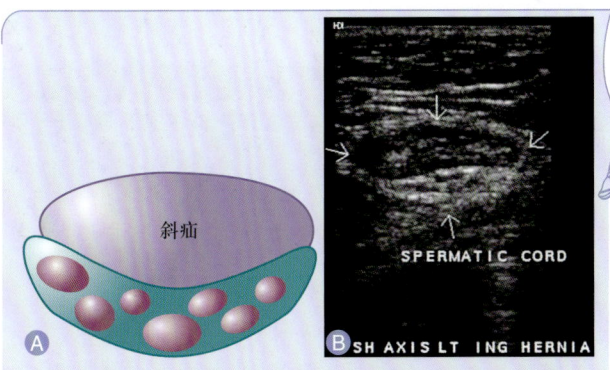

A.示意图；B.声像图短轴切面显示腹股沟斜疝向后移位并压迫高回声的精索（箭头）。SPERMATIC CORD：精索；SH AXIS LT ING HERNIA：斜疝短轴切面。

图5.16　腹股沟斜疝

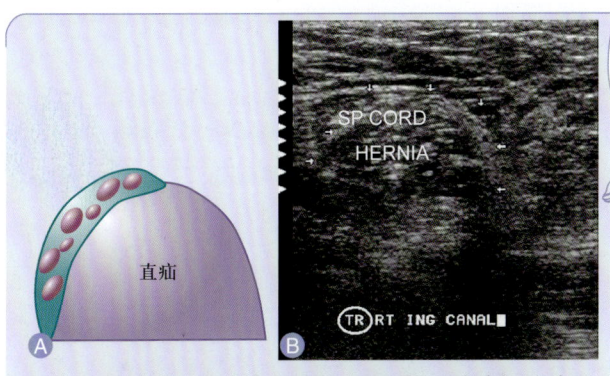

短轴切面显示腹股沟直疝（HERNIA）向前外推移并压迫高回声的精索（SP CORD）。TR RT ING CANAL：右侧腹股沟管短轴切面。参见动图5.10。

图5.17　腹股沟直疝

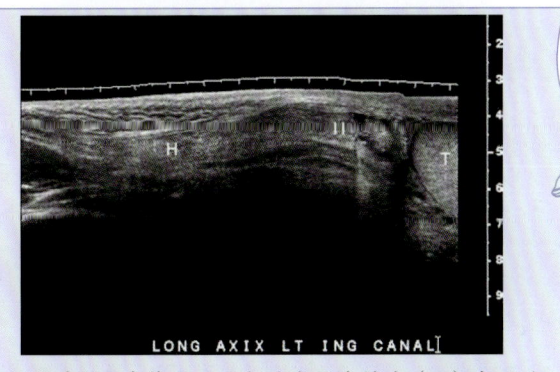

长轴扩展视野成像显示巨大的腹股沟斜疝（H）向下延伸至整个腹股沟管进入阴囊。T：睾丸；LONG AXIX LT ING CANAL：左侧腹股沟长轴切面。参见动图5.9。

图5.18　腹股沟斜疝

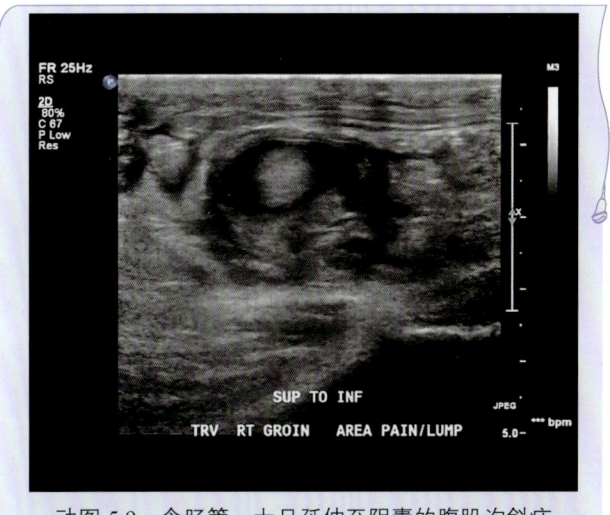

动图5.9　含肠管，大且延伸至阴囊的腹股沟斜疝

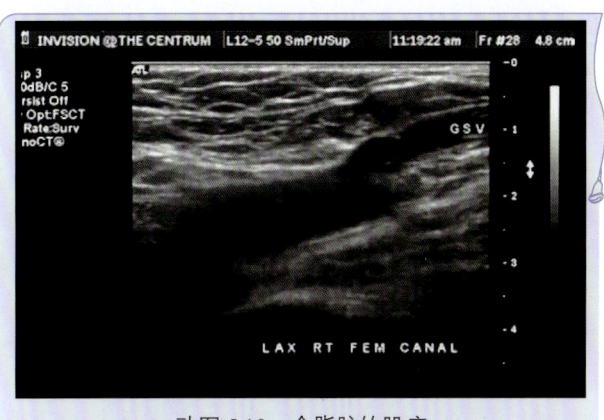

动图5.10　含脂肪的股疝

腹股沟直疝是第二大常见腹股沟疝，属后天获得性疝。这种类型的疝由海氏三角区域的腹横筋膜薄弱所致，因此发病率随着年龄的增长而增加。在解剖学上，海氏三角下方为腹股沟韧带，内侧为腹直肌外侧缘，上外侧为腹壁下动脉。

直疝的形成有2种方式：一种是穿过"联合腱"的缺陷（图5.19）；另一种是通过极大地拉伸肌腱进入腹股沟管（图5.20）。在开放性疝修补术中，腹股沟直疝从后方"直接地"伸入开放的腹股沟管。相反，腹股沟斜疝则是"间接地"从上方和外侧方向延伸到开放的腹股沟管。联合腱区域，即腹股沟直疝的颈部，位于腹壁下血管的下方和内侧（图5.21）。

腹股沟直疝的颈部通常比底部宽，这使得直疝嵌顿和绞窄很罕见。大多数中小型腹股沟直疝可完全还纳，但较大的腹股沟直疝可能不能完全还纳，特别是在直立位时。大多数腹股沟直疝在仰卧位平静呼吸时可以自行完全还纳，因此只有在瓦尔萨尔

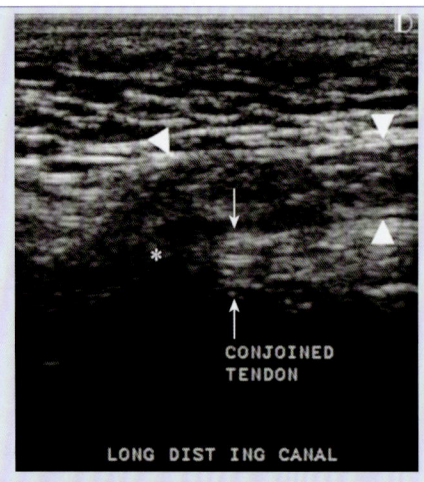

图5.19 腹股沟直疝

长轴切面声像图显示含脂肪的腹股沟直疝穿过联合腱（箭头）的急性撕裂部位（*），并向下延伸至腹股沟管（三角箭头）。

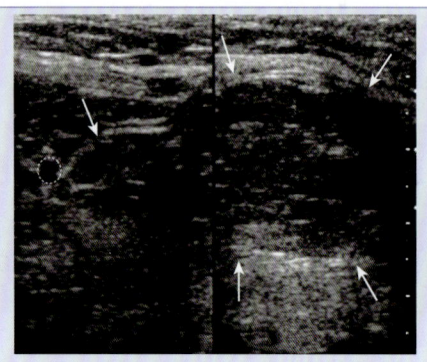

图5.20 腹股沟直疝

大的腹股沟直疝的长轴切面显示变薄和拉伸的联合腱和下方的腹横筋膜和腹膜（箭头）形成疝囊。请注意疝颈起源于腹壁下动脉（虚线）的下方和内侧。

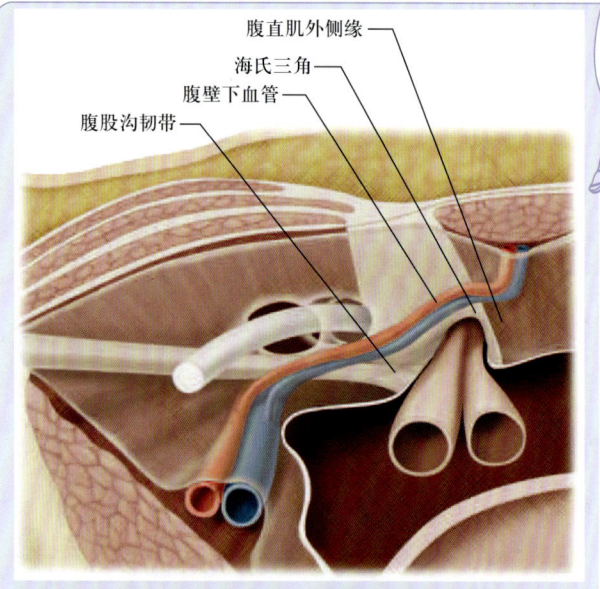

前腹壁深部示意图，显示左侧腹股沟直疝。疝囊突出于腹壁下血管、腹直肌外侧缘和腹股沟韧带为界的海氏三角。

图5.21 腹股沟直疝解剖结构

（With permission from Granja M, Rivero O, Aguirre D. Abdominal wall hernias. In：Sahani DV, Samir AE, editors. Abdominal imaging. 2nd ed. Philadelphia：Elsevier；2017：1014-1025.）

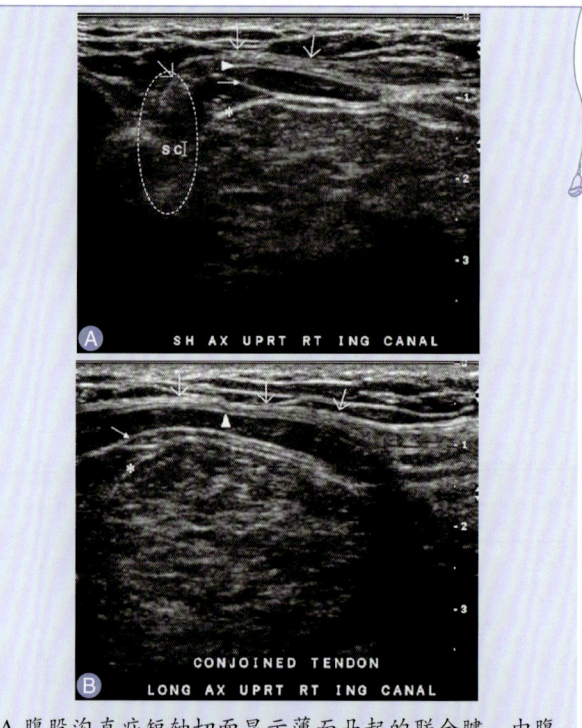

A.腹股沟直疝短轴切面显示薄而凸起的联合腱，由腹内斜肌腱膜（浅处箭头）、腹横肌腱膜（箭头），以及下方的腹横筋膜（水平箭头）和腹膜（*）组成；B.长轴切面显示联合腱（在3个垂直箭头和三角箭头之间）、下方的腹横筋膜（斜箭头）和腹膜（*）。SC和椭圆形虚线：精索。

图5.22 腹股沟直疝

瓦动作或直立位时才能看到。

联合腱由腹内斜肌和腹横肌的腱膜及下面的腹横筋膜组成。它位于腹外斜肌腱膜下缘的下方。在大多数患者中，腹内斜肌和腹横肌的腱膜彼此之间并不紧密相连；腹横肌腱膜被可变的腹膜外脂肪层与下面的腹横筋膜及腹膜隔开；而且联合腱的边界也不清楚（图5.22）。

联合腱变薄和前凸（联合腱不全）是发展为腹股沟直疝的前兆。在男性中，前凸造成精索向外侧移位并旋转。联合腱变薄和凸出，将腹内斜肌和腹横肌的腱膜推得更紧，使联合腱成为比患者仰卧位平静呼吸状态下更为分散的结构（图5.23，图5.24）。随着变薄和凸出的进展，肌腱内会形成撕裂，导致腹股沟直疝的形成。较小的腹股沟直疝向前伸入腹股沟管底部，但较大的疝转向内下，在

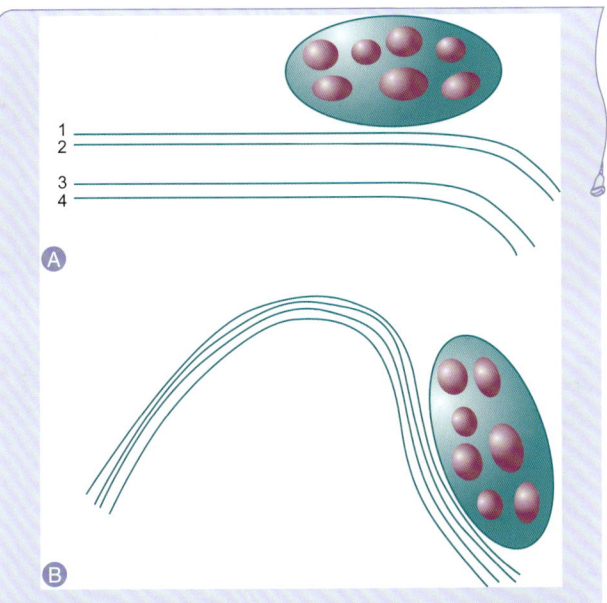

A.仰卧位平静呼吸时，联合腱与精索的关系，联合腱各层之间被疏松的结缔组织或脂肪隔开；B.瓦尔萨尔瓦动作或直立位时联合腱膨出。联合腱各层往往被挤在一起，很难彼此区分。当腹内斜肌和腹横肌的腱膜被推到一起时，联合腱表现为更分散的结构。联合腱的前凸向外侧推移精索，并将其从"宽大于高"的方向旋转到"高大于宽"的方向。1：腹内斜肌；2：腹横肌；3：腹横筋膜；4：腹膜。

图 5.23 联合腱：双视图

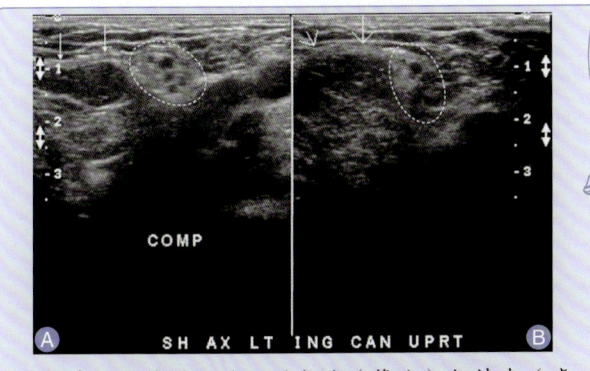

A.仰卧位平静呼吸时，联合腱（箭头）与精索（虚线）的关系，联合腱位于精索后方；B.瓦尔萨尔瓦动作导致联合腱前凸，向精索前方突出，并向外侧推移和旋转精索。COMP：加压；SH AX LT ING CAN UPRT：站立位左侧腹股沟短轴。

图 5.24 联合腱：另外两张视图

腹股沟管内向远端延伸。与联合腱功能不全进展为明显的腹股沟直疝相关的因素包括腹内压升高（肥胖、妊娠、腹水、咳嗽、压力）和全身性结缔组织薄弱。由于这些潜在因素影响双侧，所以腹股沟直疝经常双侧同时发生，通常大小和症状不对称（图5.25）。腹股沟直疝及其前兆（腹股沟后壁功能不全）是运动员的常见问题（见运动疝）。

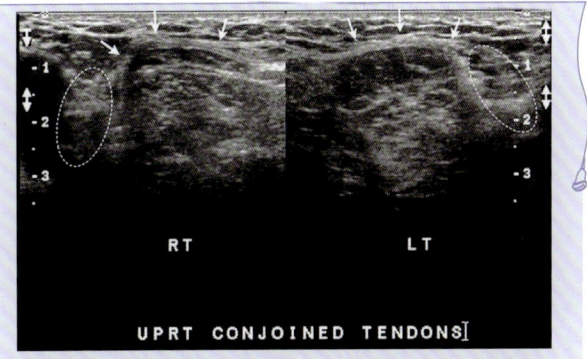

短轴切面显示双侧含脂肪的腹股沟直疝，腹股沟直疝双侧同时发生非常常见。图中标记与图5.24相同。UPRT CONJOINED TENDONS：直切面；RT：右；LT：左。

图 5.25 双侧腹股沟疝

（三）股疝

股疝的特征性征象是异常的腹腔内容物朝较低的方向移动进入股管。股疝超声表现为内部呈斑点状的低回声囊。在检查时做瓦尔萨尔瓦动作，可见股疝向深部穿行至腹股沟韧带，致股管扩张，其内正常的脂肪组织受压移位，并使股静脉受压变瘪。

股疝比腹股沟疝少见，除非发生绞窄，否则在临床上很难诊断。与腹股沟疝不同的是，股疝好发于女性。超声检查对于诊断有症状但不可触及的股疝患者准确率高（96.9%）。有研究表明，妊娠晚期盆腔内压力增加和激素诱导组织变柔软容易导致股疝的发生。股疝发生在右侧的概率是左侧的2倍。

股疝发生在腹股沟管和髂腹股沟褶线下方的股管内。股管位于股总静脉（common femoral vein，CFV）内侧，股静脉与隐静脉汇合处的上方（图5.26，动图5.10）。股疝最常见的位置是在股总静脉的内侧，但也有少数位于股总动静脉的前方（图5.27，图5.28）。大多数位于股总静脉前方的股疝起自内侧而后向前方延伸。真正位于股总静脉前方的股疝（Teale疝）很罕见（图5.29）。有报道认为股疝可以位于股总静脉的后方或外侧，但我们并未在这两个位置见到过。股疝的颈部较其底部狭窄，这种形状使股疝更容易发生绞窄。股环（形成股疝颈的开口）的狭窄使股疝比腹股沟疝更容易发生嵌顿和绞窄（图5.30）。股疝的内容物各不相同，大多数只含脂肪组织。若疝内容物中含有肠道则几乎不可复位且常发生绞窄。

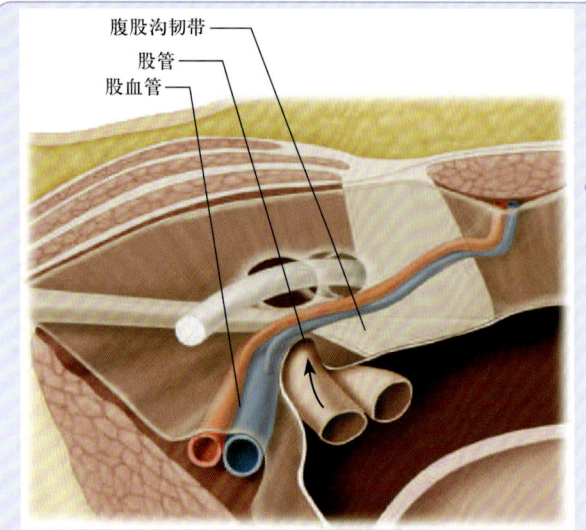

前腹壁深部解剖结构示意,显示左侧股疝。疝囊突出并穿过位于股血管的内侧、腹股沟韧带下方的股管(箭头)。

图5.26 股疝

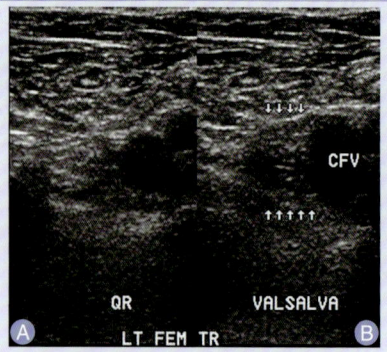

A.在平静呼吸时没有观察到股疝;B.做瓦尔萨尔瓦动作时,内含脂肪组织的股疝(箭头)出现在股总静脉(CFV)的内侧。QR:平静呼吸;VALSALVA:瓦尔萨尔瓦动作;CFV:股总静脉;LT FEM TR:左侧股疝横切面。

图5.28 股疝:做瓦尔萨尔瓦动作时的股疝

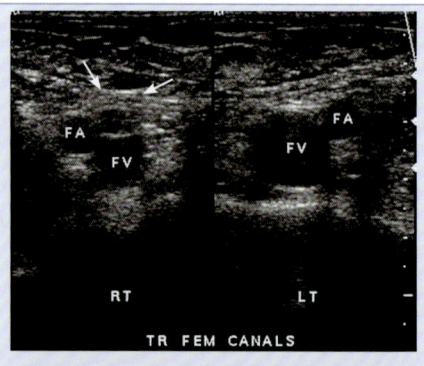

在右侧股总静脉(FV)前方可见小的Teale股疝,而左侧未见股疝。FA:股动脉;FV:股静脉;RT:右侧;LT:左侧;TR FEM CANALS:股管横切面。

图5.29 Teale股疝

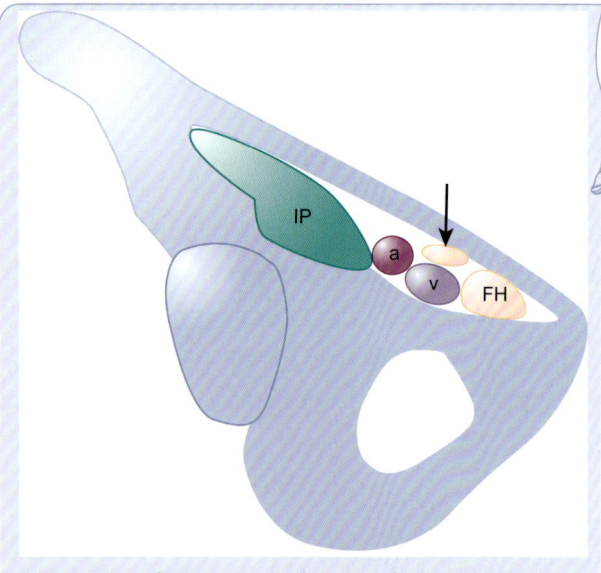

短轴切面示意图显示,大多数股疝起自股总静脉的内侧,并在其增大时可延伸至股总静脉的前方。一些小的股疝(Teale疝)可能起自股总静脉的前方(箭头)。a:股总动脉;FH和箭头:股疝最常见的部位;IP:髂腰肌;v:股总静脉。

图5.27 股疝:与股血管的关系

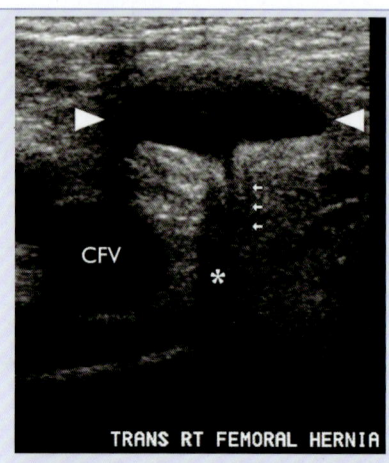

短轴切面显示一例位于股管(*)内,起自股总静脉(CFV)内侧的、大的、不能还纳的股疝。这种细长、直接向前延伸的颈部(箭头)和充满腹水的宽大底部(三角箭头)导致股疝发生绞窄的风险极高。CFV:股总静脉;TRANS RT FEMORAL HERNIA:右侧股疝横切面。

图5.30 不能还纳的股疝

股管比腹股沟管的位置更深,使用高频线阵探头更难评估。小至中等大小的股疝在仰卧位和平静呼吸时可完全复位,而在瓦尔萨尔瓦动作或直立位压迫后最容易显示。股疝多为双侧(图5.2C)。

(四)半月线疝

半月线疝通常被认为是前腹壁疝而不是腹股沟疝,可以发生在沿半月线筋膜走行的任何部位。半月线是位于腹内、外斜肌内侧缘和腹直肌外侧缘之间的复合肌腱膜。大多数的半月线疝都发生在半环线（弓状线）下端，这是因半环线下方的腹直肌后鞘缺如，且腹壁下血管穿过半月线筋膜而使该处结构薄弱所致（图5.31）。在大多患者中，此处位于腹股沟内环2 cm内。此外，当出现症状时，半月线疝与腹股沟斜疝引起的疼痛很难区分，因此在诊断腹股沟疝时也要考虑发生半月线疝的可能，对于此类下腹部疼痛的患者，可通过超声检查来诊断。

半月线疝的发生与腹内压升高相关。半月线筋膜是由几层疏松并列排布的腱膜组成的，由外至内依次为腹外斜肌、腹内斜肌和腹横肌的腱膜。腱膜内有腹横筋膜和腹膜。发生半月线疝时腹横肌肌腱通常发生撕裂。在多数情况下，腹内斜肌腱膜也会发生撕裂（图5.32）。腹外斜肌腱膜一般保持完整，迫使疝囊向内侧延伸至腹直肌的前方或向外侧延伸至腹外斜肌，使其外形呈铁砧状或蘑菇状（图5.33，图5.34）。与股疝一样，半月线疝具有窄颈宽底的特点（动图5.11，动图5.12），致使其无法完全还纳，并容易发生绞窄（图5.35）。由于半月线疝在发展过程中会穿过多层肌腱，所以疝的凸出部分可能在各层侧肌肉之间（在腹横肌和腹内斜肌之间或腹内斜肌和腹外斜肌之间）延伸。在一些病例中，半月线可以像白线一样被拉伸、增宽，

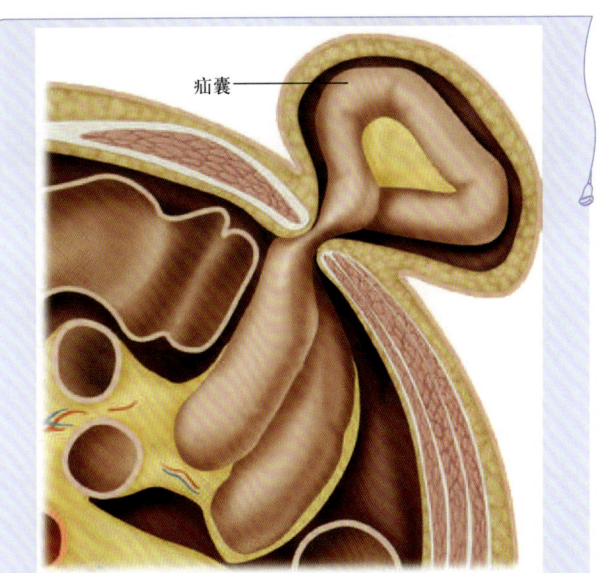

脐水平腹部轴位示意图，显示出完整的半月线疝，疝囊穿过半月线突出。完全性半月线疝，疝囊穿过腹壁肌肉的全层突出。

图5.31 半月线疝解剖结构

（With permission from Granja M, Rivero O, Aguirre D. Abdominal wall hernias. In： Sahani DV, Samir AE, editors. Abdominal imaging. 2nd ed. Philadelphia：Elsevier；2017：1014-1025.）

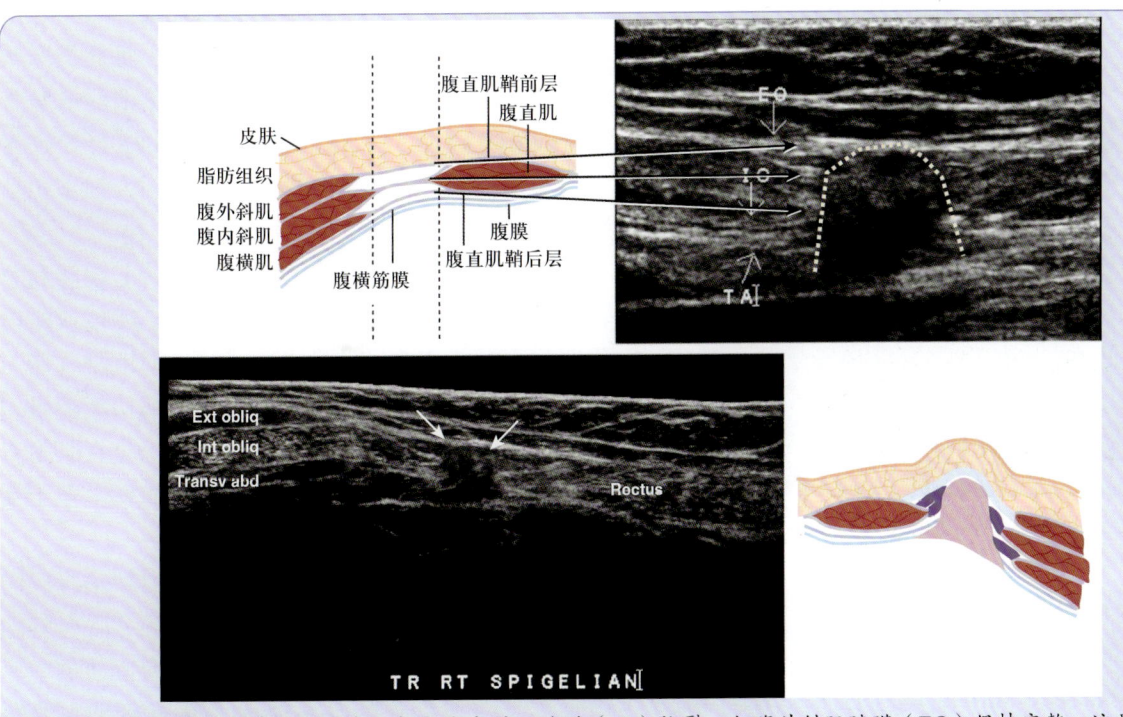

小的半月线疝处的腹横肌腱膜（TA）和腹内斜肌腱膜（IO）撕裂，但腹外斜肌腱膜（EO）保持完整。这是在半月线疝中最常见的腱膜缺损类型。TR RT SPIGELIAN：右侧半月线横切位；Ext obliq：腹外斜肌；int obliq：腹内斜肌；Transv adb：腹横肌；Retus：腹直肌。

图5.32 半月线疝：腱膜撕裂

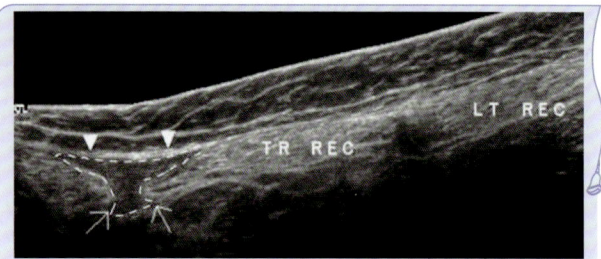

横切面超声扩展视野成像显示小的、不可还纳的、含脂肪的右侧半月线疝（箭头）。由于腹外斜肌腱膜（三角箭头）没有发生撕裂，迫使疝囊向内侧延伸至右侧腹直肌的前方及向外侧延伸至右侧腹外斜肌的前方。这导致半月线疝的外形呈蘑菇状或铁砧状（虚线），与不可还纳和发生绞窄的风险增加有关。TR REC：右侧腹直肌；LT REC：左侧腹直肌。

图 5.33 半月线疝："蘑菇"形

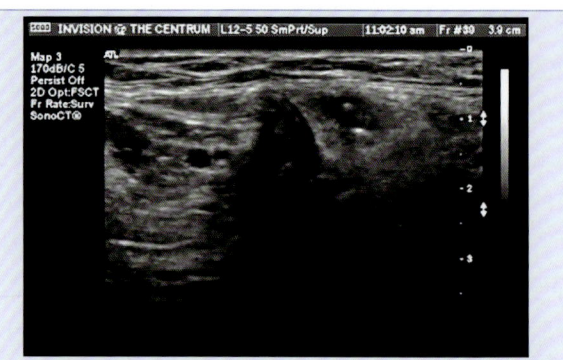

动图 5.12 含脂肪和肠管，大的不可完全还纳的半月线疝

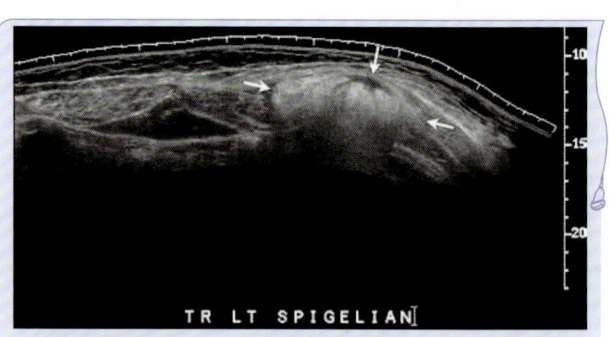

横切面超声扩展视野成像显示绞窄的左侧半月线疝内含大肠和脂肪（箭头）。注意绞窄水肿的疝内容物呈高回声表现。TR LT SPIGELIAN：左侧半月线横切面。

图 5.35 半月线疝绞窄

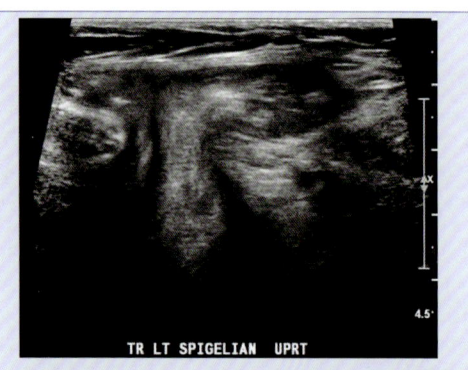

不可还纳的左侧半月线疝含有肠管，窄颈宽底为半月线疝的典型形状。TR LT SPIGELIAN UPRT：左侧半月线横切面。

图 5.34 半月线疝的典型形状

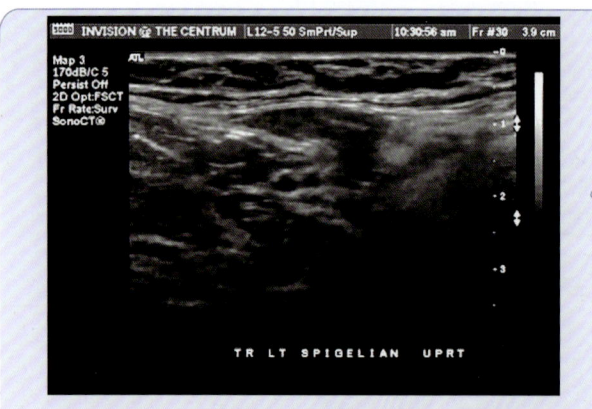

动图 5.11 含脂肪，中等大小的半月线疝

使用扩展视野成像模式可有助于显示其解剖结构（图5.32，图5.33）。半月线疝在声像图上表现为位于腹壁前外侧的包含液体或充气肠管的混合肿块。

（五）运动相关疝

运动疝是职业运动员耻骨和腹股沟区疼痛的常见原因。在运动员慢性腹股沟疼痛的回顾性研究中，运动疝占50%。运动疝也被称为"运动员疝"或者"运动性耻骨痛"。运动疝很复杂，因为它出现在许多肌腱聚集且难以分离的区域，且此类区域中某个肌腱的薄弱可能会导致其他肌腱薄弱或耻骨联合不稳定。此外，多种异常病变往往会导致疼痛。手术可能有助于治疗部分潜在病因，但不包括所有。

运动疝经常发生在参与切球、旋转、踢腿和急转弯动作的职业运动员中，例如足球、冰球或橄榄球运动。对于职业运动员来说，"运动性耻骨痛"尤其损伤他们的运动能力，可导致长期功能障碍，并且对他们的职业生涯造成威胁。由于腹直肌附着于耻骨的位置不同，导致男性运动疝的发生多于女性，但是女性运动疝发生率在升高。

与运动员腹股沟疼痛最相关疝的类型是腹股沟直疝或其前期病变"腹股沟后壁薄弱"（联合腱功能不全）。但是在许多有腹股沟疼痛的运动员中，疝气不是造成疼痛的唯一原因，甚至不是主要原因。动态超声是显示腹股沟疝与相关运动性耻骨痛的最佳方法。一项研究中，某运动医学诊所对1450例有长期耻骨痛、但没有确诊为疝的运动员进行了研究，其中580（40%）例被认为有"运动疝"；在573例患者中，超声检查发现腹股沟后壁有一些突出，他们的腹股沟环正常或者轻度扩张；其中498例与疼痛区域相关。与腹腔镜检查相比，超声检查的敏感度为95.42%，特异度为100%。

可能的病理表现往往是长内收肌起源或者是腹直肌附着的肌腱变性（没有炎症表现的肌腱退行性改变）。这两块肌肉的肌腱彼此交错，当其附着于耻骨时不易分离。某个肌腱发生变性通常导致另一个肌腱也发生变性，最终导致耻骨联合不稳定和耻骨炎。腹直肌肌腱变性也会引起轻微撕裂，其中腹内斜肌和腹横肌的腱膜（联合腱的组成部分）插入腹直肌鞘，使它们向前凸出进入腹股沟管（腹股沟后壁功能不足或联合腱功能不足），腹股沟外（浅）环扩张。变薄、凸起的联合腱向外侧推动精索，旋转并挤压精索。由于对精索产生影响，因此产生的疼痛经常放射到阴囊。

腹股沟后壁功能不全通常是双侧的，尽管症状可能是单侧。在短轴上，腹股沟后壁功能不全与直疝难以区分（图5.23，图5.24）。而在长轴上，腹股沟后壁功能不全与直疝形状不同。腹股沟后壁功能不全呈半圆形，而腹股沟直疝在腹股沟管内向下呈指状突出（图5.36）。在近侧腹股沟管水平，腹股沟后壁功能不全和直疝在短轴上表现相同，只能在长轴上区分。而在腹股沟管远侧，短轴上可以对其区分。直疝疝囊位于精索后部（图5.14），而腹股沟后壁功能不全时，腹股沟管显示正常。

腹股沟后壁功能不全可以通过2种方式发展为直疝：联合腱完全撕裂或者联合腱变得薄弱及极度拉伸，向中下方推入远端腹股沟管中。这2种并发症都发生在腹壁下血管起源的下方和内侧。急性联合撕裂的患者，其疝囊颈小，疝囊也较薄（腹横筋膜和腹膜）（图5.37）。而联合腱被重度拉伸者，其疝囊颈宽，疝囊较厚（腹内斜肌和腹横肌腱膜以及腹横筋膜和腹膜）（图5.20，图5.36）。

即使出现直疝或腹股沟后壁功能不全时，腹股沟疼痛的患者通常伴有一定程度的肌腱变性或耻骨炎，因此对这些患者仅进行超声检查来评估疝往往不够。在某些情况下，超声可以显示直肌和内收肌肌腱变性（图5.38），但不如MRI可靠，MRI还能显示耻骨炎和其他指征，如继发性小裂隙。在伴有其他病理变化的患者中，只修复腹股沟疝或后壁缺陷可能难以治愈患者的腹股沟疼痛。因此对于腹股沟痛的运动员的最佳影像检查通常同时需要腹股沟动

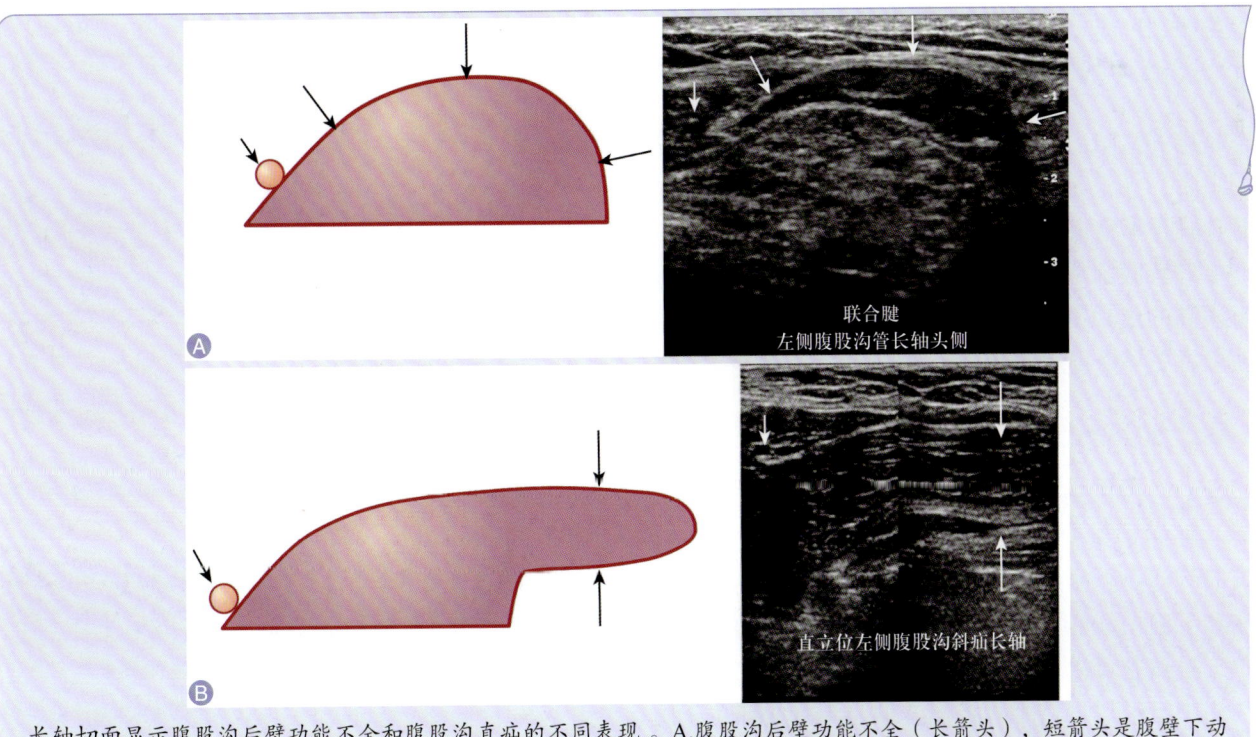

长轴切面显示腹股沟后壁功能不全和腹股沟直疝的不同表现。A.腹股沟后壁功能不全（长箭头），短箭头是腹壁下动脉；B.腹股沟直疝在腹股沟管内向远端延伸，呈指状突起（长箭头），位于精索后方，在腹股沟管近端水平，只有在长轴切面上才有可能区分两者，这两者典型特征更易在腹股沟管近端短轴切面区分，短箭头示腹壁下动脉。

图5.36　腹股沟壁功能不全与腹股沟直疝

的，疝的存在并不意味着它是梗阻的原因。要确定疝是梗阻的部位，必须尽力显示进入疝囊内的扩张肠管及位于梗阻部位的塌陷肠管。这些疝发病率随着时间的推移而增加，也许与人口老龄化和肥胖等并发症有关。

（一）腹白线疝

腹白线疝是一种凸出于白线的前腹壁疝。根据其与脐的上下关系，分为上腹白线疝和下腹白线疝。因脐下腹白线较脐上腹白线窄且短，故下腹白线疝较上腹白线疝少见。腹白线疝通常与腹直肌分离有关。

腹白线是一层厚的腱膜，将腹直肌分开。它由左、右腹直肌前鞘和后鞘纤维结缔组织融合和交叉形成。"联合腱"和半月线由疏松且薄的多个薄层腱膜组成，与没有形成分散且边界清楚的结构不同，大多数人的腹白线表现为一层厚的边界清楚的极高回声结构，在二维超声上易于辨认（图5.39A）。来自左、右侧腹直肌纤维交叉程度并不一致；大多数人有3层交叉纤维，但少数患者仅有单层，这部分患者的腹白线薄弱，更易被拉伸（腹直肌分离）和撕裂（上腹白线疝）。

任何导致腹腔内压力长期升高的原因都可能削弱腹白线，包括怀孕、病态肥胖和腹水。腹直肌分离通常是病变的第一步，在拉紧或站立位时，腹白

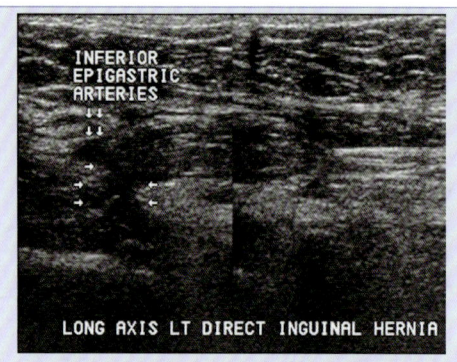

注意长轴切面声像图显示，疝颈较底部小。这是少见的腹股沟直疝表现。INEERIOR EPIGASTRIC ARTERIES：腹壁下动脉；LONG AXIS LT DIRECT INGUINAL HERNIA：左侧腹股沟直疝长轴切面。

图5.37　急性联合腱撕裂（箭头）

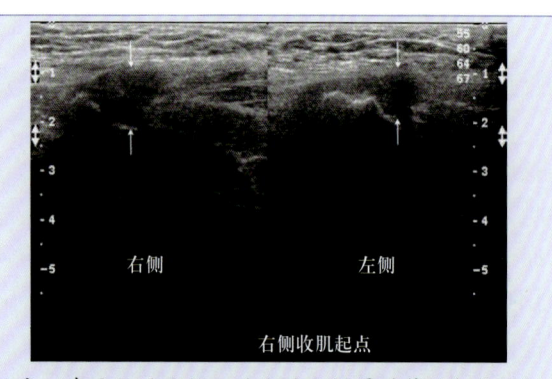

注意，有症状的右侧肌腱水肿和增厚（箭头）较对侧明显，这种运动痛患者的肌腱变性通常是双侧，但不对称。

图5.38　双侧长收肌腱病

态超声和MRI。对于腹股沟疝或腹股沟壁功能不全的患者，无论是疝的手术修复还是相关肌腱变性和耻骨联合不稳定的手术或药物治疗都是必要的。

经腹膜前或腹膜外入路腹腔镜下运动疝修补术有很高的成功率，与开放手术或保守治疗相比，能使患者更早恢复运动能力。

七、腹壁疝或腹疝

腹疝是指穿过前腹壁和侧腹壁的疝（不包括腹股沟疝）。中线疝包括脐疝、脐旁疝、上腹白线疝和下腹白线疝。切口疝包括在我们讨论的腹壁疝中，虽然它可以出现在任何切口部位。前文腹股沟区疝中已经讨论过半月线疝，但当半月线疝位于腹股沟上方时，也被认为属于腹壁疝。腹壁疝是继粘连之后导致小肠梗阻的第二大原因，占全部小肠梗阻病因的10%~15%。然而，正如这些作者所提到

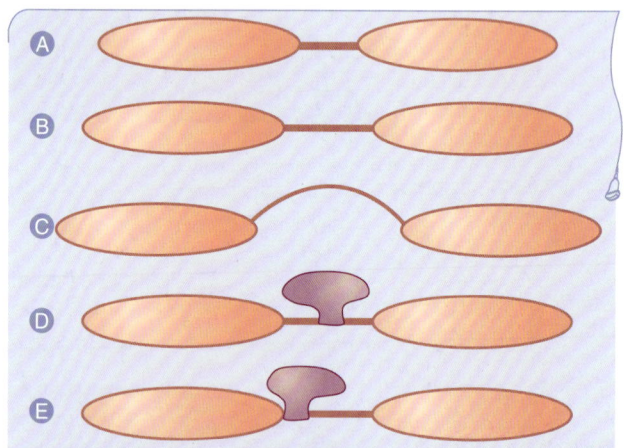

横切面示意图。A.正常、厚的腹白线；B.变薄、增宽的腹白线，可能源于少量腹直肌鞘纤维交叉或提示当患者仰卧位，平静呼吸下的腹直肌分离；C.在瓦尔萨尔瓦动作或直立位、腹直肌分离时，出现明显的腹白线变薄和前凸；D.典型小的上腹白线疝，其疝颈靠近腹白线中线；E.小的腹白线疝，其疝颈偏心性地出现在白线右侧缘附近，注意白线疝在横切面上具有典型的窄颈和宽底特点，这种形态与不易还纳和高绞窄风险有关。

图5.39　腹直肌间腹白线示意

线变薄和拉伸得最明显。拉伸腹白线导致交叉在一起的纤维分离，减少彼此间的交错，使肌腱变弱，易引起上腹白线疝。

在腹直肌分离患者中，腹白线比正常的更薄、更宽。当患者仰卧位、平静呼吸时，腹白线前向凸出并不明显（图5.39B）。然而，患者仰卧位做瓦尔萨尔瓦动作、抬头卷腹或站立位时，会使腹白线前凸更为明显可见（图5.39C；图5.40，动图5.13）。腹直肌分离的患者，其整个上段腹白线会沿矢状位前向突出。而上腹白线疝的患者中，这种前向突出则更为趋向集中在正中矢状位。上腹白线疝患者常合并触痛，而腹直肌分离患者则少见。

只要超声医师选用合适的探头扫查腹白线，上腹白线疝较腹股沟疝更容易诊断。10~12 MHz线阵探头更适用于显示表浅的上腹白线疝。高频线阵探头显示，腹壁缺口表现为通过腹白线的等回声或低回声，其在周边高回声腹白线的衬托下更为明显。这些缺口通常接近中线，也可偏心地出现在腹

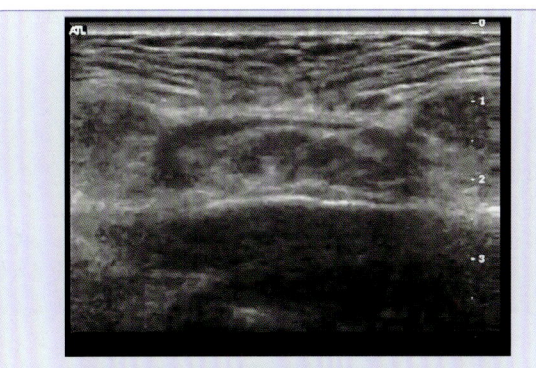

动图5.13　腹直肌分离

白线的左侧或右侧（图5.39D至图5.39E，图5.41，图4.42，动图5.14）。上腹白线疝漏诊的常见原因是腹痛排查中常采用标准频率的凸阵探头（如3 MHz）且聚焦太深，无法识别疝的任何结构，除非是肥胖患者的巨大疝。故检查者需有怀疑腹白线疝的意识，从而选用合适探头扫查。

临床体格检查发现的上腹白线疝往往较大，内含肠管及其他腹腔内容物；而超声发现的疝往往为小到中等尺寸，仅含腹膜前脂肪（动图5.15）。在仅含有腹膜前脂肪的疝中，疝深部的腹膜及腹横筋膜是完整的，不能在腹腔镜下被看见及修复。上腹白线疝常有窄颈（与底部比较而言），故尽管其尺寸不大，也有不能还纳和绞窄的风险。有些难于被发现小的仅含前腹膜脂肪的上腹白线疝是一部分患者腹痛的原因（图5.43）。这部分疝在体格检查中无法被触诊发现，患者通常会有疼痛，这种疼痛可能源自腹白线撕裂或肌腱变性，而不是由极少量疝出的前腹膜脂肪所致。

上腹正中线疼痛患者仅发现腹直肌分离是不够的，这部分患者多发上腹白线疝的风险高，故疼痛

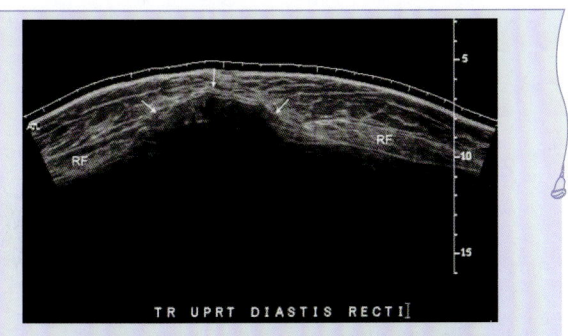

直立位、横切面超声扩展视野成像显示明显增宽、变薄且前凸的腹白线—腹直肌分离。TR UPRT DIASTIS RECTI：垂直于腹直肌分离处（箭头）横切面；RF：腹直肌纤维。

图5.40　腹白线—腹直肌分离

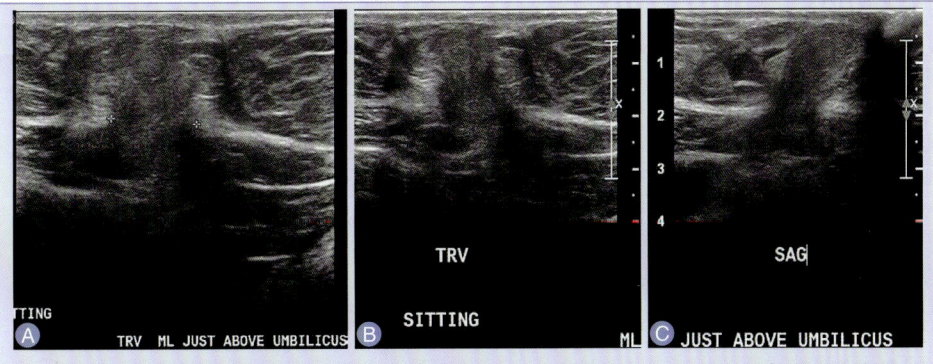

A.患者平卧位横切面；B.患者坐位横切面；C.患者坐位矢状面，显示肠系膜脂肪从脐上中线腹白线1 cm宽的缺损（标尺）处疝出。注意患者体位改变时，疝缺损的外观会发生变化。

图5.41　上腹白线疝

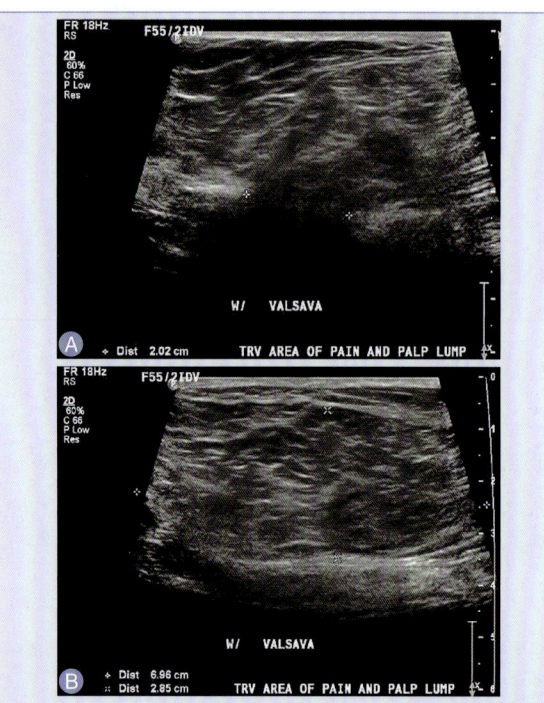

中线左侧见巨大的含脂肪疝。A、B.横切面声像图显示患者主诉疼痛区域可触及异常的疝。参见动图5.14。

图 5.42 巨大腹壁疝

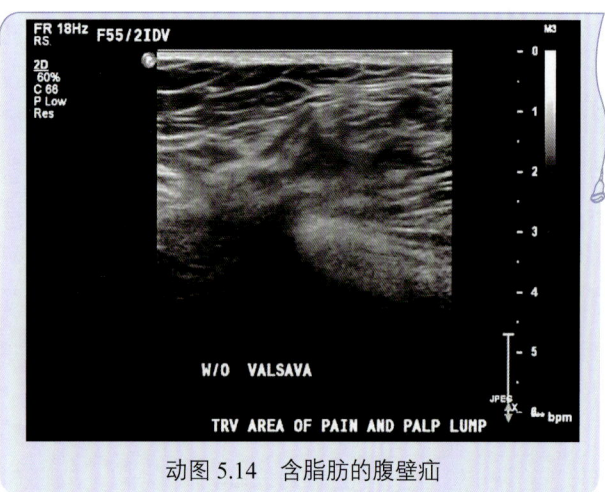

动图 5.14 含脂肪的腹壁疝

区域和整个上段的腹白线都应扫查。在任何发现有上腹白线疝的患者中，评价整个腹白线是非常重要的。大部分疝仅包含腹膜前脂肪，因此不能在腹腔镜下显示，必须要行外部修复。如果外科医师不知道存在多发疝，可能会因为使用的补片太小而不足以修补所有疝。根据我们的经验，"复发性"上腹白线疝更有可能是未被发现和修补的继发性疝，而不是真正的复发（图5.44，动图5.16，动图5.17）。

下腹白线疝非常少见，常位于脐下几厘米内。在该区域下方，腹直肌排列紧密、甚至融合。与上腹白线疝一样，下腹白线疝的疝颈狭窄，通常为小

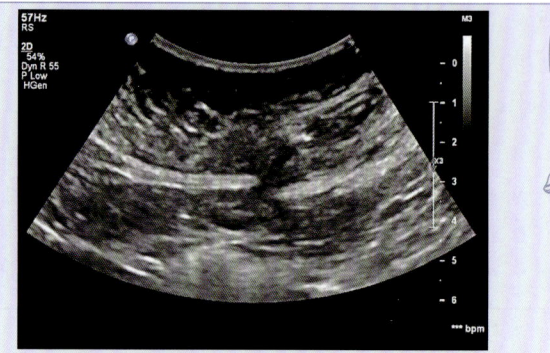

动图 5.15 含脂肪、不可还纳的小上腹白线疝

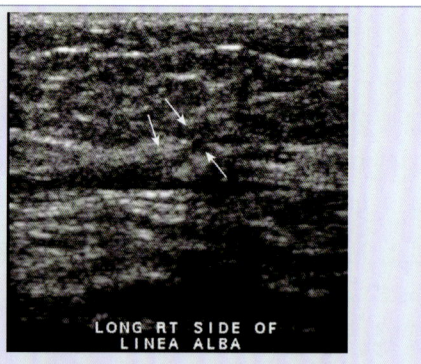

腹白线微小撕裂（箭头）引起疼痛，但不可触及。这种撕裂在已存在腹直肌分离的患者中相对常见。LONG RT SIDE OF LINEA ALBA：腹白线右侧长轴切面。

图 5.43 腹白线撕裂

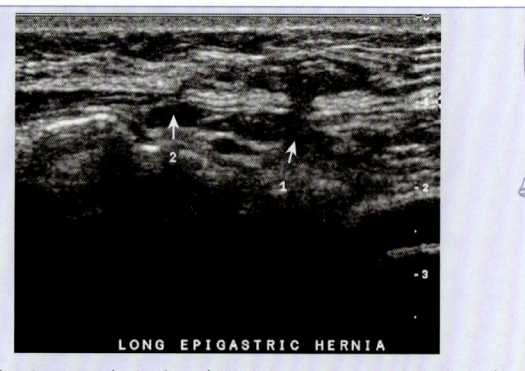

长轴切面显示1个小的、含脂肪、不可还纳的上腹白线疝和其上方一处微小撕裂。该患者还有其余3个更靠上的小疝。多发性上腹白线疝很常见，因此这部分患者应扫查整个腹白线。LONG EPIGASTRIC HERNIA：上腹壁疝长轴切面；1，2为缺损处（箭头）。参见动图5.16。

图 5.44 两处上腹部白线疝

到中等大小，仅含腹膜前脂肪，通常不能还纳，易于发生绞窄（图5.45）。

（二）脐疝

脐疝通过增宽的脐环发生。在新生儿中，脐疝的发生是由于在妊娠早期，位于脐带底部的肠祥延迟还纳至腹腔。在许多情况下，新生儿脐疝会在3岁

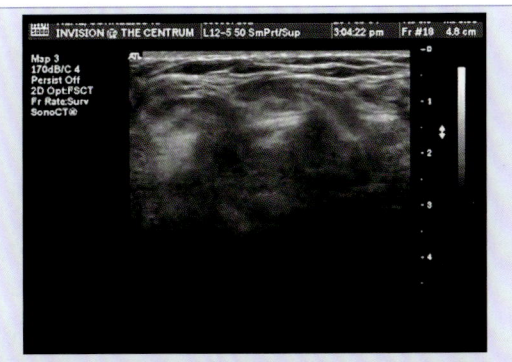

动图 5.16　含脂肪，2 个相邻，不完全还纳，中等大小的上腹白线疝

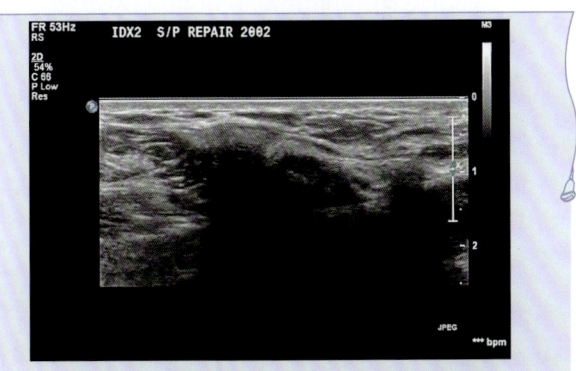

动图 5.17　补片的后方声影影响评估复发疝

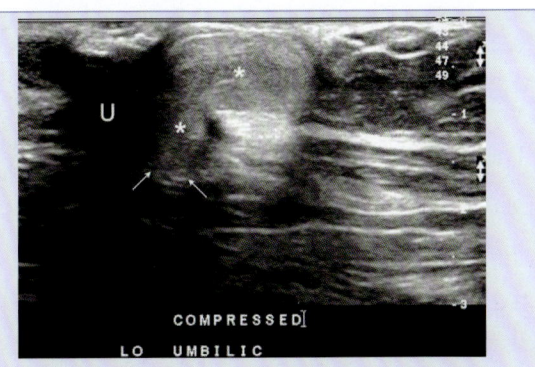

长轴切面显示 1 个中等大小、含脂肪、位于脐（U）下的下腹白线疝（*）。注意疝颈（箭头）非常窄，因绞窄而水肿的高回声脂肪与皮下脂肪对比明显。COMPRESSED：加压；LO UMBILIC：脐下。

图 5.45　下腹白线疝

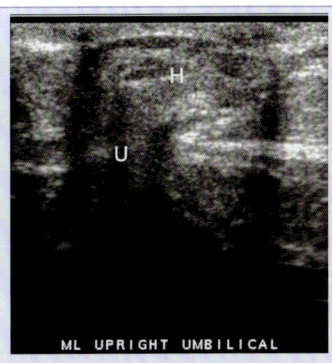

长轴切面示中等大小，含有脂肪和肠管的脐疝（H），穿过扩张的脐环（U）。

图 5.46　脐疝

脐部疼痛，或评估其是否发生绞窄。肥胖患者的脐部由深及浅向足侧斜行（图5.47），故这部分患者实际脐环的位置比从脐部预想的位置要高。未经治疗的脐疝往往会随着时间的推移而增大。脐疝通常可还纳，但也可发生绞窄。临床上很难区别急性脐炎和小的脐疝嵌顿，两者均可以表现为脐部疼痛和发红，而超声检查则可容易地对两者进行区分（图5.48，图5.49）。

脐疝的声像图评估与任何疝的评估相似，通过动态扫查来确定疝的类型、大小、内容物、还纳性和压痛。

（三）脐旁或脐周疝

脐旁疝并不是一种单独类型的疝，其通常是非常接近脐的上腹白线疝或下腹白线疝。脐周腹白线疝，无论是上腹还是下腹，都特别容易发生绞窄（图5.45，图5.50）。

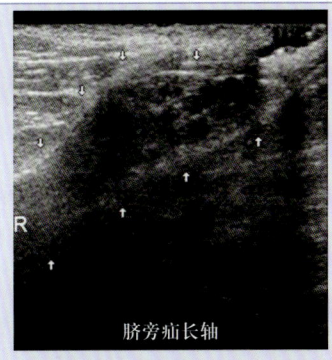

伴有脐痛病态肥胖患者的中等大小、含脂肪的脐疝长轴切面图（箭头）。该疝在临床查体中并不明显。在这种肥胖患者中，脐部位于脐环下方数厘米处。因此，我们必须对脐部以上部位进行检查，以发现小到中度的疝。

图 5.47　脐疝

或 4 岁时自然消退，到 4 岁时仍未消退的脐疝通常要做修补。

然而，脐疝可在人一生中各个时期发生。任何引起腹腔内压力长期增加或使结缔组织薄弱的原因都可以导致脐环扩张，形成脐疝。脐疝含有腹腔内容物，但是小的脐疝通常仅含腹腔内脂肪（图5.46）。脐疝容易诊断，因此临床要求超声评估脐疝的情况远少于腹股沟疝。超声的作用通常仅限于评估临床查体无法发现脐疝的病态肥胖患者的

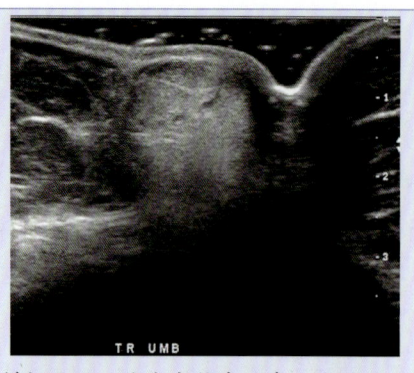

注意，横切面显示疝内容物中绞窄而水肿的脂肪呈高回声，与皮下脂肪不同。TR UMB：疝疮短轴切面。

图 5.48　小的、不可还纳、绞窄的脐疝

（四）切口疝

切口疝是开腹手术的术后并发症，发生率为 4%～28%；而大多数报道引用的是其继发于约 10% 腹部大手术后。切口疝发生率与手术类型、高龄、肥胖有关；切口疝修补术是最常见的疝修复术。切口疝可发生在与手术部位相关任意前腹部，包括腹腔镜通道和造口部位。切口疝亦继发于变薄和拉伸的瘢痕或瘢痕的部分撕裂处。瘢痕是否被拉伸或撕裂影响疝的形状、还纳性及绞窄风险。继发于瘢痕变薄及拉伸的切口疝颈部宽、可还纳；而继发于瘢痕撕裂的切口疝，则表现为窄颈、不可还纳的特

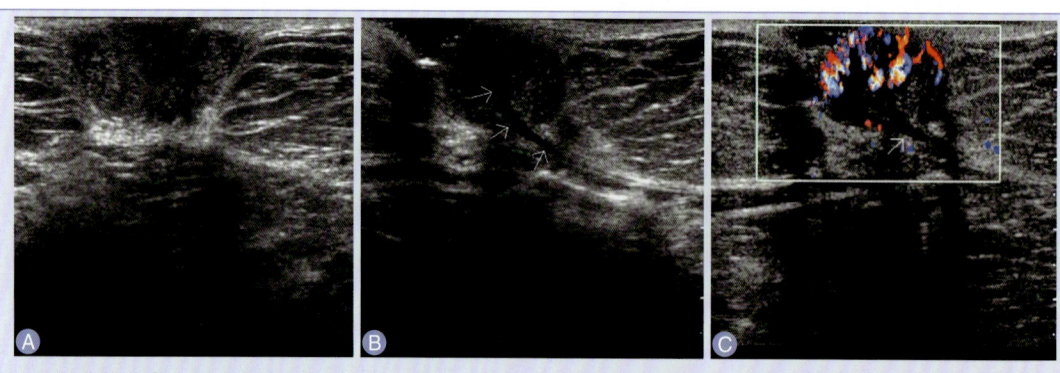

A.横切面示水肿的脐部；B.纵切面显示未闭合的脐尿管窦道（箭头）在脐下穿过水肿的组织；C.纵切面彩色多普勒超声显示强烈的炎性水肿组织围绕着感染未闭合的脐尿管窦道（箭头）。

图 5.49　脐尿管感染患者合并脐部疼痛和变色

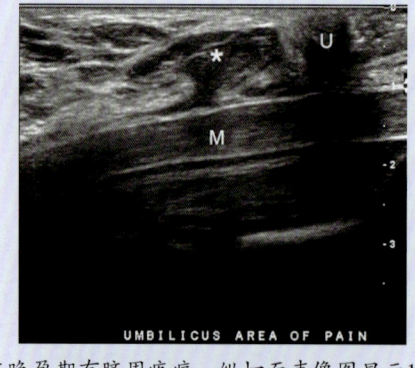

患者在晚孕期有脐周疼痛。纵切面声像图显示 1 个含脂肪、不可还纳的上腹白线疝（*）。腹腔内压力增加，加上出现在孕晚期的韧带软化，易导致各种类型的疝。U：脐；M：妊娠子宫的肌层。UMBILICUS AREA OF PAIN：脐周疼痛区。

图 5.50　小脐周疝

点（图 5.51，动图 5.18）。切口疝通过被切开的肌腹，可以发生在自然疝不能发生的地方。切口疝可以通过非常小的瘢痕疝出（如腹腔镜戳孔）（动图 5.19，动图 5.20）。横行腹直肌肌皮瓣（transverse rectus abdominis myocutaneous，TRAM）乳腺重建的肥胖患者可能罹患 1 个或多个切口疝（见动图 5.18）。在一项应用动态超声与 CT 对比评估可疑切口疝的研究中，CT 和超声分别发现了 109 例患者中的 102 例和 107 例切口疝。对比上述 2 种检查，疝的测量结果也是相似的。切口疝的修补可以选择腹腔镜手术或开放性手术。一项回顾性研究表明，腹壁疝主要的适应证是疼痛，占 78%，而 10% 的适应证为出现嵌顿或绞窄等急诊表现。补片修复因其较低的复发率而在疝修复术中应用增加。

（五）多发性疝

患有一种类型疝的患者更有可能发生其他类型的疝。这些患者更有可能患有相同类型的对侧疝或不同类型的同侧或对侧疝。发生这种情况有以下几个成因：首先，发生双侧疝可能是由胎管闭合的时机引起的，任何原因造成的闭合延迟都可能同时影响到双侧；其次，导致疝形成的潜在因素可以同时影响所有部位。增加疝风险的因素包括任何导致腹腔内压力长期增加的原因，以及重复性的压力。怀

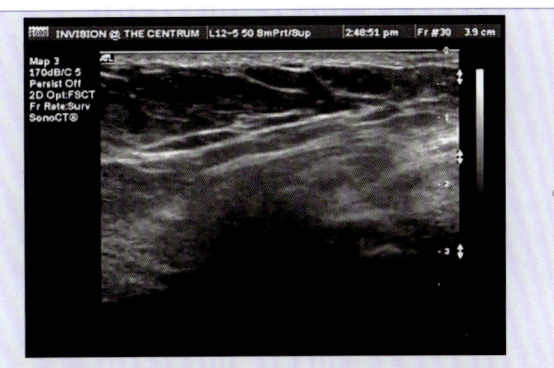

动图5.20 含脂肪，中等大小的可还纳切口疝

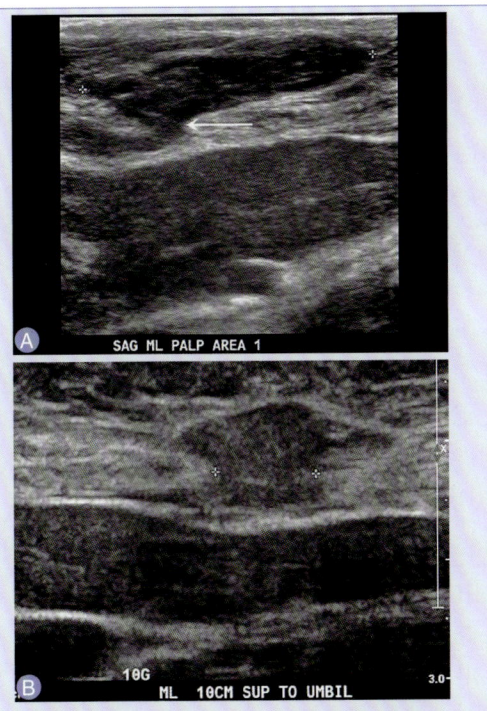

图A和图B为两例患者的切口疝，疝内容物为脂肪。A.疝内容物为脂肪的切口疝，箭头所示为其窄颈，而测量标尺显示疝内脂肪的范围，窄的疝颈增加了绞窄的风险；B.另一例疝内容物为脂肪的切口疝，疝颈要宽得多（+）。SAG PALP AREA：触诊区矢状切面；10 CM SUP TO UMBIL：脐上10 cm。参见动图5.19，动图5.20。

图5.51 切口疝

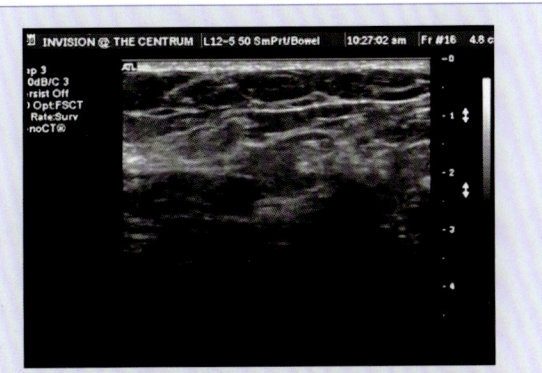

动图5.18 横行腹直肌肌皮瓣乳腺重建术后患者的2个相邻、中等大小、含脂肪的切口疝

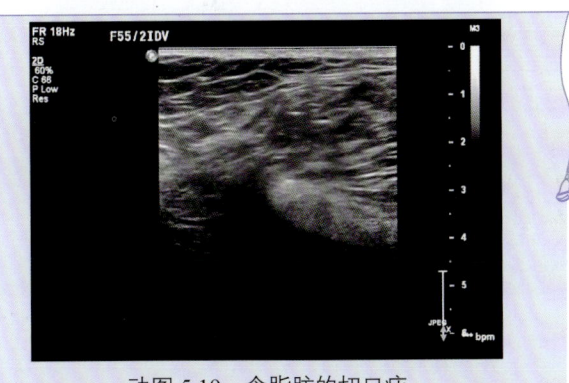

动图5.19 含脂肪的切口疝

孕、病态肥胖和腹水可以长期增加腹腔内压力，从而导致疝的发生。某些职业会导致重复性的压力伤害。久坐不动的生活方式、营养不良和遗传因素会导致结缔组织薄弱。

对于单侧腹股沟疼痛的患者，动态超声检查有症状侧，无阳性发现后可以停止检查。但是，对于任何超声检查发现腹股沟疝的患者，我们应在同侧寻找其他3种类型的腹股沟区疝。股疝和腹股沟斜疝可同时发生（图5.52）。此外，腹股沟直疝和斜疝可发生在同侧。在长轴切面，疝的颈部类似于跨过腹壁下血管的裤腿，这也解释了为什么这2个疝的组合被称为"马裤"疝（图5.53，动图5.22）。对侧腹股沟疝也要进行评估，这对将接受腹腔镜疝修补术的患者尤其重要，因为外科医师更倾向于用腹腔镜进行双侧修补而不是开放性疝修补术。腹股沟直疝和股疝最有可能是双侧的。多发腹白线疝和切口疝也比较常见。

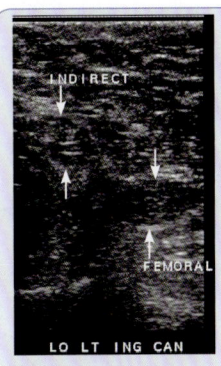

腹股沟斜疝和股疝的长轴切面声像图。INDIRECT：斜疝；FEMORAL：股；LO LT ING CAN：左侧腹股沟下段。

图5.52 两种疝

八、疝相关的其他问题

（一）复发性腹股沟疝

疝修补术可通过腹股沟管直接前切开或在腹腔镜下完成。几十年前疝修补术都是不用补片的。最

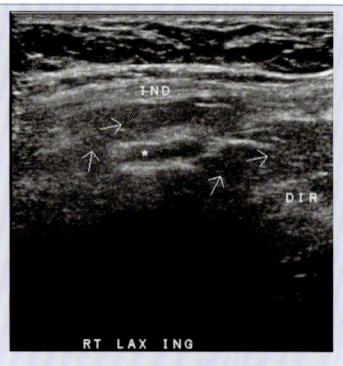

图5.53 "马裤"疝

右侧腹股沟区长轴切面声像图同时显示直疝（DIR）和斜疝（IND），它们之间有腹壁下血管（*），即"马裤"疝。直疝和斜疝的颈部类似于跨在腹壁下血管上的裤腿。

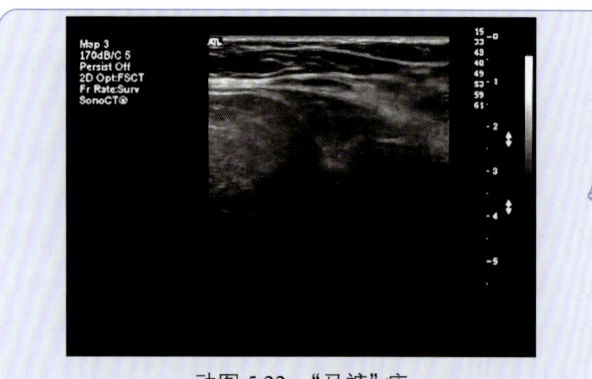

动图5.22 "马裤"疝

初，筋膜被向上牵拉以加强腹股沟区域的强度，但这往往会使股管变宽，导致股疝"复发"。为了防止这种情况，人们开发了使用脯氨酸补片的"无张力"外部修补技术。最近的数据表明，经腹腔镜修补的效果与外科切开修补等同。腹腔镜修补术的优点是可以进行双侧修补，但需要全身麻醉。外部切开修补一般仅限于一侧，可在局麻下完成。现在大多数的疝修补术都是"无张力"修补，需要使用补片。补片既可用于外部切开修补，也可用于腹腔镜修补。

不幸的是，腹股沟疝修补术后复发或残留的腹股沟疼痛相对常见。术后复发并不是腹股沟疝修补术后复发或残留腹股沟疼痛的唯一原因，动态超声检查是评估急慢性腹股沟修补术后疼痛及其他原因的重要部分。

在急性期，与术前疼痛相同的术后残余疼痛比较少见，这通常是由于疝修补术不成功造成的。原发疝持续存在，并可在超声上显示。更多情况下的急性疼痛是由复发性疝以外的其他原因引起，包括切口痛、急性血肿（图5.54A）或皮下积液（图5.54B）引起的疼痛。有时疼痛辐射到阴囊，这是由于精索被皮下积液、血肿或者补片压迫，或者是修复使腹股沟内环太紧导致的。在这种情况下，用灰阶和多普勒超声评估同侧阴囊和睾丸非常重要，因为任何原因引起的精索压迫都可能导致睾丸梗死。当多普勒超声显示睾丸缺血时，需要紧急减压，清除腹股沟管血肿、积液或松解修补好的腹股沟内环。另一方面，如果腹股沟管血肿或积液没有压迫精索引起睾丸缺血，则通常可以采取保守治疗。修补后血肿或积液可继发感染并演变为脓肿。缝合口肉芽肿或缝合口脓肿会引起疼痛（图5.54C）。

远期复发性疼痛也有多种原因，特别是当疼痛类型与术前相似时，疝复发成为更大的问题。远期疼痛的原因包括疝复发、积液、血肿、脓肿、补片边缘牵引、对补片的免疫反应、螺旋夹、精索受压、髂腹股沟神经纤维化和瘢痕形成等。动态超声尽管在检查这类患者时比检查未做手术患者更加困难，但依然是一种必不可少的检查方式。

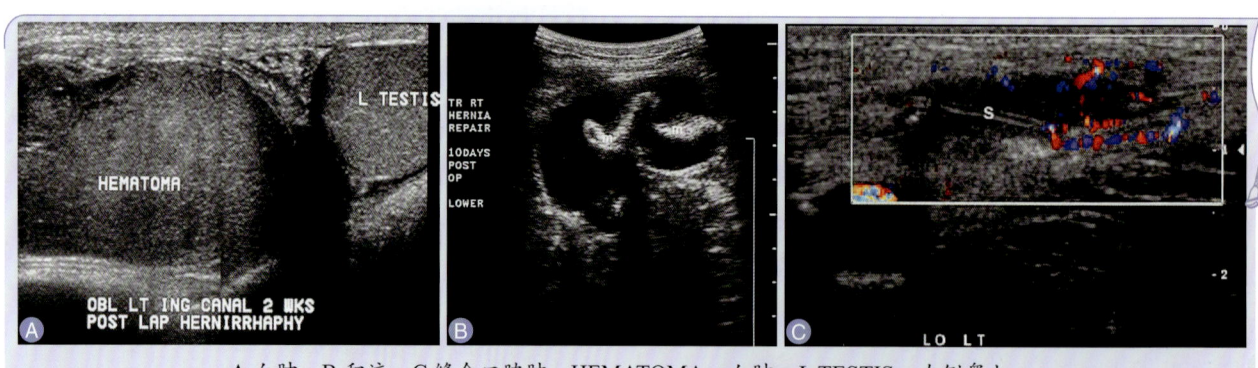

A.血肿；B.积液；C.缝合口脓肿。HEMATOMA：血肿；L TESTIS：左侧睾丸。

图5.54 疝修补术后并发症：疼痛和肿胀

在不使用补片进行疝修补的患者中，复发疝通常与原疝类型相同。然而，即使进行无张力修补，股疝"复发"也并不罕见。在这些患者中，特别是在外部修补术后的患者，股疝可能在修复前已经存在，但属于亚临床阶段而未被识别。这就是为什么使用动态超声检查寻找所有类型的腹股沟疝非常重要的主要原因。根据笔者的经验，在使用补片的无张力修补手术中，由于通常使用一块足够大的补片来覆盖联合肌腱、腹股沟内环、股管和半月线区域，因此"复发性"股疝不太常见。

在使用补片进行疝修补的患者中，无法通过超声确定复发的腹股沟疝是直疝还是斜疝，只能确定这是一种复发性腹股沟疝。在有补片的患者中，诊断复发疝的关键是识别补片，然后用动态操作法评估补片边缘可能存在的疝。在对复发性腹股沟疝患者进行评估时，最有用的动态操作法通常是患者直立时进行压迫的方法。

由于有多种类型的补片可供选择，因此其超声图像中的外观差别很大（图5.55）。在理想情况下，可以清楚地看到补片的结构。然而，在大多数情况下，补片只显示为不同厚度、后伴各类声影的回声线或直接显示为声影。一些新式补片很薄，更难通过超声进行识别。正常的补片超声图像上有明显边界，边缘可以活动，在直立位和瓦尔萨尔瓦动作时，补片通常会轻微向外鼓起。由于患者不知道所使用的补片类型，因此患者病史并不重要。

然而，应尽一切努力识别补片，因为复发疝通常不是发生在补片的中心，而是发生在补片的边缘。大多数复发疝发生在补片的下内侧边缘（图5.56，动图5.21），但由于疝可以发生在补片周边的任何位置，因此识别补片及评估补片完整边缘仍很重要。由于受影响的补片边缘已经被"拉松"，可能会出现发生在补片边缘的疝（图5.57）。

补片的边缘可以用缝线、手术夹或特制的螺旋夹固定在周围的结缔组织上。术后前6周用缝线和夹子将补片固定，此后，纤维化形成使补片固定在适当的位置。术后前6周在补片还没有通过纤维化固定到前腹壁之前，其最有可能从其固定处脱出。根据笔者的经验，这最有可能发生在腹腔镜疝修补后，不是因为手术缺陷或修补效果不佳，而是因为

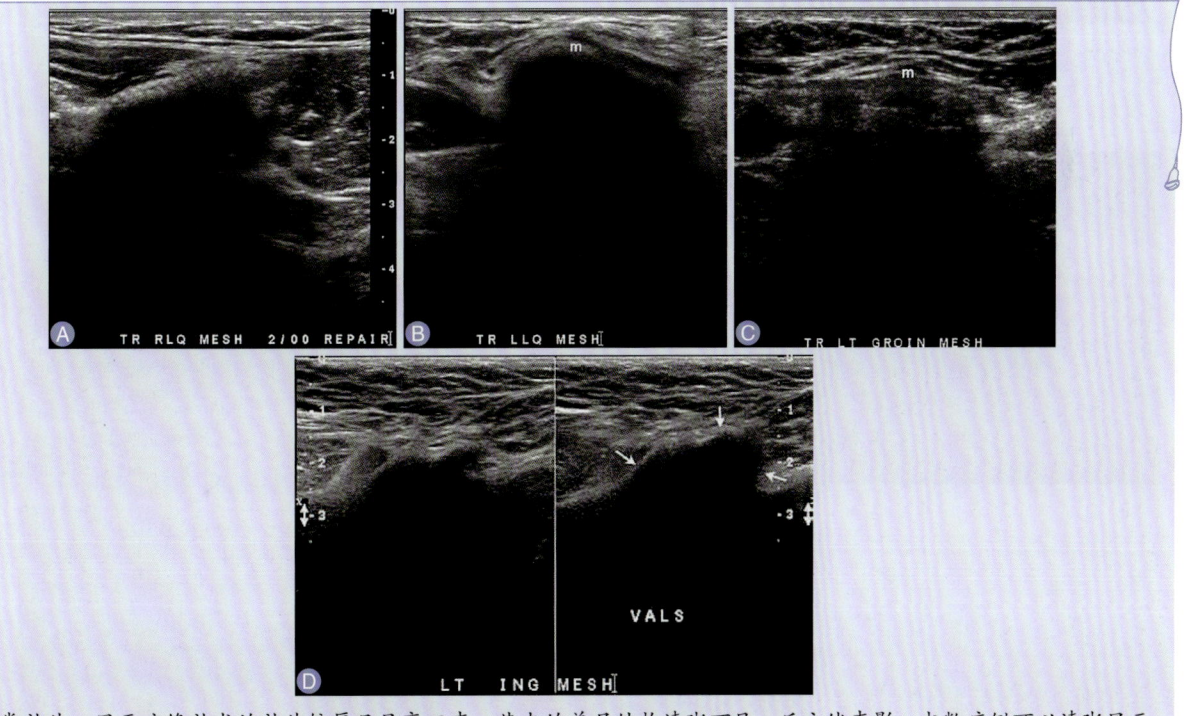

A. 正常补片，用于疝修补术的补片较厚且呈高回声，其内的单层结构清晰可见，后方伴声影，少数病例可以清晰显示补片的网状结构；B. 伴强声影的疝补片，补片通常很厚，高回声，后方伴强声影，但补片内的单层结构在超声上显示不清；C. 伴弱声影的疝补片，薄且难以发现的补片后方伴弱声影，只有使用高频探头、优化技术和仔细检查，才能发现该种补片；D. 皱缩的疝补片，瓦尔萨尔瓦动作或直立位扫查补片可隆起，这可能是正常的，图像显示平静呼吸时仰卧位的皱缩补片结构（左图），直立位皱缩补片隆起（右图）。

图5.55 疝修补术后补片

解疼痛。因此，寻找血肿或积液是疝修补术后超声检查的常规内容。一些患者可能会对补片产生过敏反应，补片表面会显示一层很薄的积液。

当超声检查显示没有疝、血肿或积液时，评估补片受压情况十分重要。在许多超声没有显示病变的病例中，由于各种原因，补片处存在压痛。原因可能如下：首先，补片可能会压迫精索，此种情况下按压补片会引起疼痛，疼痛会扩散到阴囊；其次，补片可能会对使其边缘固定的纤维组织施加牵引力，这在手术后体重显著增加的患者中尤为常见。在这种情况下，补片前端通常呈隆起状。在其他情况下，将补片固定在适当位置的纤维组织会包裹神经，特别是髂腹股沟神经。

需要特别提及用于固定补片的螺旋夹，可致术后压痛，这是疝修补后疼痛的主要原因，因此现在很少使用。然而，由于过去的流行使用，导致很多患者有螺旋夹。螺旋夹具有独特的放射和超声表现（图5.58）。一些经疝修补术后的患者中，超声未显示病变，唯一的征象是在有问题的螺旋夹正上方发生局灶性压痛。手术取出螺旋夹将减轻疼痛和压

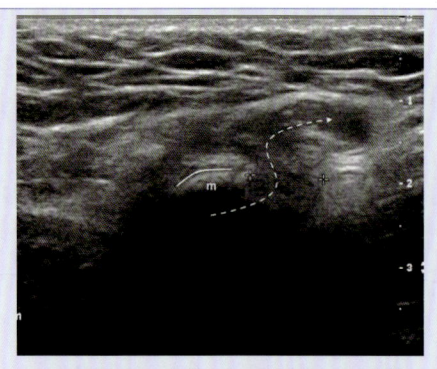

短轴切面声像图显示较小、内含脂肪、压缩可变小的疝（虚线），起源于补片内侧缘（m），腹股沟疝复发最常出现于此。见动图5.21。

图5.56　腹股沟疝复发

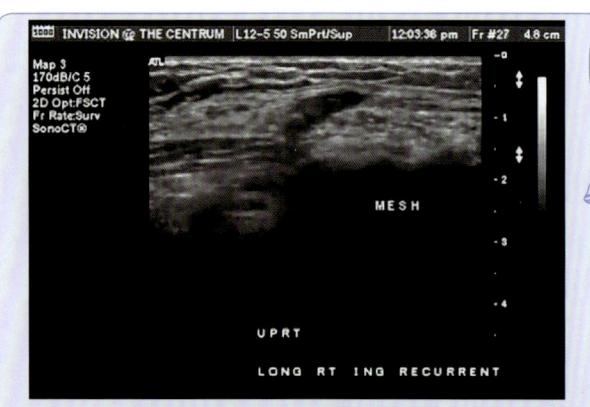

动图5.21　位于补片边缘，含脂肪，中等大小的可还纳复发性腹股沟疝

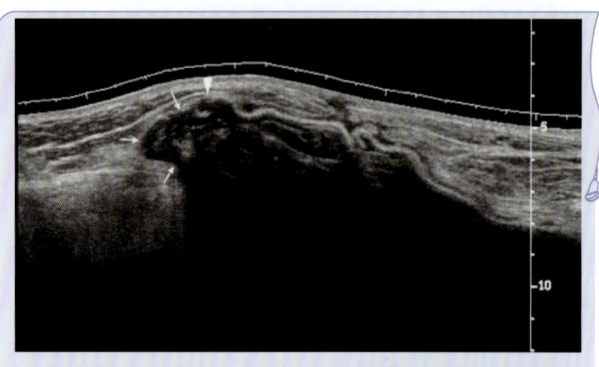

横切面超声扩展视野成像显示，修复大面积腹疝的一大块补片沿其右边缘脱落（三角箭头），导致疝复发，从脱落的边缘下方突出（箭头）。

图5.57　疝补片脱落

患者在微创修复后感到"太好、太快"，并在术后6周内恢复活动，使修复难以进行。一些患者可能抱怨在某些运动过程中有撕裂感，随后出现复发性腹股沟疼痛，但在大多数患者中，这种疼痛发作更为隐蔽。

血肿或积液会导致慢性疼痛，清除血肿可以缓

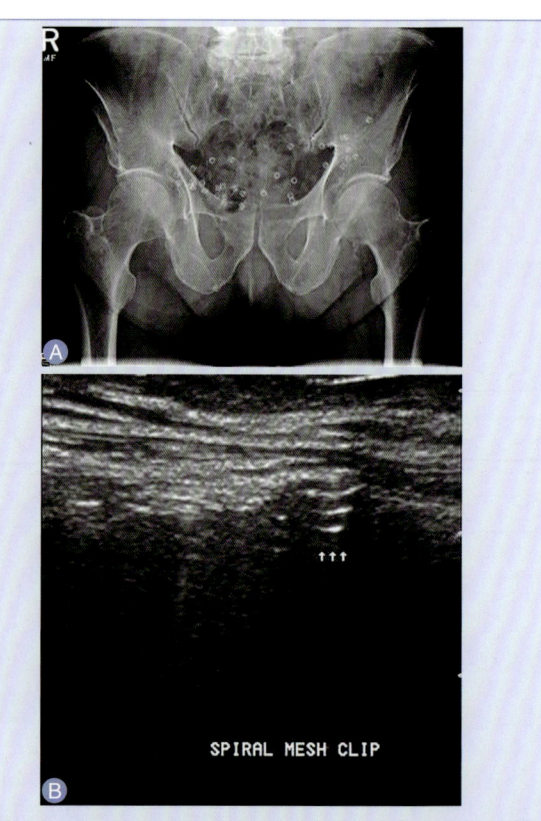

A.骨盆X线正位片显示双侧腹股沟疝修补术后，双侧腹股沟区均有螺旋夹；B.螺旋夹（箭头）特有的超声表现。SPIRAL MESH CLIP：螺旋夹。

图5.58　螺旋夹

痛，并且通常不会对疝修补的牢固程度产生不利影响，因为即使在螺旋夹被移除后，补片的边缘也会被纤维组织牢牢固定在适当的位置。

（二）疝并发症

疝并发症包括嵌顿、梗阻和绞窄。嵌顿疝是不可还纳的单纯性疝，梗阻性疝包含机械梗阻的嵌顿肠管，绞窄性疝包含嵌顿内容物和受损的血管。并非所有的绞窄性疝都含有肠管，甚至腹膜前脂肪组织也可能被嵌顿在内。大多数嵌顿疝既不是梗阻性，也不是绞窄性，但所有梗阻性和绞窄性疝都是嵌顿疝。只有被梗阻或绞窄的嵌顿疝才属于外科急症范畴。甚至仅含腹膜前脂肪的绞窄性疝也可能不是急诊，而绞窄性疝中肠管的存在使其成为急诊范畴。我们用"不可还纳"一词来代替"梗阻"，因此临床医师就不会将其与"绞窄"相混淆。

疝的形状影响其可还纳性及将来出现梗阻或绞窄的可能性。疝的类型影响其形状。颈部较底部宽的疝通常很少出现梗阻或绞窄，可完全还纳。典型的腹股沟疝颈部较宽，很少发生绞窄，包括腹股沟直疝和部分腹股沟斜疝。颈部较底部窄的疝更可能不易还纳，容易发生梗阻或绞窄。典型的颈部较窄的疝类型包括股疝（动图5.23）、半月线疝（图5.33，图5.35）、白线疝（图5.45，图5.59）、脐疝和部分腹股沟斜疝。

尽管血管受损是绞窄的标志，但多普勒超声不是显示绞窄征象最敏感的方法。但是，灰阶超声检查仍很敏感。多普勒超声能够在一定程度上显示疝内的动脉血流信号（图5.60），但是难以显示静脉血流，更不能显示淋巴管。淋巴管壁和静脉管壁非常薄，很容易被疝颈部周围组织挤压，而动脉管壁较厚不易压缩，通常不会被周围组织压迫。在绞窄性疝中，早在动脉血流减少之前，淋巴管和静脉

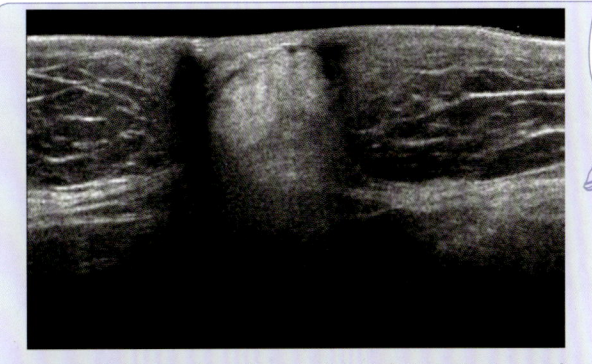

长轴扩展视野超声成像显示腹下绞窄性白线疝，绞窄的标志是疝内高回声的脂肪。

图 5.59 绞窄性白线疝

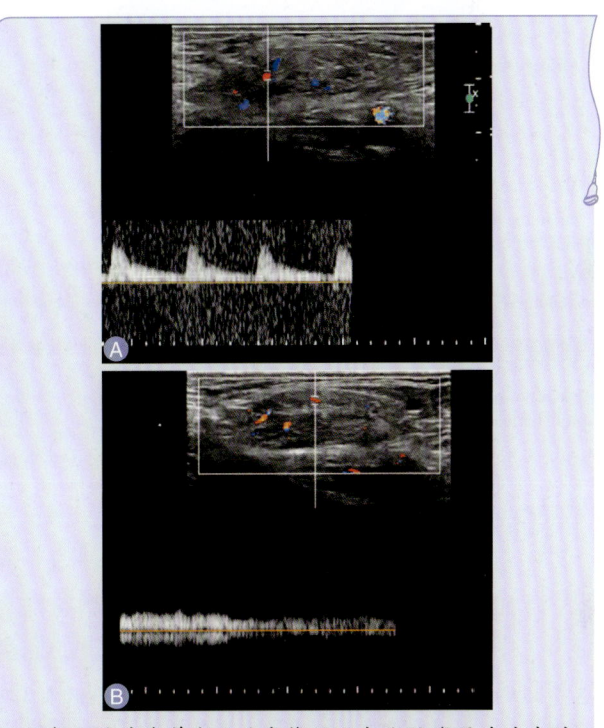

彩色和脉冲多普勒血流成像显示含脂肪腹股沟疝内的动脉（图A）和静脉血流信号（图B）。

图 5.60 含脂肪腹股沟疝的多普勒超声表现

就已被阻塞，阻塞后动脉血供仍能持续一段时间。在流出道受阻的情况下持续的血流供应可能导致：①血管内压力增加；②液体向细胞外渗出，渗出液增加；③多普勒超声在检测到血流流入的同时发现疝的外形发生改变。当动脉和静脉同时出现在没有明显特征的腹疝时，可能不需要急诊手术。然而，Rettenbacher的一项研究显示，大多数嵌顿疝（78%）在彩色多普勒血流成像中可检测到血流信号，因此疝内无血供并不是疝嵌顿的征象。

在一项对腹股沟疝患者（主要针对外科检查不能确定的患者）超声检查的回顾性研究中，发现

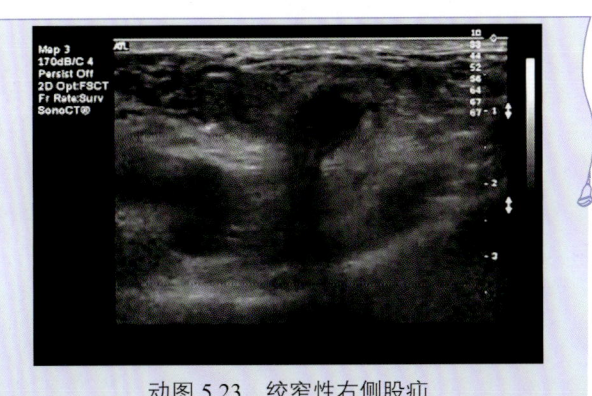

动图 5.23 绞窄性右侧股疝

了149例腹壁疝（131例患者），进而进行手术治疗（表5.2）。疝囊内出现游离液体、疝内部肠壁增厚、疝出的肠管内的液体和腹部扩张的肠管是最敏感的嵌顿征象。所有23例嵌顿疝患者术前均放射学证实嵌顿，126例非嵌顿疝患者中有2例被超声误诊为嵌顿疝。

TABLE 5.2 Findings of Hernia Strangulation

Sonographic Finding	Percent Incarcerated (N = 23)	Percent Not Incarcerated (N = 126)
Contents of hernia		
Fat only	n=6	n=54
Fat and bowel	n=4	n=47
Bowel only	n=13	n=16
Urinary bladder		n=3
Free fluid in the hernia sac	91%（21/23）	3%（4/126）
Bowel wall thickening in the hernia (4 mm)	88%（15/17）	0%（0/63）
Fluid in the herniated bowel loop	82%（14/17）	3%（2/63）
Dilated loops of bowel in abdomen	65%（11/17）	0（0/63）
Absence of blood low in the hernia	22%（5/23）	25%（31/126）
Absence of peristalsis within hernia	76%（13/17）	38%（24/63）

Modified from Rettenbacher T, Hollerweger A, Macheiner P, et al. Abdominal wall hernias: cross-sectional imaging signs of incarceration determined with sonography. AJR Am J Roentgenol. 2001;177(5):1061-1066.
注：版权方要求保留英文。

乏血供的绞窄疝还具有以下征象：①脂肪样高回声（图5.59）；②正常情况下薄且高回声的疝囊呈等回声增厚（图5.61，动图5.23）；③疝囊内出现积液（图5.61，动图5.23）；④疝内容物为肠管的肠壁增厚（图5.62）。

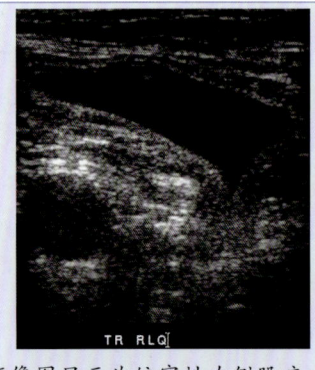

短轴切面声像图显示为绞窄性左侧股疝，显示2种灰阶超声绞窄征象：渗出液或漏出液、疝囊壁等回声增厚。TR RLQ：右下腹横切面。参见动图5.23。

图5.61　绞窄性股疝

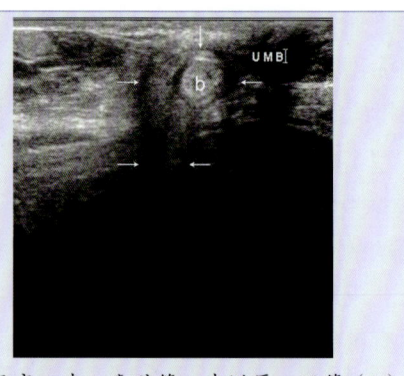

其内脂肪呈高回声，囊壁等回声增厚，肠管（b）壁增厚且不蠕动。疝囊的轮廓用箭头标出。UMB：脐。

图5.62　绞窄脐周腹上白线疝

大多数绞窄性疝中，尽管多普勒超声显示疝内容物血供正常，二维灰阶超声也可能出现以上多个征象。尤其在女性患者中，含有腹膜内容物的非绞窄疝可能含有腹腔积液，因此应注意不要将疝囊内出现积液与绞窄相等同。

（三）类腹股沟疝疾病

许多腹股沟区占位性病变可类似腹股沟疝的表现（图5.63）。男女都有可能发生腹股沟管囊肿或鞘膜积液。在男性中，腹股沟管内的腹膜鞘突近段和远段相互融合，局限性积液易出现于其未融合的部位。这导致在腹膜鞘突未融合部位液体积聚，最终导致鞘膜积液，这种情况如果发生在紧邻精索的腹股沟管内，则会压迫精索。在女性中，未融合的腹膜鞘突称为努克氏管，因此这种局限性的囊肿或积液称为努克管囊肿或努克管积液（图5.63A；动图5.24）。鞘膜积液通常是单腔的，固定在管内，随着其膨大可以出现分叶状和分隔状。

血肿和感染可发生在圆韧带附近的腹股沟区域，并可能导致囊肿和肌瘤。与固定位置的腹股沟管鞘膜积液不同，圆韧带囊肿可以在腹腔和腹股沟管之间来回移动。圆韧带含有可引起平滑肌瘤的平滑肌纤维。妊娠期间圆韧带静脉曲张可以成为子宫静脉引流的侧支通路，此种疾病通常无症状、偶发，但在一些患者中可表现为类似疝的压痛、可触及、腹股沟或会阴异常（图5.63B）。这些症状通常在分娩后自行完全消失，但少数患者可能在妊娠数月或数年后持续引起腹股沟疼痛或肿胀。患者在仰卧位时症状不明显，但在直立位时疼痛范围变得更大，血流速度变得更快。圆韧带静脉曲张血栓形成有时会自发发生，多发生于产后子宫侧支循环减少

第五章 腹股沟及前腹壁疝动态超声检查

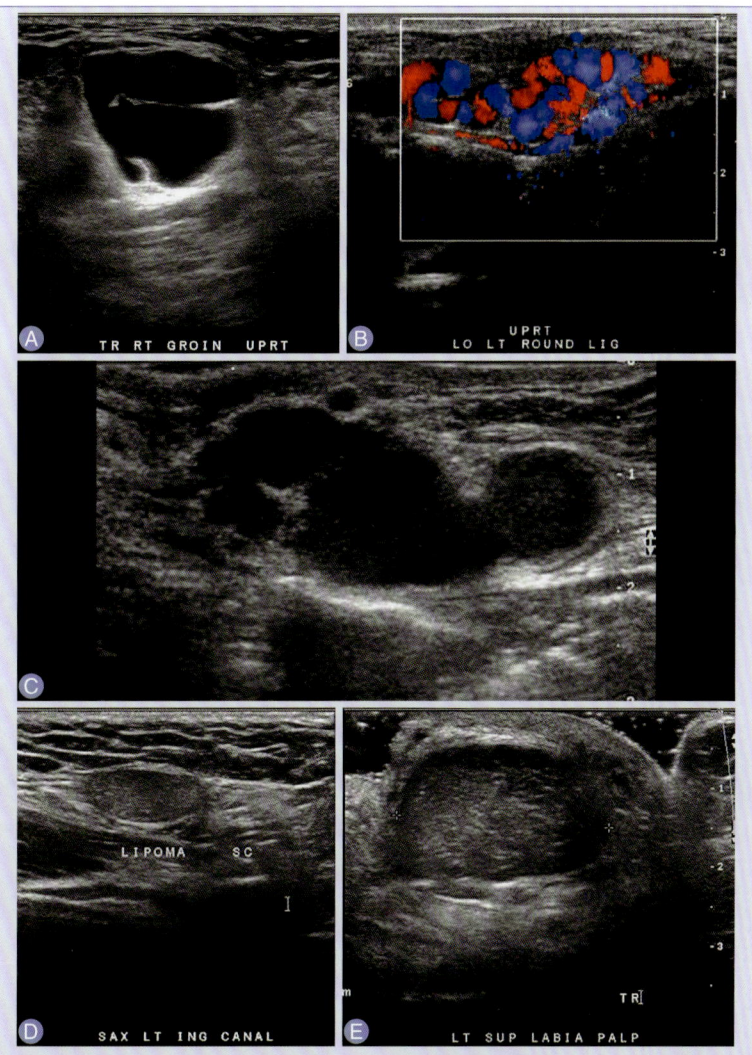

A.努克管（腹股沟管）鞘膜积液，参见动图5.23；B.静脉曲张，圆韧带静脉曲张；C.子宫内膜异位；D.腹股沟脂肪瘤；E.阴唇部脂肪瘤，左侧阴唇无痛性肿胀患者左侧大阴唇等回声脂肪瘤横切面声像图。LIPOMA：脂肪瘤；SC：精索。

图5.63 类腹股沟疝疾病

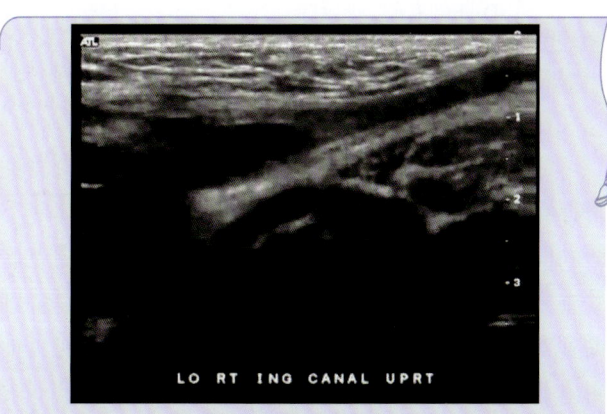

动图5.24 女性子宫圆韧带鞘膜积液和腹股沟管（Nuck管）

时。子宫内膜异位症可沿腹股沟管内的圆韧带走行区域出现（图5.63C），其大小和触痛随月经周期变化。

腹股沟区最常见的良性肿瘤是脂肪瘤。大多数所谓的腹股沟管脂肪瘤不是真正的脂肪瘤，而是仅含腹膜脂肪的非滑动型腹股沟斜疝。真正的脂肪瘤可以发生在腹股沟管任何部位，也可以发生在阴囊或大阴唇（图5.63D至图5.63E）。

腹股沟区其他良性肿瘤包括平滑肌瘤、皮样囊肿、表皮样囊肿和淋巴管瘤。

可能发生在腹股沟区域的其他实性病变包括硬纤维瘤、肉瘤、血肿、积液、睾丸未降和转移性腹膜植入物。

腹股沟淋巴结肿大、股总动脉或髂外动脉瘤和假性动脉瘤、髂腰肌囊肿和皮脂腺囊肿均可发生在腹股沟区，但通常发生在腹股沟管外。此外，腹腔炎症的疼痛可与腹股沟区疼痛类似，急性阑尾炎和急性憩室炎也可引起腹股沟区疼痛。

（四）类前腹壁疝疾病

皮下或肌内脂肪瘤与腹股沟管或会阴脂肪瘤的超声表现相同。在切口疝的患者中，以往手术造成的大量瘢痕和脂肪坏死可有类似前腹壁切口疝的表现。腹直肌（图5.64A）或腹外斜肌的血肿可出现类似前腹壁疝的疼痛和肿胀的表现，此类患者通常（但不总是）有严重急性创伤史。

前腹壁硬纤维瘤通常散发，来自前腹壁腱膜或肌肉鞘的纤维成分。硬纤维瘤和（或）韧带样瘤具有局部侵袭性，如果切除范围不够广泛，往往会复发，但不会发生远处转移。超声图像上硬纤维瘤表现为形状不规则的实性结节或肿块，其内有血流（图5.64B）。硬纤维瘤在彩色或能量多普勒超声成像中的血流信号较肉瘤轻度减少，除此之外二者难以鉴别，如果不切除，可能持续生长。前腹壁的良性和恶性结缔组织肿瘤，如纤维瘤（图5.64C）和纤维肉瘤（图5.64D）也可以有类似前腹壁疝的表现。

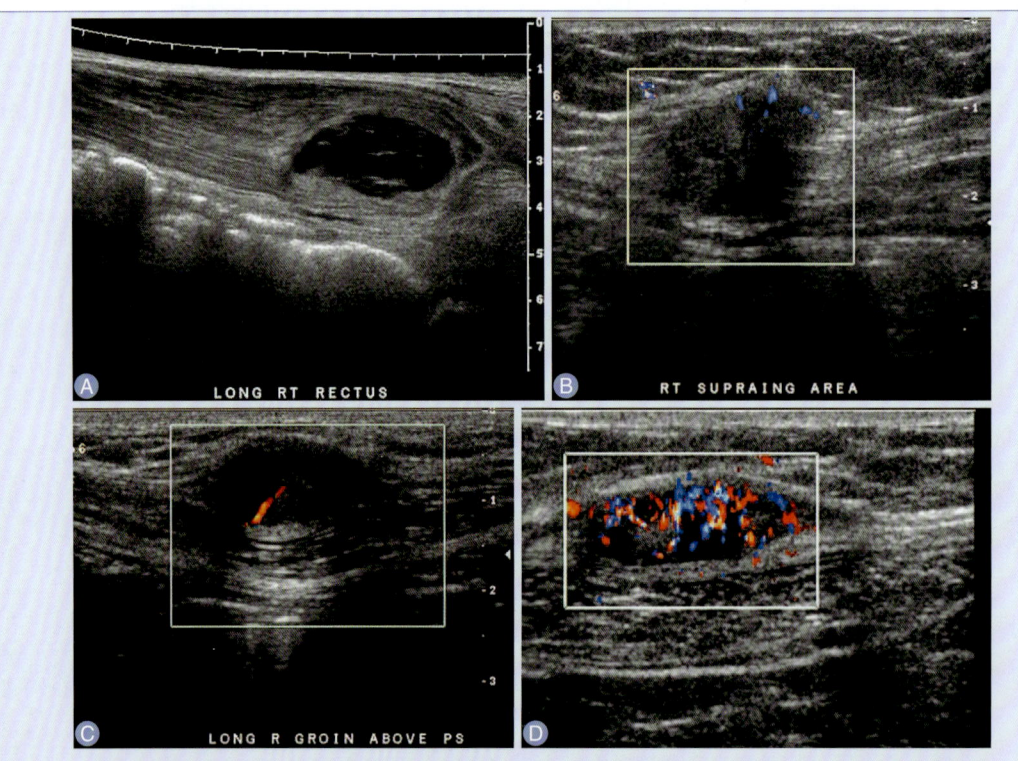

A.肌肉撕裂伴血肿；B.纤维瘤，前腹壁硬纤维瘤周边有少量血流信号；C.硬纤维瘤，右下腹直肌前肌鞘良性纤维瘤长轴切面声像图，可导致右腹股沟区无压痛肿胀，其内有少量血流信号；D.纤维肉瘤，左侧腹直肌前鞘肌肉瘤横切面，表现为无痛肿块，它的外观与图C所示纤维瘤相似，但血流更丰富。

图5.64 前腹壁疝鉴别诊断

九、总结

动态超声检查是评估腹股沟或前腹壁疼痛的关键。动态扫查包括瓦尔萨尔瓦动作、压缩动作及仰卧位和直立位扫查。动态超声检查使临床医师能够明确疝的类型、大小、内容物、可还纳性和是否有压痛。

由于相关的肌腱炎和耻骨炎，运动员腹股沟疼痛的评估通常比非运动员更复杂。通常需要结合核MRI以识别潜在的病理过程并确定手术和非手术治疗的最佳组合。

疝患者经常会有多发疝形成，所以任何超声证明存在疝的患者都应该进一步检查，以寻找其他类型的同侧和对侧腹股沟或腹前疝。即使检查结束后没有发现其他疝，对临床医师来说，在报告中特别提到对腹股沟区进行了完整的检查且没有发现其他疝也非常重要。

绞窄是腹股沟疝最严重的并发症。绞窄的灰阶超声特点：高回声脂肪、疝囊等回声增厚、疝囊内液体、肠管壁增厚等，其对绞窄的诊断比多普勒超声更加敏感。

疝修补术后复发疼痛是相对常见的问题。动态超声可以评估急、慢性腹股沟复发疼痛。现在大多数疝修补术都使用补片，由于复发疝常起源于补片的边缘，超声识别复发疝的关键是动态评估补片的边缘。

疝的鉴别诊断比较少见，且没有特异表现，但腹膜鞘突（或努克管）的囊肿或积液及圆韧带静脉曲张相对常见，且具有特征性的超声表现。

（郭瑞军，曲鹏，张华斌，曹文，李丽，红华，刘昕译）

参考文献

扫码观看

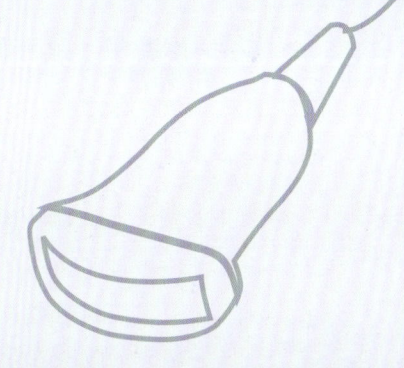

第六章　腹膜

Anthony E. Hanbidge, Korosh Khalili,
and Stephanie R. Wilson

章节大纲

一、腹膜、网膜和肠系膜

二、超声检查方法

三、腹水

四、腹膜包涵囊肿（良性包裹性积液）

五、肠系膜囊肿

六、腹膜肿瘤

　　（一）腹膜弥漫性转移癌

　　（二）腹膜原发肿瘤

　　（三）腹膜假黏液瘤

七、腹膜炎性疾病

　　（一）脓肿

　　（二）结核性腹膜炎

　　（三）硬化性腹膜炎

八、腹腔局灶性炎性疾病

九、右侧节段性网膜梗死

十、子宫内膜异位

十一、腹膜播散性平滑肌瘤病

十二、气腹

十三、结论

关键点总结

- 超声是一种腹膜成像技术。
- 检查成功的关键取决于操作者的经验和全面的超声评估。
- 应用经阴道超声可极大提高女性患者的诊断准确性。
- 超声的优势在于检出腹水并描述其特征。
- 超声对检出腹膜肿瘤和炎性疾病并描述其特征有很大帮助。
- 超声是引导腹腔穿刺和肿块活检的常用方法。

对于评估伴有腹部症状和体征的患者来说，腹部和盆腔超声成像已成为体格检查之后的进一步检查方法，具有准确、安全、操作简单、便于携带和价格相对低廉的特点。超声常规用于检查实性内脏器官、胆囊和胆管，一般只需要记录这些脏器的声像图，而腹腔则容易被忽略或仅做粗略的检查。多数学者认为由于图像清晰度较差及肠道气体干扰等技术限制，超声对腹膜成像并不是特别有帮助。此外，检查者对腹膜疾病的常见声像图表现不熟悉，这是因为大量文献阐述了肝脏、胆囊、胆管、胰腺、脾脏、肾脏、膀胱和生殖器官等的超声表现，但腹膜和腹腔超声评估的报道却非常少。其结果造成用于评估这些部位的最适合超声检查的相关教材很少。

如果临床怀疑腹膜疾病，一般会采用CT或MRI检查。笔者认为超声也能够敏感和特异地用于评估这类疾病。当然，要想成功完成检查，必须满足2个条件：①操作者必须熟悉可能累及腹膜和腹腔的疾病；②必须对腹膜和腹腔进行全面的超声评估。

一、腹膜、网膜和肠系膜

腹膜是一层由上皮细胞排列而成的浆膜，分为壁腹膜和脏腹膜。壁腹膜位于腹腔的前壁和后壁，声像图表现为前腹壁最深层的一条纤细而平滑的高回声线。肠管常位于其深部，呼吸时两者相对运动。另外，脏腹膜覆盖于腹腔脏器的表面，正常情况下超声不能显示。这两层腹膜之间的潜在腔隙称为腹腔，通常含有少量起润滑作用的液体。

小肠系膜是特殊的扇形腹膜襞，起自第二腰椎，向下延伸至右侧髂窝，将空肠和回肠连接到后腹壁。它由双层腹膜、血管、神经、乳糜管（绒毛中的毛细淋巴管）、淋巴结和含量不同的脂肪组成。腹水中，超声最容易显示正常肠系膜。此时的肠系膜看起来像是被腹水隔开的自由漂浮的平滑叶片，从小肠肠管朝向中腹部（图6.1）。无腹水时的肠系膜比较难以辨认，但有学者将其描述为连续的细长非蠕动结构，被镜面样的高回声互相隔开，在左下腹部最容易辨认。通常，不容易将某种疾病定位于肠系膜，而该病与另外的解剖标志之间的关系可能有助于定位。例如，如果超声显示出淋巴瘤肿块包绕着肠系膜的血管，则可以正确地将其定位于肠系膜。

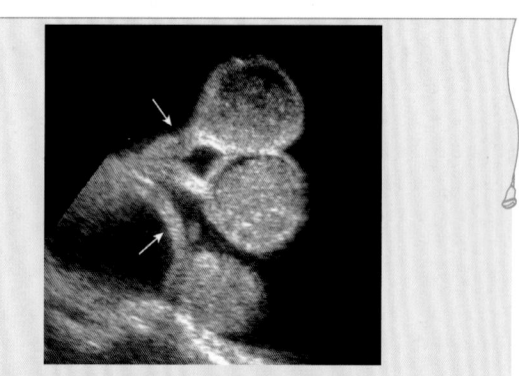

中腹部斜向矢状面声像图显示腹水衬托出的叶状正常小肠肠系膜（箭头）。

图6.1 大量腹水中的正常肠系膜

网膜也是特殊的腹膜襞，由双层腹膜、血管、淋巴管和含量不同的脂肪组成。小网膜将胃小弯、十二指肠近端与肝脏连接。大网膜从胃大弯向下，覆盖于腹部脏器的前方，通常下延至盆腔，然后自身反折形成一种4层结构，向上并分别包绕横结肠。大网膜两层之间存在1个潜在的腔隙，与小网膜囊相连。

正常情况下，超声很难或不可能显示网膜。有腹水时，正常大网膜的游离下缘漂浮于腹水中，超声可以显示，根据其内脂肪含量超声图像表现出不同的厚度。患者的大网膜可能会被浸润、增厚或呈结节状（图6.2，动图6.1），这时即使没有腹水，也可以用高频探头仔细检查其表浅部位，常常可以正确地识别出病变位于大网膜。

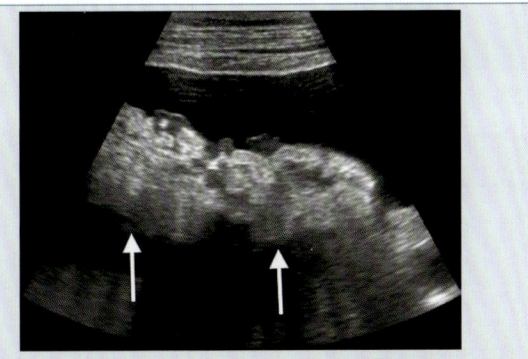

中腹部矢状面声像图显示增厚、低回声结节状的网膜（箭头），紧邻前腹壁深部游离液体的后方。参见动图6.1。

图6.2　网膜的肿瘤浸润

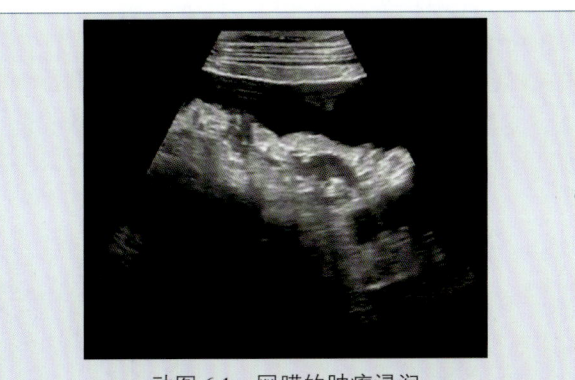

动图6.1　网膜的肿瘤浸润

二、超声检查方法

腹膜超声检查需要尽可能有目的地去评估壁腹膜、脏腹膜、肠系膜、网膜及腹膜腔。腹膜和腹腔的初步检查（图6.3A）使用标准频率为3.5 MHz或5 MHz的探头进行。

扫查范围设置为包含腹腔的全部深度，但不需要更深，会增加图像的远场。在扫查范围内，连续调整聚焦区域，详细评估不同深度的声像图表现。功率和增益的设置也需要调节。高增益设置有利于显示游离液体是无回声还是细密点状回声，低增益设置有利于显示低回声结节或肿块。初步检查完成后，就可以用高频探头在近场区域详细检查并描述异常声像图表现（图6.3B）。

经腹扫查时，可以用逐级加压的方法推开肠道气体。以下几种方法可以帮助确定腹膜病变的来源部位。用探头或徒手触诊异常肿块，可以确定其质地和活动度。来源于壁腹膜的肿块通常是固定的，而来源于脏腹膜的肿块则可以是活动的。此外也可以通过改变患者体位或呼吸状态来鉴别。例如，在右上腹部，如果随着呼吸，肝脏与某个近场病变呈相对运动的话，那么这个病变可能位于壁腹膜。

经阴道超声检查（transvaginal sonography，TVS）对有腹膜病变风险或可疑腹膜病变的女性患者来说是非常重要的（图6.3C）。盆腔的子宫直肠陷凹是常见的受累部位，特别是在恶性肿瘤和急症

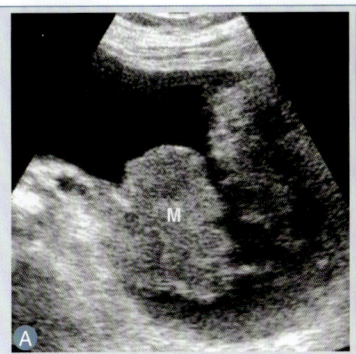 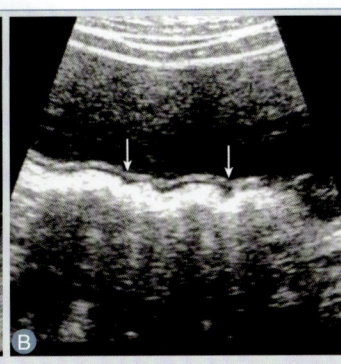 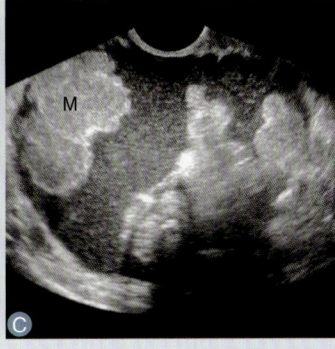

A.使用5.2 MHz凸阵探头初步扫查获得的右侧附件区耻骨上矢状面声像图，显示腹水和1个实性分叶状低回声肿块（M），扫查范围包括腹腔的全部深度；B.使用7.4 MHz较高频率凸阵探头扫查获得的左侧经腹矢状面声像图，显示腹水和降结肠浆膜层表面的低回声种植肿瘤（箭头），低增益设置用于优化种植肿瘤的显示，看起来像是肠道浆膜层表面的一条细连续线，肠道中含有伴声影的气体；C.使用8.4 MHz经阴道探头扫查右侧附件区的横切面声像图，显示右侧附件区肿块（M）和细密点状腹水，高增益设置用于更好地显示细密点状腹水的特点。

图6.3　超声检查方法的优化，卵巢乳头状浆液性腺癌Ⅲ期

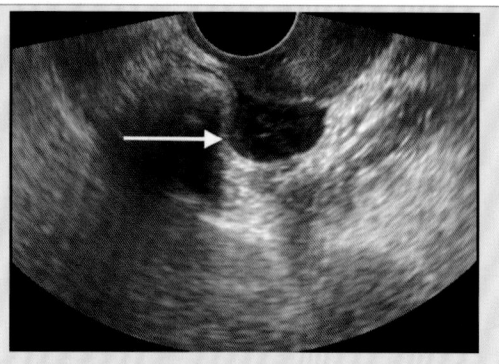

经阴道超声斜向横切面声像图显示子宫直肠陷凹内有小的实性低回声结节（箭头）。参见动图6.2，动图6.3。

图6.4 子宫直肠陷凹中的肿瘤种植结节

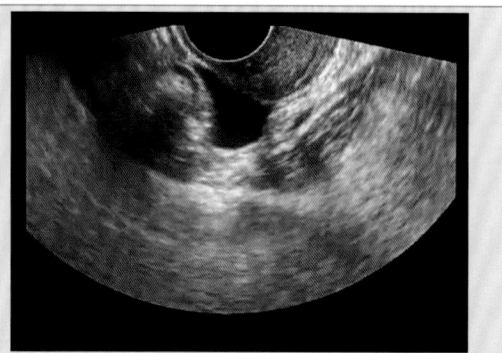

动图6.2 子宫直肠陷凹中的肿瘤种植结节1

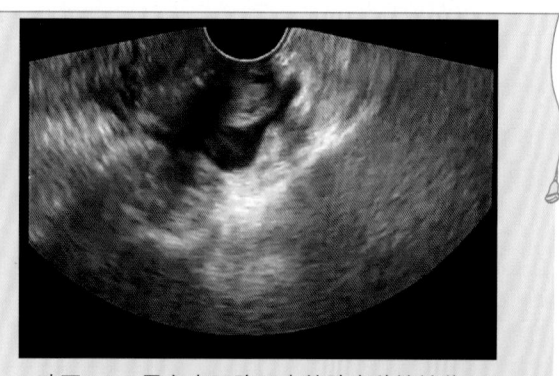

动图6.3 子宫直肠陷凹中的肿瘤种植结节2

患者中。经阴道超声可以详细检查盆腔的壁腹膜和脏腹膜。除了评估子宫和卵巢之外，检查者还应该将手部抬高（图6.4），用探头对准子宫直肠陷凹和双侧盆腔侧壁进行检查。动态扫查常常有助于确定某个结节或肿块的来源（动图6.2，动图6.3）。经阴道超声也可以更好地显示盆腔的肠管和膀胱。

超声在引导有关腹膜和腹腔的介入操作方面，具有准确、快速和有效的优点，因此，通常选择超声用于引导诊断性和治疗性的穿刺术及腹膜肿块的穿刺活检。

三、腹水

超声在腹部和盆腔最早期的应用之一包括检出腹水。正常情况下，腹腔内有50～75 mL的游离液体，起润滑作用。腹水的出现是由于腹膜液体的过量累积导致的。根据其内蛋白质含量，腹水可分为漏出液或渗出液。在北美洲，90%的腹水患者是由肝硬化、腹膜弥漫性转移癌、充血性心力衰竭和结核病导致的。血液、尿液、乳糜、胆汁或胰液的累积导致的腹水比较少见。

体格检查可以发现500 mL以上的腹水。经腹超声可以轻易地检出大量腹水（图6.5）。经阴道超声在这方面更敏感，使用经阴道探头可以显示出体积少至0.8 mL的游离液体（图6.6）。患者仰卧时，游离液体往往会积聚在结肠旁沟和盆腔，特别是右侧结肠旁沟的上端和肝肾隐窝。因此，当怀疑有腹水时，应仔细检查这些部位。此外，超声可以精确定量和定位腹水，用于引导诊断性和治疗性的穿

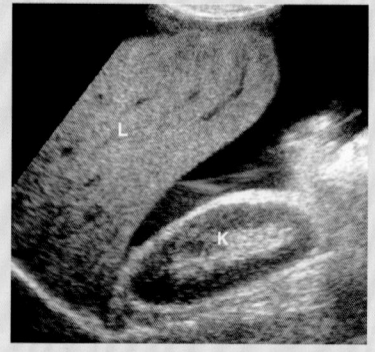

右上腹矢状面声像图，清楚显示大量腹水，包绕肿大、圆钝、脂肪变性的肝脏（L）。K：右肾。

图6.5 肝硬化伴门静脉高压

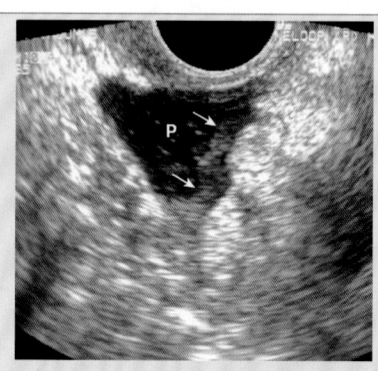

经阴道超声右侧附件区横切面声像图显示盆腔少量细密点状游离液体（P）及肠管浆膜上的种植病灶（箭头），这种表现仅于经阴道超声检查时可见。

图6.6 2/3级卵巢黏液性囊腺癌

刺术。

除了量化腹水的明显优势之外，超声还可以显示腹水为无回声或细密点状回声的特点，这可能有助于明确其来源，因为细密点状腹水提示液体中含有血液、脓液或肿瘤细胞。发现细密点状腹水应提示用超声对腹膜进行更详细的评估、进一步CT或MRI检查及诊断性穿刺。

腹腔积血有多种原因，包括外伤、动脉瘤破裂、异位妊娠破裂、肝肿瘤（如腺瘤、肝癌）破裂和术后出血等。接受抗凝药物治疗的患者可能会出现自发性出血。急性出血的超声表现多样，包括无回声或细密点状回声的游离液体（图6.7）。如果患者保持某个固定体位一段时间，超声上可能会表现出液体-沉积物平面。大量出血常常形成大的高回声肿块，一段时间后，当其出现溶解时，其回声可以变得更不均匀（图6.8，图6.9）。

腹部创伤重点超声评估（focused abdominal sonography for trauma，FAST）已成为筛查创伤患者

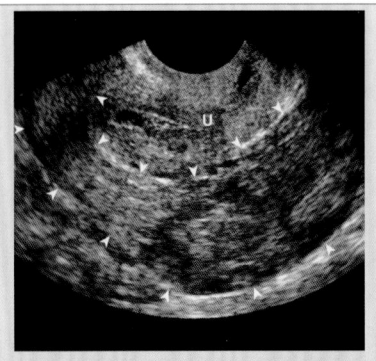

经阴道超声矢状面声像图显示伴有宫腔积液的子宫（U），周围被大范围不均匀低回声血肿包绕（三角箭头）。

图6.9 服用抗凝药物的女性患者术后2天出现盆腔血肿

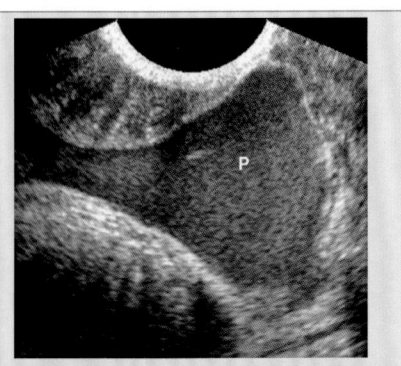

经阴道超声斜向横切面声像图显示左侧附件区细密点状游离液体（P）。

图6.7 异位妊娠破裂导致的腹腔积血

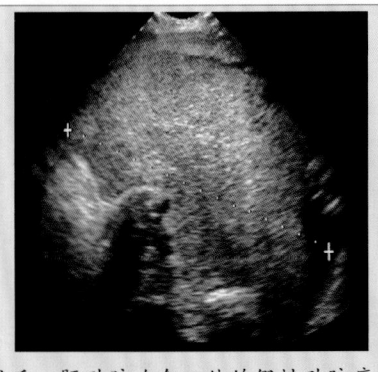

肝移植后，肝动脉吻合口处的假性动脉瘤破裂导致的急性凝血块。左下腹矢状面声像图显示1个实性不均匀回声肿块（标尺）。

图6.8 凝血块

腹腔内损伤的公认方法。这项有限性研究的最初目标是在创伤中心用超声检出腹腔内的游离液体。一旦检出液体，则在很大程度上提示存在严重的腹腔内损伤，需要紧急开腹手术。在许多中心，该评估方法已经替代了腹腔灌洗术。

乳糜性腹水是一种淋巴液累积于腹腔内的少见疾病。其原因有多种，包括外伤、手术、淋巴管瘤、淋巴瘤、肠淋巴管扩张和囊性淋巴管瘤等。超声可以显示细密点状腹水或者因淋巴液分层形成的液-液平面。

有时很难确定腹腔内显示的液体是游离性还是包裹性。改变患者的体位，如果液体在重力作用下移动可以有助诊断。例如，当患者变为左侧卧位，原来仰卧位时右侧结肠旁沟中的游离液体可以离开这个位置。积液形态的变化也有助于诊断。游离液体往往顺应周围脏器的形态，接触到肠管等周围结构时一般会呈现锐角。与此不同的是，包裹性积液往往具有圆形的边界并显示出占位效应，经常将周围结构从其正常位置推开。包裹性积液可以出现在腹腔和盆腔的任何部位。超声的优势在于描述液体的特征及显示局限性或广泛性腹腔积液的复杂程度。在这方面，超声优于CT扫描（图6.10）。

四、腹膜包涵囊肿（良性包裹性积液）

绝经前，患者有功能的卵巢所分泌的液体通常被腹膜吸收，但累及盆腔的疾病可能会破坏这种平衡，例如既往手术、外伤、盆腔炎性疾病、炎症性肠病或子宫内膜异位等。这些患者卵巢产生的液体可能不会被吸收，而被粘连包裹。一段时间后，往

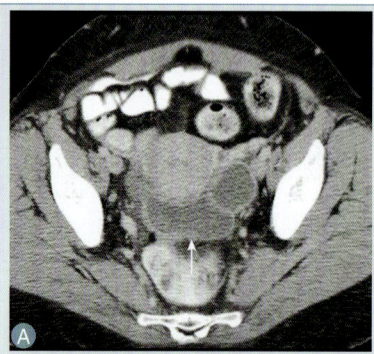

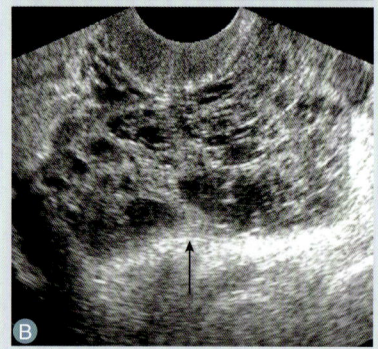

A.轴向切面盆腔增强CT扫描显示子宫直肠陷凹和左侧附件区的包裹性积液，伴边缘强化（箭头）；B.经阴道超声横切面声像图显示出该处液体的高度混杂性（箭头），具有更好的优势。

图6.10　纤维蛋白性腹膜炎

往会形成包绕卵巢的包涵囊肿，并可能导致盆腔疼痛和压迫症状。包涵囊肿的大小不等、混杂程度不同，可能为相对单纯的液体，或者可能内部有回声和分隔。这样在超声检查时常常会导致诊断困难，可能会被误诊为卵巢囊肿、卵巢冠囊肿、输卵管积水，甚至是卵巢癌。正确诊断的关键在于根据患者的病史去考虑包涵囊肿这种疾病，然后在其内部或边缘显示出正常的卵巢，最常用经阴道超声进行检查（图6.11）。复杂的腹膜包涵囊肿也被认为是多囊性间皮瘤。

五、肠系膜囊肿

肠系膜囊肿是少见的腹腔内肿块，通常在影像学检查中偶然发现。然而，在临床上，可能因其大小而表现为腹胀，或因出血、破裂或扭转等并发症而伴有剧烈疼痛。肠系膜囊肿最常见的来源是淋巴（淋巴管瘤）或间皮组织，但也可能来源于肠道（肠重复囊肿）或泌尿生殖系统，还可以见到皮样囊肿和假性囊肿（感染性、炎症性或外伤性）。肠系膜囊肿的大小不等，从不足1 cm到25 cm以上充满

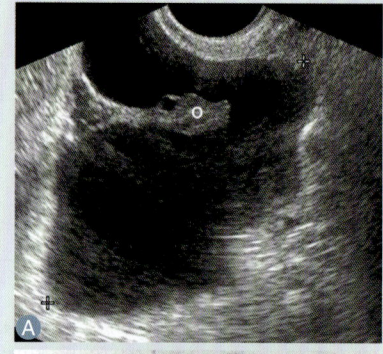

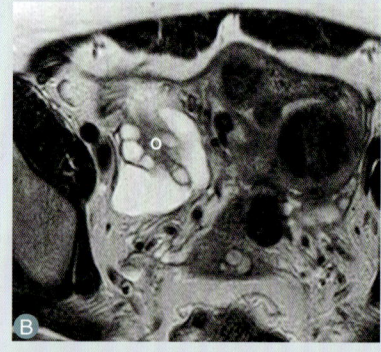

A.经阴道超声横切面声像图显示右侧附件区；B.经盆腔中部的轴向切面MRT$_2$WI，两幅图像都显示包裹性积液包绕的正常右侧卵巢（o），积液范围与腹腔的边界一致。

图6.11　腹膜包涵囊肿

（Reproduced from Wilson SR. Pseudomyxoma peritonei. In：Cohen HL，editor. Gastrointestinal disease，test and syllabus. Reston，VA：American College of Radiology；2004. pp. 73-84.）

整个腹腔，可以是完全的单纯性囊肿或是伴有大量内部分隔的极复杂囊肿，有时与淋巴管瘤的表现类似（图6.12）。较小的肠系膜囊肿通常有活动性，可以因触诊或变换体位而移动。无症状的囊肿通常保守治疗，特别是单纯性或具有典型淋巴管瘤表现的囊肿。手术一般用于缓解压迫症状或处理急性并发症。

六、腹膜肿瘤

超声检查中经常可以见到肿瘤侵犯腹膜的情况，一般都是由恶性肿瘤引起。腹膜转移性肿瘤比原发腹膜肿瘤更多见。绝大多数女性患者的腹膜转移肿瘤原发于卵巢。其他可能转移至腹膜的原发肿瘤部位包括胃、结肠、乳腺、胰腺、肾脏、膀胱、子宫和皮肤（黑色素瘤）等。

（一）腹膜弥漫性转移癌

腹膜弥漫性转移癌是用于描述转移癌弥漫性侵犯腹膜的术语。肿瘤弥漫性种植侵犯壁腹膜

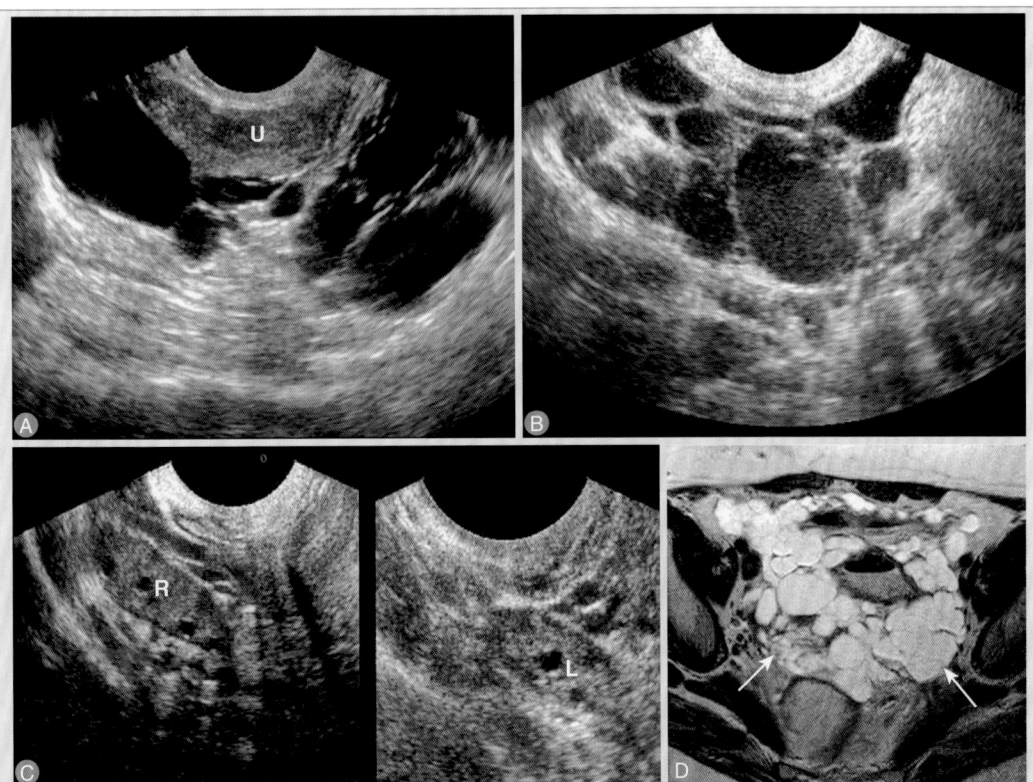

A.经阴道超声横切面声像图显示正常子宫（U），周围包绕着大量伴有纤细分隔的囊肿，囊内没有结节，实时检查提示这些囊肿质软且易变形；B.经阴道超声子宫外侧切面声像图显示大量的囊性病变，其分布和范围提示为非卵巢来源；C.两幅经阴道超声声像图显示正常的右侧（R）和左侧（L）卵巢，排除了卵巢来源的病变；D.轴向切面MRT$_2$WI证实了广泛分布的腹膜内薄壁囊性肿块（箭头）。

图 6.12　无症状女性患者的盆腔淋巴管瘤

（Reproduced from Wilson SR. Pseudomyxoma peritonei. In: Cohen HL, editor. Gastrointestinal disease, test and syllabus. Reston, VA: American College of Radiology; 2004. pp. 73-84.）

（图6.13，图6.14A，动图6.4）或脏腹膜（图6.14B，图6.15，动图6.5，动图6.6），超声可表现为腹膜散在的低回声结节、不规则肿块或低回声外壳样增厚。腹水是腹膜弥漫性转移癌的常见表现，并且可能是仅有的表现。子宫直肠陷凹、大网膜、肝肾隐窝及右侧膈下间隙是常见的转移部位，因此，任何腹膜转移癌的超声检查都应该包括对这些部位的认真和详细的评估（图6.16）。小的种植肿瘤通常不影响超声对壁腹膜线的显示，但随着肿瘤增大，壁腹膜线常常会显示不清。肿瘤一般朝向腹腔生长，但也可以向外生长并侵犯腹壁（图6.17）。如果腹膜结节内出现砂粒样钙化，超声表现为高回声，当钙化密集时，可以出现后方声影（图6.18）。

超声可以在没有腹水的情况下检出腹膜弥漫性转移癌（图6.19，图6.20），但腹水的存在可以极大提高超声对腹膜弥漫性转移癌的检出。使用经阴道探头可以在壁腹膜和脏腹膜上看到小至2~3mm的结节（图6.21）。通过腹水还可以提高对网膜转移癌的检出。网膜肿瘤浸润形成的"网膜饼"，可以自由地漂浮在腹水中（图6.22）。另外，网膜可以

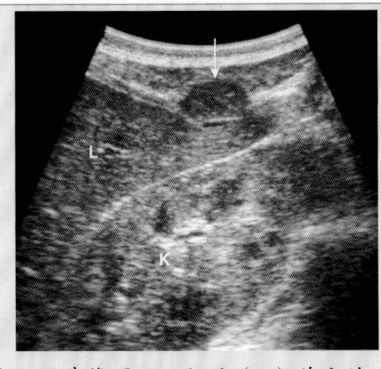

右上腹矢状面声像图显示肝脏（L）前方的1个低回声结节（箭头）。随着呼吸，肝脏独立于静止的结节自由移动，正确提示结节位于壁腹膜上。K:肾脏。参见动图6.4。

图 6.13　肺鳞状细胞癌壁腹膜转移

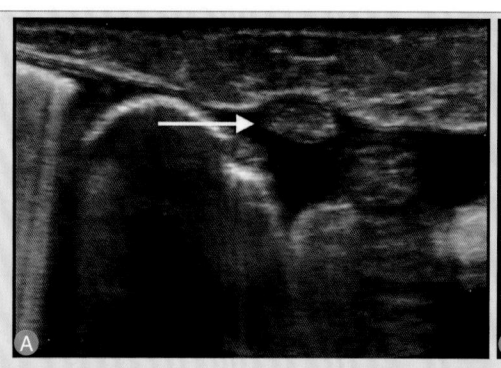 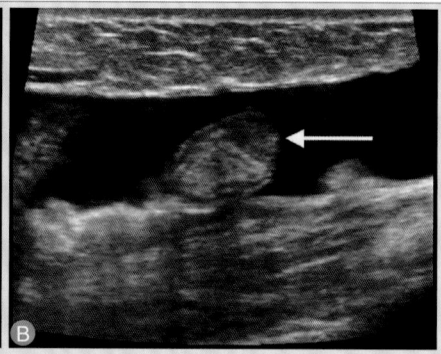

A.中腹部斜向矢状面声像图显示腹腔内游离液体和1个偏低回声结节状种植肿瘤,累及壁腹膜(箭头),紧邻前腹壁深部;B.中腹部斜向矢状面声像图显示腹腔内游离液体,小肠浆膜表面可见1个低回声结节状种植肿瘤,累及脏腹膜(箭头)。参见动图6.5,动图6.6。

图6.14 腹膜弥漫性转移癌

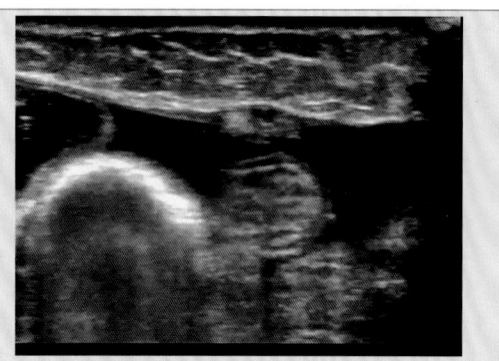 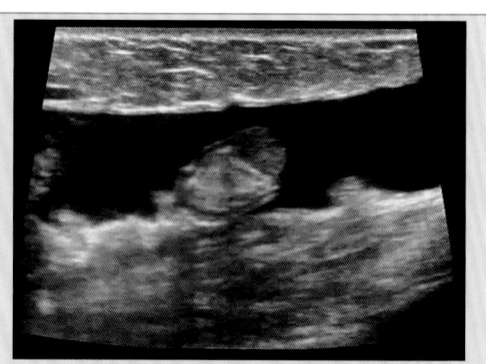

动图6.4 壁腹膜弥漫性转移癌　　　　　动图6.5 脏腹膜弥漫性转移癌1

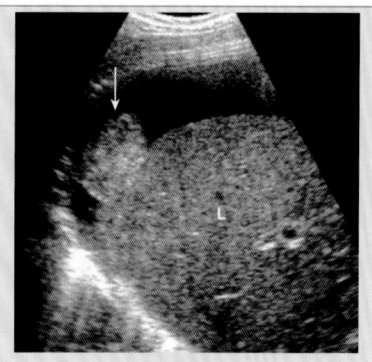 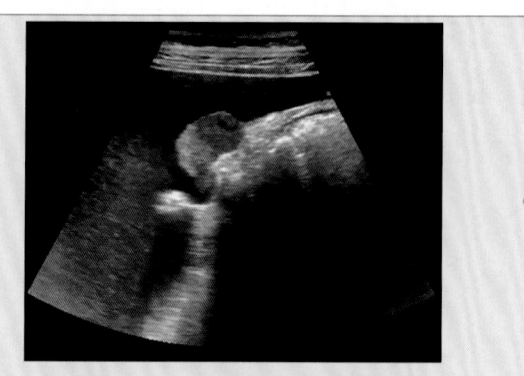

右上腹斜向矢状面声像图显示肝脏(L)表面的1个高回声结节(箭头),周围有腹水包绕,随着呼吸,结节与肝脏同步移动,确定其位于脏腹膜。

图6.15 结肠腺癌脏腹膜转移

动图6.6 脏腹膜弥漫性转移癌2

在近场粘连于壁腹膜(图6.23),或者位于腹腔更深部粘连于脏腹膜,并包绕小肠肠管(图6.24)。肠系膜增厚、肠系膜多发结节和淋巴结肿大是腹膜弥漫性转移癌的其他可能表现。

超声检查记录完腹膜侵犯的全部范围之后,如果原发肿瘤尚未明确,则应该在腹腔和盆腔内仔细检查寻找原发肿瘤。此时,检查不应该仅限于实性脏器、胆囊和胆管,还应包括胃和肠道。

(二)腹膜原发肿瘤

腹膜原发肿瘤少见,包括原发性腹膜浆液性乳头状癌、恶性间皮瘤和淋巴瘤。原发腹膜浆液性乳头状癌是一种多中心发生的腹膜肿瘤,形态学上与同级别的卵巢浆液性乳头状癌完全相同,但可以不侵犯或仅轻微侵犯卵巢。相比于卵巢浆液性乳头状癌的女性患者,原发性腹膜浆液性乳头状癌的女性患者更容易出现腹水,并且3年生存率更低。影像学检查可以显示出类似腹膜弥漫性转移癌的典型表现,但是没有明确的原发肿瘤部位(图6.25)。卵

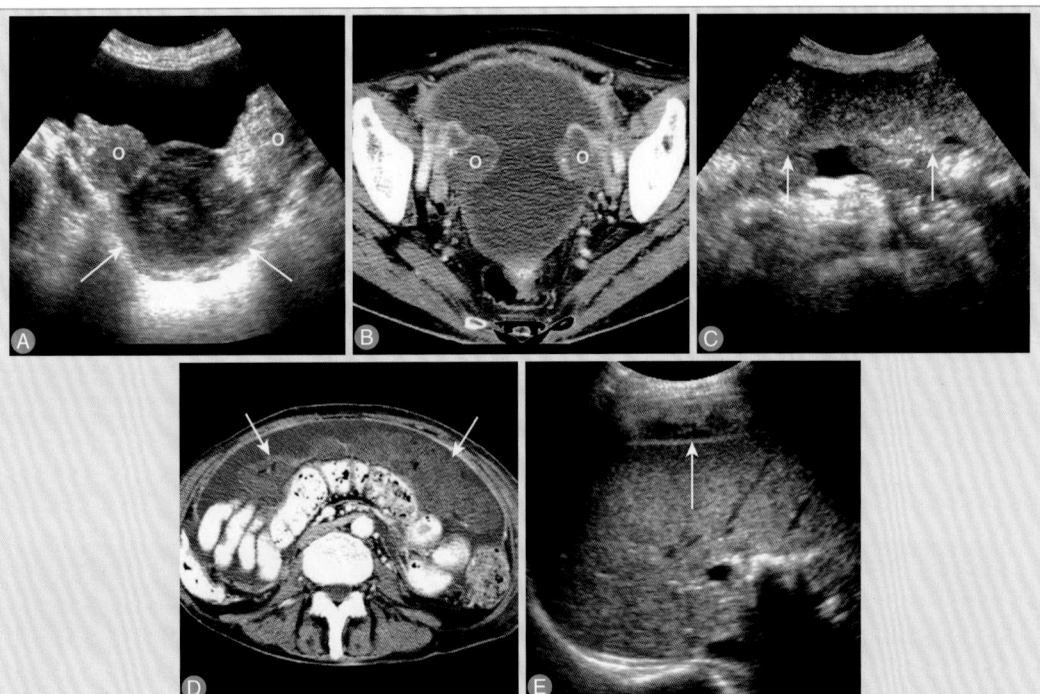

A.盆腔经腹横切面声像图；B.同一平面的CT扫描图像，显示腹水和双侧卵巢实性肿块（o），提示库肯勃瘤，超声检查（图A中箭头）可以更好地显示伴有细密点状和分隔的明显混杂的液体；C.中腹部横切面声像图；D.与图C对应的CT扫描图像，显示腹腔内1个厚的"网膜饼"（箭头），将肠管向后推挤，也可以显示游离液体；E.右上腹斜向声像图显示1个复杂混合回声病灶的圆形边缘，覆盖并压入肝脏凸面（箭头），膈肌壁腹膜有1个高回声结节，随着呼吸与肝脏不同步移动，证实其来源于壁腹膜。

图 6.16　黏液腺癌导致的腹膜弥漫性转移癌，很可能来源于胃肠道

（Reproduced from Wilson SR. Pseudomyxoma peritonei. In: Cohen HL, editor. Gastrointestinal disease, test and syllabus. Reston, VA: American College of Radiology 2004. pp. 73-84.）

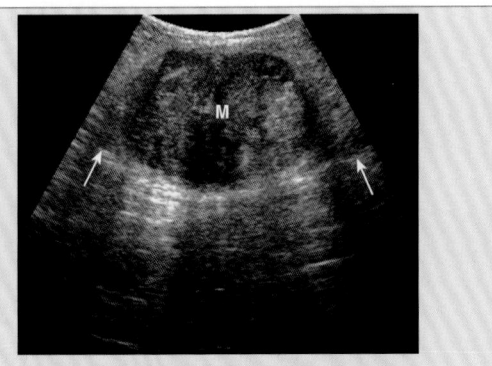

中腹部横切面声像图显示前腹壁的一个低回声实性肿块（M），位于壁腹膜（箭头）的浅部。

图 6.17　确诊腹膜弥漫性转移癌患者的腹壁种植肿瘤

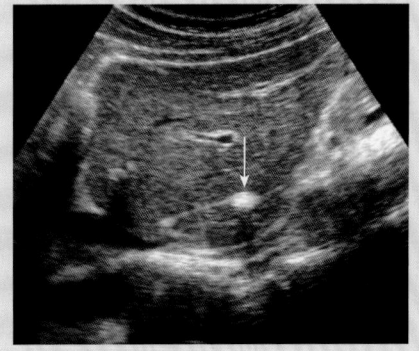

经肝脏矢状面声像图显示静脉韧带内钙化的种植肿瘤（箭头），后方伴声影。

图 6.18　分化良好的Ⅲ期卵巢浆液性乳头状癌

巢大小一般正常，但也可能因表面受侵犯而增大。

恶性间皮瘤中，原发性腹膜间皮瘤占10%~30%，最常见于中年男性。已经证实这种肿瘤通常是致命性的，像胸膜间皮瘤一样与石棉暴露有关。高达65%的患者在胸部X线片中显示出石棉暴露的证据。在这种情况下，壁层和脏层腹膜广泛增厚或被肿瘤病灶（结节）广泛累及。（图6.26，

动图6.7）。这些病灶和结节可以聚集形成散在的肿块。内脏器官会被肿瘤包绕或侵犯。腹水是一种常见表现，可以在90%的病例中发现。与腹膜弥漫性转移癌一样，腹膜间皮瘤的结节和病灶通常呈低回声（图6.27）。超声还可以发现胸腔积液和胸膜病灶。同时应评估实质脏器有无直接侵犯或转移。超声引导活检能够明确诊断。确诊腹膜间皮瘤有时比

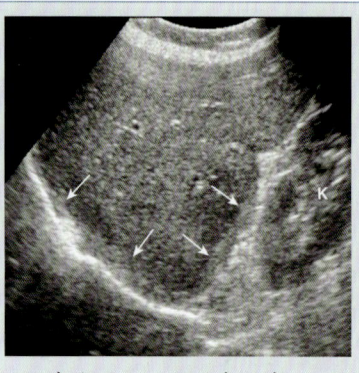

右上腹矢状面声像图显示肝脏表面有一层模糊的、较薄的、高回声"外壳"样种植肿瘤（箭头），延伸至肝肾隐窝。K：肾脏。

图 6.19　无腹水时的Ⅲ期乳头状浆液性卵巢癌

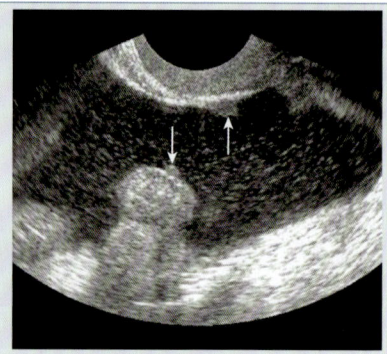

经阴道超声斜向矢状面声像图显示壁腹膜（近场）和脏腹膜（远场）上小的（<5 mm）种植肿瘤（箭头），周围有细密点状腹水。

图 6.21　卵巢癌引起的腹膜弥漫性转移癌

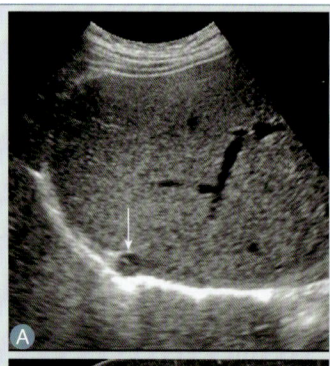

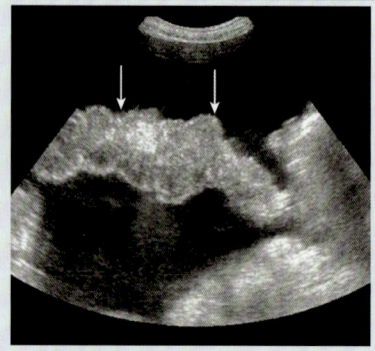

下腹部中线矢状面声像图显示"网膜饼"（箭头），在腹水中自由漂浮，注意下部的异常大网膜游离边缘。

图 6.22　自由漂浮的"网膜饼"

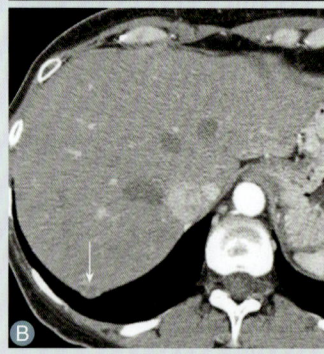

A、B.右上腹横切面声像图和轴向切面CT扫描图像，显示1个小的腹膜种植肿瘤（箭头）覆盖在肝脏Ⅶ段的表面，注意这个种植肿瘤在声像图中更容易识别。

图 6.20　无腹水时的腹膜种植肿瘤

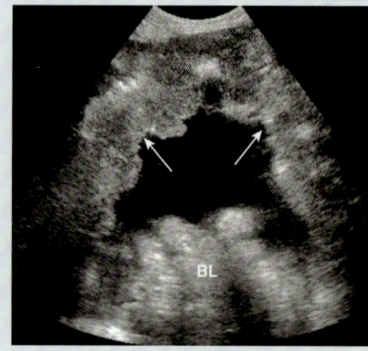

中腹部横切面声像图显示近场的"网膜饼"（箭头），附着于壁腹膜，远场可见腹水中的小肠肠管（BL）。

图 6.23　附着于壁腹膜的"网膜饼"

较困难，有必要对多个部位进行粗针活检。

腹膜原发淋巴瘤极为少见，属于非霍奇金淋巴瘤，在获得性免疫缺陷综合征患者中的发病率会增加。同样地，其特征包括弥漫性腹膜种植，常常伴有更多的局灶性肿块。淋巴瘤的肿块可以表现为极低回声，检查不细致时可能会误诊为积液（图6.28）。

（三）腹膜假黏液瘤

腹膜假黏液瘤是一种少见、但往往致命性的腹腔内肿瘤，其特征是分块的凝胶状腹水和多灶性腹膜柱状上皮种植肿瘤，可以分泌大量的细胞外黏液。腹膜假黏液瘤的来源是有争议的。一些研究表明，90%的患者同时合并卵巢和阑尾的肿瘤，不过目前多数学者认为这种疾病几乎总是来源于破裂的阑尾上皮肿瘤。该病绝大多数局限于腹腔内，腹膜外播散少见。腹膜假黏液瘤包括良性、交界性和恶性，导致预后多变且难以预测。5年总生存率为

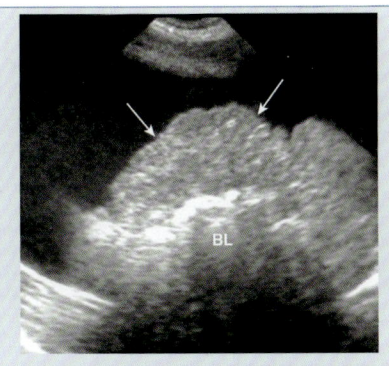

中腹部横切面声像图显示一个厚的"网膜饼"（箭头），附着于脏腹膜，包绕着充气的小肠肠管（BL）。

图6.24 附着于脏腹膜的网膜饼

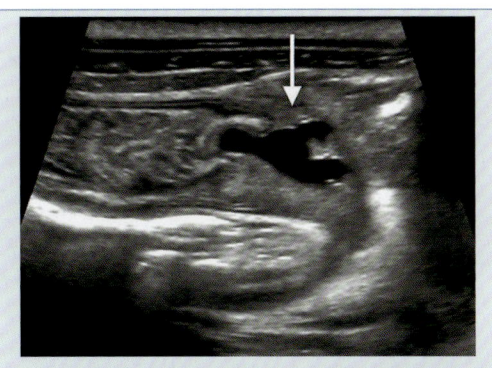

中腹部矢状面声像图显示低回声增厚的脏腹膜，伴有少量的包裹性积液（箭头），隔开小肠肠管。参见动图6.7。

图6.26 腹膜间皮瘤

40%~50%，取决于细胞类型。

腹膜假黏液瘤患者表现为腹痛和腹胀。最终，肠道被黏液包绕，并可能出现肠梗阻。多次手术治疗去除积聚的黏液仍然是可选的治疗方法。围手术期腹腔内化疗可能增加生存获益。因为患者伴有腹部症状，所以术前常常通过超声或CT做出诊断。超声通常显示为混杂的腹水，体现了液体的凝胶状特点。液体内的点状高回声静止不动，呈现出特征性的"星芒"状表现（图6.29）。肠管不再自由漂浮，而是被周围的肿块向中部和后部推挤。肝脏边缘呈圆齿状是腹膜假黏液瘤的另一个典型表现。对于该病患者来说，超声可以识别出肿瘤内黏液较少的部位，有助于引导穿刺，抽吸成功的可能性更大。

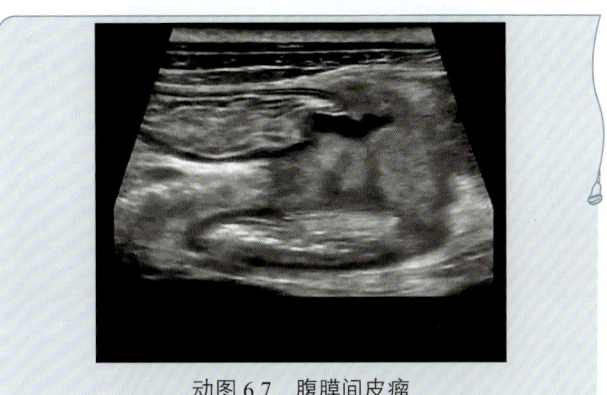

动图6.7 腹膜间皮瘤

七、腹膜炎性疾病

腹膜炎是指壁腹膜和脏腹膜的弥漫性炎症，病

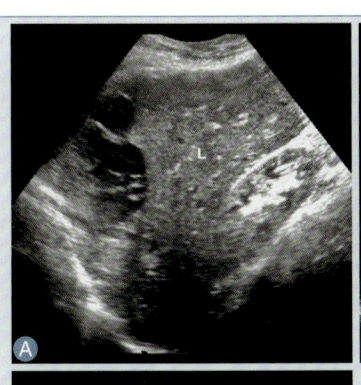
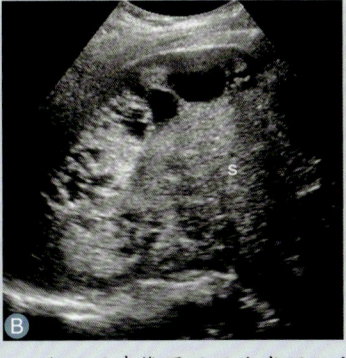
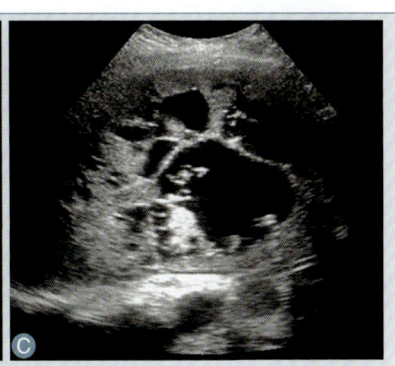
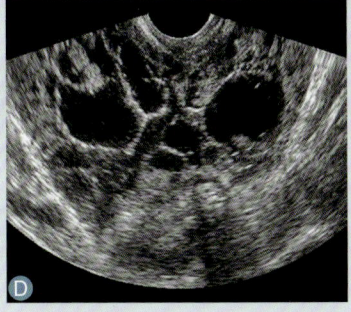

A.矢状面声像图显示右半膈肌和肝脏（L）之间可见1个极混杂回声的腹膜肿块，肝脏边缘呈圆齿状；B.左上腹矢状面声像图显示脾脏（S）凸面上方可见1个类似的混杂回声腹膜肿块；C.中腹部声像图显示1个巨大的混杂回声囊实性腹膜肿块；D.经阴道超声声像图在子宫直肠陷凹内未见正常组织，其内充满了混杂回声的囊实性肿瘤。

图6.25 原发性腹膜浆液性乳头状癌

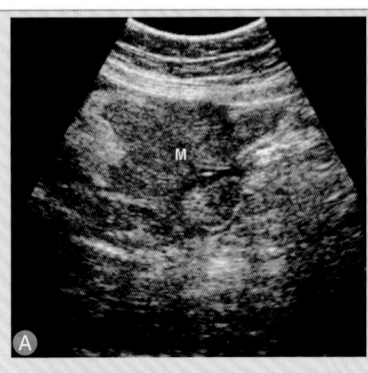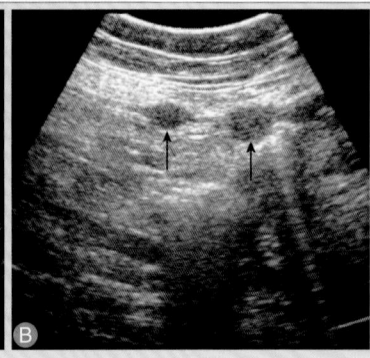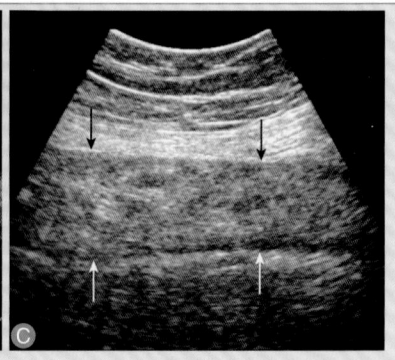

A.左上腹矢状面声像图显示1个分叶状的不均匀回声肿块（M），累及大网膜；B.下腹部矢状面声像图显示近场的2个小的低回声种植肿瘤（箭头）；C.右下腹矢状面声像图显示"网膜饼"（箭头），注意此处无腹水。

图6.27 腹膜间皮瘤

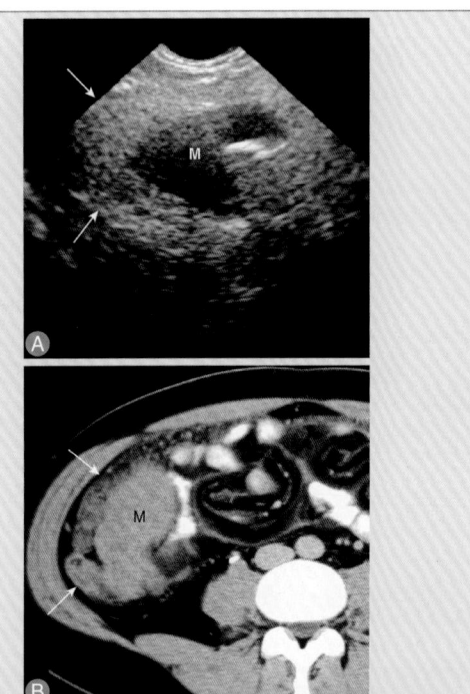

A、B.右下腹横切面声像图和轴向切面CT扫描图像显示肿块（M）向内侧推挤肠管，其侧方可以看到受侵犯的脂肪（箭头），声像图上显示为高回声占位效应。

图6.28 腹膜非霍奇金淋巴瘤

因分为感染性和非感染性两类。感染性病因包括细菌（含结核）、病毒、真菌和寄生虫。非感染性病因少见，包括化学性腹膜炎（继发于胃液、胰液或胆汁）、肉芽肿性腹膜炎（继发于滑石粉等异物）及与持续非卧床腹膜透析相关的硬化性腹膜炎。

多数患者的感染性腹膜炎是细菌性的，继发于累及腹腔内脏器疾病的并发症。常见原因包括缺血性肠坏死、穿孔性阑尾炎、穿孔性憩室炎、穿孔性十二指肠溃疡、炎症性肠病及术后渗漏等。这时渗出液的培养一般提示混合细菌感染，以革兰氏阴性杆菌和厌氧菌为主。

原发性或自发性细菌性腹膜炎很少见，主要与肝硬化和肾病综合征有关。临床表现往往很隐匿，正确诊断需要高度的警惕。任何肝硬化患者伴有腹水、发热和不明原因的临床病情恶化时，都应该考虑到自发性细菌性腹膜炎的可能。腹水培养会特征性地提示单一的细菌感染，通常是大肠杆菌。

感染性腹膜炎的超声表现各不相同，但可以包括细密点状腹水（图6.30A）、包裹性腹水或者腹水（图6.31）内含有分隔、沉积物或气体。也可以观察到壁腹膜、脏腹膜（图6.30B）、肠系膜及网膜均弥漫性增厚。另外，还可以显示不均匀的渗出液分布于肠管之间。

继发于病毒、真菌或寄生虫的腹膜炎少见，通常发生于免疫功能低下（图6.32）或持续非卧床腹膜透析的患者。包虫病可以累及腹膜。肝脏或脾脏的包虫囊肿可能破裂，导致腹腔弥漫性种植。超声可以显示包虫囊肿的一种或多种典型声像图表现，包括子囊、超声"睡莲"征或囊腔内多个紧密折叠的高回声膜等。

（一）脓肿

脓肿可以出现在局部穿孔部位，也可以由腹膜炎延误治疗所致。这时，脓肿常常出现于腹腔和盆腔的低位，常见部位是膈下或肝下间隙及子宫直肠陷凹。在检出腹腔内脓肿方面，超声往往会受到限制，特别是对于术后患者。这些患者由于近期的手术而基本不能活动，并且一般有开放性伤口和敷料，限制了探头的扫查。此外，麻痹性肠梗阻引起

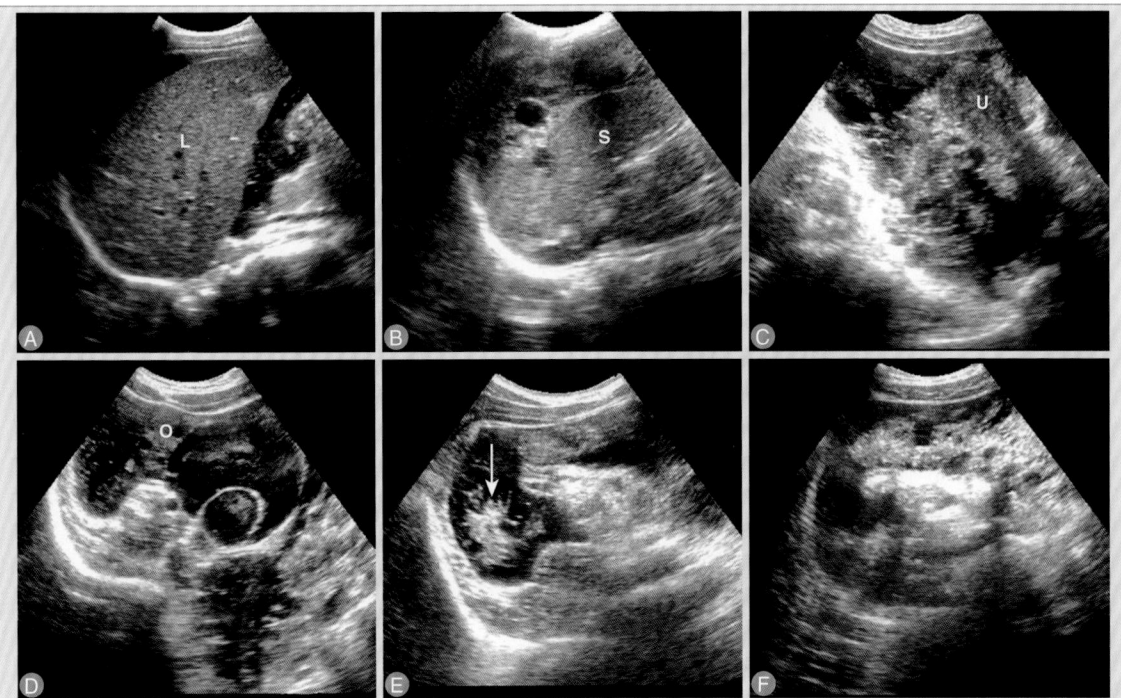

A.右上腹矢状面声像图显示混杂回声的液体包绕肝脏（L），肝脏深部边缘呈较轻微的圆齿状；B.左上腹矢状面声像图显示脾脏（S）被极混杂的高回声液体包绕，液体的高回声部分不随重力移动，脾脏凸面有1个凹陷，该处的腹膜病灶使脾脏实质内陷；C.经腹盆腔矢状面声像图显示正常的前位子宫（U），子宫直肠陷凹内充满了极混杂回声的液体；D.右腹部盆腔边缘斜向矢状面声像图显示腹腔内1个薄壁囊肿伴囊内分隔，不在正常显示的右侧卵巢（o）内，另外的声像图可以显示正常的左侧卵巢；E.右侧结肠旁沟横切面声像图显示液体内呈现"星芒"（箭头）状表现，根据笔者的经验，这与腹腔中存在黏液有关；F.前部高回声块状结构显示的是很厚的异常网膜，即"网膜饼"，其内有多发低回声结节，高度提示肿瘤浸润。

图6.29 腹膜假黏液瘤

(Reproduced from Wilson SR. Pseudomyxoma peritonei. In: Cohen HL, editor. Gastrointestinal disease, test and syllabus. Reston, VA: American College of Radiology; 2004. pp. 73-84.)

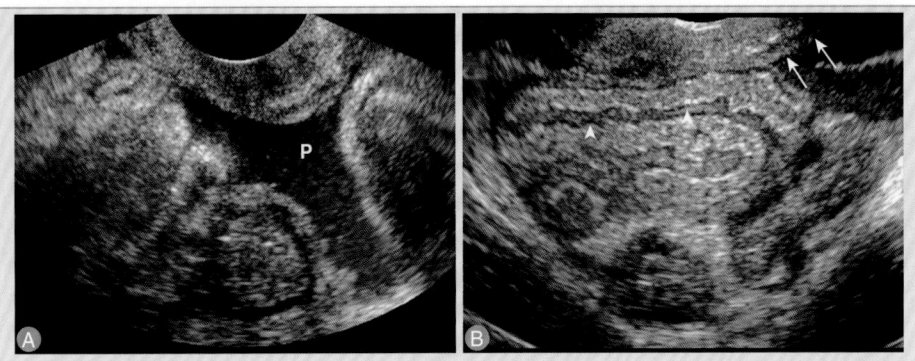

A.经阴道超声横切面声像图显示子宫直肠陷凹中细密点状游离液体（P）；B.经阴道超声横切面声像图显示盆腔内更前方弥漫性增厚的壁腹膜（箭头）和脏腹膜（三角箭头），并可见一段S形的小肠肠管迂曲走行于增厚的脏腹膜中。

图6.30 化脓性腹膜炎

的大量肠道气体导致声像图的清晰度下降。这样的条件下，超声很难将扩张的、不蠕动的、液体或气体填充的肠管与肠腔外的脓液区分开。

公认的腹腔内脓肿的特点包括圆形或椭圆形的积液，边界清楚且伴有不规则的壁，内部通常含有沉积物和分隔（图6.33，图6.34），偶尔有少量的气体，超声表现为点状强回声，后方伴有混响伪像。积液内出现气体基本上就是感染的诊断依据。超声或CT引导经皮引流是常用的治疗选择，后续的超声检查有助于评价介入治疗的疗效。

（二）结核性腹膜炎

结核病仍然普遍存在于发展中国家，在发达

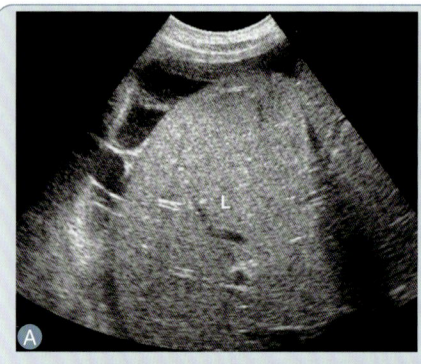 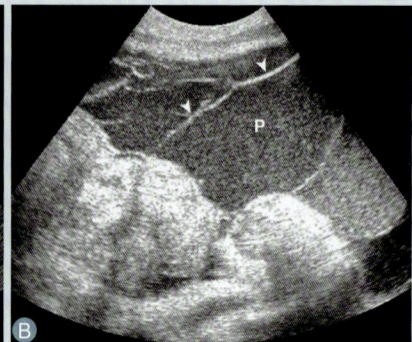 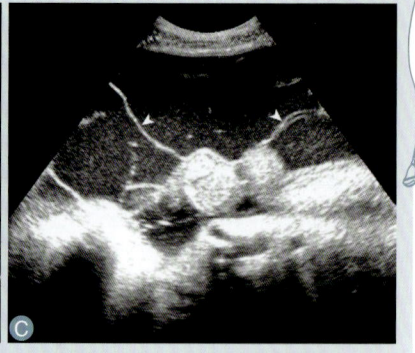

A.右上腹斜向横切面声像图显示伴有分隔的腹水,包绕肝脏右叶(L);B.中腹和下腹部矢状面和C.横切面声像图显示伴有大量分隔(三角箭头)的细密点状腹水(P),肠管被向后推挤。

图 6.31　自发性细菌性腹膜炎

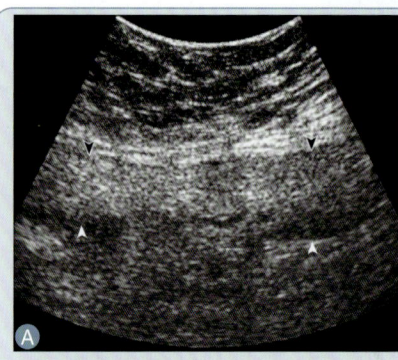 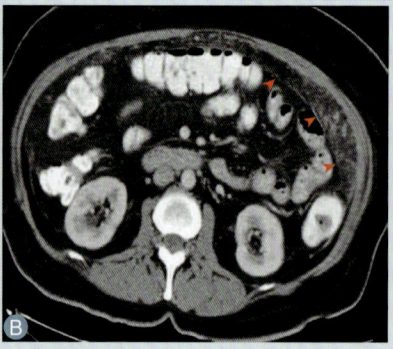 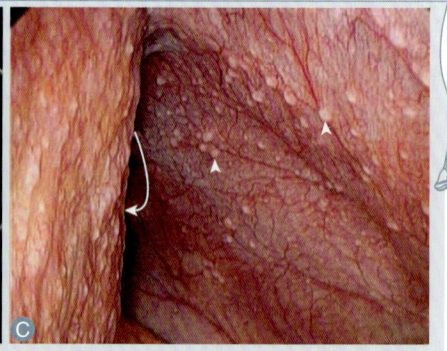

A.左上腹矢状面声像图显示网膜受累(三角箭头),无腹水;B.轴向切面CT扫描图像证实网膜受累(三角箭头);C.腹腔镜图像显示网膜和壁腹膜(箭头)分离后,壁腹膜上可见多发的小肉芽肿性结节(三角箭头)。

图 6.32　免疫功能低下患者的荚膜组织胞浆菌性腹膜炎

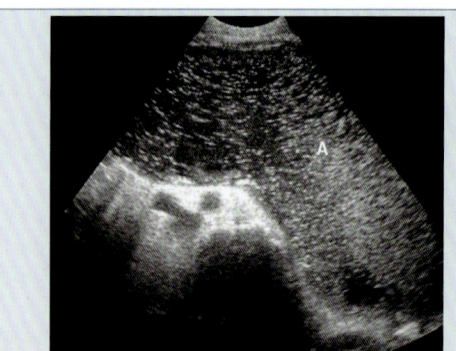 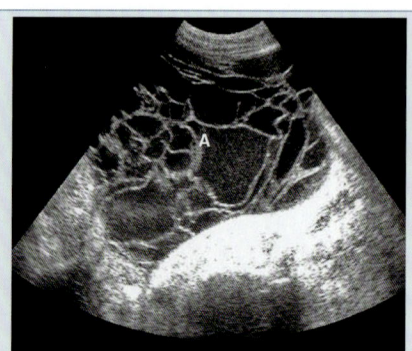

中腹部横切面声像图显示巨大脓肿(A)。

图 6.33　脓肿

右下腹矢状面声像图显示巨大脓肿(A),内有分隔。

图 6.34　脓肿

国家近年来也死灰复燃,特别是在获得性免疫缺陷综合征患者和移民群体中。其他的风险人群包括酒精中毒和肝硬化患者。在患结核病的非获得性免疫缺陷综合征患者中,肺外结核发生率仅占10%~15%;而在获得性免疫缺陷综合征患者中则增加至50%以上。腹膜是肺外结核的常见受累部位,但腹膜结核患者中胸部X线片显示有肺结核证据的仅占14%。因此,对该病的高度警惕(特别是在高危人群中)及对其常见超声特点的熟练掌握,能够更早期地诊断这种可能治愈的疾病,降低发病率和死亡率。

结核性腹膜炎没有能够明确诊断的超声表现,但在特定的临床条件下,弥漫性腹膜病变的病程可以高度提示这种疾病的诊断。患者一般都有腹水,可以是游离的或包裹的,可以是无回声或者更多见的是细密点状回声,还可以包含由纤维蛋白构成

第六章 腹膜

的、纤细的可活动条索。这些条索可以形成网格样的表现。另一个表现是腹膜、肠系膜和网膜呈不规则、结节状低回声增厚（图6.35）。肠系膜和腹膜后相关的多发肿大淋巴结也是常见表现，并且比腹膜弥漫性转移癌时更为常见。这些肿大淋巴结可以是分散的，也可以由于周围炎症而融合成团。干酪样坏死会表现为淋巴结内低回声的中心区，但在转移性淋巴结合并坏死时也可以看到类似表现。脂肪沉积引起的高回声结节可以提示结核病的诊断。超声评估实性内脏器官可以显示受累，尤其是脾脏的低回声肿块。超声有助于引导结核性腹膜炎的诊断性穿刺，也可以引导肿大淋巴结的细针抽吸活检。超声还能够方便地评价治疗的疗效。

（三）硬化性腹膜炎

硬化性腹膜炎是持续非卧床腹膜透析的一种严重并发症，其特征是形成一层覆盖腹膜的结缔组织膜并最终包绕和绞窄肠道。患者早期主诉为腹痛和丧失超滤功能，最终会出现肠梗阻。这种患者一般难以手术，预后差。该病的早期诊断对降低死亡率很重要。

超声对该病的诊断特别有帮助。多发肠管蠕动增强是硬化性腹膜炎最早期的表现之一。游离性和包裹性的腹水都很常见。随着病程进展，腹水变得更混杂并伴有条索形成（图6.36）。肠管缠结在一起，并被一种特征性的包膜固定于后腹壁。超声可以显示这种包膜，呈一层均匀的高回声，厚度1~4 mm。

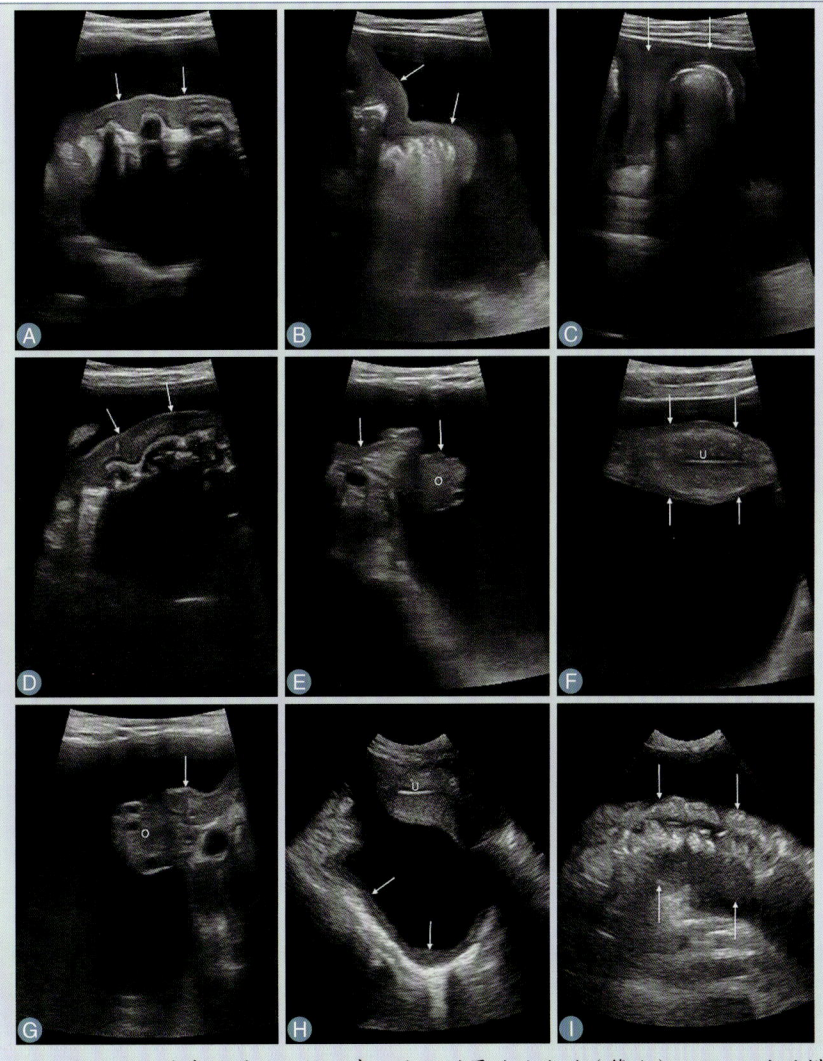

A~D.声像图显示大量游离液体和非常平滑的、低回声、块状增厚的脏腹膜（箭头）；E~G.盆腔横切面声像图显示大量游离液体包绕子宫（U）和卵巢（O），注意低回声增厚的平滑腹膜（箭头）；H.盆腔中部矢状面大扫查范围，超声像图显示子宫（U）、大量游离液体和低回声增厚的壁腹膜（箭头）；I.中腹部矢状面超声声像图显示明显增厚的不均匀回声网膜（箭头）和游离液体。

图6.35 结核性腹膜炎

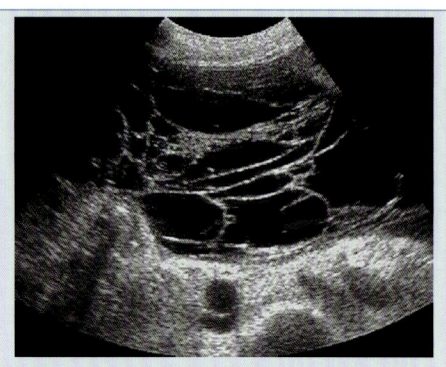

中腹部横切面声像图显示大量混杂的、伴有分隔的腹水。

图6.36 硬化性腹膜炎

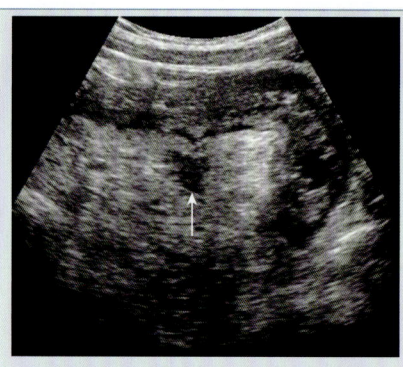

右下腹斜向矢状面声像图显示回肠末段增厚,周围伴有高回声炎性脂肪和低回声的肠周蜂窝织炎形成(箭头)。

图6.38 炎性脂肪伴蜂窝织炎

八、腹腔局灶性炎性疾病

超声医师熟知腹膜炎性脂肪的CT表现和重要性,而如果想用超声顺利检查具有腹部症状的患者,则必须同样熟知炎性脂肪的超声表现。

常规通过超声探头将肠管推挤出扫描平面后,肠周炎性脂肪呈现出一种高回声的"占位效应"。加压超声检查可以极大提高局灶性炎性脂肪的检出,用探头置于该区域轻轻触诊,常常会显示患者压痛最明显的部位。相关的潜在异常表现(例如一截异常的肠管等)往往也能够由超声识别(图6.37)。阑尾炎和憩室炎是引起局部炎性脂肪的最常见的急性炎症。其他可能的疾病包括炎症性肠病、胰腺炎和难处理的急性胆囊炎。进展为蜂窝织炎时,典型表现为高回声脂肪内出现低回声区,但没有液体成分(图6.38)。如果不治疗,这种疾病可以进展为脓肿。彩色多普勒血流成像常常显示炎症部位的血流信号增多。

九、右侧节段性网膜梗死

右侧节段性网膜梗死是临床上一种少见疾病,通常表现为右侧腹痛,容易误诊为阑尾炎。由于这是一种自限性疾病,所以正确诊断很重要,可以通过对症支持治疗自行恢复。网膜梗死可能出现在所有年龄段,被认为是由于右下部网膜的血液供应在胚胎发育期的变异所致,这种变异容易引起梗死。其诱发因素包括精神紧张和大量进食。

超声于右中腹部患者压痛部位可见高回声、卵圆形或饼状的肿块(图6.39)。仔细检查发现无潜在的肠道异常表现。右侧大网膜梗死的常见部位是结肠肝曲的前外侧,在CT图像上对应的是类圆形的脂肪肿块,伴有条索状区域。肿块常附着于壁腹膜,呼吸时肠道向其深部移动。

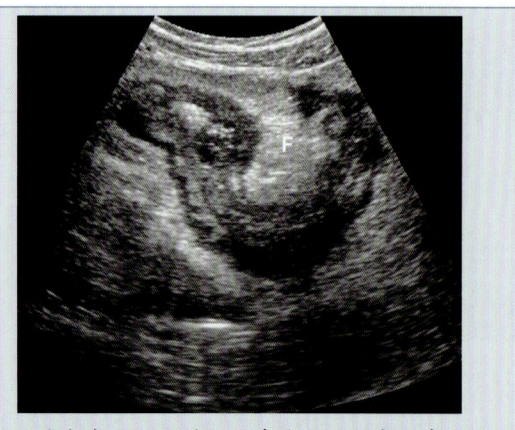

克罗恩病患者右下腹横切面声像图显示高回声的炎性脂肪(F),紧邻一长段增厚的末段回肠。

图6.37 炎性脂肪

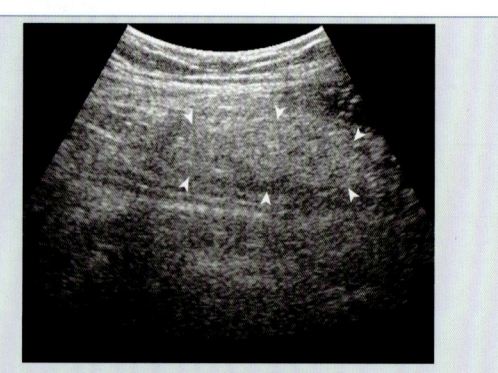

右中腹矢状面声像图显示1个卵圆形高回声肿块(三角箭头),这是患者压痛最明显的部位。

图6.39 右侧节段性网膜梗死

十、子宫内膜异位

子宫内膜异位是一种常见疾病,当功能性子宫内膜位于子宫之外时出现,主要影响绝经前女性。患者可以没有症状,但经常出现盆腔疼痛、性交困难或不孕不育。卵巢和子宫悬韧带是最常见的受累部位,也可以累及肠道、膀胱、腹膜、胸部或软组织等。

子宫内膜异位患者的超声检查通常无异常表现。如果出现子宫内膜异位瘤时,经阴道超声可以非常敏感地检出和描述其特点,常表现为典型的"巧克力"囊肿,内呈均匀的低水平回声(图6.40,动图6.8),可以出现伴条索的混杂游离液体。有时沿着盆腔腹膜表面可以发现微小的点状高回声。这些点状高回声并非是子宫内膜异位的特异性表现,也可见于浆液性乳头状卵巢肿瘤。结合临床诊断该病是非常重要的,少数可能需要腹腔镜评估,行腹膜活检以排除肿瘤。

子宫内膜异位另一个可能出现的超声表现是盆腔肠管或膀胱浆膜表面的低回声子宫内膜异位病灶。这些病灶可以附着在受累脏器的壁上,并在彩

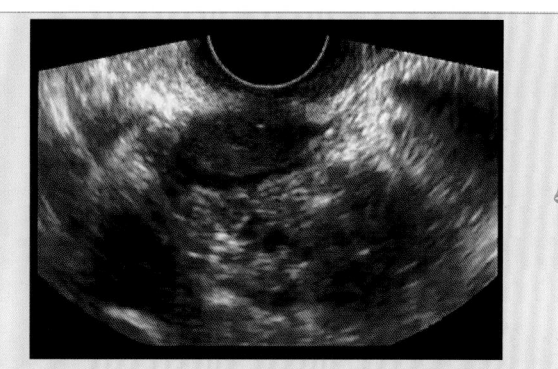

动图6.8 子宫直肠陷凹中的子宫内膜异位瘤

色多普勒血流成像中显示出低速血流信号。经阴道探头可以极佳地显示出这种表现(图6.41,动图6.9,动图6.10)。已经证实"滑动征"可用于预测由子宫内膜异位引起的女性子宫直肠陷凹闭塞。

十一、腹膜播散性平滑肌瘤病

腹膜播散性平滑肌瘤病是一种临床上相对少见的疾病,以多发结节为特点,主要是平滑肌增生突出腹腔表面所致。该病病程类似恶性肿瘤,但通过

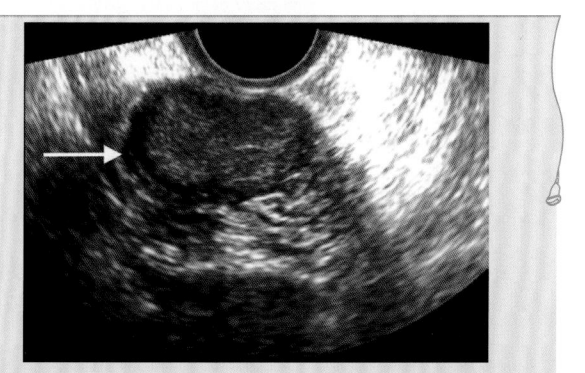

经阴道超声矢状面声像图显示子宫直肠陷凹深处的1个低回声结节(箭头),位于子宫和卵巢之外。只能通过检查者抬高手持探头来观察这个结节。参见动图6.8。

图6.40 子宫直肠陷凹中的子宫内膜异位瘤

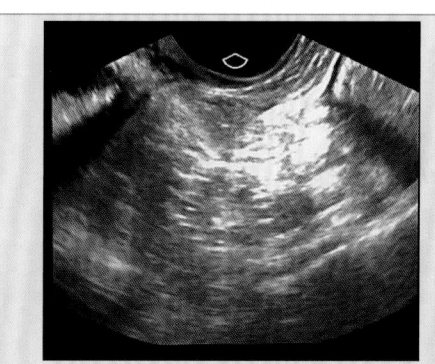

动图6.9 子宫内膜异位病灶

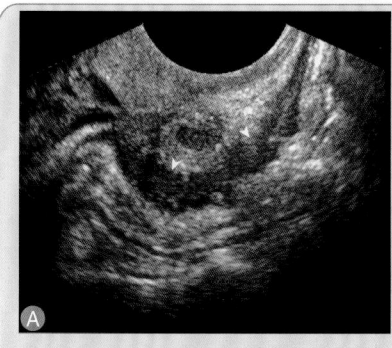 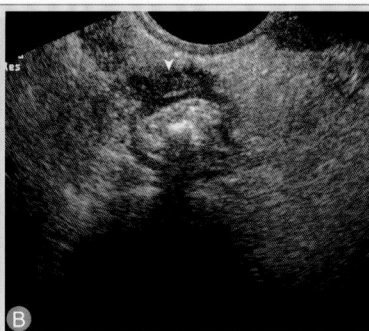 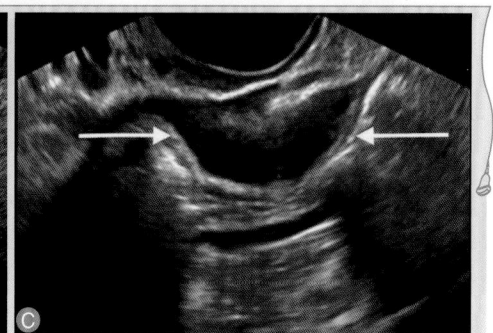

A、B.矢状面和横切面经阴道超声声像图显示沿着乙状结肠一侧浆膜表面的低回声子宫内膜异位病灶(箭头);C.另一位患者,矢状面经阴道超声声像图显示沿着乙状结肠一侧浆膜表面的低回声子宫内膜异位病灶(箭头)。参见动图6.9,动图6.10。

图6.41 子宫内膜异位病灶

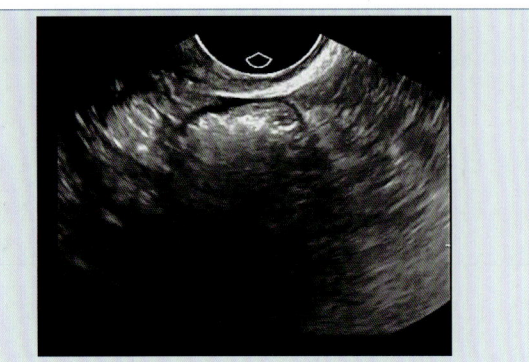

动图6.10　子宫内膜异位病灶

活检很容易明确诊断。

通常，腹膜播散性平滑肌瘤病一般于影像学检查或腹腔镜、剖宫产、开腹手术或产后输卵管结扎术等手术过程中偶然发现。该病主要发生于女性，基本出现在生育期，雌激素暴露似乎是一种发病因素。许多合并子宫肌瘤的患者，一般采用保守处理。当妊娠或口服避孕药物期间出现该病时，分娩或停用避孕药物后病灶可能会自行消退。该病是否会发生恶变仍不明确。在个别病例中，确诊腹膜播散性平滑肌瘤病后不久就发现了恶性平滑肌肉瘤。但是，尚未建立两者之间的明确联系。超声检查可以显示整个腹腔内多发的小低回声结节（图6.42）。

十二、气腹

CT被视为检出、定位和定量游离气体的诊断标准。X线片在检出游离气体方面也很敏感，甚至是1 mL的气体也可以在立位胸部X线片上显示。然而，超声经常作为评估腹痛的初步影像学方法，因此，游离气体的识别是极其重要的。

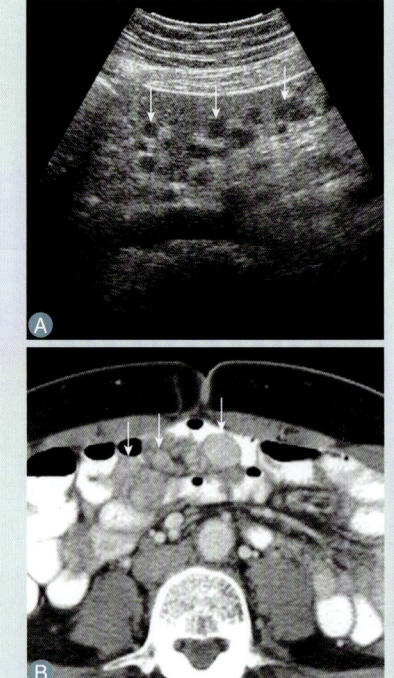

A、B.矢状面声像图和轴向切面CT扫描图像，显示多发的小低回声腹膜结节（箭头），有强化。

图6.42　腹膜播散性平滑肌瘤病

在评估游离气体时，超声扫查方法非常重要。患者应在仰卧位以及快速变化至左后斜位时进行检查，特别是要分别关注上腹部和右上腹部。患者仰卧位变换至左后斜位时，上腹部的游离气体常常移动至右上腹部（图6.43）。位于壁腹膜深部紧邻处的游离气体最容易被显示，此时最好使用线阵探头进行观察，超声表现为壁腹膜线处的极高回声区，常伴有后方振铃伪像。气腹在腹水患者中的另一个超声征象是积液中有气泡，可以表现为微小的、漂浮的点状高回声，与胃肠道穿孔和腹水感染密切相

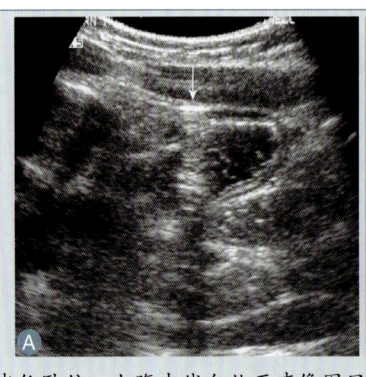 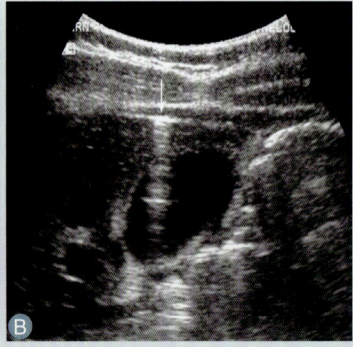 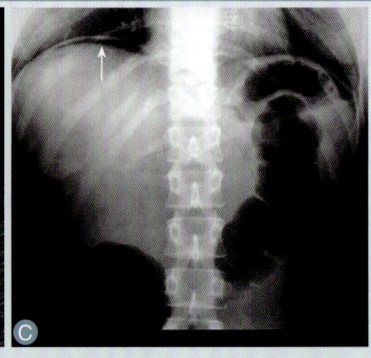

A.患者仰卧位，上腹中线矢状面声像图显示壁腹膜线（箭头）处游离气体导致的小高回声区，伴有振铃伪像；B.患者左侧斜卧位，右上腹矢状面声像图显示壁腹膜线（箭头）处游离气体导致的小高回声区已经移动到肝脏前方；C.腹部立位X线片确认了右半膈肌下方的游离气体（箭头）。

图6.43　气腹

关。当检出游离气体时，超声通常可以揭示出可能的原因，因此应仔细检查腹腔和盆腔的其他部位，寻找炎症或肿瘤的证据。

十三、结论

超声可以简便地对大多数患者进行腹膜检查，并且对于正常腹膜来说，不会明显增加检查时间。虽然对极度肥胖和术后患者的评估有局限性，但总的来说，多数腹膜疾病可以比较方便地用超声检出并描述其特点。但是，许多腹膜疾病的表现是非特异性的，超声表现必须根据患者的临床症状、体格检查和实验室检查来解释。如需要对液体或组织明确诊断时，超声是一种有效且性价比高的引导技术。另外，超声是一种安全、操作简单且相对廉价的影像学方法，可用于监测疾病进展和治疗疗效。超声一直是卵巢癌患者的初步临床诊断检查项目之一，笔者推荐在这些患者的超声检查中包含腹腔，因为腹膜转移是卵巢癌患者预后和治疗方案选择的重要决定因素。

（程志刚，武翀，赵勤显，何碧媛，靳福全，胡渭斌，王颢静译）

参考文献

扫码观看

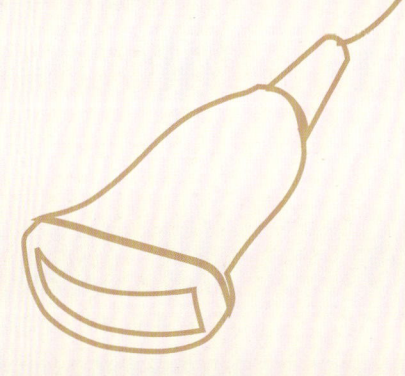

第七章　阴囊

Daniel Sommers and Thomas Winter

章节大纲

一、超声技术
二、正常解剖学
三、睾丸内、阴囊的肿块
　（一）恶性肿瘤
　（二）睾丸转移瘤
　（三）睾丸良性病变
四、睾丸外病理性疾病
　（一）睾丸鞘膜
　（二）睾丸旁肿块
　（三）附睾病变
五、急性阴囊痛
　（一）扭转
　（二）附睾炎和附睾睾丸炎
　（三）坏疽
六、创伤
七、隐睾

关键点总结

- 诊断性超声是一种最常用于阴囊疾病检查的方法，可弥补体格检查的不足。
- 睾丸内实性病变的恶性可能性较高，而睾丸外阴囊内的囊性病变几乎可以肯定是良性的。
- 多普勒超声是评估患者急性阴囊疼痛最有效、快捷的技术。超声可确定睾丸是否缺血，有助于区分扭转与引起急性疼痛的其他病因，如附睾炎和附睾睾丸炎。
- 在急性阴囊外伤的情况下，白膜断裂和睾丸破裂需尽早外科干预，超声检查在评估白膜的连续性和睾丸破裂方面具有重要作用。
- 精索静脉曲张是男性不育症最常见且可纠正的病因，超声可通过显示睾丸后部的蔓状静脉丛异常扩张来确诊（2～3 mm以上并随着瓦尔萨尔瓦动作或站立而增大）。

诊断性超声是弥补阴囊体格检查不足最常用的影像技术，能精确评估阴囊内多种病变。高分辨率实时超声技术的发展及彩色和能量多普勒超声评估睾丸血流灌注能力的提升，改进和扩展了阴囊超声的临床应用，其中包括阴囊肿块的评估、急性阴囊疼痛的评估、阴囊创伤的评估、不孕症检查中精索静脉曲张的评估、肿瘤和转移性疾病的评估及隐睾的评估等。

一、超声技术

阴囊超声检查时患者取仰卧位。将阴囊提起置于覆盖在大腿上的毛巾上，阴茎置于患者的腹部并用毛巾盖住。通常使用高频（14～18 MHz）线阵超声探头扫查可获得理想图像。如果阴囊肿胀，可降低探头频率，增强超声穿透力。涂抹耦合剂后直接进行接触式超声扫查，分别在横切面和矢状面上获得双侧睾丸图像。扫查时应观察双侧睾丸及附睾的大小和形态，并与对侧结构进行比较。应优化彩色和脉冲多普勒参数以评估低速血流流速并显示睾丸和周围结构的血流。应在灰阶和彩色多普勒模式下采集包含双侧睾丸的横断图像以证明对称性。应完整扫查整个阴囊，以评估睾丸外肿块或病变。附加技术如患者直立位或进行瓦尔萨尔瓦动作，可用于精索静脉曲张时静脉血管评估或腹股沟疝评估。

二、正常解剖学

正常阴囊壁由皮肤、浅筋膜、肉膜、精索外筋膜、提睾肌及精索内筋膜组成。阴囊是肌纤维囊，由正中部的阴囊隔分成左、右两部分。每部分阴囊内各包含1个睾丸、附睾、精索及其血管和淋巴网（图7.1）。

阴囊超声检查：当前用途

阴囊肿块的位置和特征的评估
急性阴囊疼痛的评估
阴囊外伤的评估，包括手术或医源性损伤
男性不育症精索静脉曲张的评估
彩色和能量多普勒超声评估睾丸缺血
对既往罹患睾丸肿瘤、淋巴瘤或白血病患者的随访
已知转移性疾病患者隐匿性原发肿瘤的检测
未降睾丸（隐睾）定位

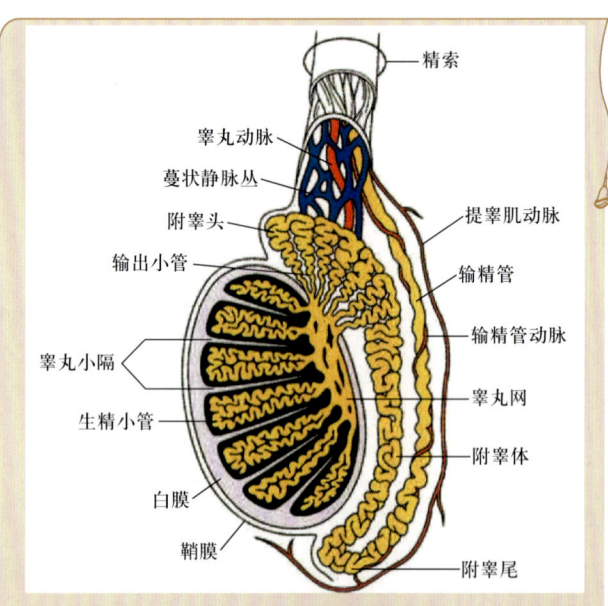

图7.1　正常的阴囊内解剖结构

[With permission from Sudakoff GS, Quiroz F, Karcaaltincaba M, Foley WD. Scrotal ultrasonography with emphasis on the extratesticular space: anatomy, embryology, and pathology. Ultrasound Q. 2002; 18 (4): 255-273.]

两层鞘膜将睾丸与大部分阴囊壁分开，形成1个孤立的有间皮衬里的囊。在胚胎发育过程中，鞘膜起源于鞘状突，是由胎儿腹膜伴随睾丸下降进入阴囊向外突出形成。鞘状突的上部从腹股沟内环延伸至睾丸上极，通常是闭合的。下半部分即鞘膜，在每个阴囊内形成封闭的袋状，部分折叠在睾丸周围。只有睾丸的后部，即睾丸和附睾的附着部位与鞘膜不连续。

纤维状的白膜覆盖并保护睾丸。白膜自睾丸后内侧延伸至睾丸，形成纵隔。许多纤维隔膜从纵隔向内突出，将睾丸实质分成250~400个睾丸小叶。每个小叶由1~3个支持Sertoli细胞和精母细胞的生精小管组成。Leydig细胞与生精小管相邻，位于疏松的间质组织内，负责分泌睾酮。

成年人睾丸是长3~5 cm、宽2~4 cm、前后径约3 cm的"卵圆形"腺体。睾丸的大小和重量随着年龄的增长而降低。在超声图像上，正常睾丸回声分布均匀、强弱中等、光点细密（图7.2A）。青春期前睾丸因生殖细胞和生精小管的发育不成熟，其回声通常低于青春期后的睾丸。鞘膜（睾丸鞘膜和白膜）通常可以看作是睾丸的回声轮廓。鞘膜内陷形成睾丸纵隔，睾丸纵隔可呈一条在睾丸内由头延伸至尾的线性回声带（图7.2C），其超声表现可因存在的纤维和脂肪组织的数量而异。纤维间隔或睾丸小隔可显示为线样回声或低回声结构（图7.2B）。

生精小管汇合形成较粗的直细精管，它与睾丸网扩张的间隙相通。正常睾丸网在约20%患者中显示为在睾丸纵隔附近的低回声的区。睾丸网通过15~20个输出小管汇入附睾头。

附睾呈弯曲状，长6~7 cm，位于睾丸的后外侧，由头、体、尾三部分组成。"金字塔形"的附睾头位于睾丸的后上方，直径为5~12 mm（图7.2D），它是由睾丸网的输出小管组成，连接在一起形成单一的卷曲导管，即附睾管。这些附睾管形成了附睾体和大部分的附睾尾，并且从附睾头到附睾尾高度盘曲，其总长可达6 m。附睾体位于睾丸后外侧缘附近。附睾尾通过疏松结缔组织松散地附着在睾丸的下极。附睾管在附睾尾下方形成锐角折向头侧，直接延续为输精管向精索延伸。在声像图上，附睾头通常为等回声或略高于睾丸回声，其回声可能更粗糙。与附睾头相比，附睾体往往是等回声或略低回声。正常人的附睾体直径<4 mm，平均为1~2 mm。

睾丸附件系副中肾旁管（苗勒管）上端退化的残留物，是小的"卵圆形"结构，通常位于睾丸上极或睾丸和附睾头之间的凹陷中。超声检查可在80%的睾丸中发现睾丸附件，存在鞘膜积液时更容易看到（图7.2E）。睾丸附件可呈茎状、蒂状、囊状，甚至钙化。附睾附件是源自中肾管的盲端小管（迷走管），其形成许多小突起从附睾中伸出（图7.2F）。在极少数情况下，可能会看到其他附属物，例如旁睾和上、下迷走的哈勒氏管。当存在鞘膜积液时，附睾的附件通常在声像图上表现为独立的结构。

了解睾丸动脉供应关系对于解释睾丸的彩色多普勒超声非常重要。睾丸血供主要来源于睾丸动脉、输精管动脉和提睾肌（精索外）动脉。睾丸动脉起源于腹主动脉前部，紧邻肾动脉起点的下方，其与精索一起通过腹股沟管到达睾丸的后上方。到达睾丸后，睾丸动脉形成几个分支，穿过白膜形成被膜动脉，并在睾丸表面形成一层称为血管膜的分支，深至白膜。这些向心分支起源于被膜动脉，沿着隔膜向纵隔汇合。从纵隔开始，这些分支形成回返支，进入睾丸实质，并分支成小动脉和毛细血管（图7.2G）。在约50%的正常睾丸中，一条穿隔支动脉供应睾丸，其通过纵隔进入腺体周围以供应被膜动脉，并有1条大静脉伴行，通常在睾丸中部表现为低回声带（图7.2H，图7.2I）。穿隔支动脉可能伴有声影，使睾丸远端回声模糊，导致"双色"外观。输精管动脉起源于膀胱上动脉并行进至附睾尾部，并在此处分支形成毛细血管网。提睾肌动脉发源于腹壁下动脉，与精索的其他结构一起穿过腹股沟环，继续走形至鞘膜的表面，在那里与睾丸和输精管动脉的毛细血管吻合。

正常被膜和睾丸内动脉的血流频谱在整个心动周期显示为低阻力型（图7.3A）。睾丸上动脉频谱在外观上有所不同，存在两种主要类型的频谱：一种类似于在包膜和睾丸内动脉中看到的低阻力波形，反映了睾丸动脉的情况；另一种为高阻力波形，表现为收缩期峰值尖锐、狭窄，舒张期流速减低甚至为零（图7.3B）。这种高阻力波形被认为与睾丸外组织的高血管阻力有关。精索内的输精管动脉和提睾肌动脉主要供应附睾和睾丸外组织，也通过与睾丸动脉吻合来供应睾丸。

精索由输精管、睾丸动脉、提睾肌动脉、输

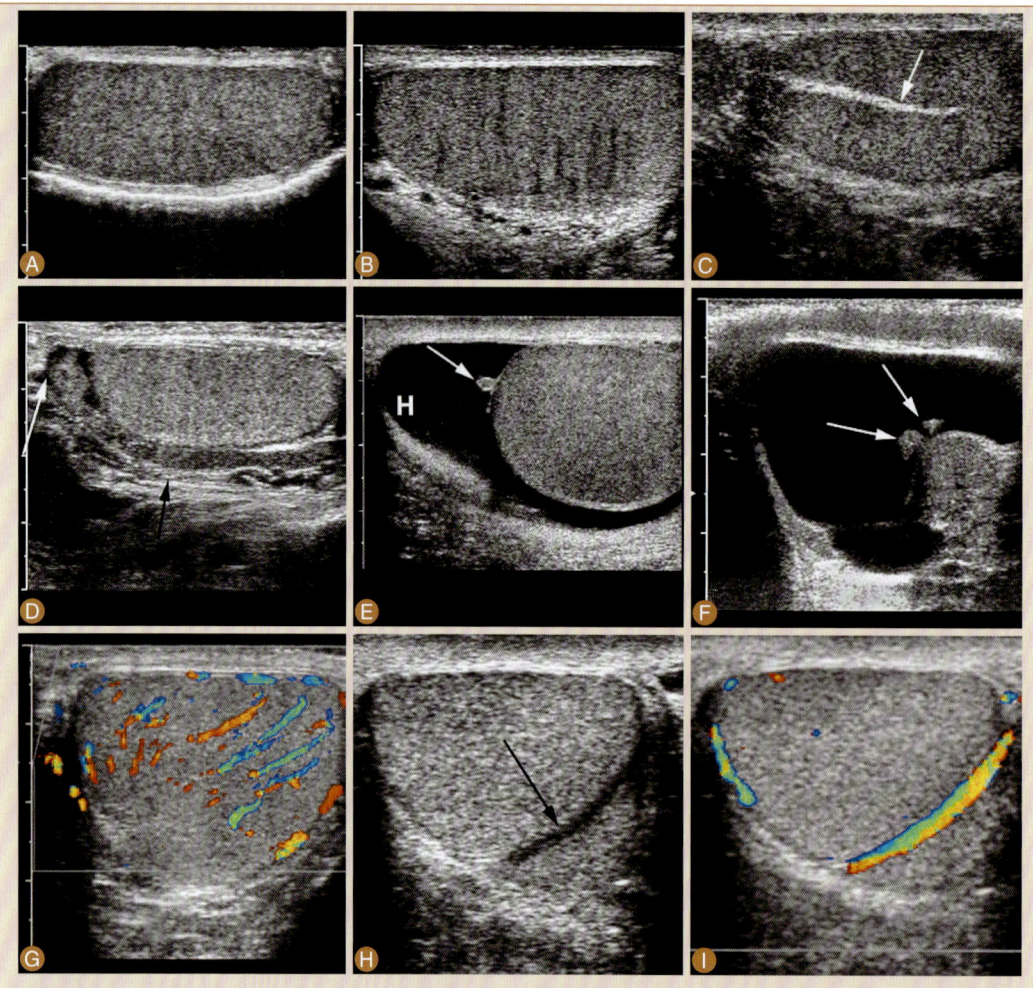

A.纵切面扫查显示睾丸正常均质回声；B.睾丸小隔呈现为条纹样；C.睾丸纵隔（箭头），为含纤维脂肪组织的线性回声带；D.附睾头（白色箭头）和附睾体（黑色箭头）；E.鞘膜积液（H）和睾丸附件（箭头）；F.附睾附件（箭头）；G.彩色多普勒超声显示正常睾丸动脉；H.横切面扫描显示低回声带（箭头）为穿隔支动脉；I.彩色多普勒扫描显示穿隔支动脉。

图7.2 正常的阴囊内解剖

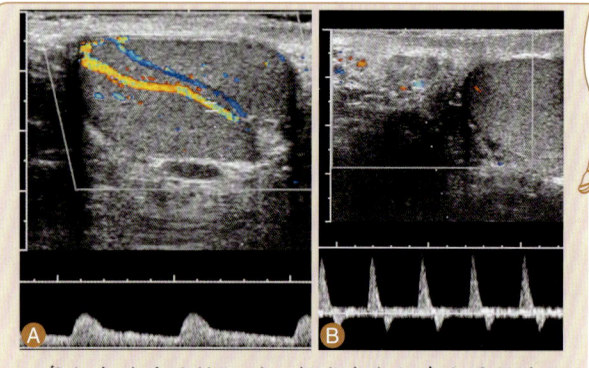

A.睾丸内动脉呈低阻型，舒张末期仍有大量低速血流；B.睾丸外阴囊动脉供血（提睾肌动脉和输精管动脉）呈高阻力型，舒张期可见反转血流。

图7.3 正常睾丸内和睾丸外动脉血流的频谱多普勒

精管动脉、蔓状静脉丛、淋巴组织及和支配睾丸的神经组成，它沿腹股沟管上缘向腹股沟管浅环和深环（又称内环）走形。超声检查时，正常精索位于皮肤下方，可能难以与腹股沟管的相邻软组织区分开来。当存在鞘膜积液或使用彩色多普勒血流成像时，其远端可以在阴囊内看到。

三、睾丸内、阴囊的肿块

临床触及阴囊肿物，应考虑是否为睾丸肿瘤。超声检查阴囊内肿块的敏感度几乎为100%，鉴别睾丸内和睾丸外肿瘤的准确率为98%~100%。一般来说，睾丸内占位首先考虑恶性。如果占位为囊性且位于睾丸外，通常是良性肿瘤。睾丸外占位的恶性率为3%~6%。

睾丸肿瘤占男性所有恶性肿瘤的1%~2%，是15~49岁男性最常见的非血液系统恶性肿瘤。大多数（65%~94%）睾丸肿瘤患者表现为无痛性的单侧睾丸肿块或弥漫性睾丸肿大，4%～14%的患者有转移症状。10%～15%的患者会出现疼痛，最初可能被误诊为附睾睾丸炎。

睾丸肿瘤分为两大类：生殖细胞肿瘤和间质细胞肿瘤，其中生殖细胞肿瘤占睾丸肿瘤的90%～95%。生殖细胞肿瘤起源于原始生殖细胞，又分为精原细胞瘤和非精原性生殖细胞肿瘤（nonseminomatous germ cell tumors，NSGCTs），均为恶性。睾丸的非生殖细胞（性索-间质）原发性肿瘤来源于性索（支持细胞）和间质（间质细胞），其中恶性约占10%。非原发性肿瘤包括淋巴瘤、白血病和转移瘤，可表现为睾丸肿块。彩色多普勒超声对睾丸内实性占位的良恶性鉴别作用有限。

睾丸肿瘤的病理分类

生殖细胞肿瘤
 精原细胞瘤
  典型
  精母细胞性
 非精原细胞性生殖细胞肿瘤
  恶性混合性生殖细胞瘤
  胚胎细胞癌
  卵黄囊瘤（内胚窦瘤）
  畸胎瘤
  绒（毛）膜癌
  胎盘部位滋养细胞肿瘤
  滋养细胞肿瘤，未特指

间质瘤
 间质细胞（间质）
 支持细胞
 颗粒细胞
 混合未分化性索

混合生殖细胞-间质瘤
 性腺母细胞瘤
 生殖细胞-基质-性索，未分类

转移性肿瘤
 淋巴瘤
 白血病
 骨髓瘤
 癌

其他[a]
 肾上腺残余瘤
 表皮样囊肿
 软化斑
 类癌
 间叶性肿瘤
 肉芽肿病

注：[a]Rare tumors and nonneoplastic tumorous conditions. Modiied from Moch H, Cubilla AL, Humphrey PA, et al. The 2016 WHO classiication of tumours of the urinary system and male genital organs-Part A: renal, penile, and testicular tumors. Eur Urol. 2016: 70（10）: 93-105.

（一）恶性肿瘤

1. 生殖细胞肿瘤

小管内生殖细胞瘤被认为是大多数生殖细胞肿瘤的前期病变，相当于原位癌。这些异常细胞单方向分化形成精原细胞瘤，或多方向分化形成非精原细胞瘤。精原细胞瘤是放射敏感性肿瘤，对放射治疗敏感度较高，而非精原细胞瘤手术和化疗疗效更好。

约95%直径>1.6 cm的原发性睾丸肿瘤在彩色多普勒检查中显示血流较丰富。然而，彩色多普勒超声在成年人睾丸肿瘤的鉴别诊断中作用似乎不大。彩色多普勒或频谱多普勒可能有助于识别与睾丸实质回声相同的肿瘤，但仍无法区分局灶性或弥漫性炎性病变与肿瘤。在阴囊不适或不育症的患者中，超声检查能发现不可触及的睾丸肿瘤。偶然发现的不可触及的病变多为良性，恶性只占20%～30%。

肿瘤标志物在许多生殖细胞肿瘤的诊断、分期、预后和随访中发挥重要作用，其中具有临床意义的标志物为：甲胎蛋白、人绒毛膜促性腺激素及乳酸脱氢酶。甲胎蛋白由胎儿肝脏、胃肠道和卵黄囊产生，在卵黄囊肿瘤或含有卵黄囊成分的混合生殖细胞肿瘤患者的甲胎蛋白升高。人绒毛膜促性腺激素是由发育中的胎盘的合体滋养细胞产生的糖蛋白，其在含有合体滋养细胞的肿瘤中升高，包括绒毛膜癌和精原细胞瘤。乳酸脱氢酶虽然不是特异性的，但与大部分疾病及分期有关。

精原细胞瘤：精原细胞瘤是成年人最常见的单纯性或单细胞型生殖细胞肿瘤，占所有生殖细胞肿瘤的35%～50%。它也是混合性生殖细胞肿瘤的常见组成部分，可见于约30%的混合性生殖细胞肿瘤中。与其他睾丸肿瘤相比，精原细胞瘤往往发生在年龄稍大的患者中，发病高峰在40岁左右，很少发生在青春期之前。在就诊时病灶通常局限于白膜内，但也有约25%的患者在诊断时已有转移。由原发肿瘤及其转移灶的放射敏感性和化学敏感性较高,精原细胞瘤是睾丸恶性肿瘤中预后最好的肿瘤。1%~2.5%的精原细胞瘤患者会同时或先后继发第二原发性生殖细胞肿瘤(图7.4)。

精原细胞瘤是隐睾患者最常见的肿瘤类型。8%~30%的精原细胞瘤患者有隐睾症病史。若睾丸未降,即使在睾丸固定术后,发生精原细胞瘤的风险也会大大增加。睾丸位置正常但萎缩的患者患精原细胞瘤的风险也会增加(动图7.1)。这也增加了对侧正常位置的睾丸发生恶性肿瘤的风险。因此,超声检查常用于筛查睾丸固定术后双侧睾丸的隐匿性肿瘤。

精原细胞瘤可以是小的、边界清楚的病灶,也可以是取代睾丸的大肿块。从组织看,细胞形态相对均匀,与原始生殖细胞相似。这种均匀的形态使单纯精原细胞瘤的超声特征表现为均匀低回声,无钙化,与正常回声的睾丸实质相比,肿瘤呈更低回声(图7.5),较大的肿瘤可能表现为形态不规则。在极少数情况下,精原细胞瘤在超声检查中因坏死表现为部分囊性变(图7.5I)。

非精原细胞瘤包括胚胎性癌、畸胎瘤、卵黄囊(内胚窦)瘤、绒毛膜癌和混合性生殖细胞瘤。与精原细胞瘤相比,这些肿瘤在年轻患者中更为常见,多发于25~30岁,青春期前或50岁后较为少见。约70%的非精原细胞瘤产生激素标记物。另外,高达60%的生殖细胞肿瘤是混合性生殖细胞瘤,至少由2种不同的细胞类型组成。单纯的非精原细胞瘤比较少见,仅常见于儿童。非精原细胞瘤的超声表现反映了组织学特征和各成分的相对比例,尽管都是生殖细胞肿瘤,但非精原细胞瘤比精原细胞瘤回声更不均匀,可见边缘不规则、钙化灶、实性和囊性成分(图7.6)。它们比精原细胞瘤更具侵袭性,经常侵犯白膜,导致睾丸轮廓扭曲变形(图7.6),约60%的非精原细胞瘤在就诊时有转移灶。

混合性生殖瘤是最常见的生殖细胞肿瘤,占所有生殖细胞肿瘤的60%,含不同比例的非精原细胞成分。精原细胞瘤成分也可能存在,但不影响预后或治疗。尽管任何细胞类型的组合均可存在,但胚胎性癌是最常见的组成部分。影像学表现多变,间接反映了这类肿瘤的多样性。非精原细胞瘤不像精原细胞瘤那样对放射敏感。胚胎性癌由类似于早期胚胎细胞的原始间变性细胞组成,存在于87%的混合性生殖细胞肿瘤中,但由单纯胚胎性癌组成的肿瘤非常罕见,仅占睾丸生殖细胞肿瘤的2%~3%(图7.6C)。与其他非精原细胞瘤一样,胚胎细胞瘤也好发于20~30岁年轻患者中,比精原细胞瘤发病年龄更为年轻。纯胚胎细胞癌的超声表现是非特异性的,尤其是在儿童中,可能仅表现为睾丸增大而没有明确的肿块。

向胚胎外胎膜分化的全能生殖细胞可导致卵黄囊肿瘤或内胚层窦瘤。卵黄囊肿瘤是2岁以下婴儿最常见的生殖细胞肿瘤,占儿童睾丸肿瘤的80%。纯卵黄囊肿瘤在成年人中很少见,尽管有44%的成年人混合生殖细胞肿瘤中含卵黄囊肿瘤成分(图7.6D)。在超过90%的婴儿中,卵黄囊肿瘤与甲胎蛋白水平升高有关。畸胎瘤占原发性睾丸肿瘤的5%~10%。它们是根据世界卫生组织基于不同的生发层(内胚层、中胚层和外胚层)起源确定分类的。组织学上,畸胎瘤可分为成熟畸胎瘤和未成熟畸胎瘤。发病高峰在婴幼儿时期,另一个高峰在30岁左右。在婴幼儿中,畸胎瘤是仅次于卵黄囊瘤的第二常见睾丸肿瘤,即使在组织学上不成熟,也

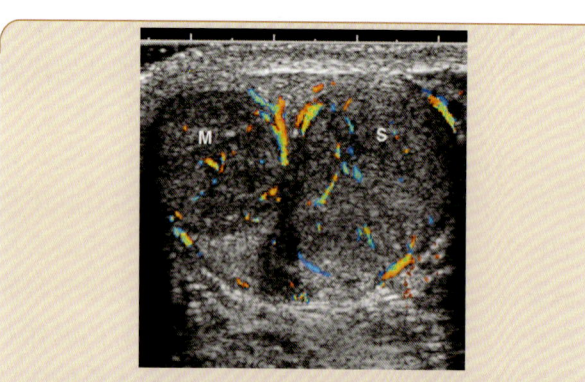

混合肿瘤超声横切面扫查示混合生殖细胞肿瘤(M)和精原细胞瘤(S)。

图 7.4 混合肿瘤

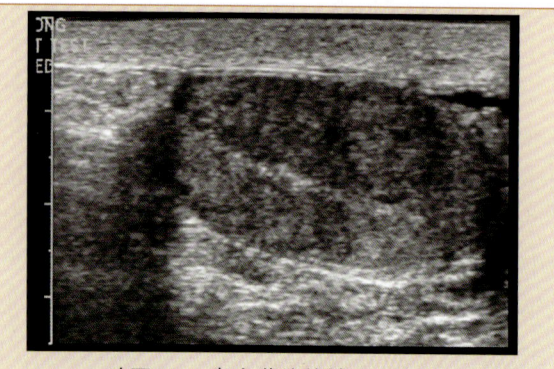

动图 7.1 睾丸萎缩伴精原细胞瘤

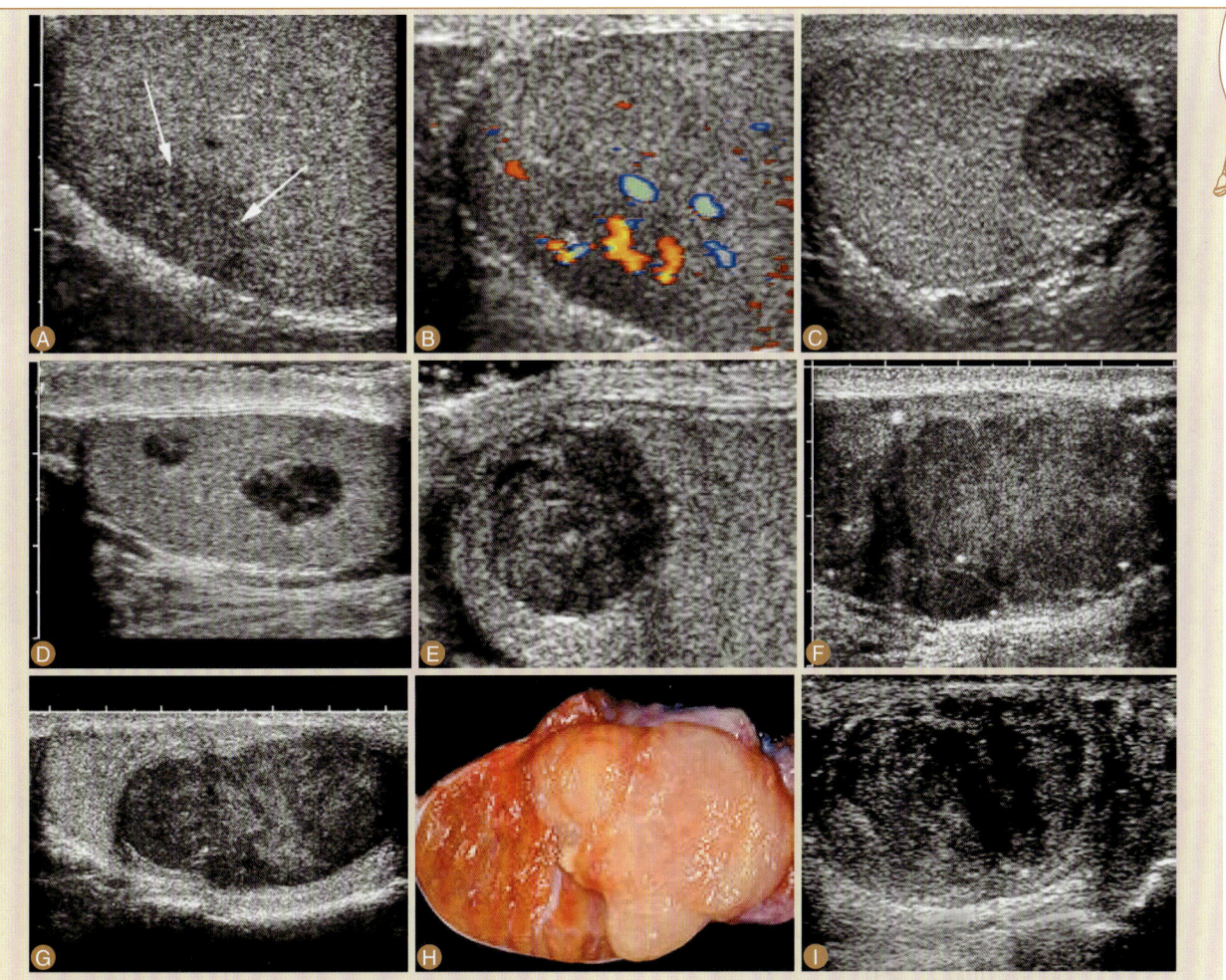

A、B.稍低回声的精原细胞瘤（箭头）；C.典型的均匀低回声精原细胞瘤；D.2个小的精原细胞瘤；E.轻度异质性精原细胞瘤；F.伴有微钙化和粗大钙化的精原细胞瘤；G.精原细胞瘤占据大部分睾丸，典型均匀低回声超声表现；H.图G中精原细胞瘤的大体标本；I.坏死精原细胞瘤占据睾丸，参见动图7.1。

图7.5　精原细胞瘤的超声纵切面

认为是良性的。青春期后睾丸畸胎瘤多为恶性的，且转移率约为20%，高于卵巢恶性肿瘤。尽管约1/2的成年人混合生殖细胞肿瘤中含有畸胎瘤成分，但纯畸胎瘤在成年人中很少见（图7.6B）。虽然甲胎蛋白或人绒毛膜促性腺激素水平可能出现升高的情况，但成熟和不成熟畸胎瘤的肿瘤标记物多正常。畸胎瘤的超声图像通常表现为边界清晰、回声明显不均匀的肿块，含不同大小的囊性和实性区域，与其他非精原细胞瘤相似。常见由局灶性钙化、软骨、未成熟骨、纤维化和非钙化瘢痕导致的强回声伴声影（图7.6E）。

绒毛膜癌在睾丸原发性恶性肿瘤中占比不到1%，但在混合性生殖细胞肿瘤中占8%。发病高峰为20~30岁。这些肿瘤恶性程度高，可通过血行和淋巴途径早期转移。原发肿瘤及转移灶常伴有出血，患者可因转移灶出血而出现咳血、呕血及中枢神经系统相关症状。因出血导致的局灶性坏死是原发肿瘤的固有特征，可合并钙化，其超声表现与其他非精原细胞瘤相似（图7.6F）。10%患者有人绒毛膜促性腺激素水平升高并导致男性乳房发育。绒毛膜癌在所有生殖细胞肿瘤中预后最差。

消退型生殖细胞肿瘤：尽管原发肿瘤可能已消退，但超声仍是诊断广泛转移性睾丸肿瘤的重要工具（图7.7，图7.8）；超声在寻找原发睾丸肿瘤中有重要作用。纵隔和中枢神经系统的性腺外肿瘤往往是原发病变，而腹膜后生殖细胞肿瘤更可能起源于睾丸。原发肿瘤可能已消退，仅残留纤维回声或钙化瘢痕，但疾病仍有进展并广泛转移。消退可能是由于肿瘤高代谢和缺血坏死所致。典型的临床隐匿性肿瘤，受累的睾丸大小正常或触诊偏小。尽管

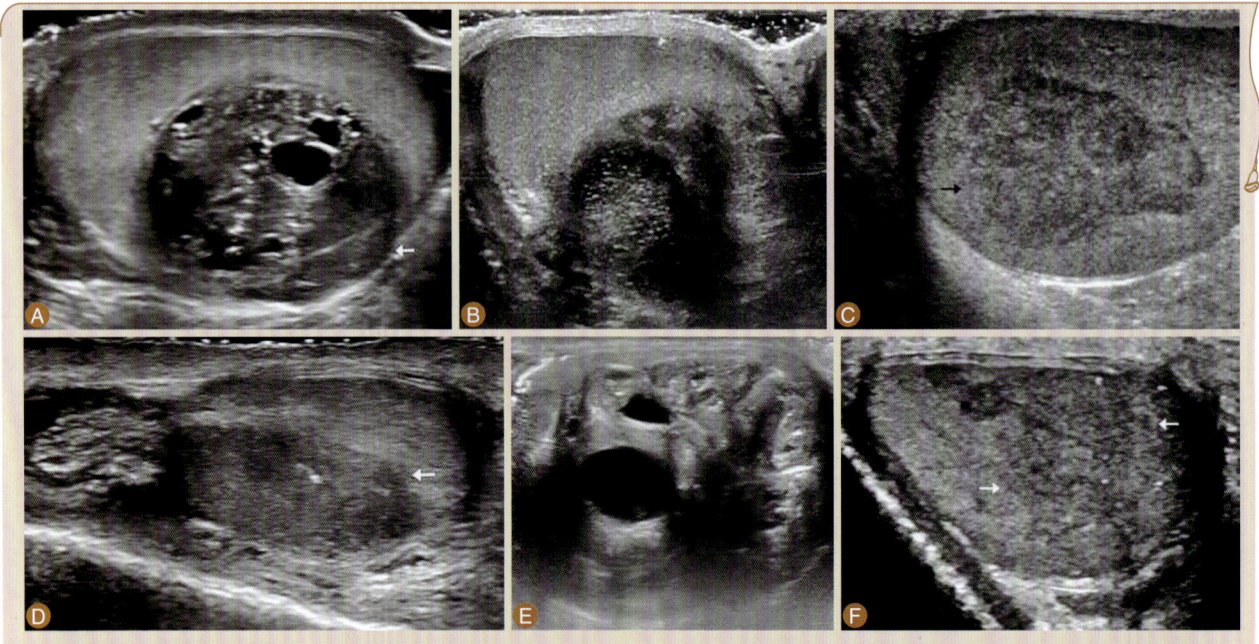

A、B.混合性生殖细胞肿瘤：纵切面图A显示伴有囊性变的大肿瘤占据大部分睾丸并侵入被膜（箭头），横切面图B显示具有85%畸胎瘤成分的异质性混合性生殖细胞肿瘤；C.胚胎性癌：纵切面显示相对均匀的肿瘤（箭头）；D.卵黄囊或内胚窦瘤，纵切面显示肿瘤回声不均延伸至纵隔（箭头）；E.畸胎瘤：纵切面扫查显示巨大的不均质肿块伴有囊性病灶和散在钙化灶；F.绒毛膜癌：纵切面回声均匀（箭头）。

图7.6 非精原细胞瘤

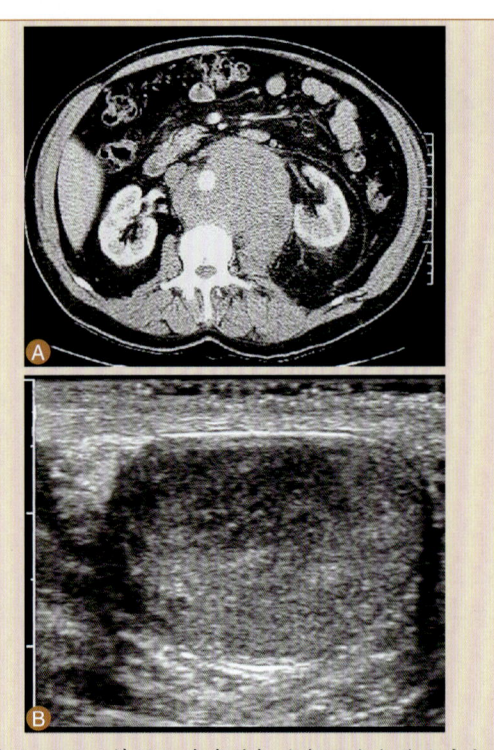

A.增强CT显示精原细胞瘤引起的广泛的腹膜后病变；B.纵切面声像图扫描显示均匀低回声隐匿性睾丸精原细胞瘤，睾丸的查体结果为阴性。

图7.7 隐匿性睾丸精原细胞瘤伴腹膜后转移

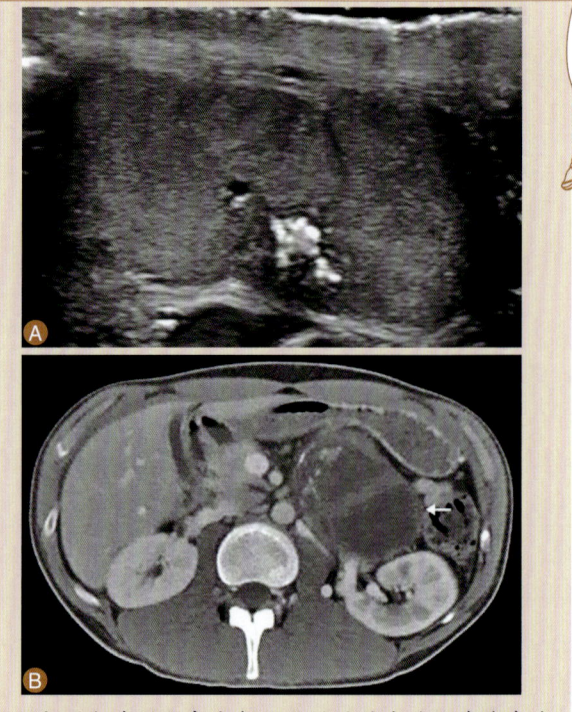

A.纵切面扫查显示部分钙化无活性的生殖细胞肿瘤的患者发生腹膜后转移，注意钙化中心周围的低回声肿块；B.同一患者的增强CT扫描显示退化的原发性睾丸畸胎瘤引起的左腹膜后不均匀淋巴结肿大（箭头）。

图7.8 睾丸退行性生殖细胞肿瘤

可能存在管内恶性生殖细胞，但组织学分析可能显示没有残留肿瘤。这些病变，也称为"Azzopardi肿瘤"，具有多变的超声表现，可呈低回声或高回声，也可仅表现为局灶性钙化。虽然"烧坏"或消退的肿瘤的超声特征不具有特异性，但只要组织学证实转移灶来源于睾丸，超声上的任何发现都可提示患者有消退型睾丸肿瘤。

2. 非生殖细胞肿瘤

性索-间质肿瘤的发病率占所有睾丸肿瘤的3%~6%。在儿童人群中其患病率更高，其发病率占儿童所有睾丸肿瘤的10%~30%。性索-间质肿瘤是指含有间质、支持细胞、鞘膜、颗粒或黄体细胞和纤维细胞的不同分化程度的肿瘤。由于性腺间质的全能性，这些肿瘤可能包含单个或多种细胞类型。

间质细胞瘤是性索-间质肿瘤中最常见的类型，占所有睾丸肿瘤的1%~3%；可发生在任何年龄，好发年龄为20~50岁。患者最常见的临床表现是无痛的睾丸增大或可触及的肿块。约30%的患者表现为因肿瘤分泌雄激素或雌激素引起的内分泌疾病，如性早熟、阳痿或性欲减退。3%的间质细胞瘤肿瘤可发生在双侧。恶性肿瘤占10%~15%，确诊时已经侵及睾丸被膜。这些性腺肿瘤在超声检查中通常表现为体积小、实性、均匀的低回声肿块，并且在彩色多普勒超声中大多表现为周围型血流信号为主（图7.9A，图7.9B）。25%的肿瘤发生出血和出现坏死灶，因此偶尔在较大的病灶中可见因出血和（或）坏死引起的囊性灶。

支持细胞瘤很少见，在睾丸肿瘤中的比例不到1%；发病率没有明显的年龄相关性。组织学类型包括：未特别说明的支持细胞瘤、硬化型支持细胞瘤、大细胞钙化性支持细胞瘤。患者最常见的临床表现是睾丸内的无痛性肿块。尽管支持细胞肿瘤患者可能会发生男性乳房发育，但是此类肿瘤不具有激素活性。支持细胞肿瘤可能发生在隐睾、雄激素不敏感综合征、Klinefelter综合征和Peutz-Jeghers综合征患者中。超声检查时，支持细胞肿瘤通常表现为边界清楚的、单侧、圆形或分叶状肿块。当发生出血或坏死时，在超声图像上表现为更加不均匀的回声。大细胞钙化性支持细胞瘤是一种具有独特

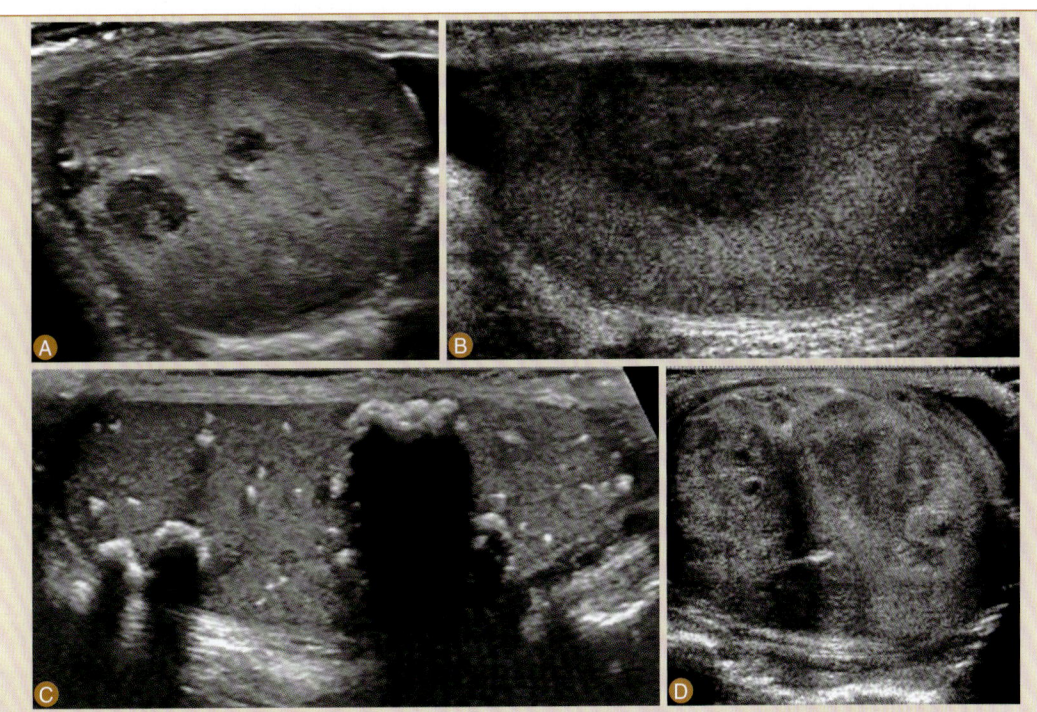

A、B.间质细胞瘤：横切面图A扫描显示中睾丸有几个小的低回声实性肿块，与睾丸间质细胞增生一致；纵切面图B扫描显示睾丸中部有1个低回声的实性肿块，该患者患有双侧间质细胞瘤。C.纵切面扫描显示多灶性粗大钙化支持细胞肿瘤。D.间质瘤：横切面扫描显示1个大的、异常的肿瘤（它是间质细胞肿瘤，未特别说明）取代了正常睾丸组织。

图 7.9 间质细胞瘤

（C courtesy of Theodora Potretzke, MD, Mayo Clinic.）

临床、组织学和超声特征的亚型。其通常发生在双侧，常见多灶，甚至表现为完全钙化。Carney综合征是一种非常罕见的常染色体显性遗传的多发性的内分泌肿瘤综合征，通常与支持细胞肿瘤有关（图7.9C）。

此外，这一类别中不太常见的肿瘤包括颗粒细胞瘤、纤维瘤和混合性索-间质瘤（图7.9D）。性腺间质瘤合并生殖细胞瘤称为性腺母细胞瘤。大多数性腺母细胞瘤出现在性腺发育不全和双性人综合征中。

（二）睾丸转移瘤

1. 淋巴瘤与白血病

淋巴瘤占所有睾丸肿瘤的5%，是60岁以上男性最常见的睾丸肿瘤类型。在此年龄段患者中，淋巴瘤的比例高达50%。然而，只有1%~3%的淋巴瘤患者会出现睾丸受侵。淋巴瘤发病的高峰年龄为60~70岁；80%的患者在确诊时超过50岁。恶性淋巴瘤常发生于双侧睾丸，高达38%的恶性淋巴瘤患者同时或陆续出现双侧睾丸肿瘤。淋巴瘤占双侧睾丸肿瘤的50%。大多数睾丸淋巴瘤是B细胞淋巴瘤，其中弥漫性大细胞淋巴瘤最为常见。睾丸霍奇金淋巴瘤极为罕见。

睾丸继发恶性肿瘤

淋巴瘤
多为非霍奇金淋巴瘤

白血病
第二个最常见的
急性白血病：40%~65%
"庇护所"位点

非淋巴瘤转移
肺和前列腺最常见
肾、胃、结肠、胰腺、黑色素瘤

睾丸淋巴瘤常与传播性疾病相关，如作为隐匿性淋巴结疾病的初始表现，或作为复发性疾病的发生部位。真正的睾丸原发性淋巴瘤尚未得到证实。尽管大多数睾丸淋巴瘤患者表现为无痛性睾丸内肿块或弥漫性睾丸肿大，但约25%的患者有全身症状，如发热、虚弱、厌食或体重减轻。

睾丸淋巴瘤在确诊时往往肿块体积较大。与生殖细胞瘤不同，50%的病例中睾丸鞘膜通常是完整的，常延伸到附睾和精索。阴囊皮肤很少受累。基本上，睾丸淋巴瘤没有被包裹，而是将实质向外推压。睾丸淋巴瘤的超声表现没有特异性，通常表现为均匀的低回声病变，可弥漫性浸润睾丸；有时会出现局灶性低回声病变（图7.10），出血和坏死很少见。

彩色血流多普勒成像显示睾丸淋巴瘤的血管分布增加，除去病变大小，睾丸淋巴瘤外观与弥漫性炎症类似（图7.10C）。与炎症不同，淋巴瘤通常是无痛的，并且触诊时睾丸没有触痛。

白血病是第二常见的转移性睾丸肿瘤。原发性睾丸白血病很少见，但在儿童骨髓缓解期间睾丸的白血病浸润很常见。由于血-睾屏障影响化疗药物浓度，睾丸似乎在化疗期间充当白血病细胞的"庇护所"。急性白血病患者尸检时睾丸受累发生率最高（40%~65%）。20%~35%的慢性白血病患者有睾丸受累。大多数病例睾丸受累在长期维持缓解的化疗停止后的1年内发生。

白血病的超声表现与淋巴瘤相似，并没有特异性。白血病患者最常表现为睾丸因弥漫性浸润呈低回声、体积增大（图7.10E）。此病需要与炎症鉴别。

2. 髓外骨髓瘤

尽管睾丸极少是原发性局灶性骨髓瘤（浆细胞瘤）的病变部位，但睾丸受累通常是弥漫性骨髓瘤的一种表现。超声检查示：睾丸内单个或多个低回声结节，呈低回声、均匀的血供。约20%病例出现双侧睾丸受累。

3. 转移性疾病

非淋巴瘤的睾丸转移并不常见，占所有睾丸肿瘤的0.02%~5.00%。最常见的原发部位是肺和前列腺。睾丸转移性肿瘤的其他常见原发部位包括黑色素瘤、肾、结肠、胃和胰腺。大多数转移灶在临床上是无症状的，是在尸检时偶然发现的。睾丸转移最常见于60岁和70岁的患者。15%的病例通常是多发的或双侧的。由于原发性生殖细胞肿瘤也可能是多中心和双侧的，因此这些特征对于区分原发性和转移性睾丸肿瘤无明显意义。广泛的全身转移通常存在于睾丸转移患者中。转移至睾丸的可能途径包括逆行静脉、血行、逆行淋巴和直接肿瘤侵袭。来自远离睾丸的部位的转移很可能通过血行传播，如

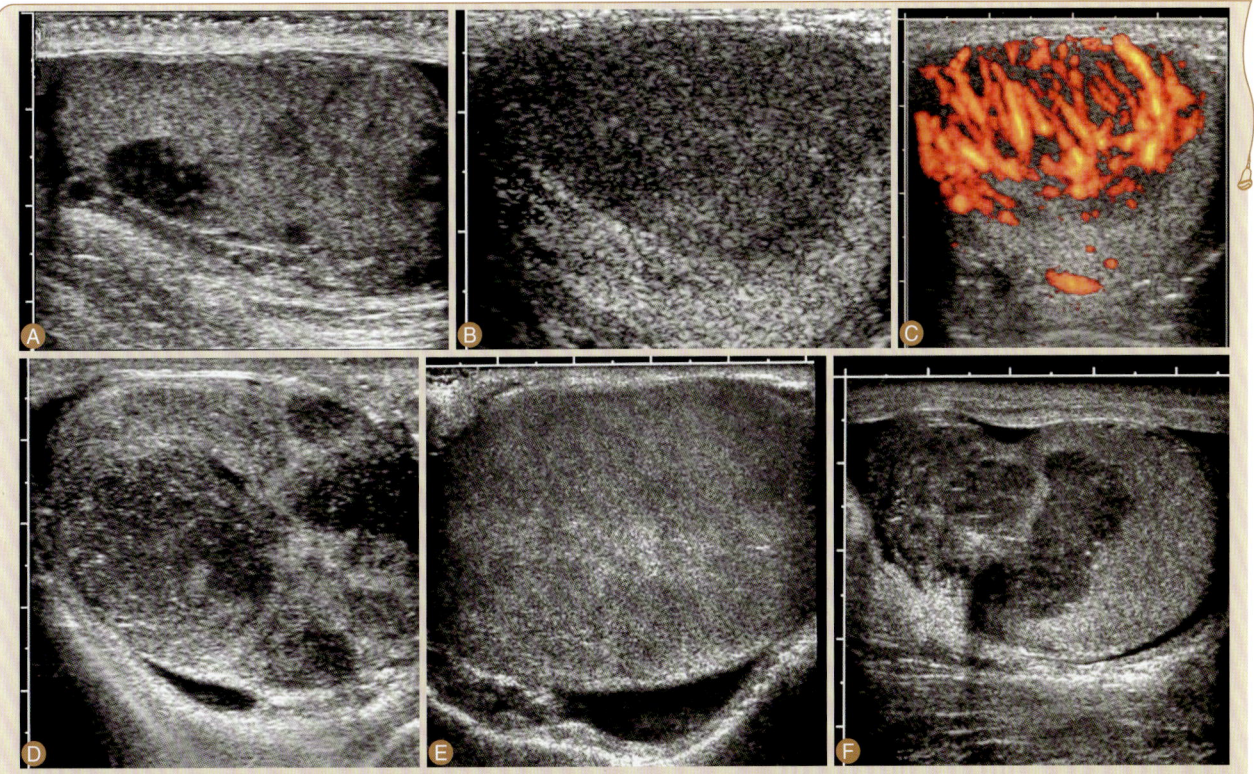

A~D.淋巴瘤：纵切面图A扫查显示淋巴瘤的2个细微低回声病灶；在另一名患者中，矢状灰度（图B）和能量多普勒（图C）图像显示弥漫性、均匀的低回声肿块伴血流信号丰富；淋巴瘤患者睾丸的异质性受累图D。E.白血病：纵切面扫查显示睾丸受累呈弥漫性低回声；F.黑色素瘤转移：纵切面扫查显示睾丸上极及附睾低回声、分叶状肿块。

图7.10　淋巴瘤、白血病和转移瘤

肺和皮肤。通过睾丸静脉的逆行静脉转移发生在肾细胞癌中，也可能发生在膀胱和前列腺肿瘤中。转移至主动脉旁淋巴结的肿瘤可能通过逆行淋巴转移累及睾丸。非淋巴瘤的睾丸转移的超声特征各不相同。超声扫查通常显示是低回声，亦可能是强回声或复杂回声（图7.10F）。

其他罕见的睾丸肿瘤包括血管平滑肌脂肪瘤（图7.11）、皮样瘤、血管瘤、睾丸内腺瘤样瘤、类癌瘤、纵隔睾丸癌、神经外胚层瘤、平滑肌瘤、Brenner瘤、纤维瘤、纤维肉瘤、骨肉瘤、软骨肉瘤和未分化肉瘤等。

（三）睾丸良性病变

1.囊肿

8%～10%的男性患者在超声检查中偶然发现睾丸内囊性病变。良性睾丸囊肿可能发生在白膜、阴道膜或位于实质内。囊性睾丸病变并不总是良性的；睾丸肿瘤（尤其是非精原细胞瘤）出现出血或坏死可引起囊性变。睾丸良性囊肿和囊性肿瘤之间的区别具有非常重要的临床意义（图7.12）。单纯睾丸内囊肿可以保守治疗，无须手术干预。Hamm

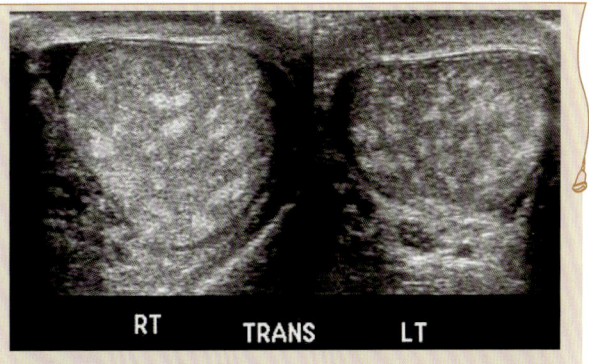

双幅横切面声像图显示双侧多发小血管平滑肌脂肪瘤回声。该患者患有Cowden病，这是一种遗传性常染色体显性遗传病，可导致胃肠道出现多个血管平滑肌脂肪瘤。RT：右侧睾丸；LT：左侧睾丸；TRANS：横切面。

图7.11　Cowden病中的多发性睾丸血管平滑肌脂肪瘤

等通过超声检查发现34个囊性睾丸肿块中，16个是肿瘤性的且都具有复杂囊肿的超声特征。非精原性生殖细胞肿瘤，尤其是那些含有畸胎瘤成分的肿瘤，是最常见的同时含有囊性和实性成分的肿瘤。

白膜囊肿位于睾丸周围的被膜内，直径为2～30 mm不等，并且定义明确。它们通常是单发的和单房的，但也可能是多发的或多房的（图7.12A）。

睾丸囊性病变

良性

白膜囊肿

鞘膜囊肿

睾丸内囊肿

睾丸网管状扩张

囊性发育不良

表皮样囊肿

脓肿

恶性

非精原细胞性生殖细胞瘤

肿瘤坏死或出血

肿瘤导致肾小管阻塞

发病的平均年龄为40岁,但也可发生在50~60岁。白膜囊肿患者可能没有症状,但临床上表现为可触及的囊肿、坚硬的阴囊结节。组织学上,它们是简单的囊肿,内衬立方形或低柱状细胞,并充满浆液。仔细扫查多个平面可以发现囊肿来自于白膜,并具有良性特征。复杂的白膜囊肿可能与睾丸肿瘤类似。

阴道膜囊肿很少见,起源于阴道膜的内脏层或壁层。它们可能是单发或多发。超声检查通常表现为无回声,但可能有分隔或可能包含由出血引起的回声改变。

睾丸内囊肿是充满透明浆液的简单囊肿,直径为2~18 mm不等。在超声检查中表现为轮廓清晰的无回声囊肿,具有薄而光滑的壁和后部回声增强。

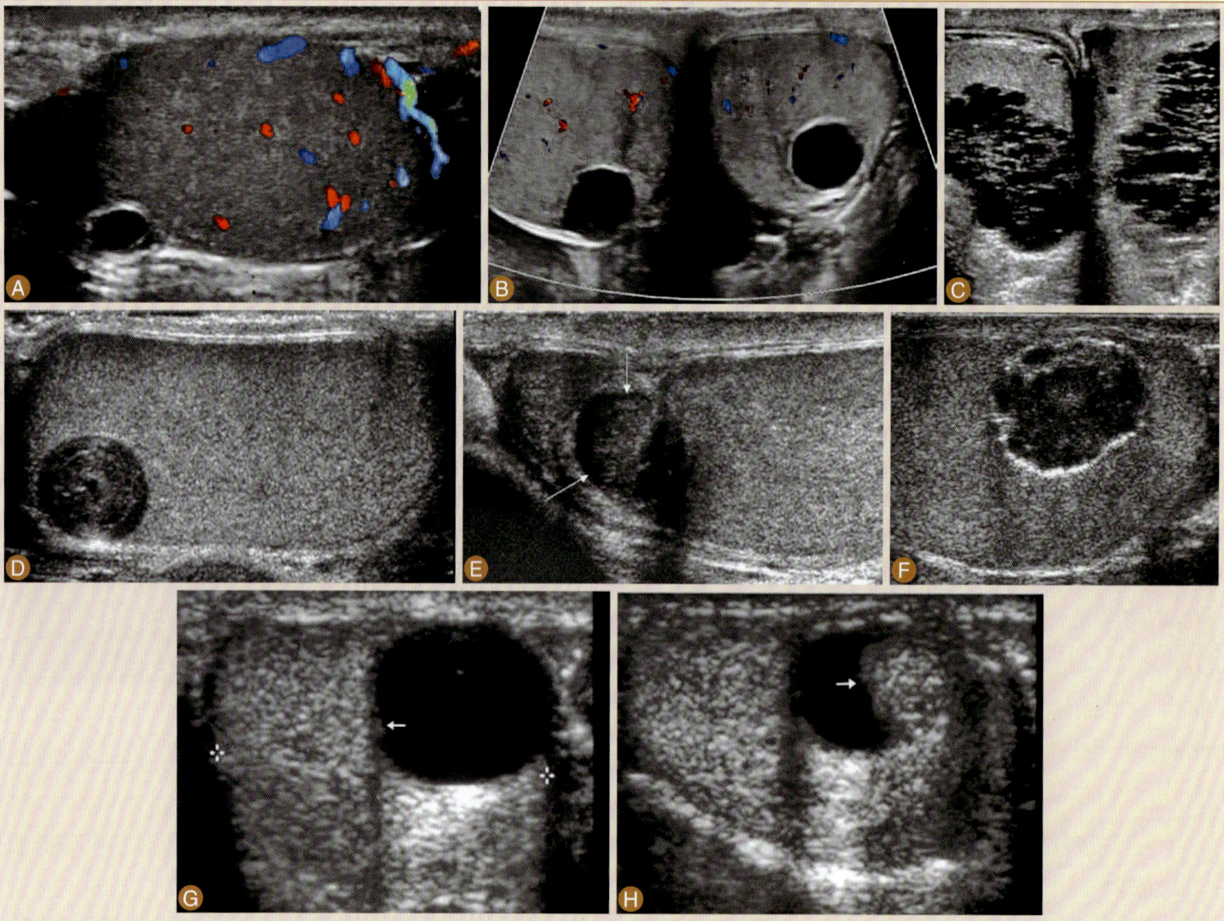

A.白膜囊肿:纵切面扫查显示来自于白膜的囊肿,这类囊肿通常是可触及的;B.睾丸内囊肿:横切面扫描显示双侧睾丸内良性囊肿;C.睾丸网囊性扩张:横切面扫描显示双侧睾丸内睾丸网中的扩张小管;D~F.表皮样囊肿(良性,参见动图7.2):图D显示典型的轮辐样外观,图E可见不均匀低回声病灶(箭头),图F显示典型的周边环状钙化;G.横切面扫描显示睾丸内囊性病变伴微小附壁结节(箭头);H.随访6个月后复查,横切面扫描囊性病变内可见等回声、实性肿块填充(箭头),手术证实为畸胎瘤。

图 7.12 睾丸内囊性病变

(G and H courtesy of Shane Macauley, MD.)

Hamm等报道称：研究纳入的所有13例病例中，囊肿都位于睾丸纵隔附近，这一发现支持睾丸内囊肿起源于睾丸网的理论。睾丸内囊肿也可能继发于创伤后或炎症后狭窄形成（图7.12B）。

2. 睾丸网管状扩张

睾丸网管状扩张是一种良性变异，可被误诊为睾丸肿瘤。炎症、外伤或手术等引起的输出小管或附睾梗阻可能是睾丸网扩张的主要原因。超声表现为睾丸纵隔内或其旁有多发无回声管状结构，在囊性成分之间无实性组织成分，CDFI显示病变区无血流信号（图7.12C）。睾丸网扩张通常呈双侧、非对称性，且常伴有精液囊肿。根据其典型的超声表现及发病位置特点很容易将其诊断为良性病变，应避免由于误诊导致的不必要的睾丸切除。睾丸网扩张的MRI特征性表现为睾丸纵隔内液性高信号，而睾丸肿瘤则相反，在MR T_2WI 上通常表现为低信号。

3. 囊性发育不良

囊性发育不良是一种罕见的先天性畸形，可能与胚胎发育缺陷引起的睾丸网和输出小管无法连接有关，多见于婴幼儿，成年人偶发，曾有1例30岁男性患者的报道。病理学上，病变由多个相互连接的大小、形状各异的囊肿组成，由纤维状隔膜隔开。病变起源于睾丸网并向周围的睾丸实质延伸，导致邻近的睾丸组织受压萎缩。囊肿内壁衬单层扁平上皮或柱状上皮细胞。超声表现与获得性睾丸网囊状扩张相似。常合并肾缺如或肾发育不良。

4. 表皮样囊肿

睾丸表皮样囊肿是一种罕见的良性肿瘤，边界清晰，多起源于生殖细胞，约占所有睾丸肿瘤的1%。可发生于任何年龄，但多见于20～40岁男性。患者通常表现为无痛性睾丸结节，约1/3肿瘤在体检时偶然被发现，仅10%患者因弥漫性、无痛性睾丸肿大就诊发现。病理学显示囊壁为完整的纤维鞘，囊内由层状分布排列的角质化鳞状上皮组成。虽然表皮样囊肿的组织来源存在争议，但目前最主流的理论认为其是发生在睾丸内的单胚层构成的畸胎瘤。而中胚层或外胚层成分和上皮内瘤变（生殖细胞肿瘤的组织学前体）的完全缺失使这一理论受到质疑。此外，与生殖细胞肿瘤不同的是表皮样囊肿的病程始终为良性，切除后没有转移或复发风险。另一种理论则认为睾丸表皮样囊肿来自生精上皮或睾丸网的鳞状上皮化生。这些良性病变与有恶变倾向的畸胎瘤鉴别只能依靠病理学检查。

在超声声像图上，表皮样囊肿常表现为单侧或双侧睾丸内边界清晰、圆形或"卵圆形"的无血供结节。典型的超声特征为低回声与高回声交错的同心圆，分别对应病理上致密角蛋白层和脱落的鳞状上皮细胞层，呈层状或漩涡状排列，又称"洋葱皮征"（图7.12D，动图7.2）。然而该病理特征仅见于极少数的畸胎瘤，因此并不具有病理特异性。表皮样囊肿的另一个典型表现是边界清晰的低回声肿块，结节周边可见环状回声增强，部分表现为环状钙化（图7.12F）。也可出现中央型钙化，使结节呈"牛眼"或"靶环"征。部分表皮样囊肿表现为无特异性的实质性低回声肿块，伴或不伴有钙化，与生殖细胞肿瘤相似（图7.12E），肿块内有无血供可为两者的鉴别要点。虽然超声表现具有特征性，但仍缺乏特异性，应行保留睾丸的局部切除术（剜除术），行病理学检查后方能确诊。MRI显示表皮样囊肿的包膜呈低信号，内部角化物因富含水和脂质，T_1WI和T_2WI均表现为高信号，该特异性表现可为超声诊断进一步提供支持依据。

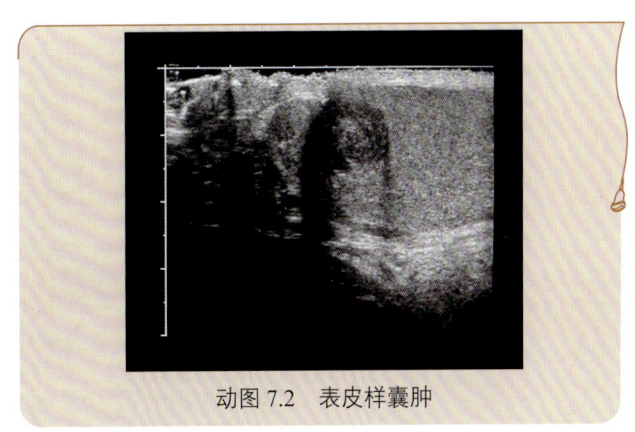

动图 7.2　表皮样囊肿

5. 脓肿

睾丸脓肿通常是附睾炎的并发症，但也可由睾丸扭转、睾丸梗死、外伤、坏疽、感染性肿块或原发性化脓性睾丸炎引起。流行性腮腺炎、天花、猩红热、流感、伤寒、鼻窦炎、骨髓炎和阑尾炎等感染性疾病也可引起睾丸脓肿。睾丸脓肿可穿透睾丸鞘膜形成鞘膜脓肿或阴囊皮肤瘘。

大多数情况下，睾丸脓肿的超声表现为睾丸内形态不规则、边界不清的低回声或混合回声肿块（图7.13）。睾丸脓肿的超声表现没有特异性，但通常可以根据其临床症状和短期内声像图变化与肿瘤区分开来。

在获得性免疫缺陷综合征患者中，超声检查很难区分脓肿和肿瘤。临床表现对诊断可能有一定的帮助，但鉴别仍较困难，往往需通过手术切除后的病理学检查结果确诊。

6. 节段性梗死

节段性睾丸梗死可继发于睾丸扭转、外伤、手术、细菌性心内膜炎、血管炎、白血病或高凝状态。自发性睾丸梗死很罕见。超声表现取决于梗死时间。梗死初期，典型的节段性梗死表现为局灶性、楔形或圆形的低回声肿块，约80%发生在上极，可能由于上极和下极之间血供差异引起。单凭灰阶超声图像很难将梗死灶与肿瘤区分开。随着梗死时间的延长，梗死灶内血流逐渐减少甚至完全消失，表现为边界清晰、不可触及，位于睾丸周边的低回声肿块，能量多普勒成像或超声造影提示结节内完全无血供，则可将这种梗死与肿瘤区分开来（图7.14）。随着梗死时间延长，由于低回声肿块或整个睾丸因纤维化或营养不良性钙化而逐渐萎缩，并出现回声增强。梗死早期超声图像很难将梗

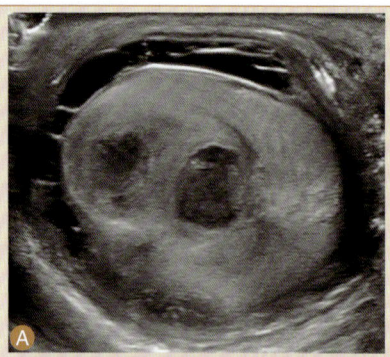
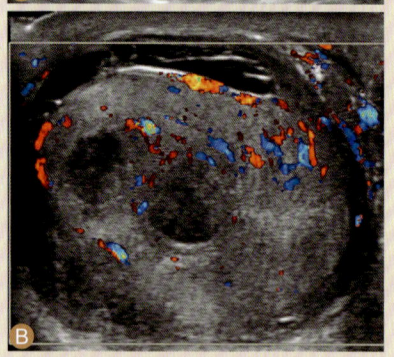

A. 横切面灰阶图像显示典型的睾丸内脓肿，呈低回声，与肿瘤较难区分，然而，周围睾丸组织回声不均、阴囊壁增厚和鞘膜内脓肿的形成均提示这些肿块为脓肿；B. 横切面彩色多普勒血流图像显示睾丸内呈低回声的脓肿及脓肿周围增多的血流信号。

图7.13 睾丸脓肿

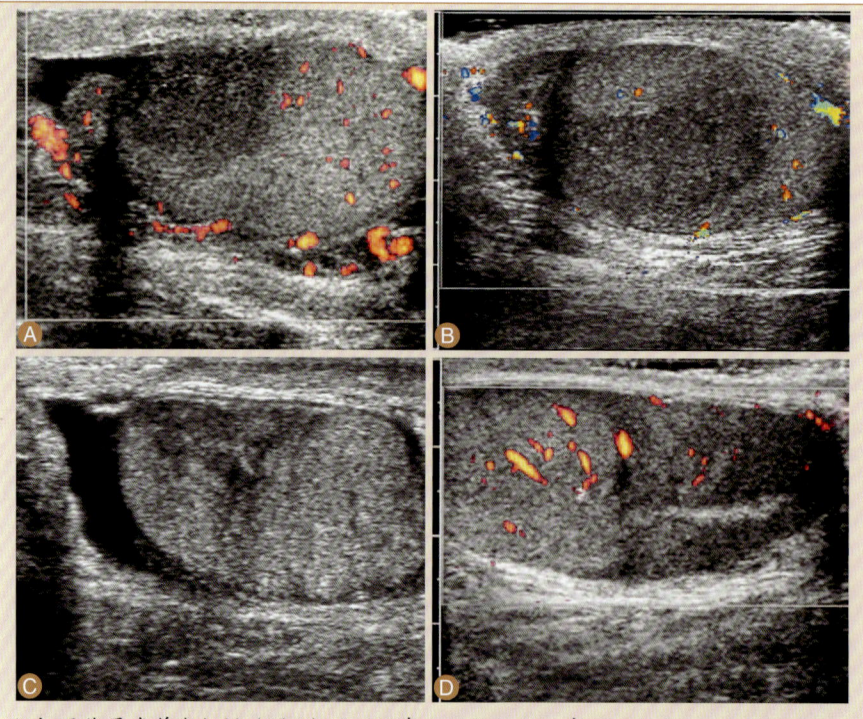

A、B. 急性梗死：纵切面能量多普勒扫描（图A）显示因睾丸不全扭转，睾丸上极出现无血供区域；纵切面彩色多普勒扫描（图B）显示由血管炎引起的睾丸中央区无血供。C、D. 慢性梗死：纵切面扫查（图C）显示由既往腮腺炎性睾丸炎引起的睾丸周边楔形低回声区；纵切面能量多普勒扫描（图D）显示睾丸下极无血供。

图7.14 睾丸梗死

死灶与睾丸肿瘤区分开来，但随着时间推移，梗死灶可明显减小，而肿瘤则显著增大，为两者鉴别提供依据。

7. 肾上腺残基

肾上腺残基是睾丸内极其罕见的一种占位，可见于先天性肾上腺皮质增生症（congenital adrenal hyperplasia，CAH）患者，库欣综合征患者中较为少见。先天性肾上腺皮质增生症是一种肾上腺皮质酶缺陷的常染色体隐性遗传病，通常在婴幼儿期或青春期出现明显临床症状。患者常表现为睾丸增大或睾丸肿块、性早熟、伴或不伴缺盐综合征。肾上腺残基来源于胚胎时期随性腺组织一起迁移的异常肾上腺皮质细胞。在先天性肾上腺皮质增生症和库欣综合征患者中，随着血循环中的促肾上腺皮质激素水平的升高，这些细胞可以形成瘤样肿块。肿块常呈多灶、双侧、偏心性分布，超声表现多样，多表现为低回声肿块，部分也呈不均匀高回声，伴后方声影（图7.15）。肾上腺残基由结节周边多支血管向肿块中心供应，呈"轮辐状"分布。如果发现患者与先天性肾上腺皮质增生症相关的激素水平异常，且超声检查发现典型病变，即可诊断肾上腺残基，无须进一步检查。若需明确诊断，可在术中暴露睾丸时行超声引导下穿刺活检。此外，睾丸静脉血中皮质醇激素水平明显高于外周血。糖皮质激素替代疗法可抑制肿块增大甚至可使肿块缩小。

8. 脾性腺融合

脾性腺融合是一种罕见的先天性畸形，表现为脾脏与性腺融合，几乎都发生在左侧，多数患者合并隐睾。脾性腺融合分为连续性和不连续性两种，前者更为常见。连续性脾性腺融合在脾脏与性腺之间可见含脾组织的纤维条索相连。不连续性脾性腺融合可见异位脾组织附着于睾丸组织。附睾或精索上也可出现异位脾组织，但这种情况极为少见。脾性腺融合与睾丸恶性肿瘤很难鉴别，可通过$^{99}Tc^m$硫胶体显像诊断。

9. 钙化

阴囊内钙化灶可位于睾丸或附睾实质内，可附着于睾丸鞘膜上或游离于睾丸鞘膜间的液体中。睾丸内无实质性软组织肿块，仅见大而光滑、弧形的钙化灶，是大细胞钙化性支持细胞瘤的特征（图7.9C）。散在钙化可见于睾丸结核、丝虫病、生殖细胞肿瘤消退后或外伤后形成的疤痕中。

睾丸微石症是一种单侧或双侧睾丸精曲小管内存在钙化灶的综合征。有研究认为是退化的支持细胞、变性脱落的上皮细胞吞噬缺陷，在精曲小管内形成钙化灶。基于每个视野微结石数量的不同，睾丸微石症可被分为弥漫型和局限型。在弥漫型中，无数细小强回声光点弥漫性、散在分布

阴囊钙化
睾丸内
单发，炎性后肉芽肿，血管性钙化
微石症
退化或"耗竭"的生殖细胞肿瘤（余烬）
大细胞钙化性支持细胞瘤
畸胎瘤
混合生殖细胞瘤
结节病
结核
慢性梗死
外伤后
睾丸外
阴囊鞘膜腔内，"阴囊珠"
扭转的睾丸附件
慢性附睾炎

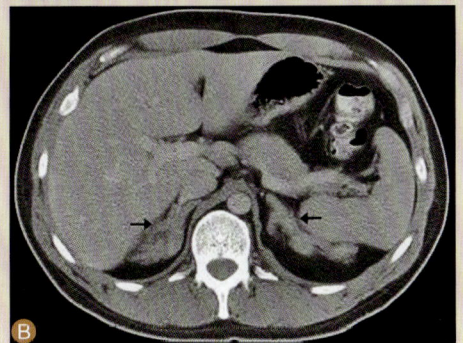

A.纵切面扫查显示睾丸内多灶性低回声肿块（箭头），无法与肿瘤鉴别；B.同一患者的CT显示双侧肾上腺增生（箭头）。

图7.15 先天性肾上腺增生患者的肾上腺残基

于整个睾丸实质中。这些细小（1~3 mm）钙化灶几乎不伴声影，偶可见"彗星尾"征（图7.16）。在局限型中，每个超声切面内可见的钙化灶<5个（图7.16B）。

据报道，普通人群中睾丸微石症的发病率为0.6%~0.9%，而在接受睾丸检查的患者中，检出率高达1%~2%。微石症与隐睾症、克氏综合征、唐氏综合征、肺泡微石症、获得性免疫缺陷综合征、神经纤维瘤病、既往放疗史和不育症有关。微石症通常是在阴囊超声检查时偶然发现，无须特殊处理；如果同时合并睾丸内占位者，临床处理方式取决于占位性质。有研究报道睾丸微石症与睾丸癌的发生有关，但其继发睾丸癌的风险尚无定论，微石症患者是否需要进行长期的随访也存在争议。对没有睾丸癌高危因素的患者，建议年度体检和定期自检。最近有文献认为两者之间无明确的因果关系，同时，仅含有睾丸癌危险因素的微石症患者应进行超声随访，否则无须定期超声检查。

四、睾丸外病理性疾病

（一）睾丸鞘膜

积液、积血、积脓

正常阴囊内鞘膜层之间含有少量的液体，在超声检查中可见，但大量的浆液、血液、脓液或尿液也可以集聚在壁层和脏层鞘膜之间的腔隙中。睾丸（裸区）附着在附睾和阴囊的后壁，因此这些液体多局限在阴囊的前外侧部分（图7.17）。

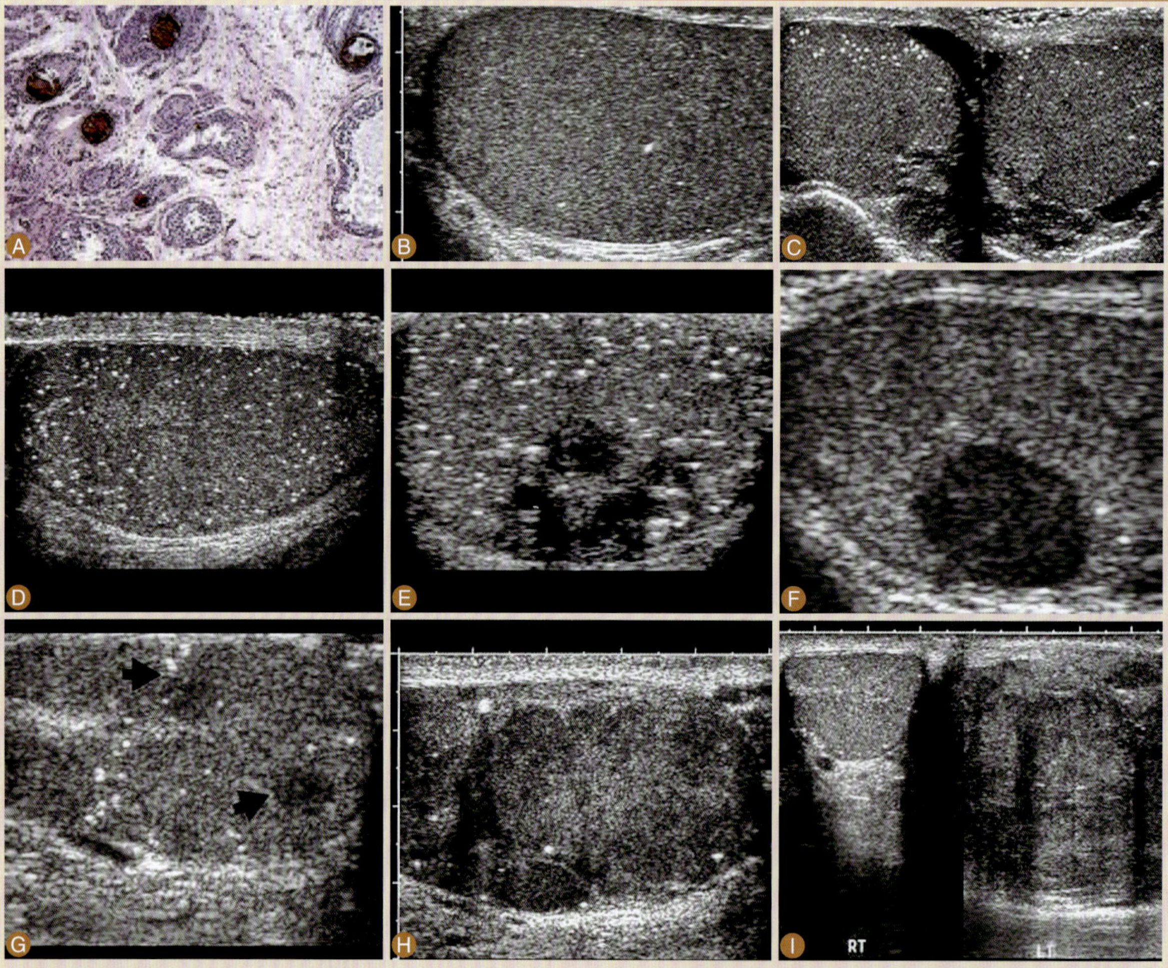

A.光学显微镜显示微石症的多发管内钙化（黑色区域）特征；B.纵切面扫查显示局灶性微石症的少量微小钙化灶；C、D.弥漫性微石症；E.睾丸横切面扫描显示由混合生殖细胞肿瘤引起的微石症和部分囊性肿块；F.精原细胞瘤伴局灶性微石症，纵切面扫查显示少许微小钙化和均匀低回声肿块；G.纵切面扫查显示由精原细胞瘤引起的微石症和2个均匀低回声肿块（箭头）；H.纵切面扫查显示大的低回声肿块伴有多个小而粗的钙化灶；I.双横切面图像显示左侧睾丸（LT）内大的低回声肿块和右侧睾丸（RT）内微钙化灶。

图7.16 微石症和相关睾丸肿瘤

这种鞘膜层之间液体的异常积聚称为鞘膜积液。它是无痛性阴囊肿胀最常见的原因，可分为先天性和获得性。先天性鞘膜积液是由于鞘状突未闭合，导致阴囊和腹膜之间持续开放交通所致，通常在 18 个月龄时自行消退（图7.17D）。获得性鞘膜积液可以是特发性的，也可以由附睾炎、附睾睾丸炎、扭转引起，而肿瘤所致的少见。与睾丸肿瘤相关的鞘膜积液通常量很少。当鞘膜积液量大而影响触诊时，超声检查可帮助寻找鞘膜积液发生的潜在原因。鞘膜积液呈无回声区，常积聚在睾丸前外侧而形成良好的声窗，有时可以看到纤维蛋白体或胆固醇晶体形成的低回声或等回声在积液内飘动。少数情况下，大量鞘膜积液可能会阻碍睾丸静脉引流甚至导致动脉舒张期血流消失。精索鞘膜积液少见，此型积液可位于睾丸和附睾上方的精索周围，呈非交通性的包裹性积液；或者可见其与腹腔相通，而与阴囊不相通（图7.17B，图7.17C）。

积血与积脓比单纯性积液少见。外伤、手术、肿瘤或扭转可导致鞘膜积血，即鞘膜腔内有血液聚集。积脓是由于未经治疗的附睾睾丸炎或睾丸内脓肿破裂进入鞘膜腔所致（图7.17）。积血和积脓内部回声杂乱，具有分隔，呈多房。慢性病例可见阴囊皮肤增厚和钙化。

（二）睾丸旁肿块

成年人的睾丸旁肿块多为良性，在儿童通常为恶性。

1. 疝

腹股沟疝是一种常见的睾丸旁肿块。阴囊疝的诊断通常需要基于临床病史和体格检查，而超声检查有助于非典型病例的评估。疝可分为直疝和斜疝。斜疝的内容物通过腹股沟管内环疝出腹腔，穿过腹股沟管，可疝入到阴囊。斜疝和鞘状突未闭合有关。直疝是指疝囊在海氏三角区域的突出，此处是腹壁的薄弱区域。海氏三角内侧为腹直肌鞘外侧缘，外侧为腹壁下动脉，下方为腹股沟韧带。

腹股沟疝的超声表现取决于其内容物。肠道内通常会充满伴有大量明亮回声的液体。肠气后方可引起声影，脓肿也有类似表现，两者容易混淆。疝内是否存在肠袢可以通过观察肠道的小肠皱襞和结肠袋及实时检查肠管蠕动来确认（图7.18A）。阴囊内的高回声肿块可能是包含大网膜或其他脂肪肿块（如脂肪瘤）的疝内容物，脂肪瘤通常边界清

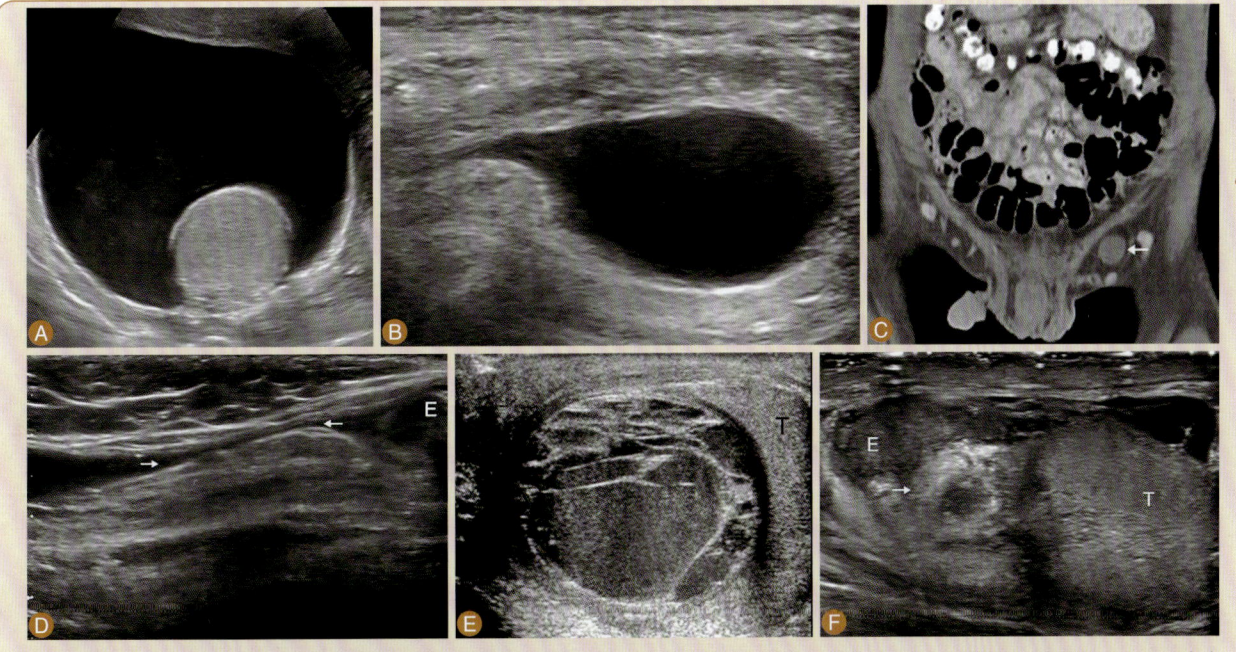

A.鞘膜积液：横切面扫查显示阴囊前外侧有大量鞘膜积液，睾丸部分被后部的鞘膜包绕；B.包裹性鞘膜积液：沿精索的纵切面扫查显示腹股沟管内积液；C.包裹性鞘膜积液：图B患者的CT冠状面可见与超声检查一致的边界清楚的积液（箭头）；D.鞘状突未闭合：慢性鞘膜积液患者腹股沟区域纵切面扫查显示睾丸和附睾（E），上方的细长液性暗区（箭头）；E.鞘膜积血：横切面扫查显示睾丸周围包裹性积液，内部回声混杂；F.鞘膜积脓：附睾睾丸炎患者超声纵切面扫查显示附睾（E），旁边可见一不规则的肿块（箭头），其位于睾丸旁，中央呈低回声。

图 7.17　阴囊积液

睾丸旁肿瘤/肿块
良性
疝
腺瘤样瘤
纤维性假瘤
脂肪瘤
血管瘤
平滑肌瘤
神经纤维瘤
胆固醇肉芽肿
多睾症
乳头状囊腺瘤
肾上腺剩余瘤
恶性
纤维肉瘤
脂肪肉瘤
横纹肌肉瘤
组织细胞瘤
淋巴瘤
转移瘤

晰,大网膜的疝出可以通过追溯到腹股沟管来确认(图7.18B)。超声检查对明确诊断很有必要,因为其可从腹股沟管追溯到阴囊。更多关于疝的讨论在第五章。

2. 结石

睾丸外阴囊结石一般是鞘膜的钙化(图7.19)。这些纤维素样游离体通常呈圆形、珍珠白色、质地韧,呈橡胶状,因其外观而被称为"阴囊石"或"阴囊珠"。在组织学上,它们是由沉积在羟基磷灰石中心核周围的纤维素物质组成,可能是由于炎性物质沉积而最终与鞘膜分离,或者是由于睾丸附件或附睾附件的扭转所致。超声声像图上,结石呈自由漂浮的强回声,后方伴声影;可多发,大小可以从几毫米到1厘米以上。鞘膜积液有助于阴囊结石的诊断。

3. 精索静脉曲张

精索静脉曲张是指位于睾丸后部的精索静脉蔓状静脉丛异常扩张,它靠近附睾并伴随精索内的输精管走行(图7.20)。精索肿块最常见的原因就是精索静脉曲张。蔓状静脉丛的静脉直径通常为 0.5～1.5 mm,主要的引流静脉直径可达2 mm。因为静脉正常直径有差异,所以医师诊断标准也有差异,有些诊断标准是静脉直径>2 mm,而有些的标准是>3 mm。

精索静脉曲张分原发性(特发性)和继发性两类。特发性精索静脉曲张是由于精索内静脉瓣膜功能不全而导致患者直立时精索静脉和蔓状静脉丛的回流受阻所致。在所有男性中,精索静脉曲张发生率为15%,而在不育门诊的发生率则高达40%。精索静脉曲张是男性不育症最常见且可纠正的病因。特发性精索静脉曲张常见于15～25岁的男性,左侧多发。因为左侧精索静脉较长,静脉以直角汇入左肾静脉,而右侧精索静脉则直接汇入下腔静脉,因此特发性精索静脉曲张更常见于左侧。特发性精索静脉曲张通常在直立位或做瓦尔萨尔瓦动作时扩张,而仰卧位时缓解。双侧特发性精索静脉曲张的发生率高达50%。

继发性精索静脉曲张常继发于肾重度积水、肝肿大、腹部肿块或腹膜后肿块,因其压迫精索静脉

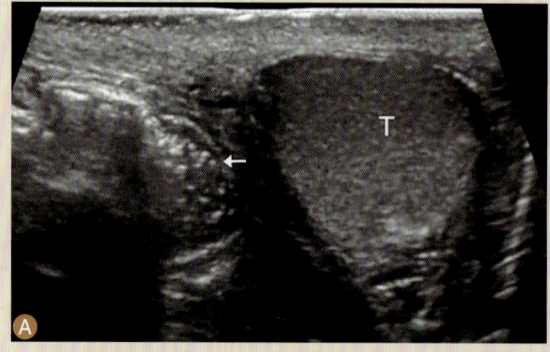
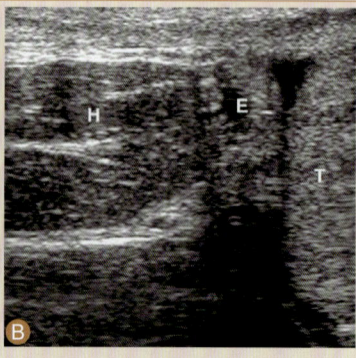

A.小肠疝:斜向扫查显示突出的小肠(箭头)位于睾丸上方并紧靠睾丸(T);B.肠系膜脂肪疝:纵切面扫查显示睾丸(T)和附睾(E)上方的突出脂肪(H)。

图 7.18　腹股沟斜疝图谱

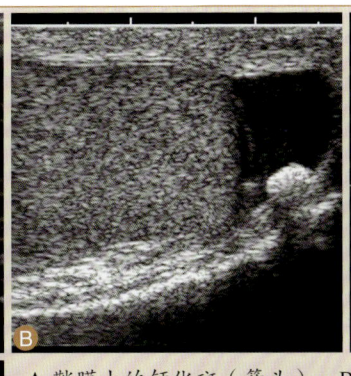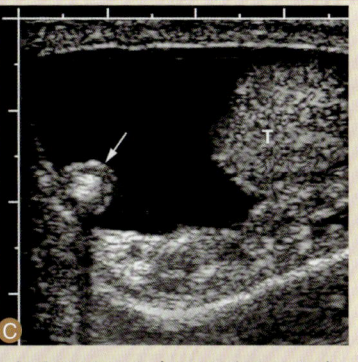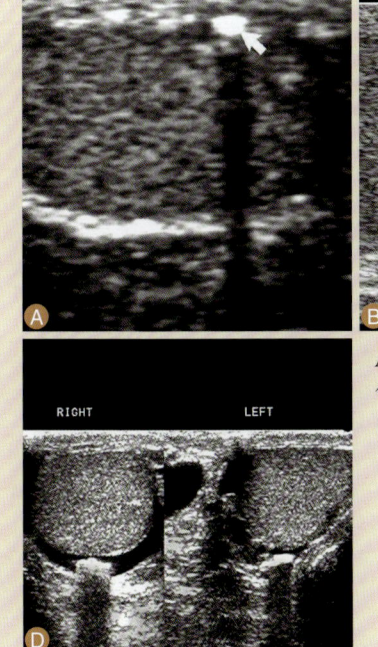

A.鞘膜上的钙化斑（箭头）；B.少量鞘膜积液中可见移动的阴囊钙化斑；C.纵切面扫查显示鞘膜积液中有一阴囊珠（箭头），其内大部分钙化；D.双侧阴囊珠。图B～图D为阴囊珠。T：睾丸。

图7.19 良性阴囊内钙化

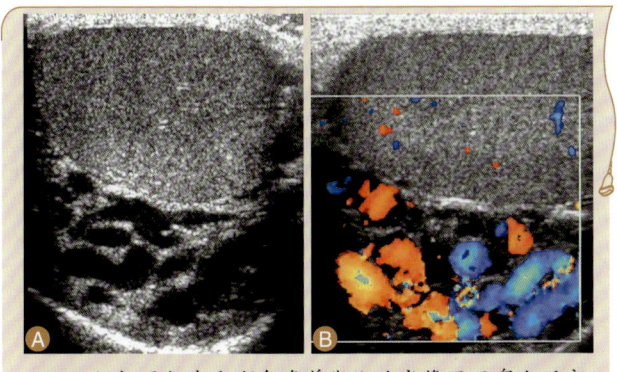

A、B.纵切面扫查和彩色多普勒血流成像显示睾丸后部迂曲扩张的静脉，呈低回声，曲张的精索静脉内血流缓慢，只能通过低速多普勒血流模式或做瓦尔萨尔瓦动作时才能检测到。参见动图7.3。

图7.20 精索静脉曲张

或其属支而导致静脉压力增加，继而发生精索静脉曲张。胡桃夹综合征（胡桃夹现象）也可导致精索静脉曲张，因肠系膜上动脉压迫左肾静脉而导致静脉压力增高。当右侧精索静脉曲张且平卧后不能缓解或者是40岁以上患者突发的精索静脉曲张，必须检查是否有肿瘤压迫造成的静脉回流受阻（图7.21）。继发性精索静脉曲张不受患者体位的影响。

在不育男性中，超声检查有助于诊断临床可触及的和亚临床的精索静脉曲张。精索静脉曲张可导致睾丸体积减小，超声检查可评估治疗前后睾丸大小。精索静脉曲张的程度与睾丸组织损伤而导致不孕的相关性较差；不孕患者的亚临床精索静脉曲张是否需要进行手术修复一直存在争议。

精索静脉曲张在超声声像图上表现为位于睾丸上极和附睾头部或近端的多发迂曲管状无回声，直径>2 mm。因曲张静脉的血流流速较慢，应用高频探头结合低速多普勒设置可以优化精索静脉曲张内的低速血流检测。有时因静脉内流速过慢，在多普勒成像中无法显示，应用高频探头可以看到静脉内缓慢移动的红细胞。直立位或做瓦尔萨尔瓦动作可以增加静脉血流量（动图7.3）。精索静脉曲张沿着精索进入腹股沟管后，此处探头加压静脉可被压扁。精索静脉曲张很少发生于睾丸内，可位于包膜下或睾丸纵隔周围（图7.22）。

4. 纤维性假瘤

纤维性假瘤是一种罕见的非肿瘤性病变。它并非真性肿瘤而是一种反应性纤维组织增生性病变，最常累及鞘膜。其体积较大形似肿瘤，又被称为纤维瘤、睾丸周围纤维化或炎性假瘤。其发生可能与感染或外伤有关。大多数患者仅表现为无痛性阴囊肿块。组织学上，肿块由透明化的胶原蛋白和肉芽组织组成，可部分钙化。在超声检查中，纤维性假瘤可能表现为单发或多发的实性肿块，附着于睾丸白膜或与其紧密相连，可合并鞘膜积液。纤维性假瘤的回声类型多变，可表现为低回声、高回声或混合回声，合并钙化者后方见声影（图7.23A，图7.23B）。

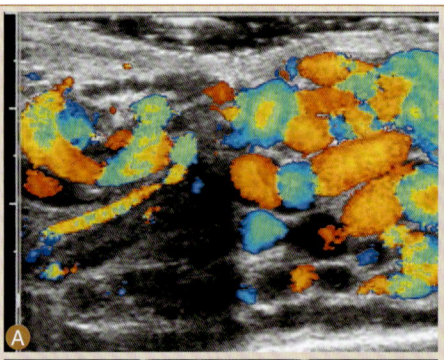
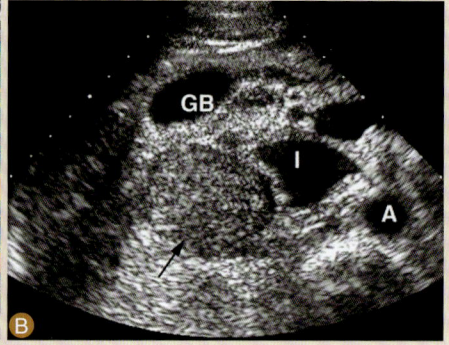
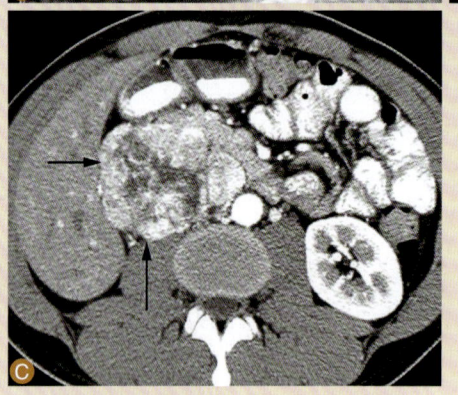

A.纵切面扫查显示右侧精索静脉曲张，静脉扩张明显；B.经腹横切面显示邻近下腔静脉（I）的副神经节瘤（箭头）；C.CT横切面扫查显示邻近下腔静脉的血管肿块（箭头）。A：主动脉；GB：胆囊。

图7.21 由腹膜后副神经节瘤引起的精索静脉曲张

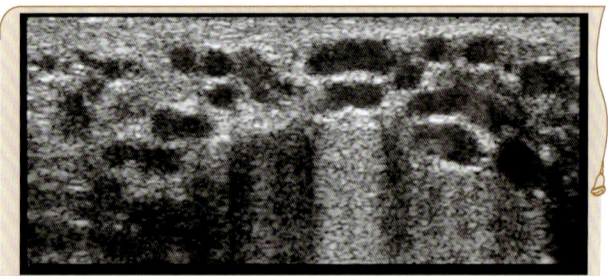

动图7.3 精索静脉曲张患者进行瓦尔萨尔瓦动作，在灰阶超声和彩色多普勒血流成像下的变化

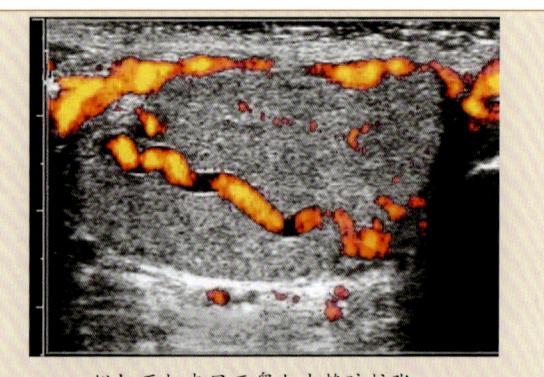

纵切面扫查显示睾丸内静脉扩张。

图7.22 睾丸内精索静脉曲张

5. 多睾症

多睾症或多发性睾丸是一种罕见的实体肿块，被认为是胚胎学上生殖嵴异常分裂引起的。在约75%的病例中，多余的睾丸位于阴囊内，表现为无痛性阴囊肿块（图7.24）。约20%的多睾症发生于腹股沟，其他发生于腹膜后。这些多余的睾丸具有与正常睾丸相似的声像图特征。因它们活动度更大而增加了扭转的风险。据报道，多睾症会增加患癌症的风险。

（三）附睾病变

1. 囊性病变

囊肿是最常见的附睾肿块，包括附睾囊肿和精液囊肿。Leung等研究发现，所有无症状患者中，上述两者发病率均为20%~40%，其中30%为多发囊肿。附睾囊肿和精液囊肿均为附睾管扩张所致，但二者的内容物不同。附睾囊肿内为透明的浆液；而精液囊肿内充满了精子和包含淋巴细胞、脂肪球、细胞碎片的沉淀物，故其外观呈稠厚乳状。这两种病变都可继发于附睾炎或外伤。精液囊肿和附睾囊肿的声像图表现类似，均呈局灶性肿块，内呈无回声或极低回声，常伴小房和分隔（图7.25）。极少数精液囊肿可呈高回声。临床上没有必要区分精液囊肿和附睾囊肿。精液囊肿常发生在附睾头部，即为输出小管的囊性扩张，而附睾囊肿可发生在整个附睾。

2. 肿瘤

最常见的附睾肿瘤是良性腺瘤样瘤，约占所有睾丸旁肿瘤的30%，仅次于脂肪瘤。腺瘤样瘤可发

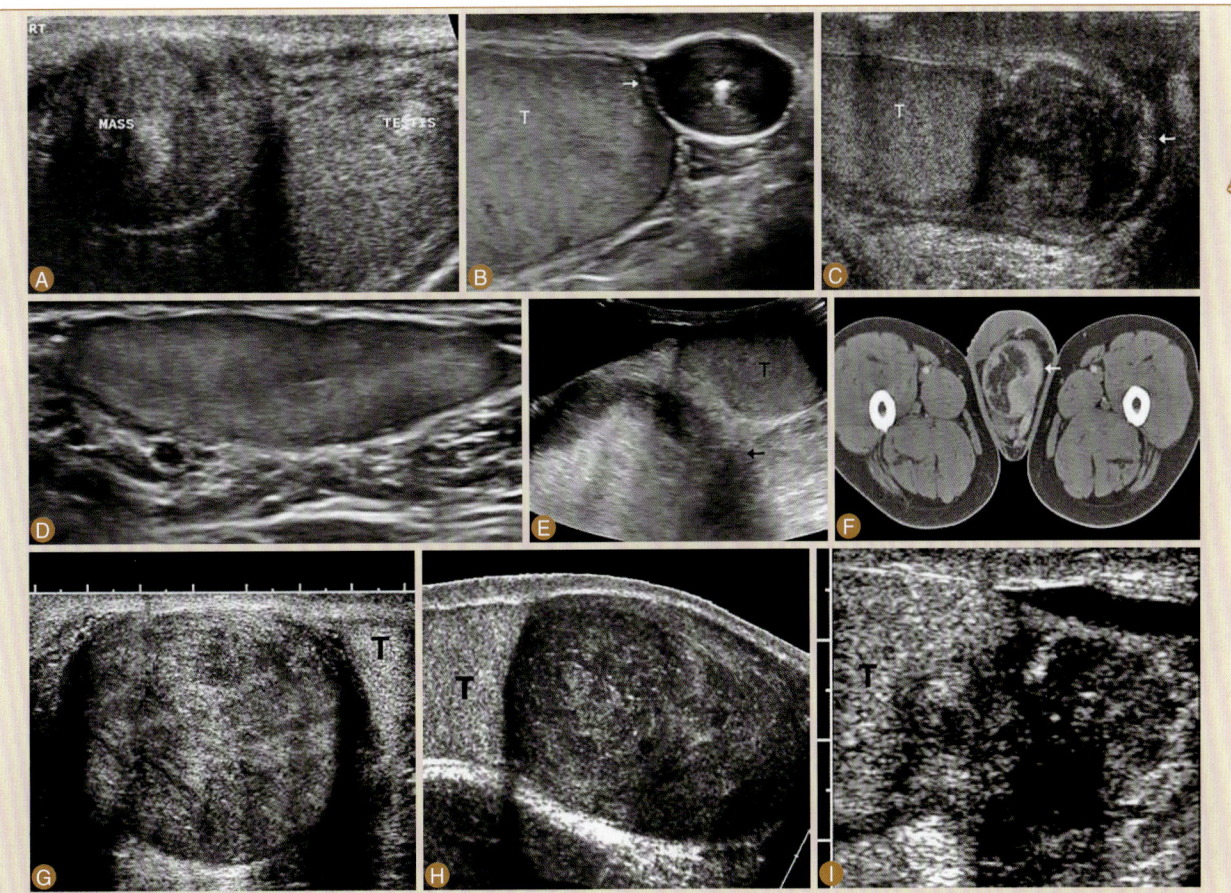

A.纤维性假瘤：横切面扫查显示睾丸侧面、与睾丸分离的混合回声肿块；B.纤维性假瘤：纵切面扫查显示睾丸外分层的肿块（箭头），中央回声接近睾丸白膜（T）；C.附睾良性腺瘤样瘤：纵切面扫查显示附睾尾部、睾丸旁的低回声肿块（箭头）；D.精索脂肪瘤：纵切面扫查显示，在附睾和睾丸上方、沿着精索有团状回声。E.脂肪肉瘤：横切面扫查显示在阴囊壁或精索内、睾丸（T）深处的巨大不均质肿块（箭头）；F.脂肪肉瘤：患者E的增强CT横切面显示，紧贴精索处存在含有脂肪和实性成分的不均质肿块（箭头），符合脂肪肉瘤表现；G.脊髓平滑肌瘤：纵切面扫查显示睾丸上方的实性肿块；H.横纹肌肉瘤：一名12岁儿童的纵切面扩展成像显示，在睾丸下方有巨大肿块；I.肺癌转移：纵切面扫查显示附睾尾部不均质肿块伴钙化。

图7.23 睾丸外阴囊实性肿块

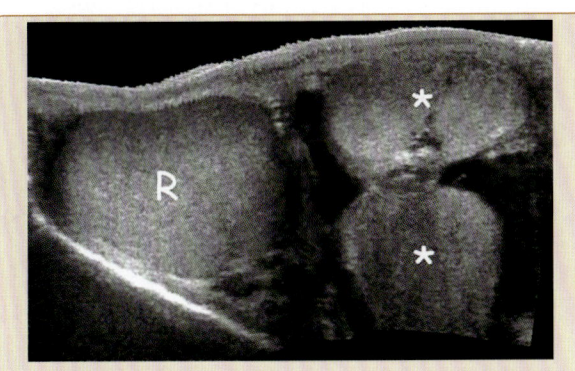

右侧阴囊的横切面扩展成像显示右侧睾丸（R）和2个阴囊内肿块（*），其影像学特征与右侧睾丸相似，考虑为可触及肿块的无症状多睾畸形患者。

图7.24 多睾畸形

生在附睾的任何部位，最常见于尾部（图7.23C）；此外可位于精索、白膜、睾丸内。腺瘤样瘤可发生在任何年龄，最常见于20～50岁。其通常为单侧、单发、边界清晰的圆形或椭圆形肿块，直径常<5 cm；偶呈边界不清的斑块状。超声图像通常表现为边界清晰的实性肿块，回声强度与睾丸相当或呈低回声。

其他良性睾丸外肿瘤很少见，包括脂肪瘤（图7.23D）、平滑肌瘤（图7.23G）、纤维瘤、血管瘤、神经纤维瘤和胆固醇肉芽肿。肾上腺残余瘤也可能发生在精索、睾丸、附睾、睾丸网和白膜，常见于先天性肾上腺增生症。

附睾乳头状囊腺瘤是一种与冯希佩尔-林道综合征密切相关的罕见肿瘤。高达40%为双侧性，这一发现符合冯希佩尔-林道综合征的特征。这类肿瘤是附睾良性上皮性肿瘤，发生在附睾头的输出小

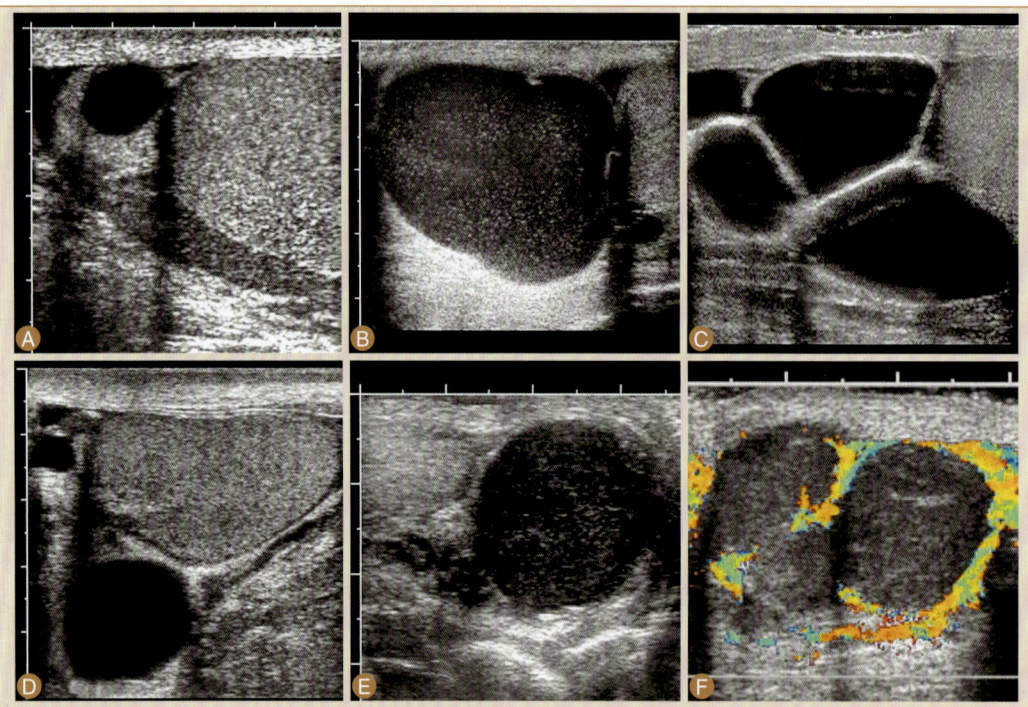

A.精液囊肿，纵切面扫查显示附睾头部无回声囊肿；B.精液囊肿，纵切面扫查显示附睾头部的1个大囊肿，内部有回声；C.有分隔的精液囊肿，纵切面扫查显示附睾头部囊肿，内有分隔；D.附睾囊肿，纵切面扫查显示附睾体囊肿；E.输精管残余囊肿，纵切面扫查显示囊肿，内部回声低于睾丸（经手术证实）；F.附睾表皮包涵体囊肿，纵切面彩色多普勒扫查显示附睾头部双房囊性肿块，周边包绕血流信号。

图7.25　睾丸外阴囊囊肿

管中。它们临床表现为可触及的坚硬肿块，超声表现为内有小囊性结构的有回声的实性肿块。

大多数附睾实性肿块是良性的。然而原发性睾丸外阴囊恶性肿瘤也存在，包括成年人的腺癌、纤维肉瘤、脂肪肉瘤（图7.23E，图7.23F）、组织细胞瘤和淋巴瘤及儿童的横纹肌肉瘤（图7.23H）。附睾的转移性肿瘤少见，最常见的原发灶包括睾丸、胃、肾、前列腺及结肠，不太常见的有胰腺（图7.23I）。病变的大小和内部彩色血流分布可有助于睾丸外阴囊肿块的诊断。较大的肿块（>1.5 cm）、有明显血流信号，且无炎症的临床症状，则更可能是恶性肿瘤。

3. 精子肉芽肿

精子肉芽肿被认为是由于精液外渗到附睾周围的软组织中而产生的坏死性肉芽肿。其可引起疼痛或无症状，最常见于输精管结扎术后。发病机制可能为输精管结扎术增加了附睾管内压力并导致破裂，继而形成精子肉芽肿。精子肉芽肿也可能与附睾感染或创伤有关。其典型声像图表现为实性肿块，呈低回声或不均匀回声，通常位于附睾内或附睾周围，有时声像图类似睾丸内病变（图7.26A）。慢性精子肉芽肿可能伴有钙化。

4. 输精管结扎术后的附睾改变

输精管结扎术后附睾的超声改变很常见。除了精子肉芽肿形成外，还包括附睾肿大，累及附睾和睾丸网的导管扩张（图7.26B）及囊肿形成（动图7.4）。除附睾肿大之外，还可见到输精管扩张。输精管结扎术患者偶尔会出现一种被称为"跳舞的巨精子"的异常征象（动图7.5）。附睾扩张，内见高回声自主移动，组织学上显示为精子和巨噬细胞的聚集。

5. 慢性附睾炎

慢性附睾炎更常见于与肉芽肿性炎相关的疾病，包括结核病、布鲁氏菌病、梅毒、寄生虫和真菌感染。附睾结核是其中最常见的一种，被认为是由于肾结核种植到下泌尿生殖道所引起的，25%的患者双侧受累。慢性肉芽肿性附睾炎因泌尿生殖道结核的传播而引起，患者主诉为无痛性阴囊硬块。超声检查通常显示白膜增厚和附睾不规则增厚，表现各异（图7.27）。白膜或附睾内可有钙化。相关表现还包括鞘膜积液、阴囊壁增厚和瘘管形成。未经治疗的肉芽肿性附睾炎可传播至睾丸，导致附睾

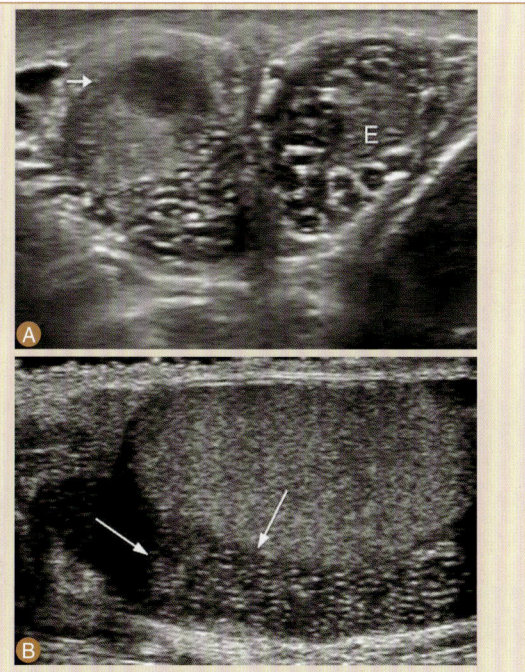

A.精子肉芽肿，输精管切除术后患者横切面扫查显示沿输精管的不均质肿块（箭头），并与附睾（E）分离；B.输精管切除术后附睾的变化，阴囊的纵切面声像图显示输精管切除术患者的附睾导管扩张（箭头）。参见动图7.4，动图7.5。

图7.26 输精管切除术后的变化

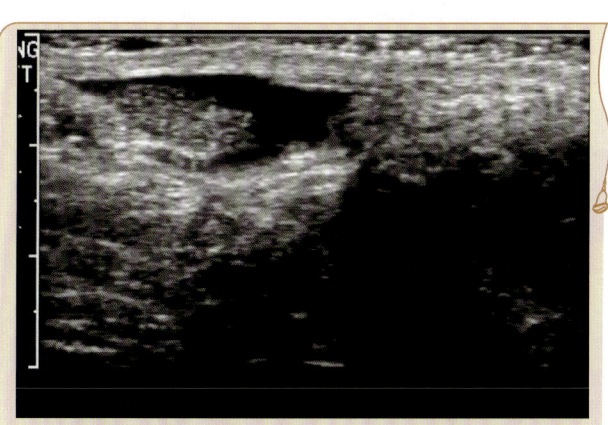

动图7.4 输精管切除术后附睾和输精管的外观

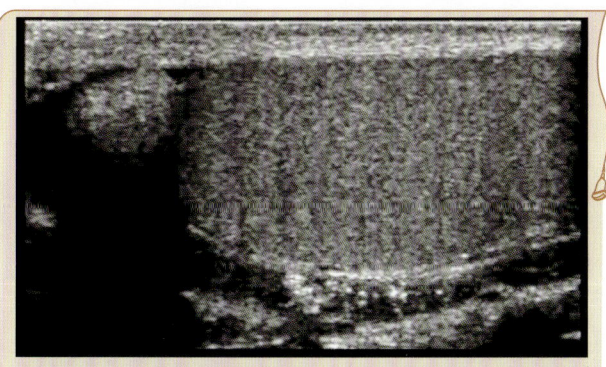

动图7.5 阴囊输精管切除术后"跳舞的巨精子"图像

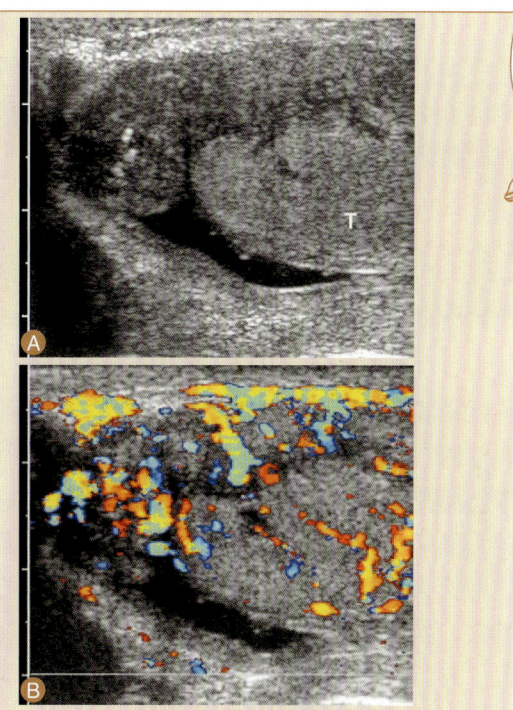

A.纵切面扫查显示不均匀肿块，伴有钙化，累及附睾头、体及邻近睾丸（T）；B.纵切面彩色多普勒显示附睾和邻近睾丸的血管增多。

图7.27 结核性附睾睾丸炎

睾丸炎，不过这比孤立的附睾受累少见。局灶性睾丸受累可能有不同的超声表现，并可能出现类似睾丸肿瘤的声像图表现。急性细菌性附睾炎发作后未治愈的情况下，也可发展为慢性附睾炎。

6. 结节病

结节病是一种累及生殖道的非感染性慢性肉芽肿性疾病。在一系列尸检中，约5%的病例有生殖道受累，其中以附睾受累最为常见。临床表现为急性或复发性附睾炎，睾丸或附睾的无痛性肿大。超声检查发现，结节病灶是睾丸或附睾中不规则的低回声实性肿块（图7.28），偶有强回声钙化灶伴声

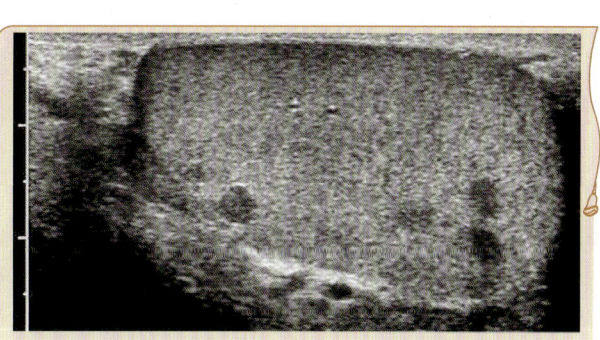

纵切面扫查显示多发的低回声实质性小肿块，由肉瘤引起。

图7.28 睾丸肉瘤

影。仅凭超声很难鉴别结节病与炎症及肿瘤。为明确诊断，可能需要切除肿块或睾丸。如前所述，结核也可引起生殖道的慢性肉芽肿反应，通常为肉芽肿性附睾炎。

五、急性阴囊痛

急性阴囊疼痛可有多种原因，常见的病因包括精索睾丸扭转、附睾炎、睾丸炎、睾丸附件扭转、急性鞘膜积液、绞窄性疝、特发性阴囊水肿、过敏性紫癜、脓肿、创伤性出血、睾丸肿瘤出血和阴囊脂肪坏死。其中睾丸扭转和急性附睾炎或附睾睾丸炎是最常见的病因。高达50%的患者无法通过常规体格检查或实验室检查来鉴别急性阴囊痛的病因。过去，除非明确诊断为附睾炎或睾丸炎，否则往往建议有急性阴囊疼痛的男孩和年轻男性进行即刻手术探查。这种激进的策略使得睾丸扭转的抢救率提高，但同时也增加了不必要的外科手术。实时超声、彩色多普勒超声、睾丸放射性核素扫查和MRI检查已被用于感染和扭转的鉴别诊断，这大大提高了诊断的准确性。目前，彩色多普勒血流显像或能量多普勒超声是诊断急性阴囊疼痛病因的首选影像学方法。

急性阴囊疼痛的原因
睾丸扭转
附睾睾丸炎
睾丸或附睾附件扭转
绞窄性疝
创伤
特发性阴囊水肿
过敏性紫癜

（一）扭转

睾丸扭转在青春期男孩中更常见，约占青春期后男性急性阴囊疾病的20%。因为睾丸扭转需要立即手术以挽救睾丸，所以必须及时诊断。如果在患者疼痛发作的5小时或6小时内进行手术，睾丸挽救率超过80%；如果在6~12小时内进行手术，睾丸挽救率为70%；如果手术延迟超过12小时，睾丸挽救率仅为20%。

睾丸扭转分2种类型：鞘膜内扭转和鞘膜外扭转。鞘膜外睾丸扭转发生在产前至分娩后30天的新生儿中。当睾丸、系膜和鞘膜没有固定在阴囊壁上时极易发生睾丸鞘膜外扭转，这些结构作为整体旋转并导致外环水平的精索发生扭转。如果这种情况在产前发生，新生患儿可以触及阴囊内坚硬、无痛性肿块，患侧睾丸皮肤可肿胀和变色；出生时睾丸呈现典型的梗死和坏死；出生后可通过睾丸检查发现睾丸扭转。鞘膜内扭转是更常见的类型，它常见于青春期。这种类型是由于精索系膜的长柄异常悬吊睾丸，导致精索远端、睾丸和附睾被鞘膜完全包裹，使得睾丸像钟内的铃锤一样在鞘膜内摆动和旋转，即所谓的"钟摆畸形"（图7.29）。因为50%~80%的患者睾丸异常悬吊是双侧的，所以手术时外科医师通常也需要固定对侧睾丸。超声检查是评估阴囊急症的第一步，其作用已得到充分证明。超声检查结果随持续时间和旋转角度的不同而

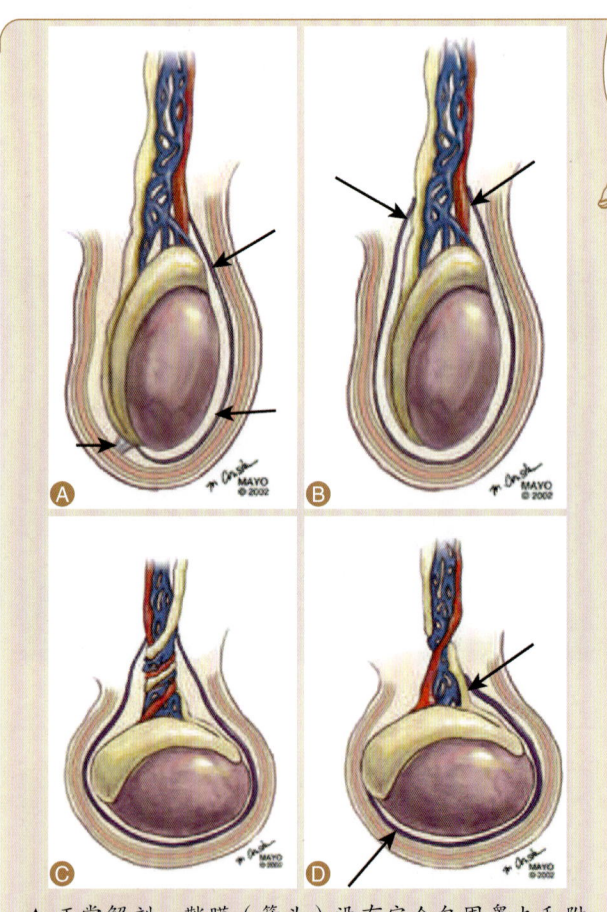

A.正常解剖，鞘膜（箭头）没有完全包围睾丸和附睾，睾丸和附睾附着在阴囊后壁（短箭头）；B.钟摆畸形，鞘膜（箭头）完全包围睾丸、附睾和部分精索，容易发生扭转；C.鞘膜内扭转，钟摆畸形伴精索完全扭转，危及睾丸的血液供应；D.新生儿鞘膜外扭转，鞘膜（箭头）处于正常位置，但异常的运动使睾丸、附睾和精索扭转。

图7.29 "钟摆"异常、鞘膜内扭转和鞘膜外扭转

有差异。在扭转急性期，灰阶超声改变是非特异性的。当灰阶成像显示睾丸大小正常、回声均匀时，其在手术中成功挽救的概率很高。睾丸扭转后4～6小时最常见的超声表现是睾丸体积增大和回声减低。如睾丸持续扭转，由于继发血管充血、出血和梗死，24小时后睾丸可出现不均匀的回声结构（图7.30）。尽管睾丸呈低回声或不均匀回声缺乏特异性，但可提示睾丸丧失活性。

睾丸扭转可能会改变睾丸长轴的位置。在超声或MRI上紧靠睾丸和附睾头部的精索扭转会出现同心圆形的特征性扭结或"漩涡图案"（图7.30G，图7.30H）。由于组织缺血，附睾可能增大和回声不均。此时，附睾难以与精索扭结分离，这种球形附睾-精索复合体可能会被误认为附睾炎。睾丸扭转时经常可以出现反应性鞘膜积液和阴囊皮肤增厚。在未确诊扭转的患者中也可以出现由于鞘膜或附睾出血引起的巨大的复杂的睾丸外血肿。急性和亚急性睾丸扭转的灰阶超声表现没有特

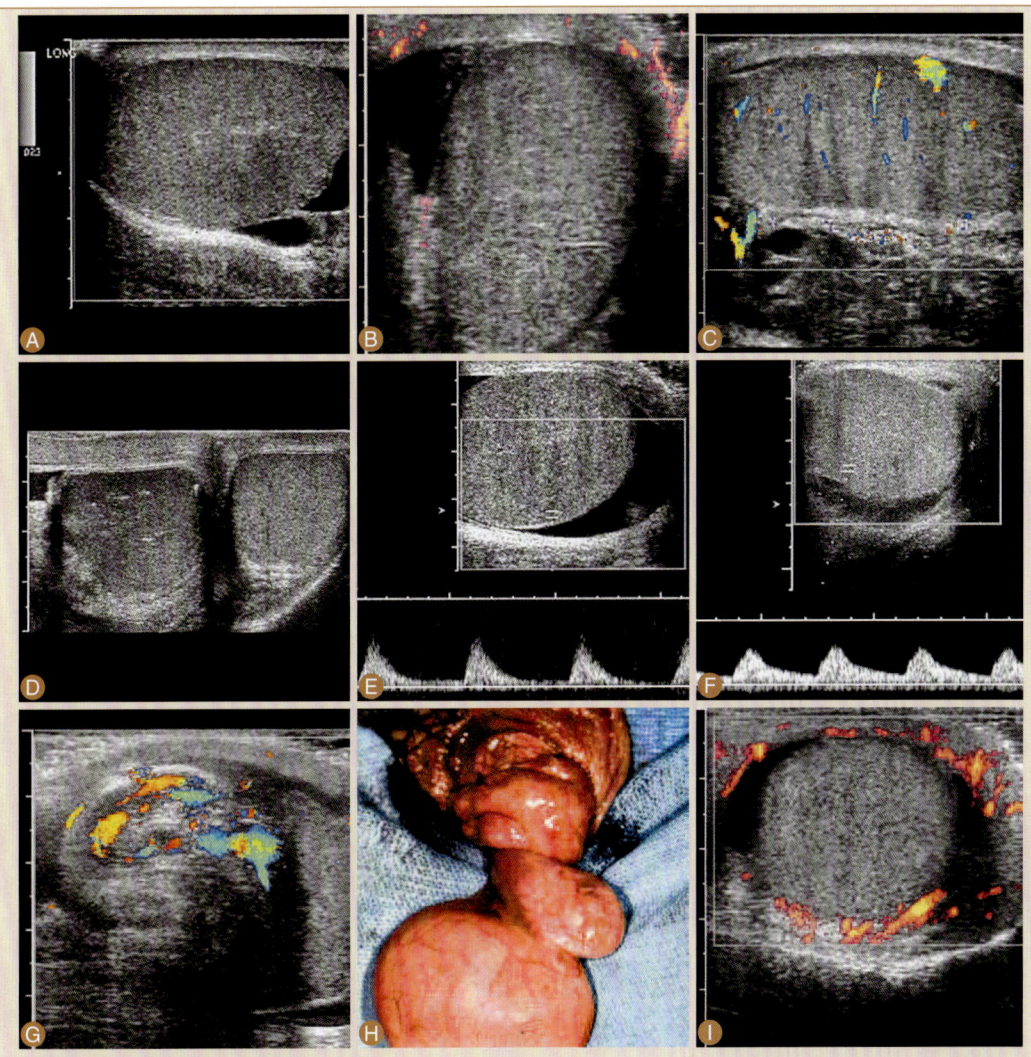

A～D.急性扭转，纵切面扫查能量多普勒显示：睾丸内无血流（图A）；睾丸异常，横切面垂直方向睾丸无血流（图B）；对图B中的病例进行手动复位后，纵切面彩色多普勒扫查（图C）显示睾丸方向正常，有血流存在，由于之前的缺血，睾丸呈现条纹状外观。D.横切面双幅灰阶扫查显示右侧睾丸增大，呈低回声，这是由于右侧睾丸扭转和右侧阴囊壁皮肤增厚所致。E.部分扭转：纵切面扫查频谱多普勒显示高阻力睾丸动脉波形，由于静脉闭塞，舒张期血流很少，发现少量反应性鞘膜积液。F.在图E中的病例自发复位后，纵切面扫查频谱多普勒显示舒张期血流恢复。G.扭结：急性精索扭转的纵切面扫查显示附睾和精索的"扭转结"复合体。H.急性扭转：术中照片显示扭曲的精索在超声上呈现扭结状。I.亚急性扭转（疼痛3天）：横切面能量多普勒扫查显示睾丸内血流缺失，周围组织充血。

图7.30 精索和睾丸扭转

(H with permission from Winter TC. Ultrasonography of the scrotum. Appl Radiol 2002; 31: 9-18.)

异性，这种灰阶超声表现同样可以在由附睾炎、附睾睾丸炎和创伤性睾丸破裂引起的睾丸梗死中看到。

多普勒超声是诊断睾丸缺血和鉴别睾丸扭转及附睾睾丸炎的最有价值、最快捷的技术。彩色和能量多普勒超声对睾丸缺血的诊断标准是睾丸内血流的消失（彩色和能量多普勒技术在睾丸扭转的诊断中具有同等灵敏性）。由于青春期前的男孩睾丸内血管细且流速低，所以采用低血流多普勒设置（低脉冲重复频率、低滤波、高增益、小取样框、最低阈值设置）很重要。与核素显像相比，彩色血流多普勒超声在显示不完全扭转睾丸血流减少方面更为敏感。目前，核素显像已很少用于诊断睾丸扭转。彩色多普勒超声在睾丸扭转的诊断中具有80%～98%的敏感度、97%～100%的特异度和97%的准确度。在超声检查时使用血管内造影剂可提高阴囊血流检测的敏感度和特异度。由于对儿科患者而言超声检测睾丸中的血流信号比较困难，因此在实践中，如果临床症状和体征提示睾丸扭转，而超声检查的结果模棱两可时，外科医师往往选择外科睾丸探查手术。

睾丸扭转往往不是"全"或"无"的。应用超声诊断睾丸扭转的潜在风险是难以鉴别部分扭转、扭转或复位和睾丸炎引起的缺血。睾丸扭转至少540°才会引起动脉完全闭塞。当睾丸部分扭转360°或更小时，动脉血流虽依然存在，但是这时静脉回流受阻，频谱多普勒可显示舒张期动脉血流减少（图7.30E）。如果睾丸发生自发复位，患侧睾丸内的血流可能正常，也可能出现类似睾丸炎血流增多的情况。另外，睾丸自发复位可能会出现部分睾丸梗死等后遗症。过敏性紫癜或睾丸炎也可以引发部分睾丸梗死（图7.14）。睾丸炎也可能导致睾丸整体缺血，类似扭转的表现。

在亚急性或慢性扭转中，彩色多普勒超声显示睾丸内无血流，而睾丸旁组织（包括附睾-精索复合体和阴茎浅筋膜）血流增加（图7.30I）。

睾丸附件或附睾附件扭转可表现为急性阴囊疼痛，临床上出现类似睾丸扭转的表现。尽管没有其他临床症状，体格检查时仍可诱发提睾反射。由于患者通常没有严重的疼痛表现，因此很少进行影像学检查。体格检查时在睾丸上部可触及小而坚硬的扭曲的结节。结节带有蓝色变色或"蓝点"征。高达95%的附件扭转涉及睾丸附件，最常发生于7～14岁的男孩。附件扭转的超声表现为无血流的高回声肿块，其中央低回声病灶靠近正常灌注的睾丸头部，而病灶周边区域可见彩色多普勒血流灌注增加。如果保守治疗，患者的疼痛通常在2～3天内消失。扭曲的附件可以出现间歇性萎缩。超声检查的作用是排除睾丸扭转及附睾睾丸炎。特发性阴囊水肿通常影响青春期前的男孩，急性发作时阴囊出现无痛性红斑和皮下水肿。特发性阴囊水肿通常会在1～3天内自行消退，不会留下后遗症。

（二）附睾炎和附睾睾丸炎

附睾炎是青春期后男性急性阴囊疼痛的最常见原因。根据致病微生物及病程进展可以分为急性或慢性附睾炎。急性附睾炎通常由下尿路感染引起，血源性感染或创伤所致较少见。常见的致病微生物有大肠杆菌、假单胞菌和克雷伯氏菌。引起下尿路感染的性传播微生物（如淋球菌和沙眼衣原体）是年轻男性附睾炎的常见原因。在少数情况下，附睾炎也可能由结核病、流行性腮腺炎或梅毒性睾丸炎引起。附睾炎发病高峰年龄为40～50岁。典型表现为隐匿发作的疼痛，1天或2天后疼痛加重，也可出现发热、排尿困难和尿道分泌物等。

急性附睾炎的典型超声表现为附睾增大，起病初期首先累及附睾尾，然后逐步扩散到整个附睾（图7.31A和B）。患侧附睾通常回声减低且不均匀，这种声像图表现可能是继发于水肿、出血，也可能两者皆有。彩色多普勒模式下患侧附睾或睾丸中血流与健侧相比明显增加。反应性鞘膜积液形成和阴囊壁增厚也是很常见的超声表现。

附睾炎症直接延伸到睾丸，称为附睾睾丸炎，它发生于多达20%的急性附睾炎患者中，也可能发生孤立性睾丸炎。在这种情况下，血流增加局限于睾丸（图7.31D，图7.31E，动图7.6）。睾丸受累可呈局灶性或弥漫性。典型的局灶性睾丸炎表现为肿大附睾旁的睾丸内形成低回声区，彩色多普勒显示低回声区内血流信号增加；白膜血管中的血流增加也可以通过睾丸纵隔放射状彩色血流信号观察到。这些彩色血流信号对应灰阶超声中的低回声带（图7.31H，图7.3I）。频谱多普勒可以显示无并发症的睾丸炎舒张期血流增加（图7.32A）。如果不治疗，整个睾丸均可受累，从而出现低回声和睾丸肿大。由于水肿导致睾丸内压力增高，可能会发生出血

第七章 阴囊

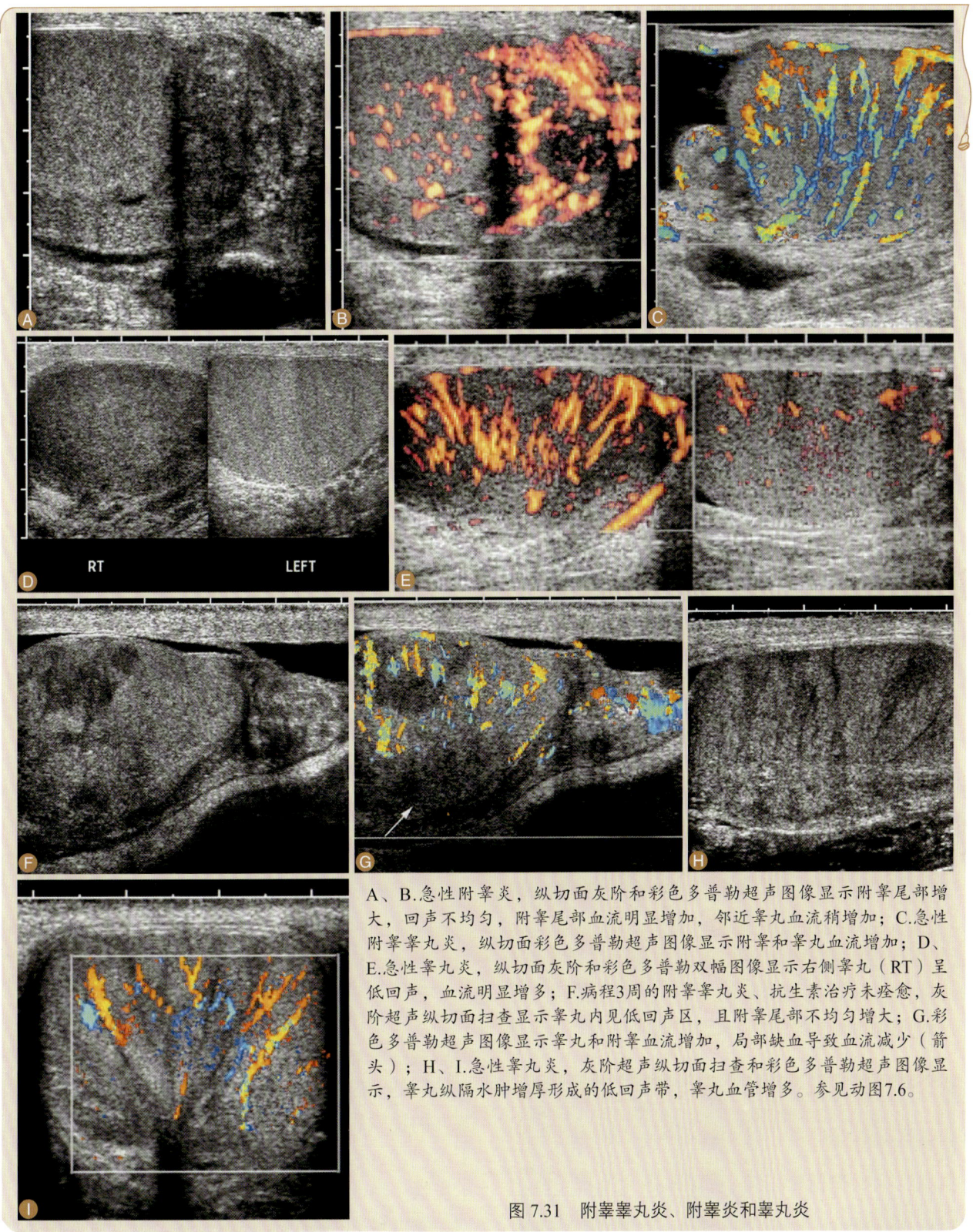

A、B.急性附睾炎，纵切面灰阶和彩色多普勒超声图像显示附睾尾部增大，回声不均匀，附睾尾部血流明显增加，邻近睾丸血流稍增加；C.急性附睾睾丸炎，纵切面彩色多普勒超声图像显示附睾和睾丸血流增加；D、E.急性睾丸炎，纵切面灰阶和彩色多普勒双幅图像显示右侧睾丸（RT）呈低回声，血流明显增多；F.病程3周的附睾睾丸炎、抗生素治疗未痊愈，灰阶超声纵切面扫查显示睾丸内见低回声区，且附睾尾部不均匀增大；G.彩色多普勒超声图像显示睾丸和附睾血流增加，局部缺血导致血流减少（箭头）；H、I.急性睾丸炎，灰阶超声纵切面扫查和彩色多普勒超声图像显示，睾丸纵隔水肿增厚形成的低回声带，睾丸血管增多。参见动图7.6。

图7.31 附睾睾丸炎、附睾炎和睾丸炎

性静脉梗死，最初表现为高回声，随后表现为低回声。当静脉闭塞或静脉血栓形成损害睾丸血供时，也可能会出现缺血甚至梗死。当血管破坏严重导致完全性睾丸梗死时，与睾丸扭转难以鉴别。彩色多普勒超声显示在严重附睾睾丸炎患者的睾丸和附睾中，无血管梗死区表现为局灶性反应性充血和血流增加。睾丸动脉舒张期血流反向是预后不良的表现，与睾丸梗死有关（图7.32B）。

除了梗死，急性附睾睾丸炎的其他并发症包括睾丸内脓肿的形成和积脓（图7.13，7.17F）。

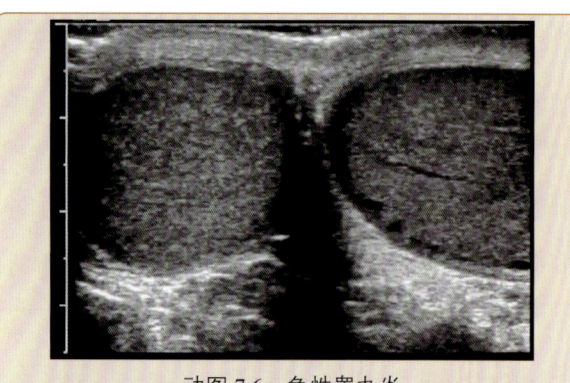

动图 7.6　急性睾丸炎

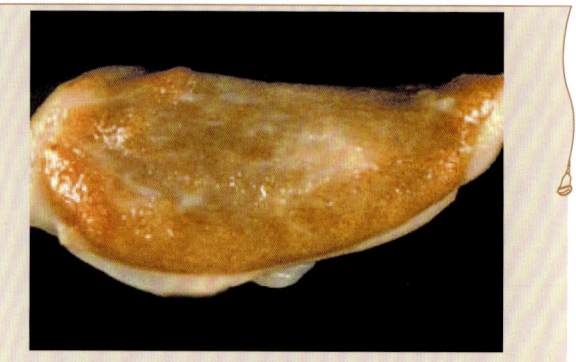

睾丸病理标本显示由以往严重的睾丸炎引起的线状纤维化带（白色区域）。类似的"终末期"睾丸可因缺血而出现这种外观。

图 7.34　睾丸炎后睾丸纤维化

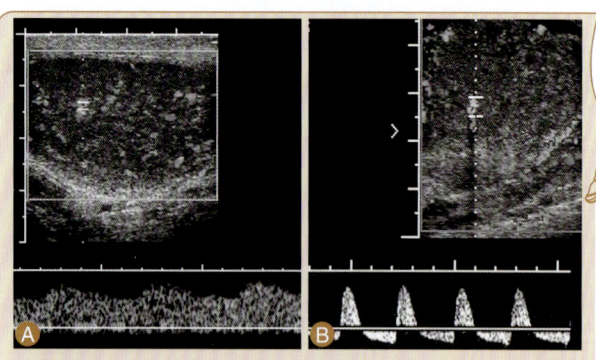

A.单纯性睾丸炎，纵切面扫查频谱多普勒显示睾丸血流舒张期流速升高；B.睾丸炎伴静脉损伤，对更严重的睾丸炎进行纵切面扫查与频谱多普勒显示，由于水肿阻碍静脉回流而引起的舒张期血流方向逆转。

图 7.32　睾丸炎的频谱多普勒变化

临床治愈的附睾睾丸炎可以在附睾或睾丸中呈现慢性改变。附睾可持续肿胀并在超声上表现为不均质肿块。睾丸可能因纤维化而出现持续的条纹状表现（图 7.33，图 7.34）。睾丸的这种条纹状外观是非特异性的，也可能在扭转引起的局部缺血后或疝修补过程中出现。由于生精小管萎缩和硬化，老年患者的睾丸中也可能出现类似的不均匀表现。睾丸中的局部梗死灶可表现为楔形或锥形低回声区，或呈高

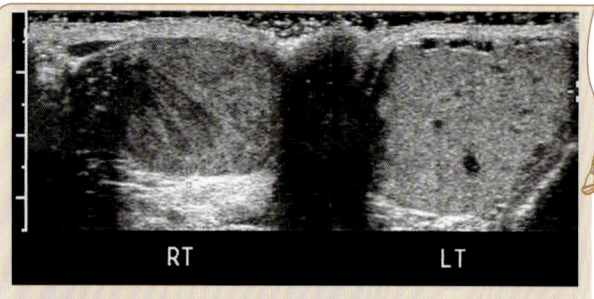

横切面幅图像显示右侧睾丸回声不均匀，与之前的睾丸炎相比纵隔显著增厚（纵隔回声减低）。这种征象也可见于缺血后。RT：右侧；LT：左侧。

图 7.33　不均质"条纹"睾丸

回声瘢痕。若由于附睾睾丸炎导致睾丸完全梗死，则睾丸缩小，呈低回声或不均匀回声。

（三）坏疽

坏疽是一种发生于会阴部、外生殖器和肛周区域的坏死性筋膜炎，最常见于 50～70 岁的男性。起因通常是覆盖的皮肤、泌尿道或结肠直肠区域多种微生物协同感染所致。诱发因素包括全身性免疫抑制、糖尿病、慢性酒精中毒和类固醇治疗。一般涉及多种微生物，包括克雷伯菌、链球菌、变形杆菌和葡萄球菌。通常需要对失活组织进行外科清创，若不及时治疗，发病率和死亡率均较高。超声可以显示阴囊壁增厚，内含气体并伴有声影，有助于临床诊断。

六、创伤

在评估急性创伤患者的睾丸完整性时，超声检查的首要作用是评估白膜的连续性，检查结果将决定后续临床处理方法。白膜破裂提示睾丸破裂。睾丸破裂的及时诊断至关重要，因为早期手术干预与睾丸的挽救成功率直接相关。如果在 72 小时内进行手术，约 90% 的破裂睾丸可以挽救，而 72 小时后手术挽救率降低至 45%。

睾丸破裂的声像图表现包括，因出血或梗死而导致睾丸局部回声改变，其中 33% 患者合并阴囊内积血。超声可能无法识别破裂口，但可显示白膜破裂后伴随的生精小管被挤出睾丸实质，这是睾丸破裂的特异性征象（图 7.35E，动图 7.7）。然而，仅基于白膜破裂诊断睾丸破裂的敏感度仅为 50%。睾

丸回声不均匀和相应位置的睾丸轮廓不规则也有助于诊断睾丸破裂。由于白膜破裂常合并血管膜破裂及部分或全部睾丸的血供缺失，因而彩色多普勒超声也有助于诊断。这些特征没有特异性，但在某些临床情境下可有助于诊断睾丸破裂，从而即刻行手术探查。

由于阴囊疼痛和肿胀显著，临床通常难以做出睾丸破裂的诊断；因此，超声检查对评估睾丸白膜完整性和睾丸血肿程度具有非常重要的价值。白膜完整可排除破裂，但复杂的阴囊内血肿可使白膜显示不清，与睾丸破裂难以鉴别（图7.35A）。阴囊内有大的血肿或大量积血的患者通常需要进行手术探查，因为在睾丸周围存在复杂液体的情况下，超声很难排除睾丸破裂。如果患者有可疑睾丸血肿而没有进行手术探查，临床医师有责任对睾丸内异常回声进行随访，直至消退，因为睾丸肿瘤的声像图可与睾丸内血肿相仿，且在相对较小的创伤后容易破裂。

睾丸断裂是指正常睾丸实质不连续，可不伴有白膜破裂，可伴睾丸内血肿或积血。断裂的声像图表现为贯通睾丸实质的线状低回声，内无血流信号（图7.35）。

超声检查也可用于评估阴囊贯通伤的严重程度。最常见的原因是枪伤，其他原因包括刺伤、自残、人和动物咬伤及弹射伤。在贯通伤中，双侧损伤更常见。贯通伤可破坏白膜，也可穿透软组织，造成断裂样损伤。超声可以评估损伤程度，评价是否存在异物和空气，从而提示贯通伤的路径。彩色多普勒超声可以评估贯通伤时睾丸的活性。在所有钝挫伤检查中，应仔细进行附睾的灰阶超声和彩

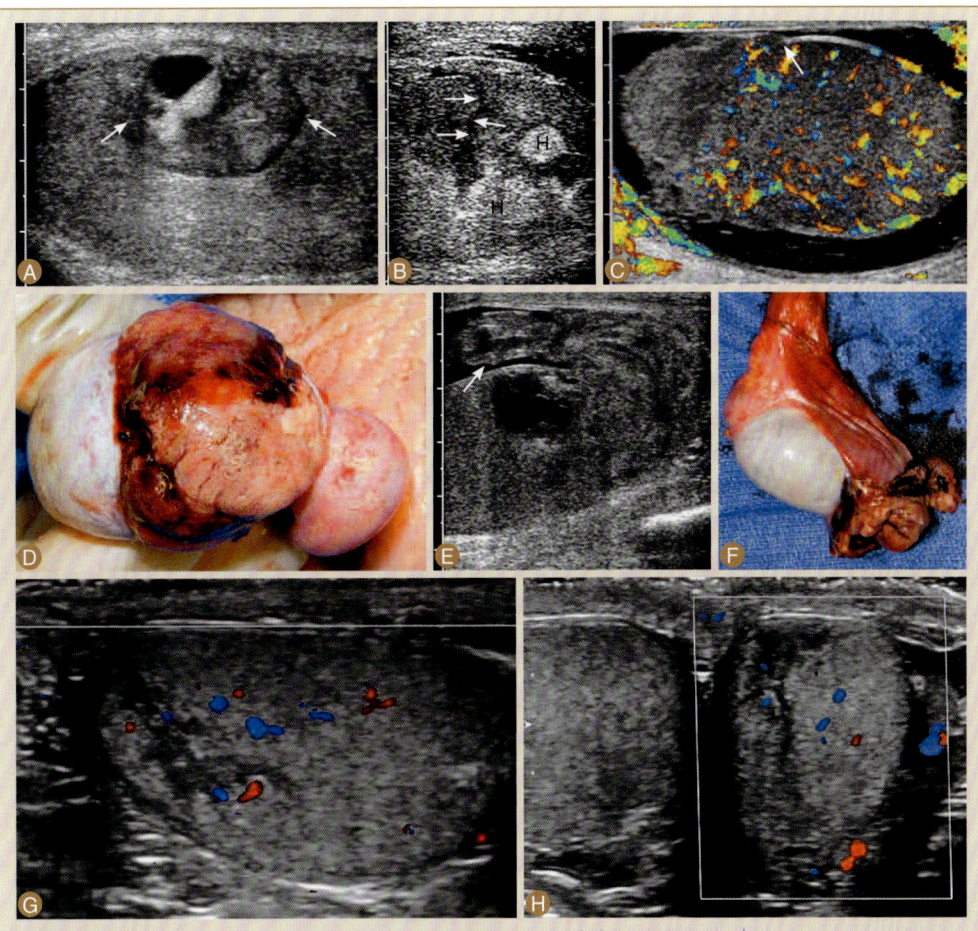

A.血肿，纵切图像显示睾丸前表面的血肿（箭头），白膜在手术时完好无损；B.睾丸断裂，横切面扫查显示睾丸回声不均，线状带（箭头）提示断裂；C.白膜撕裂，纵切面彩色多普勒超声图像显示睾丸轮廓不规则，包膜破裂（箭头），受挤压的睾丸实质内无彩色血流信号；D.与图C同一病例，术中照片显示，暴露的右侧睾丸有白膜撕裂；E.睾丸破裂，纵切图像显示睾丸破裂伴生精小管被挤出（箭头）；F.在与图E相同的病例中，术中照片显示白膜下缘撕裂，生精小管挤出；G、H.睾丸断裂，左侧睾丸的纵切和横切彩色多普勒超声图像显示一条无血流的不规则线样低回声带，为急性钝挫伤后的睾丸断裂，白膜完整。参见动图7.7。

图7.35 睾丸损伤

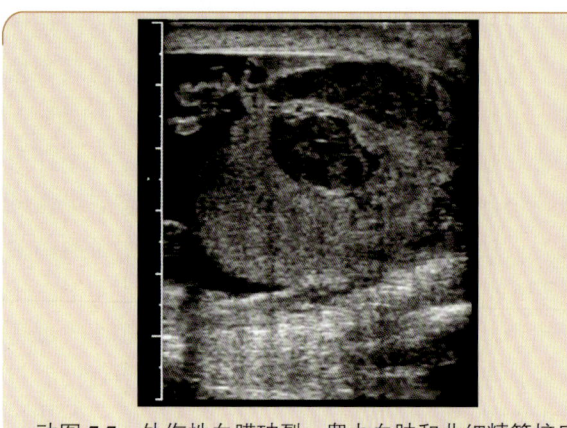

动图 7.7 外伤性白膜破裂、睾丸血肿和曲细精管挤压

色血流多普勒评估。外伤性附睾炎是一种独立的疾病，不应与感染性疾病混淆。

七、隐睾

妊娠第 7 个月之前，睾丸一直位于腹股沟深环附近，直到妊娠第 7 个月时，睾丸才开始通过腹股沟管下降到双侧阴囊中。睾丸引带是一种纤维肌性结构，从睾丸下极延伸至阴囊，引导睾丸下降，这一过程通常在出生前完成。隐睾是男婴最常见的泌尿生殖系统异常之一。出生时，体重 >2500 g 的男婴中有 3.5% 的睾丸未下降；10%~25% 的病例为双侧性。到 1 岁时大多数婴儿的睾丸会自动下降，未下降比例降至 0.8%。早产婴儿隐睾的发生率增加到 30%，出生体重不足 1000 g 的新生儿隐睾的发生率接近 100%。睾丸完全下降是睾丸完全成熟的必要条件。

位置不正的睾丸可能位于腹膜后至阴囊下降路径的任何位置。大多数（80%）隐睾可触及，位于腹股沟外环远端。在睾丸不可触及的隐睾患者中，4% 为无睾症。

隐睾的定位对于预防隐睾的两种潜在并发症非常重要：不孕症和癌症。隐睾比正常下降的睾丸更容易发生恶变。最常见的恶性肿瘤是精原细胞瘤。睾丸固定术后的隐睾和另一侧正常下降睾丸的恶性风险均增加。因此，必须对 2 个睾丸均进行系统的检查。

超声检查显示，隐睾通常比对侧正常下降的睾丸更小，回声略低（图 7.36）。阴囊鞘膜下引带是睾丸引带的球状末梢，可被误认为是睾丸。睾丸下降完成后，鞘膜下引带和睾丸引带正常萎缩。如果睾丸始终未下降，两种结构会持续存在。阴囊鞘膜下引带位于隐睾的远端，通常位于阴囊内，但也可能位于腹股沟管。超声检查显示，鞘膜下引带是一种低回声线状结构，回声类似于睾丸，与引带相连。

超声检查可用于隐睾症的初步评估，但因检测腹腔内高位睾丸不敏感，而使其价值受到质疑。由于 MRI 检测腹膜后隐睾时比超声更敏感，因此也被用于隐睾检测。超声或 MRI 未检测到隐睾并不能排除其存在，因此，如有临床指征，应进行腹腔镜检查或手术探查。

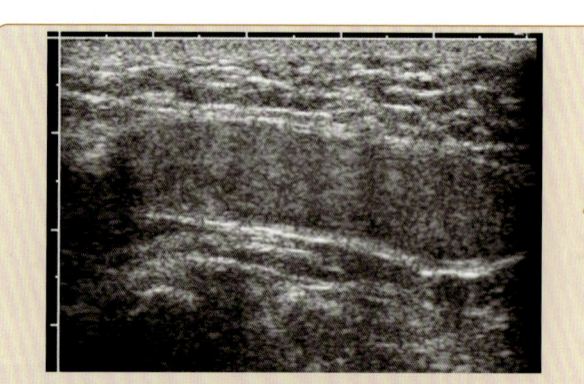

纵切面扫查声像图显示细长的卵圆形隐睾。

图 7.36 腹股沟管内的睾丸

（应涛，徐栋，王韧，孙迪，严雨霖，衣晓蕾，王立平，周玲燕，宋梅，欧笛译）

参考文献

扫码观看